통합 척추교정 도수치료 – 검사와 가동법

Wirbelsäule - Manuelle Untersuchung und Mobilisationsbehandlung für Ärzte und Physiotherapeuten

통합 척추교정 도수치료

- 검사와 가동법 -

영문출판사 편집부 옮김

제 6 판

Karla Schildt-Rudloff,
Jochen Sachse, Gabriele Harke

Wirbelsäule

Manuelle Untersuchung und Mobilisations-
behandlung für Ärzte und Physiotherapeuten

6. Auflage

영 문 출 판 사

■ **옮김** : 영문출판사 편집부

Wirbelsäule - Manuelle Untersuchung und Mobilisations behandlung für Ärzte und Physiotherapeuten, 6th edition.
ISBN 978-3-437-46992-3

by **Karla Schildt-Rudloff and Gabriele Harke**

사용자를 위한 중요한 참고사항
연구와 임상 경험에 의해 물리치료와 의학에 대한 지식이 계속 변화되고 있다. 본 책의 저자는 그에 관해 큰 정성을 쏟고 있으며, 본 책에서 다뤄지는 치료에 대한 설명(특히 징후, 용량 그리고 예상치 못한 작용)은 최신 지식과 관련되어 있다. 그러나 본 책은 독자가 동 주제의 다른 전문서적을 참조하여 서술된 정보가 상이함에 관하여 보증하지 않으며, 치료 결정 또한 독자 스스로 책임임을 명시한다.

출판사는 열거된 약제의 완전성이나 선정에 관하여 보증하지 않는다.
등록된 상품명(상표)에 대해서는 특별히 기재하고 있다(®). 하지만 표기가 없다 하여, 해당 상품에 상표권이 없다고 추단할 수는 없다.

사용된 사진자료의 저작권은 삽화소개를 참조하기 바란다.

본 책은 제 3자의 외부 웹사이트 링크를 포함하고 있다. 해당 웹사이트는 출판사 소유의 내용을 다루지 않으며, 그에 대한 관계가 없다. 링크를 통해 접할 수 있는 정보의 정확성은 각 제공자에게 책임이 있다. 따라서, 본 출판사는 그 정보가 정확한지, 완전한지 그리고 최신인지 보장할 수 없다.
본 출판사는 불법에 대한 확실하고 구체적인 근거가 존재하지 않는 한 링크된 사이트의 내용을 검토하지 않는다. 하지만, 그와 같은 근거가 알려지면, 본 출판사는 즉각적인 검토에 들어갈 것이며 수정된 해당 내용을 개정판에 제공할 것이다.

문맥을 해치지 않기 위해, 환자와 직업 명에 있어서 문법적으로 남성에 해당되는 형태를 선택하였으나, 항상 여성과 남성 모두를 뜻한다.

통합 척추교정 도수치료
- 검사와 가동법 -

2020년 1월 14일 초판인쇄
2020년 1월 20일 초판발행

지은이 : K. Schildt-Rudloff and G. Harke
옮긴이 : 영문출판사 편집부
발행인 : 박 병 조
발행처 : 도서출판 영문출판사
등 록 : 1987년 12월 21일 제2-419호
주 소 : 서울시 강남구 삼성동 69-1
전 화 : (02) 514-5590, 776-5590
팩 스 : (02) 756-8943
홈페이지 : www.ymsbook.net
E-mail : yeongmunsa@empal.com
정 가 : 30,000 원
ISBN 978-89-7224-472-1 93510

※ 파본은 교환해 드립니다.

머리말

손을 통한 검사로부터 알 수 있는 결과는 도수의학의 전문의나 물리치료사가 진단 또는 감별 진단을 내리고 처치를 시행할 때 기본요소가 된다. 이 책은 척추기능장애의 검사 및 치료방법을 전달하는 것을 목적으로 하고 있다. 최초의 선별기법은 고인이 된 스승인 Dr. Jochen Sachse가 시행하고 문장과 영상으로 확실하게 묘사함으로써 서술 연찬의 기초를 만들었다. 그 덕분으로 우리들 도수의학 의사회(ÄMM)의 강사들은 실행 및 이론상의 행위를 자유로이 발전시킬 수 있었다.

이 제6판도 또한 도수의학/도수치료 행위에서 계속적인 변화의 결과이다. 낡은 사고를 버려 변경의 여지를 두었다. 치료 상의 경험은 새로운 학문적 식견에 의해서 설명이나 수용이 향상되어 있다. 이때문에 기법의 효과성은 그 중요도가 더욱 증가하고 있다. 도수의학에서 효과성을 확인하려면 무엇보다도 치료의 전·후 신체영역 또는 전신의 긴장 소견을 비교하는 것이다. 이것을 검사하기 위해 제Ⅱ부 전체를 "방향성을 결정하는 근골격계의 포괄적 검사"에 할애하여 그 중요성을 강조하였다. 일상적인 진료시간 내에 시행하려면 영역마다 하나 또는 2개의 징후로 압축할 것을 권장한다. 징후가 하나인 경우 그 영역을 목표로 한 검사가 필요하기 때문이다. 제Ⅲ·제Ⅳ부에서는 척추와 구강안면계의 검사·치료 기법을 보여주고 있다.

이 책에서 서술하는 것은 전문가의 지도에 의한 실무훈련의 대신이 되는 것은 아니다. 이것은 자택에서 복습하기 위한 것이다. 학습한 것을 신속하게 확인할 수 있도록 요약한 표와 임상적 조언을 준비하고 있다. 관여하는 방법을 반드시 지킬 필요는 없다. 개인에 맞춘 또 다른 방법도 항상 가능하다. 임상 사례는 소견의 평가, 치료계획, 그 후의 처치에 도움이 되기를 바라고 있다.
임상 사례로부터는 또한 동적인 과정에서 잠정적인 진단이 어떻게 변화하는지도 알 수 있다.

제Ⅲ부에서는 모든 사진을 새로이 촬영하였다. 인내심을 갖고 대처해 준 환자 역할을 맡은 Fabian Rudloff와 훌륭한 사진을 촬영해 준 Micha Winkler 씨에게 감사한다.

독자 여러분이 호기심을 가져줄 것을 기대하고 있다. 이 책에 나온 기법을 더욱 활용할 뿐만 아니라 도수의학과 정골 요법이 ÄMM의 교육 시스템에 시작 초기부터 뿌리내리고 진단과 치료가 일체가 되어 있다는 것에 유념하기 바란다. 이러한 호기심은 직업인생을 지속시켜 세계 속의 기법에 대처해가는 힘이 된다. 그 과정을 마음껏 즐기기 바란다.

2015년 가을, 베를린에서
Dr. Karla Schildt-Rudloff
Dr. Gabriele Harke

이용자에 대한 조언

임상적인 조언

검토해야 할 감별진단에 대한 조언과 소견을 평가하기 위한 조언을 기재하였다.

실행적인 조언

환자에게 접촉하고 있는 동안의 검사와 치료기법에서 효과적인 순서 및 실제로 기법을 시행할 때 상세한 중요사항에 대해서 기재하였다.

움직이는 방법

이 상자글에서는 과제의 특정 순서를 따르는 기법을 사용한다. 표기법은 제공된 이미지를 포함하여 이 순서로 설명되며 움직임 과제를 위한 제안사항이 포함된다.

임 상 사 례

임상사례는 실제로 실행된 예이다.
방향성을 결정하는 포괄적인 검사에서부터 목표로 하는 검사로 옮겨간다. 온갖 감별 진단을 검토하면서 소견을 평가하고 잠정 진단, 감별진단을 시행하여 치료계획을 세운다.

치료효과는 주로 치료 영력의 기능 및 전체의 운동 패턴이 어느 정도 향상되었는지를 확인한다.
동적인 과정에는 치료 사이클의 과정에서 거듭되는 진단이 필요하다.

기호의 해설

→ 능동 및 수동적 움직임 방향

유지하는 반대압력 또는 등척성 수축의 방향

움직이지 않는 고정점

삽화(도해) 출처

각 삽화(도해)의 출처에 대해서는 캡션의 마지막에 아래의 약호를 [ ]에 넣어 나타내고 있다.
특히 기재가 없는 것의 저작권은 Elsevier 출판사(뮌헨)에 귀속된다.

K325 Micha Winkler, Berlin
L106 Henriette Rintelen, Velbert
L190 Gerda Raichle, Ulm
L273 Ken Vanderstoep, LaserWorks, Kanada
S000 Sobotta, Atlas der Anatomie des Menchen, Elsevier/Urban & Fischer

약어

A/E-Segment	Out/In 분절(날숨 때 긴장이 증가한다)
AF	앞굽힘(전굴)
AGR	항중력 이완
BL	엎드려 누운 자세
BWS	등뼈(흉추)
C	목뼈, 운동 분절, 척수뿌리
CTG	갈비가로관절
DSS	등쪽 어깨뼈증후군
E/A-Segment	In/Out 분절(들숨 때 긴장이 증가한다)
EA	들숨(흡기)
FBA	손가락-지면 거리
HM	과다가동성
HWS	목뼈(경추)
ICR	갈비사이공간(늑간강)
L	허리뼈, 운동 분절, 척수뿌리
Lig	인대
LSÜ	허리뼈엉치뼈 이행부
LWS	허리뼈(요추)
M.,Mm.	근육, 근육군
O	뒤통수(후두)
PIR	등척성 수축 후 이완
PNF	고유감각신경근촉진법
PSF	고유감각운동촉진법
RA	관절류마티스
RAK	반사성통증성질환징후
RF	뒤굽힘(후굴)
RL	반듯이 누운 자세
RSV	가역성 구조적 단축
SIAS	위앞엉덩뼈가시
SIG	엉치엉덩관절(천장관절)
SIPI	아래뒤엉덩뼈가시
SIPS	위뒤엉덩뼈가시
SMF	감각운동 촉진
SN	옆굽힘(측굴)
SOT	가슴문증후군(흉곽출구증후군)
SÜ	자가 운동
Th	등뼈 및 운동 분절
TLÜ	등허리뼈 이행부
TrP	근막 통증유발점
V	단축
VD	잠정 진단
VTS	배쪽 가슴증후군
WS	척추
ZTÜ(ZTh)	목뼈 · 등뼈 이행부

목차

제 I 부 기초 Grundlagen

도수의학이란 다른 의학영역의 이론적 기초, 지식, 기법을 활용하면서 근골격계, 머리부위, 내장구조, 결합조직 구조의 지식을 얻어, 예방 · 치료 · 재활의 목표를 정한 다음에 기능장애를 손으로 치료하는 의료분야이다. 진단과 치료는 생체역학 및 신경생리학의 원칙에 따라서 시행한다(독일 도수의학회에 의한 정의이다).

제 1 장

1 근골격계의 기능병리학

Funktionspathologie des Bewegungssystems

근골격계의 병리학에 대해서는 많은 의료분야에서 다루고 있다. 정형외과학, 신경학은 구조병리학 또는 시스템 조절을 대상으로 한다. 류마티스학, 외상학(traumatology), 물리치료(재활)는 병적인 가능성의 특별한 문제에 대처한다. 통증을 호소하여 우선 일반의나 가정의를 방문하는 일도 많다. 질환은 대부분 **근골격계의 구조 · 기능적인 발병기전**(pathogenesis)으로부터 발생하고 있다. 즉, 관절이나 근육의 기능장애가 원인이 된다. 기능병리학의 지식이 없으면 구조병리학(헤르니아 등) 또는 정신신체적인 관점에서 밖에는 설명할 수 없다. 이것으로는 장애가 있는 기능의 근본적인 치료를 적절히 하는 것은 어렵다.

척추원반헤르니아를 발견하고 수술에 의한 적출이 시행됨으로써 척추의 **구조병리학**, 그리고 통증의 발병기전에서 역학적 요소에 주의가 돌려졌다. 급성회백수염(acute poliomyelitis)으로 인한 마비의 재활에 간호사인 Sister Kenny가 성공함으로써 근육기능장애에서 반사성 작용의 영향에 대한 의학계의 관심을 불러일으키고 고유감각신경근육촉진법에 대한 치료운동이 확산되었다. 이들은 근육기능장애의 진단학과 치료에 집중적으로 대처하는 기반이 되었다. **근육군의 기능장애**는 현재 의심할 여지도 없이 확대되고 때로는 중증정도가 증가하고 있다. 게다가, 근육군의 치료 접근법은 대부분의 경우, 관절의 기능장애보다도 난이도가 높아 시간이 걸린다.

근골격계의 기능장애에 대처하면 **관절과 근육의 기능장애의 밀접한 연쇄**, 그리고 치료운동을 아울러서 시행하는 것의 필요성이 명백해진다. 이것이 역할분담으로 이어지고 거기서는 환자 본인이 2차적 예방의 일부를 담당할 수 있다.

관절기능장애는 근골격계와 가동성에서 다양하게 일어날 수 있는 장애의 한 측면이다. 통증을 동반하는 관절기능장애의 치료는 2차 세계대전 후까지 다양한 민간요법사(카이로프랙터)에 의해서 주로 시행되어왔다. 독일의 의사와 카이로프랙터가 교류함으로써 이 역학적 치료법과 그 작용, 적응범위에 대해서 의사가 관심을 갖게 되었다. 유럽의 다른 지역에서도 이 요법이 의사에게도 알려지고 그 중에서도 정골의사(osteopath)로부터 학습하였다. 이렇게 하여 처음에는 척추에 한정시키는 형태로 관절기능장애의 체계적인 학습이 의학계에서 시작되었다. 정골의사들과 연계는 내장 근막을 중심으로 한 검사 · 치료 기법의 면에서, 때로는 이론적 개념의 면에서도 결실을 가져왔다는 것이 증명되었다.

1.1 척추의 기능장애

Funktionsstörungen der Wirbelsäule

근골격계의 기능장애에 대처함에 있어서 의사가 중요시한 것은 상호 연관성이 있는 두 가지 문제이다.

- **이론적 측면**에서는 관절에 대한 역학적 치료법의 기초, 기능장애의 본질과 결과, 그리고 통증과 관계가 주제가 되었다.
- **임상적 측면**에서는 역학적인 관절기능장애를 파악하는 검사법, 소견의 연관성, 진단이나 감별 진단의 신뢰성을 실제의 진료에서 추구하였다. 이것에는 관절기능장애의 역학적 치료의 적응 판단, 척추장애의 발병기전(pathogenesis)이나 그 배경이 포함된다. 다수의 연구자가 오늘날의 개념의 기초를 만들고 그 흐름은 역사 속에서 간파할 수 있다. 지식을 얻을 때마다 여러 방면으로 새로운 질문이 계속 나오고 있다.

몸통의 관절, 근막, 근육근막의 기능장애에 구조상의 결손이 없으면 신경뿌리 탈락은 일어나지 않으며 이것은 분리해서 생각할 수 있다. 그러나 신경뿌리 탈락은 헤르니아와 함께 일어나는 일이 많고 증상의 진행에도 관여하기 때문에 면밀하게 적응을 조사한 다음의 치료에서도 주의가 필요하다. 이 책에서 서술한 도수치료 기법의 대부분은 헤르니아 진단의 확보를 전제로 한 다음에 신경뿌리의 자극 · 탈락증후군의 보존치료에 불가결한 것이다. 이때, 최초로 시행하는 치료법은 신경경로 주위로부터의 침해자극을 경감하고 통증을 억제하는 것이다. 이에 대해서는 의미적으로 오해되기 쉬운 "신경계 가동화"라는 말이 선택되어 있다. 신경계 주위의 결합조직 구조를 이완하는 이 기법은 효과적이다. 인접하는 내장에 대한 미끄럼 운동을 적절하게 하고 운동의 조화에 필요한 탄력성과 가소성을 재생한다.

1

연구가 진행됨에 따라 많은 검사결과를 버리지 않을 수 없는 습득 개념도 있었다. 지지할 수 없다고 알게 된 것은 치료기법에 의한 척추에 대한 역학적 작용은 척추원반헤르니아를 원래의 위치로 되돌려 "정복(reduction)"한다는 견해이다. 헤르니아의 병인론적 의미는 허리뼈(요추)의 신경뿌리증후군(하부허리뼈나 엉치뼈 신경뿌리의 신경학적 탈락이 있는 중증의 증상), 이에 선행하는 증상으로 분류할 수 있었다. 경질막(dura mater)이나 신경뿌리집 주위의 수용기가 자극을 받으면 "신경뿌리통증"이 일어난다. 이것은 연관통이고 문제가 있는 분절을 매우 분명하게 나타내고 신경탈락증상이 인지되지 않아도 헤르니아인 것처럼 느끼게 한다.

척추의 위치이상(불완전탈구, 탈구)을 도수의학으로 치료한다는 사고방식은 증명할 수 없었다. 재현 가능한 기본자세에서 X선 촬영으로 인지되는 위치 변화는 매우 약간이었다. 이 위치변화에 대해서는 관절 · 근육 기능의 검사가 필요하다. 정복현상 즉, 위치이상의 치료에 의한 교정은 있었다 해도 오히려 예후적으로 바람직하지 않은 징후, 과다 가동성 기능장애를 나타내고 있다는 것이 판명되었다.

정설로서 말할 수 있는 것은 가동성의 제한(낮은 가동성 관절 기능부전)이 단순한 척추통증증후군의 근본이라는 것이다.

1.2 기능운동과 관절놀이

Funktionsbewegung und Gelenkspiel

기능운동(각도가 있는 관절운동)은 적어도 하나의 공간 면에서 각도 변화를 동반한다. 이때 관절에서는 작은 범위에서 접촉면의 구르기 운동, 그리고 주로 미끄럼(병진운동) 운동이 일어난다. 미끄러지는 방식은 관절 구조와 운동방향에 따라 결정된다. 오목형의 관절면 위에서 볼록형의 관절면이 미끄러져 운동방향의 새로운 위치에서 접촉하면 운동의 뒷면의 접촉이 해제된다. 미끄럼 운동은 관절면을 밀리미터 단위로 움직이게 함으로써 수동적으로 단독으로 재현할 수 있다. 관절면의 접촉이 느슨해지면 수동적으로 신연하여 견인하는 것이 가능해진다. 병진과 신연(distraction)의 2개의 운동은 진단에도 치료에도 유용하다. 이것을 "관절놀이"(joint play)라 한다.

관절놀이를 정확히 얻으려면, 관절간극의 가까이를 잡고 각도를 바꿈이 없이 평행으로 움직일 필요가 있다. 병진운동은 각운동(angular movement)보다 근육긴장 발생의 영향이 작다. 따라서 관절놀이운동은 매우 작은 힘으로 시행할 수 있다. 관절놀이의 이동이 제한되어 있거나 어려운 경우, 관절에 기능장애가 있다.

이동운동을 반복하면 치료효과가 높다(수동적 반복적 관절놀이 가동화). 이때 기능운동의 절대 조건인 미끄러짐이 서서히 개선된다. 각운동에 통증이 있어도 관절놀이는 통증이 없이 얻어지는 일이 많기 때문에 수동적 기능운동이 금기사항으로 되어있는 경우에도 경우에 따라서는 치료에 사용할 수 있다.

돌기사이관절(추간관절) 각각은 관절놀이운동을 할 수 없다. 목뼈(경추)에서는 거의 하나의 면에서 배열되고(경사진 이마면) 3개 방향에서부터 손으로 접근할 수 있기 때문에, 운동 **분절이 관절놀이와 유사한 움직임**을 한다. 등뼈(흉추)와 허리뼈에서는 등쪽에서부터 특정의 접촉점 밖에 얻을 수 없다. 여기서는 이동운동의 자극이 짝을 이루는 상 · 하의 뼈에 직접 전달되지 않는다. 검사 · 치료의 운동은 **분절에의 기능운동에 의해서 오히려 간접적으로** 유도할 필요가 있다. 이와 같이함으로써 상 · 하 척추 사이에 각운동이 반드시 일어나고 병진운동은 일어나지 않는다.

용어로서는 척추운동 분절(기능적 척추단위)을 수동적으로 운반한 최종 운동은 관절놀이와 같다고 하고 있다. 이것은 일반적으로 사용되고 있는 진단용어인 **"최종 긴장"**에 해당하고 분절의 운동검사에서 **"끝느낌(end feel)"**(최종범위에서 느껴지는 저항감각)으로서 느껴지는 것이다.

1.3 운동 분절의 기능장애

Das funktionsgestörte Bewegungssegment

관절면의 미끄러짐 장애는 운동제한이 있는 관절기능장애의 근본이라 하고 있으며 Zukschwerdt에 의해서 "가동범위 제한"이라 이름이 붙여져 있다. 전문적으로 말하면 "관절놀이가 제한된, 또는 전혀 없는 가역성 낮은 가동성 관절(분절) 기능부전"이다. 신경생리학적으로는 이 낮은 가동성은 심층의 자율 등근육군을 활성화시키는 침해자극에 대한 반응이라 생각된다. 그 강도와 국소에서 확산은 자극의 양과 수렴에 의해서 결정된다.

이 장애는 쿠라레(curare) 마취로 근육이 완전히 이완된 다음에도 운동 제한이 명백히 잔존하기 때문에 관절에 원인이 있을 것이다. 관절의 미끄럼 장애에 대해서는 보통 모든 관절에서 관찰되는 관절주머니의 부속물(반달모양 구조물)이 끼워 넣어지는 것에 원인이 있다고 생각된다. 연부조직을 꽉 눌렀을 때도 관절연골의 표면은 가소성으로 변형하기 때문에 이 사고방법에는 무리가 없다. 관절면에서 압박되면 반달모양의 딱딱한 끝이 관절면에 꽉 눌린다. 근육군이 경직하여 관절면을 좁히고 있으면, 반달이 빠져 원래의 위치로 되돌아갈 수 없다. 그러나 치료로서 관절간극을 벌리면 반달을 뽑아낼 수 있다. 이것에는 신연하여 견인하는 방법이나 장애가 있는 방향으로 천천히 반복적으로 움직이는 방법, 또는 잠시 그 방법 그대로 놔두는 방법 등이 있다.

임상적인 조언

낮은 가동성 기능장애의 가역성은 척추의 구조변화에 따른 운동제한(척추뼈연골증 등)과 구별을 시행하는 중요한 특징이다. 양자가 조합되어 있는 경우가 있다.

1.4 척추에 관련되는 근육군의 기능장애

Funktionsstörung der Muskulatur in Beziehung zur Wirbelsäule

관절기능장애를 검사할 때는 척추분절에 속하는 근육군에 반드시 근육경직이 발견된다. 이것은 **반사성통증성질환징후**이며 때로는 더 두드러진 증상으로 되어있다. 또한 관절가동범위 제한에서는 반드시 관찰되는 부수현상이다. 근육경직의 강도는 기능장애의 통증강도와 병행한다. 관절기능장애를 치료한 후에는 반사적으로 변화하여 있던 근육경직이 정상화된다. 따라서 관절을 치료하여 가동화하는 데에는 역학적인 작용 이외에 반사적인 요소도 있다.

반사현상에 대한 이해에 따라서 판단하면 근육경직의 변화에는 관절기능부전에 의한 침해수용자극 등, 원인이 있을 것이다. 신체 및 내장의 구심성 신경섬유 모두가 원인이 될 수 있다. 관절기능장애의 이러한 근육경직은 촉진(palpation)이 가능한 긴장 즉, 수동적으로 움직였을 때 최종 운동의 저항에도 영향을 준다. 내장의 구심성 신경섬유에 의한 경직은 대부분 저항력이 있는 고무모양의 성질을 갖고 있다. 게다가, 경직이 여러 분절에 확산되어 있으면 내장으로부터의 유발을 상정하여 이 방향으로 진단을 진행시킬 필요가 있다. **근방호**(défense musculaire, ▶ 제12장)를 **동반하는 운동 분절의 통증성 운동억제**(▶ 2.3.3항)에는 또 다른 진단 타당성이 있다.

척추통증증후군이 평생에 걸쳐 진행하고 만성화하는 확률은 외적인 상황, 외상, 부하만으로 결정되는 것은 아니다. 확률은 성질, 즉 **운동조절**의 부족이라는 체질에 의한 진단 특징과 강력한 관계가 있는 것으로 생각된다. 이 운동조절력을 선 자세, 보행, 엉덩관절 폄, 팔의 벌림(외전) 등, 간단히 재현할 수 있는 자세 · 운동에 의해서 검사하고 진단한다. 이것에 의해서 운동조절이 이상형에 가까운지(최적화된 협응), 이상형으로부터 먼지(협응 불능)라는 평가가 근골격계의 기능장애 진단, 원인 탐구, 예방에서 중요한 역할을 수행하게 된다. 이러한 상황을 만들려면 진단과 치료방침을 결정하는 도수의학에 대응하는 병 · 의원과 운동장애를 치료하는 물리치료 시설의 밀접한 협동이 요구된다.

제 2 장

2 척추 도수의학의 기본과 특성

Grundlagen und Besonderheiten der Manuellen Medizin der Wirbelsäule

척추는 근골격계의 일부이다. 몸통의 유동축("축기관"[axial organ])으로서 신체의 중앙에 위치하기 때문에 해부학적, 생리학적, 생리병리학적으로 특수한 점이 많다. 이러한 특성 중, 운동기능장애에 관계되는 것을 아래에 열거한다.

2.1 근골격계에서 척추의 위치

Stellung der Wirbelsäule im Bewegungssystem

근골격계는 아래의 것이 하나가 된 **기능단위**이다.

- 조절을 시행하는 **신경계**
- **근육군**과 그 주변조직
- **인대**와 **근막**
- **관절**

이상의 것이 연계함으로써 신경계가 단위(unit)로서 근골격계로부터의 정보에 반응한다. 신경계는 근육을 활성화시키며 근육의 수축에 의해서 관절이 정적으로 지지되고 움직여, 외부 작용으로부터 보호된다. 검사나 치료 시에 이 단위를 항상 고려하는 것이 도수의학의 큰 특징이다(▶ 2.3.2항).

근육과 신경조절을 포함하는 관절의 기능단위를 **Arthron**(그리스어이고 관절)이라 부른다. 관절을 중심으로 한 개념이다. 척추의 운동 분절에도 Vertebron이라는 표현이 있으나 이들은 별로 사용되지 않는다. Panjabi는 척추 전체의 생리학적 기능을 척추의 안정 시스템으로 파악하고 **수동적, 능동적, 중립적 하위 시스템**의 세 가지로 나눠서 척추 사이의 안정성 · 불안정성에 관해서 3개의 하위 시스템의 의미와 시스템 전체에서 상호작용을 검토하고 있다.

척추는 부위에 따라서 가동성이 다르기 때문에 다양한 자세를 취하면서 중력장(gravity field)에서 몸통을 안정시켜 자유로이 움직일 수 있다. 몸통에 있어 가장 중요한 요소가 "축기관"이라는 개념에 해당한다. 이때 운동 분절과 근육군으로부터의 고유수용성 구심로가 운동조절과 균형 유지의 근본이 된다. 이것이 특히 해당되는 것은 머리관절의 영역이다. 분절의 가동범위 제한 등, 병리학적 구심성 패턴은 필연적으로 운동조절의 질을 저하시킨다.

운동 분절은 척추에서 관절의 역할을 수행한다. 이것은 짝을 이루는 척추를 연결하는 모든 비수축성(수동성) 연부조직으로 만들어져 있다 : 척추사이원반 – 관절 – 인대(▶ **그림 7.2**).

척추사이원반(추간판)은 간격을 만드는 쿠션으로서 척추뼈몸통(추체) 사이에 있다. 척추의 **지지기능**은 척추뼈몸통 배열에 의해서 지켜지기 때문에 위에 얹힌 척추부위를 척추사이원반이 지지한다. 가장 윗부분의 2개의 운동 분절에는 척추사이원반이 없다. 여기서의 지지구조는 옆쪽에 있는 돌기사이관절(추간관절)이 된다. 과도한 척추전만(lordosis)의 경우, 운동 분절의 기울기에 의해서 하부목뼈나 하부허리뼈의 관절면이 앞쪽을 향한 채로 지지기능이 강요되는 경우가 있다. 그 결과, 관절면이 적응 압축되어 X선 영상에 경화로서 나타난다.

척추사이원반에 의해서 척추뼈몸통의 연속은 정방향성이 아닌 전반적인 **가동성**을 유지한다. 각 분절에서는 가동성이 높을수록 척추사이원반의 쿠션(척추사이 공간)도 두껍다. 좌 · 우대칭의 돌기사이관절은 운동 분절의 궤도를 만들어 유도하기 때문에 여기서 척추가 잘 움직이는 방향이나 제한이 결정된다. 이것에 의해서 척추의 각 부위는 각각에 전형적인 움직임 패턴을 갖는다.

운동 분절의 지지 · 운동기능은 많은 관계에서 상대적이다. 체질적으로 움직임이 적은 척추라면 오늘날 과도하게 요구되는 지지기능을 수행하는 것은 용이하고 부하에 견디기 쉽다. 이에 반해서, 움직임이 많은 척추부위를 정적으로 지지하려면 궤도를 만드는 근육군이 고도로 협응하여 효율적인 기본자세로 그 부위를 직립시킬 필요가 있다.

운동 분절의 제3의 구성요소로서 척추뼈고리(추궁, vertebral arch)와 가시돌기(극돌기) 사이에 뻗어 있는 것이 인대이다. 인대는 척추뼈몸통의 앞 · 뒤에서 척추사이원반도 덮고 있으며 관절에 붙는 인대와 마찬가지로 보호구조로서 갑작스런 과도한 움직임에 제동을 건다(잘못된 자동 유도 등). 등쪽의 인대는 앞굽힘(전굴)을 억제한다. 척추뼈 사이에서는 근육섬유와 밀접하게 결부되어 있다. 게다가, 등쪽의 인대는 척추뼈고리와 가시돌기가 함께 척추관의 내용물을 보호하는 덮개의 역할도 수행한다. 상 · 하에서 짝을 이루는 척추의 척추뼈고리 뿌리(추궁근) 사이에는 척추사이구멍(추간공)이 있다. 이곳에는 성긴 결합조직(loose connective tissue)과 지방으로 폐쇄되어 있고 척수신경과 공급혈관이 뻗는다.

이러한 운동 분절의 모두가 가동성에 관여하기 때문에 이것을 분절의 수동적 운동검사로 파악한다. 각 사례에서 어느 구조가 제한을 일으키고 있는가에 대해서는 목표로 한 검사로 밝혀낼 필요가 있다.

능동 · 수동운동을 끝나게 하는 것은 근육기능 그리고 수동 구조에 의한 확실한 보호이다. 수동운동의 마지막에 근육군의 생리적 긴장이 항진하면, 만져서 감지할 수 있는 저항을 서서히 "점진적으로" 증가시키고 검사 때 정상적인 최종 운동으로서 느껴진다.

근육군이 경직하여 있으면 운동 분절의 가동범위가 명백히 제한되어 관절기능 장애를 나타내는 경우와, 단지 그렇게 보이는 경우가 있다. 운동은 **갑자기** 끝나고 "딱딱한 충돌감각"이 있다. 근육에 의한 분절의 운동억제가 있는 경우는 관절에 의한 기능장애(▶ 2.3.1항)가 없는지 감별 진단으로 확인하여 틀리지 않도록 한다.

능동운동에서는 척추의 운동 분절은 단독으로 움직이지 않는다. 의도적인 움직임이나 자동화한 움직임에는 해당되는 척추부위의 분절 모두가 그 가동성에 따라서 관여한다. 대부분의 운동에서는 중심이 되는 영역의 상 · 하 척추부위도 움직인다. 하나의 척추 끝에 기능변화가 발생하면 이것이 접하는 척추도 변화에 적응하여 몸통근육군 전체에 영향이 미치는 경우도 많다.

해부학적으로 구별 가능한 척추부위는 각각 기능적인 특성도 갖고 있다. 각 부위의 기능은 수동적 검사에서 상 · 하 부위의 운동이 변화함으로써 식별할 수 있다. 특히 등뼈 · 허리뼈 이행부의 전환이 크고 촉진하기 쉽다(▶ 6.2항). 해부학적 구조로 움직이는 방법에 차이가 있다 해도, 이러한 영역은 전체의 움직임에 통합되어 있다. 이러한 것은 Singer와 Giles가 CT로 증명하고 Lewit가 X선으로 증명하고 있다.

목뼈 · 등뼈 이행부에서는 구조 특성은 해부학적으로 정의된 부위를 넘어서 서서히 전환된다. 이때문에 척추를 직립한 상태에서 머리를 회전하는 움직임은 등뼈의 분절까지 이어진다. 예를 들어, 근육, 결합조직 구조, 관절, 조절신경계가 기능단위 라는 것을 알 수 있다.

척추부위에는 기능적 병리학적인 면에서 각각의 특성이 있다. 이때문에 부위에 따라서 서로 다른 검사법을 사용할 필요가 있다. 이 책에서는 기법부분을 기능마다 요약하여 서술하였다.

엉치엉덩관절과 턱관절은 증후학과 반사연쇄의 점에서 척추와 밀접하게 관계하고 있기 때문에 이 책에서도 채택하고 있다. 각각의 장애 패턴, 그리고 다른 기능장애나 영역과 연쇄를 환자 한 사람 한 사람을 관찰하는 것은 유용하다. 이러한 지식을 얻음으로써 임상에서 실행(진료)을 시행하기 쉬워진다.

2.2 척추와 관절놀이의 운동검사

Bewegungsuntersuchung der Wirbelsäule und Gelenkspiel

척추부위의 능동운동에는 모든 운동 분절이 특정 비율로 관여한다. 중추계가 움직임을 상정하면(운동의 프로그래밍) 반드시 전체적인 움직임을 목표로 한다. 분절의 움직임이 부족하면 상 · 하 분절의 과다 가동성에 의해서 보상한다. 따라서 척추 운동장애의 검사는 팔다리 관절의 경우보다도 우선 전체의 상태, 이것으로부터 각각의 상태로 결정되어간다. 최초에 반드시 **방향성을 결정하는 근골격계 검사**(방향성을 정하는 포괄적 검사▶ 제7장)를 시행한다. 거기서부터 부위의 힌트가 얻어지기 때문에 그 부위에서 검사를 진행시킨다(방향성을 정하는 영역검사▶ 제8장, ▶ 제9장, ▶ 제10장). 마지막으로 **목표로 하는 분절검사**로 운동 분절의 기능장애를 밝힌다.

기능운동과 **관절놀이**(▶ 제1장)는 팔다리관절의 검사에서는 명백히 구별하여 평가할 수 있다. 척추의 운동 분절의 경우, 명확한 기능진단은 기대할 수 없다. 이것은 능동, 수동의 어느 운동에서도 바뀌지 않는다.

운동 분절의 **관절 파트너** 즉, 2개 척추의 각각은 단독으로 고정할 수 없다. 따라서 단독으로 수동적으로 움직이는 것도 불가능하다. **특정**의 분절에서 주로 기능운동을 시켜, 그 기능 상태를 만져서 감지하려면 몇 가지의 운동유도 기법이 필요하다. **관절놀이와 유사한 이동운동**은 목뼈의 분절에서만 재현 · 촉진이 가능하다.

실행적인 조언

파트너 척추를 완전히 잡을 수는 없기 때문에 연부조직의 쿠션을 통해서 촉진(palpation)하면서 지지할 필요가 있다. 이 접촉을 통해서 척추의 특정 부분에 걸리는 움직임의 압력이 통증 없이 점진적으로 전달되어 미미한 **예비 긴장**이 느껴진다. 그 후, 한쪽의 척추가 다른 쪽의 척추에 대해서 이동해간다. 움직임을 풀면, 척추는 최초의 위치로 미끄러져 되돌아간다. 상 · 하를 비교하여 평가한다.

목뼈 이외의 분절의 기능검사는 **뒤굽힘, 앞굽힘, 회전, 옆굽힘의 주된 방향으로 기능운동**을 한다. 각각의 분절의 운동범위를 평가하고 상 · 하의 분절이나 좌 · 우의 움직임의 차이를 비교한다. 분절의 최종 운동에서는 조직 긴장의 증가를 만져서 감지할 수 있다. 긴장이 천천히 항진하여 마지막에 유연성이 있는 것이 바람직하다. 이상이 있을 때는 조직이 갑자기 긴장하는 "충돌감각"이 발생한다. 이 차이를 촉진으로 식별하고 진단으로 평가해야 한다.

환자의 **시작 자세**의 선택도 중요하다. 많은 경우, 앉은 자세와 옆으로 누운 자세를 사용한다. 원리적으로 앉은 자세의 부정적인 점은 **자세성 근육긴장**이 다소 강하다는 것에 있다. 선 자세에서는 긴장이 더욱 강화되기 때문에 분절의 수동적인 운동검사는 선 자세에서는 시행하지 않는다. 누운 자세에서는 근육군의 안정 시 긴장은 작아진다. 이것에 의해서 누운 자세에서 운동범위는 앉은 자세보다도 유연하고 대부분은 명백히 크다. 몇 가지의 기능운동은 누운 자세에서는 어렵기 때문에 검사 · 치료방향에 따라서는 누운 자세와 앉은 자세의 양쪽을 권장하고 있다.

2.3 척추의 기능장애, 가동범위 제한

Funktionsgestörte Wirbelsäule, Blockierung

2.3.1 척추의 운동 분절의 관절기능장애

가역성 낮은 가동성 관절기능장애는 운동 분절의 수동 구조에 존재하고 독일어권에서는 대부분 가동범위 제한(Blockierung)이라 불린다(▶ 1.3항). "제한된 움직임(restricted movement)"과 유사한 개념이지만 이들은 관절기능검사의 경우에만 사용된다. 동일 또는 유사한 치료법에서 의사 또는 의사 이외에 다양한 "학파"가 이 기능부전을 다양한 관점에서 파악하여 치료에 대한 해석의 중심에 두고 있다. 독일어권 의사에 의한 학파에서는 "관절놀이가 제한된, 또는 전혀 없는 가역성 낮은 가동성 관절(분절) 기능부전"으로서 견해를 통일하고 있다. 진단학에서는 이 기능장애에 다양한 현상이 있다는 것을 강조하고 있다.

가동범위 제한은 관절 가동화 치료의 근본이다. 신뢰성이 있는 진단을 내리는 것은 치료의 적응 판단, 치료 성공에 대한 전망에 대한 절대 조건이 된다. **다른 운동제한과 혼동하지 않기 위해서는 수동적 운동검사에 의해서 통증도 근방호도 없는 형태로 가동범위 제한의 소견을 얻고 있을 필요가 있다.**

2.3.2 검사와 문서화의 규칙

환자의 보행과 선 자세를 관찰에 의한 검사(visual inspection)함으로써 많은 정보가 얻어지고 이후의 운동검사에 방향성을 제공할 수 있다. 촉진 소견과 함께 이 방향성을 결정하는 검사를 시행함으로써 다음에 우선적으로 조사하는 영역이 보인다(▶ 7.1항, ▶ 7.2항, ▶ 7.3항). 통증, 영역의 긴장징후, 가동성의 제한으로부터 목표로 하여 검사하는 척추분절의 범위를 좁힌다.(▶ 8.2항, ▶ 8.3항, ▶ 8.4항, ▶ 8.5항, ▶ 9.2항, ▶ 10.2항). 검사자가 경험(기억)을 거듭할수록 관찰에 의한 검사에 신뢰를 두고 목표로 하는 검사로 진행하게 된다.

가동범위 제한의 소견을 문서화할 때는 "왼쪽 회전 제한 C2/3", "뒤굽힘 장애 T6/7"처럼 장애가 있는 방향과 분절을 명기하거나, "뒤굽힘 장애 L5/S1 왼쪽"이라 허리뼈 부분에 적어 넣는다.

등뼈와 허리뼈 **운동 분절의 번호 붙이기**는 거기서부터 나와 있는 척수신경에 해당한다. 이것은 바로 위 척추의 번호에 맞춘다. 즉, 척수신경과 운동 분절의 L5는 척추의 L5와 S1의 사이에 있다. 목뼈에서는 척수신경과 같은 이름의 척추의 번호가 다르다. 목뼈는 7개가 있으나, 목뼈의 척수신경과 운동 분절은 8개가 있다. 여기서는 신경은 같은 이름의 척추 위쪽에서 나온다. 즉, 최초의 신경은 뒤통수(후두)와 고리뼈(환추)의 사이에서부터 C1로서, 척수신경의 C8은 척추의 C7과 T1의 사이에서부터 나와 있다. 따라서 **목뼈에서는 기본적으로 2개의 척추를 열거하여 분절을 기재**할 것을 강력히 권장한다. 예 : C7/T1, C2/3. 최초의 분절은 Occ/C1 또는 더 간단히 O/C1.

도수의학의 가동화 치료법에서 증명 가능한 유일한 효과는 제한되어 있었던 가동성을 회복하는 것이다. 따라서 우리는 **관절과 척추분절의 운동기능 장애(가동범위 제한)를 가동화 치료의 근본으로 파악하고 있다. "도수치료에서 정상적인 기능으로 되돌리는 것은 통증의 원인치료이다" (Krämer 1999).**

2.3.3 근육에 의한 운동 분절의 억제

관절기능장애는 반드시 반사성 근육경직을 동반하며, 돌기사이관절의 가동범위 제한에서는 특히, 뒤가지(후지)에 분절이 할당된 척추 가까이의 근육군에서 근육경직이 관찰된다. 이러한 **통증보다 먼저 발생하는 긴장항진**은 촉진으로 파악할 수 있다(▶ 1.3항, ▶ 2.4항).

2

2

임상적인 조언

- 관절기능장애의 반사성 긴장항진은 통증이 발생하기 전에 촉진으로 파악할 수 있다.
- 따라서 진단의 분류를 위해 반드시 통증을 유발할 필요는 없다.
- 최종 운동에서 유발 가능한 통증은 다른 신체분절 구조(내장분절, 피부분절, 신경분절)의 침해구심로에서 부터 초래되는 경우가 있다.

변화하기 쉬운 주관적인 현상인 통증은 첫째로 반사성통증성 질환징후, 그중에서도 근육경직과 관계가 있고 관절기능장애와는 그다지 관계하지 않는다. 자세의 과부하 등에 의해서 근육이 주로 역학적으로 통증성 경직을 일으키고 있는 경우가 많다.

운동 분절 또는 척추부위가 하나 이상의 방향에서 가동성이 제한되어 있음으로써 통증이 일어나고 **근방호**가 일어나 있다면, 감별 진단으로 명확히 할 필요가 있다. 예를 들어, 목뼈부위의 움직임이 나쁜 원인에는 목뼈신경뿌리의 기계적 압박 또는 척추동맥해리로 **통증 도피성 근육경직**이 보호로서 일어나 있는 경우가 있다. 이때, 근육긴장은 비교적 통증이 적은 기본자세를 설정하여 유해한 위치에서 움직임이나 자세를 피한다. 이것은 하부허리뼈에 통증성 뒤굽힘이 있어 척추사이공간(추간강)에 통증이 있는 것 같은(바스트루프 병: Baastrup's disease) 임상적으로 그다지 해가 없는 통증 도피성 근육경직에도 해당한다. 어느 사례이든 원인치료가 중요하다.

관절의 기능진단학에서 가장 중요한 것은 가동범위 제한과 운동 분절의 **근육성 고정**을 확실하게 구별하는 것이다. 목의 움직임이 불량한 통증 도피성의 강제된 자세가 관찰되는 등, 부위 전체가 고정되어 있을 때는 문제가 되지 않는다. 이러한 고정은 외관을 관찰에 의한 검사를 하거나 방향성을 결정하는 부위검사를 시행하면 식별할 수 있다. **근육경직에 의한 분절의 운동조절**이 되면(통증방어의 유무에 관계없이) 가동범위 제한과 구별은 어렵다. 방어를 촉진하고 환자에게 통증에 대해 물을 필요가 있다. 검사에서 고통을 느꼈을 때 모든 환자가 그것을 자발적으로 나타내는 것은 아니다.

분절의 운동과정을 촉진으로 체크하고 운동이 끝나기 전에 분절의 주변에 근육긴장이 발생하면 근육성 고정이 있다는 것을 알 수 있다. 근방호가 두드러질수록 이 방향으로 능동 · 수동운동을 시행할 때, 운동 분절이 통증을 일으킨다는 것을 예측할 수 있다.

임상적인 조언

통증성 운동 분절 억제는 가동화 치료(mobilization과 manipulation) 에서는 금기이다.

드물게, 분절이 최종 운동에서 가동범위 제한처럼 갑작스런 긴장항진을 나타내고 소견은 근육성이 되는 경우가 있다. 일부 분절이나 방향에서는 이러한 근육에 의한 무통증성 운동억제의 소견이 비교적 많다. 예를 들어, 뒤통수밑 심부근육 또는 구강안면계의 경직으로 O/C1의 앞굽힘이 억제되거나 체질적으로 과다 가동성으로 편평한 등(flat back)의 환자에 대해서 중부등뼈의 분절을 뒤굽힘 방향으로 움직이면 마지막에 딱딱한 감촉이 있다. 후자의 경우, 천천히 유도하거나 긴장하기 시작한 부분에서 잠시 멈춘 다음 끝까지 가져감으로써 가동범위 제한 기준을 특히 신중하게 조사할 필요가 있다.

2.3.4 가동범위 제한의 기준

낮은 가동성 관절기능부전의 소견을 얻은 것에 대한 다음의 기준을 준수하면, 관절성이 아닌 장애에 가동화 치료를 하는 것을 피할 수 있다.

- 대부분의 사례에서는 분절의 각운동(angular motion)(기능운동)의 끝에서 운동 분절구조를 만져서 감지할 수 있는 긴장을 평가한다. 제한이 있는 분절에서는 긴장이 일어나는 거리가 짧고, 대개 갑자기 나타나 최종 긴장이 상 · 하의 분절과 명백히 다르다. 이 현상(운동 중의 긴장 변화와 최종범위감각)을 감지하는 것이 숙련된 촉진기법에는 필수적이다.
- 일부 분절이나 방향에서는 탄력성과 함께 휘는 것만이 촉진된다. 이것에는 머리를 회전한 상태에서 O/C1 분절의 옆굽힘, 하부목뼈의 측방이동, 허리부위 회전의 관절놀이, 엉치엉덩관절 등이 해당된다. 가동범위 제한의 경우, 탄력성이 굳어지거나 존재하지 않게 된다.
- 가동범위 제한을 파악하는 세 번째 선택지는 분절의 **가동범위**이다. 이것을 조사하려면, 기능운동의 범위를 반대쪽, 상 · 하의 분절과 비교한다. 예 : 상부와 중부 목뼈의 회전검사 등. 근육군의 영향이 상당히 강하기 때문에 상기의 두 점과 비교하면 신뢰성이 낮다. 척추의 정상적인 가동성 분포를 숙지하고 방향성을 정하는 검사 때 환자마다의 운동 유형을 평가함으로써 기준을 가늠해보고 이것을 얻어진 소견과 비교하여 평가의 신뢰성을 높인다.

이제까지의 분절검사의 서술에서는 운동 분절 전체를 조사하여 움직임이 정상인지 장애가 있는지를 확인하고 있으며 좌 · 우의 관절을 구별할 수 없다. 허리뼈와 목뼈에서는 2개의 운동방향을 비교함으로써 구별이 가능하다. 허리뼈는 장애가 있는 옆굽힘의 상태에서 굽힘과 폄을 하고(▶ 제8장), 목뼈의 분절에 옆굽힘 장애가 인지되는 경우에는 옆굽힘의 최종 긴장을 앞굽힘과 뒤굽힘으로 설정하여 비교한다(▶ 제10장). 등뼈에서는 신뢰성이 있는 구별은 할 수 없다. 등뼈에서 좌 · 우에 대한 서술은 **장애방향**만을 가리키고 있다.

요약

- 천천히 수동적으로 최종 운동으로 유도한다.
- 이때, 힘을 주고 있지 않는 환자는 통증을 느끼지 않는다.
- 최종 운동에서 만져서 감지할 수 있는 분절 긴장이 신속하게 일어난다(최종 긴장). 이것은 "딱딱하게" 느껴진다(최종범위감각).
- 최종 긴장이 일어날 때까지의 가동범위는 반대쪽 또는 머리 쪽이나 꼬리 쪽의 분절과 비교하여 제한되어 있는 가동성이 있다.
- 딱딱한 최종 운동에서는 환자는 통증을 느끼지 않는다.
- 최종 운동에서 멈추고 있어도 딱딱함은 감소하지 않고 가동범위가 넓어지지 않는다.

2.4 척추에서 가동범위 제한의 원인

Ursachen der Blockierung an der Wirbelsäule

Lewit는 가동범위 제한의 원인으로서 외상, 잘못된 부하, 관절의 구조 변화, 반사성 과정을 열거하고 있다.

외상

뼈나 연부조직 손상을 동반하는 **척추 외상**은 기본적으로 기능장애의 원인이 된다. 이것은 우선 재활시기에서 인식할 수 있고, 그 후 치료할 필요가 있다. 채찍질손상(whiplash injury)이나 머리 외상을 입은 후의 목뼈에서 특히 잘 관찰된다. 임상검사에서는 이러한 손상이 없는지 간접적으로 탐색한다. 손상의 가능성이 있는 경우, 기능장애보다도 **구조병리학**적인 해명과 치료가 의학적 관심의 중심에 온다.

스포츠 등, 외상력(trauma force)이 작았던 경우는 X선으로도 임상으로도 조직 손상을 파악할 수 없는 기능장애가 일어나는 경우가 있다. 따라서 외상에 의한 관절기능 장애가 존재할 가능성을 항상 상정해야 한다. 이 종류의 장애에 관해서는 한 번의 치료로 재발하지 않는다는 것을 상정할 필요가 있다.

척추에 현존하는 외상의 기왕력이 있으면 특히 신중하게 검사하여 조직 손상의 징후가 없어도 치료기법에 세심한 주의를 기울인다. 그중에서도 과거의 목뼈 부상은 도수조작 치료의 위험성을 높이는 요인이 될 수 있다.

부하와 부하내성의 불균형

재발하는(외상이 없는) 가동범위 제한은 작용을 계속해서 미치는 원인요소가 반드시 있다는 것을 나타내고 있다. 재발에는 병원성(pathogenic) 연쇄의 해명이 필수적이다. 연쇄의 시작점에는 **근육기능 장애**가 존재한다. 운동 분절에 걸리는 부하는 몸통 근육군의 균형과 협응에 좌우된다. 몸통의 움직임은 거의 자동화된 운동이나 자세로서 중추계에서 프로그래밍 · 조절되어 있다. 중추신경계는 근골격계에서부터 전달되는 구심로에 의해서 자세와 운동 프로그램을 조정한다. 이 프로그램은 반복함으로써 더 효율적이고 자동적으로 되어간다. 그리고 항상 구심로에 의존하고 있다. 개인에 따라서 특징이 있고 Pavlov 생리학의 행동연쇄로부터 **동역학적 운동 상동성(dynamic motor stereotype)**이라 해석되고 있다. 현상학에서는 "운동 패턴"(motor pattern)이라 한다. 이러한 운동 패턴으로 근육이 최적으로 협응하여 활동하고 있으면 근골격계의 부하는 효율적이지만, 환자에서 이것이 관찰되는 일은 거의 없다. 이상형으로부터 벗어났기 때문에 비효율적이고 협응하여 있지 않은 형태로 힘이 소비되어 적합하지 않는 기본자세와 불필요한 관절부하를 초래한다. 이러한 상태는 건강한 사람 사이에서도 널리 관찰되고 처음에는 부하 내성의 저하만을 보여준다. 정적인 자세를 오래 유지하는 등, 부하가 높아져 처음으로 분절의 기능장애라는 보상부전에 도달한다. 관찰에 의한 검사검사에서 관찰되는 목뼈나 허리뼈의 과다 전만, 등뼈 후만의 증가는 근력이 적절하지 않다는 것을 보여준다.

척추측만증도 또한 발병기전(pathogenesis)이 무엇이든 운동 분절의 잘못된 부하로서 가동범위 제한 재발의 원인이 될 수 있다. 측만증은 머리관절, 등뼈 · 허리뼈 이행부, 하부허리뼈와 같은 이행 영역에 나타나는 일이 많다. 정적인 상태에서 관찰되는 측만증은 운동 상황을 상세하게 분석하여 원인과 결과를 분리할 필요가 있다.

측만증 초기의 소아에서는 등뼈의 가동범위 제한에 크게 주의를 기울인다. 여러 분절영역에서 앞굽힘에 제한이 있는 경우, 측만증의 시작이라 하고 정성들여 치료한다. 성인 연령이 되어도 측만부분에 가동범위 제한이 재발할 때는 등뼈의 앞굽힘 장애가 관여하고 있는 경우가 많다.

반사성 반응

모든 침해자극은 교감신경도 흥분시킨다. 자율신경 원심로 변화는 피부그림증(dermographism), 털운동반사(pilomotor reflex), 피부온도, 피부습도 등의 항진과 같은 국소적 자율현상을

2

초래한다(▶ 12.1.3항). 이것은 운동신경 원심로 촉진 가능한 변화와 마찬가지로 원인이 되는 질환의 위치를 특정(분절 분류)하는 데에 공헌한다.

내장질환에 의한 척추의 **반사작용**은 이전부터 알려져 있다(▶ 12.3항). Hansen 및 Schliack는 반사소견과 분절관계에 대해서 상세히 묘사하였다. 질환이 있는 내장으로부터 발신되는 침해신호는 속해 있는 분절에서 운동신경 원심로를 통해 척추의 근육군을 경직시키며 가동성을 억제하고 정지자세를 바꾼다. 이것이 잠시 지속되면(만성 경과) 분절에 가동범위 제한이 남게 된다. 흉부 · 복부의 내장은 주로 등뼈의 분절에 관계하기 때문에 발생원인으로서 해당한다.

관절의 구조적 질환

척추사이원반 영역(척추연골증, 척추뼈 연골증)이나 돌기사이관절(척추관절증)에서 **역학적으로 일어나는 척추의 구조 변화**는 증상이 현저한 경우, 분절의 가동성을 구조적으로 크게 제한하고 불가역적이다. 또한 가역적인 운동장애와 조합되어 있는 경우도 있다. 후자는 천천히 점진적으로 작용하는 가동화의 힘을 사용해서 치료할 수 있다. 구조에 의한 가동범위 제한에는 영향을 줄 수 없다. 다만, 구조변화 자체가 가역적인 경우는 제외한다.

2.5 척추에서 가동범위 제한의 영향

Auswirkungen der Blockierung an der Wirbelsäule

2.5.1 역학 작용

운동 분절의 가동범위 제한은 분절검사에서 움직임의 억제로서 인식된다. 부위 전체에 대한 능동 · 수동운동에서는 운동범위는 정상적인 경우가 있다. 제한의 가까이에 있는 분절이 "보상성 과다 가동성"에 의해서 움직임을 상쇄하고 있는 것에 기인한다. 이 조정은 대개 머리 쪽 운동 분절이 시행한다. 목뼈의 분절 C1/2에서 회전 장애가 일어나고 있는 경우는 가장 움직이는 C5/6이 특히 과도하게 움직여 대응한다고 생각된다. 과다 가동으로 되어 있는 분절의 척추사이공간은 조직의 역학적 부하가 강화됨으로써 영향을 받는다. 이것은 척추사이 공간에서 조직 손상의 전제조건이며 따라서 Jirout에 따르면 "변형성척추증의 발병기전에 공통적인 특징"이라 한다. 보상성 과다 가동성의 발생에는 역학적 요인 이외에 반사적 요인도 있다. 몇 가지 특정 예에서는 원인이 되는 가동범위 제한을 정상화하면 즉각 보상성 과다 가동성이 소실되는 경우가 있다.

2.5.2 임상증상

근골격계 기능장애의 주된 증상은 통증이다. 수용기의 자극으로 조직이 긴장함으로써 발생한다. 침해자극이 어느 정도 강하면 척수에서 반사적으로 처리되어 분절이 같은 근육군의 **긴장이 변화하여**, 자율신경 원심로 흥분이 바뀌고 촉진 가능한 조직의 변화를 초래한다(▶ 6.1항). 체표, 근육군, 뼈 표면의 특정 부위에 과민한 구역이 만들어진다. 이곳을 누르면 국소통증이나 방산통증이 발생하여 떨어진 영역에 전달되는 경우가 있다. 통증은 관련 영역에서 자연발생적으로 느껴지는 일도 있는가 하면, "최대 통증점"이나 통증유발점(trigger point)을 통해 느껴지는 경우도 있다.

분절 통증의 원인이 되는 침해자극의 부위는 **분절의 신경학적 탈락**이 동시에 증명할 수 있는 경우에만(단시냅스 반사, 부전마비, 감각둔마) 세밀한 검사가 없어도 충분한 신뢰성을 갖고 식별할 수 있다. 이때 척수뿌리는 손상되어 있을 가능성이 높다(대개 압박에 의한다). 신경뿌리증후군이라는 명칭에는 그럴만한 이유가 있다. 여기서 잘 일어나는 흔히 매우 강한 통증은 수용기의 많은 뇌척수막(meninges)이 역학적으로 손상되어 있다는 것으로 설명할 수 있다. 뇌척수막이 신경뿌리 주변에서 주머니모양으로 되어 역학적으로 자극을 받고 있다. 신경학적 탈락이 없는 경우, 확실히 분절에 통증이 있었다 해도 신경뿌리는 관여하지 않는 경우가 있다. "신경뿌리통증증후군"과 같은 명칭은 오해를 초래하는데다 현실적으로 옳지 않다. 신경뿌리 자체에는 수용기가 없기 때문에 역학적인 손상을 받아도 통증이 발생하는 일은 없고 탈락만을 일으킨다. 통증이 없는 신경뿌리증후군은 인식되어 있는 것보다 많다. 따라서 필요한 원인 탐구에서 일탈한 이러한 명칭은 사용하지 않는 것이 좋다. 통증의 성질이 유사하다는 것으로부터 Brüger가 생각한 "가성신경뿌리증후군"이라는 명칭은 표현으로서 어려움은 있으나 실정에 맞는다고 생각된다. 이것은 **분절의 침해반응**을 나타낸다.

일상의 진료에서는 겉보기에는 분절적 성질이 없는 통증 패턴이 다양하게 관찰된다. 전형적인 기능장애 패턴을 모아 도수의학적 증후군으로서 정의하는 데는 J. Buchmann을 중심으로 하는 독일 도수의학의사회 베를린 의사연수 아카데미의 그룹이 공헌하였다. 의사들은 이러한 증후군에 대해서 상세한 감별 진단에 대한 논의를 하고 있으나, 그러함에도 통증에 대한 증후군의 정의에는 증상을 과다 평가하거나 원인이 되는 연쇄 패턴의 탐구를 소홀이 할 위험성이 내포되어 있다.

반사성통증성질환징후가 관찰되면 통각의 강도를 역 추론할 수 있다. 여기에 반사성통증성질환징후의 또 하나의 이점이 있다. 침해반응과 척추 기능장애의 표출을 비교함으로써 신경계의 반응성을 추론할 수 있다.

강력한 **신경계의 반응성**은 예전에 신경학에서 "신경쇄약"이라 불렸다. 오늘날에는 "식물(자율)신경 불안정성" 또는 안정성이라 불리는 일이 많다. 명칭이 어떠하든 임상증상에서는 운동신경 원심로(경직)가 자율신경 원심로와 같은 정도로 강하게 관여하고 있다는 것을 고려해야 한다. 반응성이 강한 환자에서는 고통이 반사성질환징후의 강도로부터 예측하고 있었던 것보다 즉시 관절기능부전이 나타나는 경우가 많다. 이와는 반대로 신경반응성이 낮은 환자인 경우, 반사성 조직 소견이 그다지 없는 딱딱한 가동범위 제한을 나타낼 수 있다(▶ 표 12.1). 후자의 환자는 통증보다도 운동제한(머리 등)을 호소한다.

침해자극이 근골격계가 아니라 통증성의 **내장질환** 등으로부터 야기된 경우, 척추 기능장애가 반사성통증성질환징후의 일부로서 부차적으로 발생하는 경우가 있다. 진단에서 중요해지는 내장질환과 척추분절의 반사성통증성질환징후나 기능장애의 조합은 **연쇄증후군**이라 불린다. 내장질환의 통증증상과 등뼈 분절의 기능장애는 분절이 같기 때문에 유사하다. 내장질환이 만성화되면 척추의 기능장애는 항상 존재하게 된다. 이것에 의해서 침해반응이 유지되기 때문에(대개 그다지 두드러지지 않지만, 분포는 바뀌지 않는다) 통증도 지속된다. 근골격계에서는 근골격계 독자의 후유증이 발생하고 다른 부위에도 영향을 미친다.

통증유발점의 검사에서는 연관통(referred pain)이 관찰되지만, 이것은 분절의 중재에 따르지 않는다고 한다. 통증유발점에 대해서는 Travell과 Simons가 논술하고 그 저작물에 상세히 서술되어 있다.

2.5.3 근골격계의 원격작용

기능 변화와 침해반응을 동반하는 근골격계의 장애는 국소에 그치지 않는다. 특히 척추 분절 사이에서는 정상과 기능장애, 정역학과 동역학을 조정하는 서로 영향을 미친다. 영향을 전달하는 것은 변화한 근육긴장(정역학!)과 그 중추신경계 조절이라 추측 관찰된다.

척추의 급성 가동범위 제한에 의해서 통증이 발생하여 환자가 진료를 받은 경우, 통증이 발생한 부위에는 대개 다른 영역에 있는 임상적으로 잠재성의 기능장애가 관여하고 있다. 상호간의 영향은 원칙이 없는 것은 아니다. 특정 영역에 치우쳐 있다. 첫째로 **머리뼈 · 목뼈와 허리뼈 · 골반 이행부, 다음으로 목뼈 · 등뼈와 등뼈 · 허리뼈 이행부**가 문제가 된다. 이 비율은 임상검사와 근전도 연구에 의해서 확인되어 있다.

각각의 증상사례를 해명하고 근골격계의 정상적인, 그리고 생리병리학적인 기능관계를 이해하려면 위에서 언급한 영역이 중요한 역할을 수행한다. 따라서 이들을 **핵심영역**이라 부른다.

임상적인 조언

- 핵심영역은 근골격계의 다른 영역의 기능장애에 스스로 기능장애로 반응한다. 이것은 임상에서 신속하게 밝혀진다.
- 핵심영역의 기능장애는 다른 척추에 특히 강력한 영향을 미친다(연쇄).
- 핵심영역에서는 증상이 특히 빈번하고 동시에 강력하게 나타난다.
- 이상으로부터 현재의 통증 원인으로서 핵심영역의 장애에는 도수의학적 치료가 필요한 경우가 많다.

머리뼈/목뼈 이행영역은 특수하다. 이곳은 고유감각기의 영역이고 평형기관, 시각기관과 함께 평형 조정 그리고 정적인 상태에 필수적인 입력정보를 전달한다. 따라서 운동 분절이나 근육의 기능장애에서 이 영역으로부터 보내지는 고유감각이 변화하면 평형 조정의 장애 또는 자각적 현기증에 이르게 된다.

3 척추 기능장애의 검사원칙

Untersuchungsprinzipien für die funktionsgestörte Wirbelsäule

기능진단은 도수의학/도수치료의 치료적응에 대한 기본이다. 진단 판단에는 상당히 많은 수의 소견이 필요하다. 척추의 기능병리학은 신경학, 내과학, 정형외과학, 외상학, 부인과학, 이비인후과학, 치과학, 교정치과학 등 **의학의 다른 전문분야**와 강력하게 관계하고 있다. 이들 특정 검사의 가능성은 증상의 평가를 위해 빈번하게 사용되어야 한다.

이 장에서는 기능진단의 기초가 되는 척추의 도수의학적 소견을 얻는 개념을 서술한다. 이것은 프라하 학파(Prager Schule)의 개념과 널리 부합하다.

3.1 도수의학 본유의 문진

Spezifi sche Manualmedizinische Anamnese

근골격계로 분류되어 기능장애를 나타내는 데이터를 얻기 위해 도수의학의 관점에서 기왕력을 널리 파악한다. 가능성이 있는 아래의 요소를 우선적으로 청취하는 것이 바람직하다.

- **기능부하**(과거와 현재)
- 이제까지의 외상
- **현 시점에서 통증 위치**
- 시간경과에 따른 통증의 진행
  - 최초의 통증은 언제, 어디인지?
  - 재발의 빈도와 간격
- **하루 동안의 통증의 진행**
  - 발생하는 시간대
  - 하루 동안의 통증은 같은가, 강도가 변화하는가?
  - 통증이 없는 시간
- **의존성**(자세와 운동)
- **어떻게 하면 통증이 감소하는가?**

질문할 때는 기능장애로 설명할 수 없는 호소가 포함되어 있지 않은지에 주의한다. 병리형태학적 질환의 징후와 즉각적인 추가적인 구조적 진단을 필요로 하는 호소사항을 확인하는 것이 항상 시급하다. 동시에 환자의 기분에 주의를 기울이는 것도 중요하다. 신체상의 호소나 통증의 배후에는 우울상태가 숨겨져 있는 경우가 있다.

3.2 관찰에 의한 검사

Untersuchung durch Inspektion

방향성을 결정하는 전신 검사(▶ 제7장)는 주로 관찰에 의한 검사(visual inspection)을 시행한다. 이것은 현 시점에서 병인론적 소견으로 전환할 수 있는 정보를 제공하고 따라서 추가 조사를 결정한다. 향후의 검사의 흐름을 결정하는 정보가 관찰에 의한 검사에 의해서 얻어진다. 장애의 제한이 있는 가운데 신체의 운동기능이 어떻게 실현되어 있는지도 중요하다.

보행(▶ 7.2.1항)과 선 자세(▶ 7.2.2항)를 관찰하면 위에서 언급한 정보에 대한 최초의 힌트를 얻을 수 있다. 보행에서는 보행의 이미지에 "조화된" 인상이 있는지? 즉, 모든 신체부위가 원활하게 전진운동에 참여하고 있는가에 주의한다. 이 조화의 기본이 되는 것은 전진의 대칭성, 회전 공동운동의 존재, 대칭적으로 자유로이 흔들리는 팔이다. 경직을 유지하는 부위, 특히 강하게 운동부하가 걸려있는 부위가 척추검사 전의 관심 대상이 된다.

선 자세의 환자를 관찰하는 기준은 신체구조의 대칭성, 정역학의 대칭상황, 표층 기복의 대칭성이나 특이점(근육이 부푼 곳의 형상이나 기능상태 등), 척추의 만곡, 이마면과 시상면에서 신체부위의 수직선 상황, 평형 조정이다.

척추부위를 영역에서 관찰할 때는 회피운동과 운동제한을 판단한다. **척추부위 전체의 가동성**에 능동 · 수동 제한이 있는 경우, 기능장애의 가능성이 있고 우선 근육군과 결합조직의 긴장항진을 전달하고 있다. 긴장항진은 섬유다발의 경직에서부터 강제자세에서 완전한 근육의 고정에까지 걸친다. 후자에서는 척추부위는 이미 기본자세를 취할 수 없다. 운동제한은 근육의 구조적 가역적 단축에 기인하는 경우도 있다.

3.3 촉진에 의한 검사

Untersuchung durch Palpation

3.3.1 근골격계의 촉진의 특성

촉진(palpation)은 근골격계의 기능장애에 대한 모든 검사와 치료에서 시행한다. 촉감, 신체구조의 공간적 평가, 그 중에서도 조직저항(조직긴장)을 촉진하여 판단하는 것이 중요한 요소가 된다. 이상의 감각은 근골격계를 촉진함으로써 얻어진다.

임상적인 조언

촉진에서는 공간적 비교 또는 시간에서 변화의 비교를 하면서 조직긴장, 조직저항의 3개 현상을 체크한다.

- 체표와 근육군의 층에서 반사성통증성질환징후
- 수동운동 중의 관절, 근골격계의 조직긴장 변화
- 분절이 옆굽힘(측굴)으로 설정되어 있는 경우, 호흡단계에서 분절 가까이의 근육의 조직긴장 변화.

이에 반해서 신체구조의 형상과 크기의 촉진에 의한 평가는 기능진단에는 거의 의미가 없다. 검사하는 구조상에 두께나 밀도가 다른 조직이 있는 경우, 촉진을 실패하기 쉽다. 이러한 촉진 범주에 속하는 위치 진단은 골반 등의 방향성을 결정하는 검사로서 아직까지도 목격되지만 비판을 받아야 한다.

국소적 반사성통증성질환징후 영역(대개 긴장이 항진하여 있다)은 인접하는 조직부위와 비교함으로써 검사, 식별할 수 있다. 이것은 유도하는 쪽의 손으로 촉진한다.

3.3.2 방향성을 결정하는 촉진

선 자세의 환자를 관찰에 의한 검사를 한 후, 바로 촉진을 시작한다. 좌·우를 비교하고 방향성을 생각하면서 쓰다듬는 것처럼 피부에 접촉하여 피하조직을 체크한다. 양 손은 좌·우를 동시에, 같은 정도로, 천천히 미끄러지게 하고 목덜미, 어깨, 위팔의 순서로 움직인다. 그 후, 뒤쪽겨드랑이 주름으로 진행하고 어깨뼈 가쪽 모서리, 어깨뼈 아래각, 허리부분과 엉덩뼈능선을 지나 엉치뼈로 향한다(▶ 7.3항). 체표의 긴장 거동을 감지하여 특이점을 기록한다.

판단의 다음의 토대로서 근육근막의 긴장현상을 발에서부터 머리까지 좌·우를 비교하면서 촉진하고(▶ 7.7항) 현재의 긴장 구성의 힌트를 파악한다. 이상의 검사 데이터 전체를 대충 살펴보면 일반적으로 병리학적인 현 시점의 영역으로 이어진다.

방향성을 결정하는 영역 검사에서는 한편에서는 영역의 전형적인 능동·수동운동에서 한정적인 긴장을 조사한다(전체의 방향성을 결정하는 검사에 편입되지 않은 경우). 이것은 최종 긴장으로서 우선적으로 촉진한다. 게다가, 영역 본유의 긴장현상을 검사한다(▶ 제8장, ▶ 제9장, ▶ 제10장, ▶ 제11장).

3.3.3 목표로 하는 촉진

목표로 하는 촉진은 방향성을 결정하는 운동검사를 시행한 다음에 착수하고 환자가 통증을 나타낸 신체 부위를 대상으로 한다. 환자가 어떠한 움직임도 할 수 없을 정도로 통증이 심한 급성 증상인 경우에만 목표로 하는 촉진이 최초로 시행되고 가장 가능성이 높은 단일 목표 기능검사이다. 피하, 근육, 뼈·관절 표면을 각각 본유의 기법으로 만지고 한 층마다 심부로 진행 시켜간다. 촉진에는 반드시 할 수 있을 만큼 작은 압력을 사용하여 처음에는 통증을 유발하지 않는다. 연관통 패턴에 대한 지식을 바탕으로 하여 통증의 원인이 될 수 있는 근육에 활동성 통증유발점 즉, 경직된 근육다발이 있는지 체크한다. 이때, Travell과 Simons은 통증유발점을 강하게 압박하여 연관통 패턴을 유발하여 자발통증과 연관성을 확인할 것을 권장하고 있다. 다만, 이것은 수일 동안, 통증을 악화시킬 가능성이 있기 때문에 치료 직전에만 시행할 것을 강조하고 있다.

실행적인 조언

- 방향성을 결정하는 운동검사를 한 다음에 목표로 하는 촉진을 시행한다.
- 통증으로 움직일 수 없는 경우에만 목표로 하는 촉진을 먼저 시행한다.
- 촉진에서는 통증을 유발시키지 않는다.
- 잠재성 통증유발점이 의심될 때는 촉진의 압력을 높여 통증 패턴을 유발시키는 경우가 있다.

조직변화와 최대 통증점을 기능 소견에 문서화한다. 이 두 점은 소견을 체크하는 데에 매우 중요하다. 반사성 침해반응의 일부로서 척추기능 장애의 치료는 긴장과 통증을 유발한다고 하고 있기 때문에 여기서부터 기능진단을 뒷받침할 수 있다. 마찬가지로 이러한 이유로 긴장과 통증은 보통 1차적으로는 치료하지 않는다.

촉진에서 움직이는 손과 움직이지 않는 손

운동검사와 가동화 치료를 하는 동안, 한쪽 손은 항상 촉진의 역할을 담당한다(▶ 제6장). 이 손으로 운동 분절 주변 조직의 긴장 변화를 감지한다. 변화는 수동운동을 진행시키는 과정, 최종 운동, 그리고 운동의 마지막이나 최초에 작은 수동적 자극을 받았을 때 일어난다.

검사할 때나 가동화 치료를 할 때 운동 유도에는 촉진하는 손을 조용히 대어둘 필요가 있다. 운동검사를 할 때 진단에서 촉진하는 쪽의 손은 중요한 역할을 수행한다. 이 손은 소견을 얻을 뿐만 아니라 환자를 유도하는 또 한쪽의 손의 움직임을 제어한다.

가동화를 할 때는 촉진에 의해서 보호와 효과를 확보한다. 최종 긴장으로 설정하였을 때 조직에 있어서 최고의 균형상황을 촉진하는 쪽 손으로도 설정하면(▶ 6.5항) 보호와 효과가 더욱 강화된다. 이것은 도수조작(manipulation) 때 특히 중요하다.

과제에 따라서 촉진 감지 대상은 달라진다. 과제에 따라서 아래의 성질이 판명된다.

- 수동 운동 중에 **시간경과에 따른 통증을 동반하는/동반하지 않는 긴장 변화**
- **최종 긴장**(도달한 최종 운동에서 긴장)
- **최종 탄력성**(장벽에서 점진적인 항진 자극에 대한 조직의 순응)
- **초기 긴장**(초기의 수동운동 자극에 대한 조직반응)
- 가동화 기법의 시작 자세에서 조직의 **다차원적 균형상황**

시간경과에 따른 긴장 변화의 촉진

호흡과 동시에 발생하는 긴장 변화가 조용히 댄 손에 의해서 다양한 근육에서 촉진할 수 있다. 긴장의 증가는 들숨(흡기) 단계(이 쪽이 많다)에서도 날숨(호기) 단계에서도 일어난다. 등의 심층에 있는 짧은 근육으로 검사하는 경우가 많다(▶ 6.3항). 호흡단계에 의한 긴장의 전환은 환자에 의해서 등세모근 등의 큰 근육에서도 만져서 감지할 수 있다. 척추세움근의 심층에 있는 짧은 근육다발의 상황은 촉진하면서 옆굽힘을 한 경우에만 식별할 수 있다. 이것은 옆굽힘에서 가동화를 시행하는 데 치료에서 중요하다.

3.4 저항에 대한 등척성 수축

Isometrische Anspannung gegen Widerstand

이 검사에서는 양손으로 적당한 저항 압력을 검사방향으로 가하고 환자에게 손의 저항을 넘어서지 않을 정도로 되밀게 한다. 이것에 의해서 척추부위를 움직이지 않고 지지할 수 있는 적당한 힘이 발휘된다.

서서히 힘을 주어가고 그 후 힘을 풀어간다. 치료사가 손의 수축(이쪽도 등척성)을 푸는 것은 환자가 힘을 뺀 다음부터이다. 이렇게 함으로써 마지막에 흔들림이 일어나지 않는다.

겉보기에 관절을 움직이지 않고 근육을 활성화하면, 근육, 힘줄, 근육 부착부 내 원인(이 부위에서 골절을 포함한다)과 통증의 유발이 결부되지 않는다. 다음의 검사는 이 방향에서 시행한다. 특히 사고 후는 이 검사가 유용하다.

근육을 활성화하면 통증이 발생하고 환자가 전적으로, 또는 매우 신중하게 밖에는 힘을 줄 수 없는 방향으로부터는 관련되는 힌트가 얻어진다. 때로는 등척성 수축검사로 여러 방향, 또는 전체 방향에서 통증이 발생하는 경우가 있다. 이때는 운동 분절로부터도 통증이 발생하고 있을 가능성이 있다. 전체 방향에서 근육수축은 척추사이원반을 포함하는 운동 분절을 압박하기 때문에 손상이 있는 경우에는 통증을 유발할 수 있다.

> **임상적인 조언**
>
> 등척성 수축은 병리학적 사례에서 아래의 통증을 유발한다.
> - 근육에 의한 통증
> - 근육 부착부, 힘줄에 의한 통증
> - 근육의 잡아당김으로 움직이는 골절 개소에 의한 통증
> - 척추사이원반이 압박되어 주변 구조가 자극을 받는 것에 의한 통증
>
> 움직임이 없는 등척성 수축검사에서 관절에 통증의 원인이 있는 일은 거의 없다.

목뼈에서는 이 검사가 특히 빈번하게 필요해진다. 외상 후의 진단을 신중하게 진행시키려면 과정, 표면적인 중증정도나 무해성에 관계없이(채찍질손상!), 또한 상당히 오래 전의 외상일지라도 등척성 수축의 소견 획득은 필수적이다.

저항에 대한 등척성 수축의 적응은 기본자세나 능동운동의 대략적인 특이점으로부터도 판명된다. 이것은 옷을 벗는, 비스듬히 눕는, 누운 자세에서 방향을 바꾸는, 반듯이 누운 자세에서 머리를 올리는 등의 자발적 운동에서 관찰할 수 있다. 원인 탐구는 근골격계의 구조 질환을 중요시한다. 주로 외상성, 염증성, 파괴성의 척추 · 연부조직 질환이 있다.

등척성 수축통증이 있는 경우, 다른 원인이 증명되기까지는 손상이 영상에서 인지되지 않아도 연부조직이나 뼈에 구조적 손상이 있다는 진단을 반드시 내려둔다. 이것은 즉, 부하가 걸리는 수동적 운동검사나 가동화 치료는 피한다는 것을 의미한다. 그 대신에 추가적인 진단결과에 따라서 고정이나 국소의 가동화 · 통증치료가 가능하다.

실행적인 조언

아래의 경우는 수동적 검사 전에 반드시 등척성 수축에 의한 통증검사를 시행한다:

- 외상이 있다.
- 통증의 상태가 심하다.

3

3.5 방향성을 결정하는 척추부위의 수동적 운동검사

Orientierende passive Bewegungsuntersuchung der Wirbelsäulenabschnitte

실행적인 조언

진단을 위한 소견을 얻을 때, 아래의 요소에 주목한다.

- 운동에 의해서 통증이 유발되는가?
- 대비 가능한 신체영역의 초기 긴장은 대칭인가?
- 인접하는 근육군에 근방호가 관찰되는가?
- 운동은 통증 없이 끝나는가? 그렇지 않으면 통증으로 방해되는가?
- 최종 운동에 통증이 없는 경우, 최종 저항(최종 긴장)은 천천히(점진적으로) 나타나는가? 그렇지 않으면 갑자기(이때문에 딱딱하게 느껴진다) 나타나는가?
- 운동범위는 대칭이고 최종 저항도 같은 정도인가?

초기 긴장의 수동적 검사는 척추나 팔다리관절의 움직임을 직접 대상으로 하는 것은 아니다. 진단 절차로서 수동운동에 대한 모든 조직의 되먹임 장애를 파악하는 것이다.

임상적인 조언

장애 소견은 저항의 높아짐, 순응성의 감소를 나타내고 있다. 이러한 장애는 운동기능에 영향을 미칠뿐만 아니라 순환, 내장기능, 자율신경 조절과정에도 영향을 미친다.

끝까지 수동적으로 유도하는 운동을 사용하여 아래의 것을 체크한다.

- **척추의 가동성**
- **대항하여 작용하는 근육군의 연장성(신장성)**

저항이 나타나거나 환자가 불쾌감을 나타내면 운동은 종료한다. 그 이상 움직여도 기능 진단으로서 의미가 없다. 또한 방어는 구조성 질환의 징후인 경우가 있다.

임상적인 조언

통증은 검사자, 치료사에 대한 경고이다. 통증은 항상 중요시할 것!

경과를 문서화하는 것 등에서는 운동범위의 각도(기본자세에서부터 같은 정도의 최종 저항이 일어나는 끝까지)를 측정 또는 추정한다.

기법에 대한 장에서는 방향성을 결정하는 검사의 마지막에 중요한 소견을 열거하여 다음의 진단으로 이어지는 조언을 추가해 둔다.

3.6 목표로 하는 운동 분절의 수동적 운동검사

Gezielte passive Bewegungsuntersuchung der Bewegungssegmente

방향성을 결정하는 검사에서는 표준으로부터의 일탈이 다양하게 인지된다. 여기서 알 수 있는 것은 다음에 검사하는 방향뿐이다. 이어서 대상이 되는 관절, 운동 분절, 근육을 목표로 한 검사로 체크할 필요가 있다.

목표로 하는 수동적 운동검사에서는 항상 한쪽의 파트너 척추를 지지하고 다른 쪽을 가동범위까지 유도한다. 이 목적에는 어려운 신체부위를 움직이는 경우에도 분절 자체는 점진적으로 힘의 영향이 없는 형태로 움직여야 한다(운동 유도의 기술적 특성, ▶ 4.2항).

한쪽 손으로 확실하게 유도할 수 있으면, 촉진하는 쪽 손으로 고정할 필요는 별로 없다. 척추 전체의 대부분에서 쿠션이 되는 연부조직을 통해 가시돌기의 뿌리가(끝이 아니다) 움직임에 대한 지지의 역할을 수행한다.

유도하는 쪽의 손은 검사자의 신체나 팔의 움직임을 전달한다. 이것에 의해서 검사운동은 양호하게 조절 가능하고 유연한 것이 된다.

목표로 하는 분절검사에서는 대개, 하나의 운동방향의 검사를 분절마다 계속해서 시행한다(순서 검사, ▶ **표 3.1**). 상 · 하의 분절에서 얻어지는 각각의 촉진 소견은 기능 차이를 식별하기 위한 표준 비교로서 사용한다. 경우에 따라서는 검사한 운동방향과 반대쪽을 동일한 분절에서 비교하거나(C1/2의 회전 등), 좌 · 우의 관절(엉치엉덩관절 등)을 개인의 표준으로서 검사한다. 목뼈를 검사하려면 옆쪽 이동(joint play와 유사한 움직임이 일어나기 때문에 가장 판단하기 쉽다)을 사용할 수 있다(▶ 10.5.2항).

표 3.1 척추의 분절검사 방식

척추의 분절운동 검사에서 가능한 방식
• 순서 검사 – 분절마다 계속해서 시행한다. – 하나의 운동방향으로 수동 각운동에 의한 검사 – 연속하는 분절을 3개 이상 비교한다. • 좌 · 우 비교 – 수동 각운동에서 하나의 분절 내의 가동성 • 목뼈의 옆쪽 이동(joint play와 유사한 움직임) • 허리뼈의 편 장벽(barrier)에서 최종 탄력성 • 장벽 설정을 목적으로 한 등쪽 이동 • 엉치엉덩관절에서 최종 탄력성의 좌 · 우 비교

3.7 소견의 개요와 평가 – 현시점의 병인론적 진단

Zusammenschau und Wertung der Befunde – aktuelle Pathogenitätsdiagnose

방향성을 결정하는 검사로부터 얻은 소견을 평가함으로써(▶ **그림 3.1**) 어느 분절과 어느 근육근막 구조를 목표로 하여 검사하는지를 결정한다(▶ 제8장, ▶ 제9장, ▶ 제10장, ▶ 제11장).

평가할 때는 척추부위가 대칭적이고 동시에 정상적으로 움직인다고 해서 문제가 없다고 만은 할 수 없다는 것에 주의한다. 통증이 없는 가동범위 제한은 근육경직의 반응이 별로 없고 방향성을 결정하는 검사로 파악할 수 없는 경우가 있다. 따라서 방향성을 결정하는 검사에서 결정적인 방법이 없을 때는 과거에 통증이 있었던 척추부위도 분절을 검사하는 것이 원칙이 된다.

모든 소견을 평가함으로써 현 시점의 병리학적 진단을 내리고 도수치료에서 어떠한 조치를 취할 것인지를 결정할 수 있다(▶ **그림 3.2**).

치료 후는 조직과 신체의 반응을 검사한다. 분절, 영역, 전체의 어느 반응에 대한 정보가 필요한지에 따라서 해당되는 검사기법을 재차 시행한다.

"모래시계 모델"

검사, 진단, 치료결정, 치료, 소견 체크의 전체 과정은 모래시계의 원리와 유사하다(▶ **그림 3.3**). 소견 체크에서 기대한 대로 결과가 얻어지면 현 시점의 기능진단을 유도한 고찰이 뒷받침된다. 결과가 얻어지지 않은 경우, 재검사의 소견 패턴으로부터

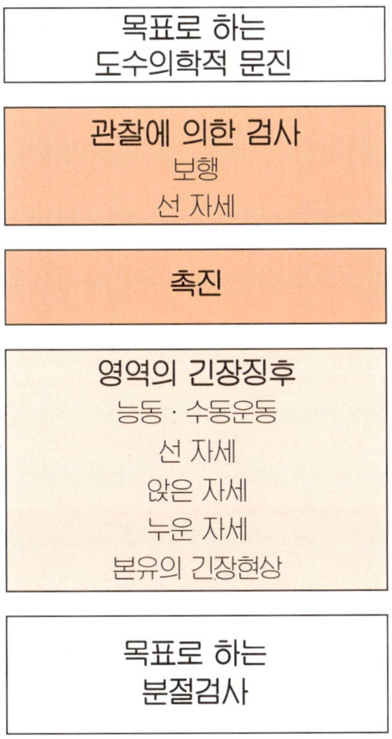

그림 3.1 척추분절의 가동범위 제한의 진단에 이르기까지의 도수의학적 검사단계의 순서. [L106]

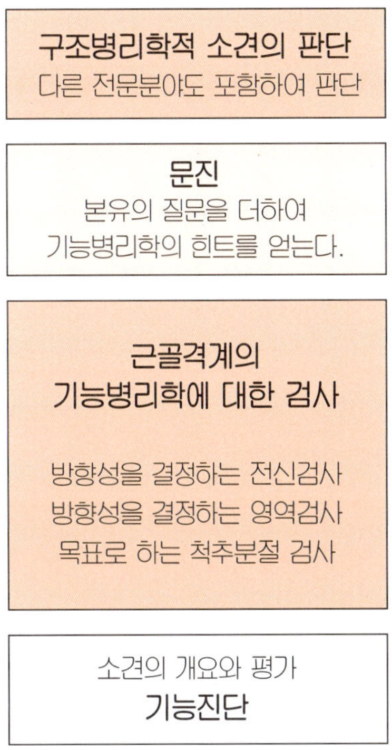

그림 3.2 현 시점의 병리학적 진단을 추구하는 조치의 순서. [L106]

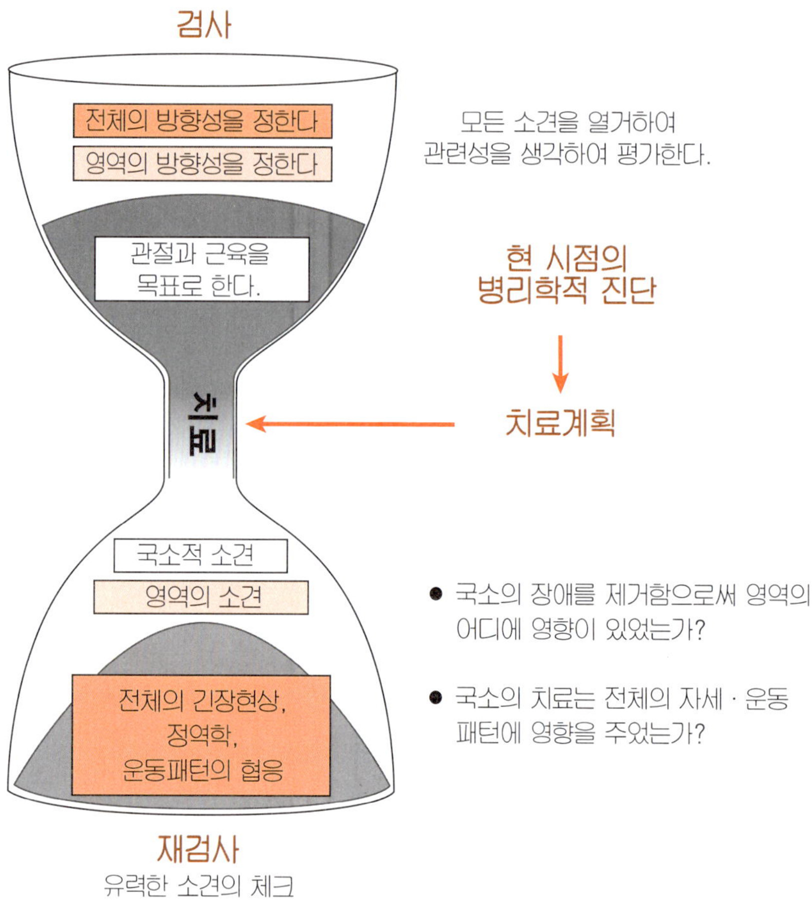

그림 3.3 "모래시계 모델" : 검사와 재검사 사이에서 시행하는 끊임없는 동적인 과정으로서 기능진단과 치료계획. [L106]

새로이 기능진단을 내리고 치료 접근법을 변경한다. 즉, 모래시계를 역전시켜 다시 진행시킨다.

4 기능장애의 검사 · 치료에서 기술적 규칙

Technische Regeln bei der Untersuchung und Behandlung von Funktionsstörungen

이 장에서는 운동검사, 가동화 치료, 준비로서 근육 이완이 실행에서 반복해서 사용되며, 따라서 요약하여 서술할 수 있는 규칙을 열거한다. 각각의 척추부위나 도수의학 학파의 특징, 그리고 규칙으로부터의 일탈을 확인하는 데 도움이 된다.

4.1 환자와 치료사의 시작 상황

Ausgangssituation von Patient und Behandler

4.1.1 환자의 시작 자세

시작 자세는 치료사가 힘을 주지 않고 운동을 유도할 수 있고 환자가 완전히 이완할 수 있는 것이 좋다. 따라서 환자는 대부분의 경우에 누운 자세이며, 개별적 검사 · 치료 때에만 앉은 자세를 취한다. 치료대에 눕는, 치료대의 끝에 걸터앉는 등, 치료사가 접근하기 쉬운 상태이어야 한다. 치료대은 높이를 용이하게 조절할 수 있는 것이 좋다. 그렇게 하면, 치료사의 키, 검사하는 신체 부위에 따라서 높이를 맞출 수 있다. 앉은 자세인 경우, 치료사에 다가가서 지지될 필요가 있다.

4.1.2 치료사의 시작 자세

힘을 주지 않고 운동을 유도하려면, 치료사 자신이 무리가 없는, 후의 과정을 고려한 시작 자세를 취할 필요가 있다. 누운 자세에서는 상체를 굽히게 한 자세에 괴롭힘을 당하는 치료사가 많다. 치료대의 높이를 조절할 수 없다면, 한쪽 다리를 치료대에 올려놓음으로써 부담을 경감할 수 있다.

고정하는 손이나 팔은 어딘가에 대는 것이 바람직하다. 대개 팔꿈치까지 치료대에 올려놓거나, 자기의 몸에 댄다. 어려울 때는 환자의 몸에 대도 괜찮다.

4.1.3 운동 분절에서 접촉

운동 분절 즉, 분절의 2개의 파트너 척추에 손을 접촉할 때는 반드시 연부조직의 쿠션을 충분히 통해 시행한다. 결코 뼈를 직접 잡으려고 해서는 안 된다. 한쪽 손으로 접촉 부위까지 밀어젖히고 이 쿠션의 아래에서 "뼈의 감촉"이 얻어지는 곳까지 가져간다. 접촉 부위는 가시돌기, 관절돌기, C1에서는 가로돌기의 등쪽 면이 된다. 목뼈에서는 좌 · 우의 관절돌기로부터 척추뼈고리(척추궁 ; vertebral arch) 전체를 잡을 수 있다. 가슴부분에서는 긴등근육(long dorsal muscle)의 가쪽 모서리 바로 옆, 갈비뼈각(costal angle)에서 접촉을 이용할 수 있다.

운동 분절의 한쪽 또는 양쪽의 척추에 접촉하면, 촉진하면서 유도를 조절하고 긴장 변화나 최종 긴장을 통해 가동성의 장애를 식별할 수 있다.

경우에 따라서, 한쪽의 척추를 "촉진하면서 지지할" 필요가 있다(대항 지지). 이 지지는 유도하는 쪽 손의 힘이 증가할수록 강해서는 안 된다(▶ 6.2항).

목뼈의 측방 이동 때는 양손을 확고하게 접촉시킴으로써 동시에 각운동(옆굽힘, 회전)이 일어나는 것을 억제할 수 있다 (▶ 10.5.1항, ▶ 10.6.1항).

4.1.4 운동 분절의 설정

목뼈는 접근하기 쉽기 때문에 쌍방의 파트너 척추에 직접 접촉하여 옆쪽이나 등쪽으로 상호 이동운동을 할 수 있다. 머리 쪽의 척추를 이동하면 분절에 긴장이 일어난다.

그것 이외의 척추부위와 방향에서는 **검사 · 가동화 운동**을 사용한다. 팔이음뼈와 다리이음뼈의 긴 지레의 팔을 통해 간접적으로 척추부위에서부터 각각의 분절을 유도하고 그곳을 촉진하면서 조절한다(▶ 6.2항).

척추부위에 과도한 부하를 가하지 않기 위해서는 **장금(locking)**으로 안정시킬 수 있다. 이것에 의해서 검사 · 치료 운동이 상실됨이 없이 전달된다. 척추부위에는 각각 전형적인 **회전과 옆**

굽힘의 조합이 있으며, 목뼈에서는 양자가 반드시 동시에 일어나고 허리뼈에서는 시상면의 자세에 의해서 **회전과 옆굽힘이 조합**된다. 잠금은 이 공동운동에 대항하여 작용한다. 예를 들어, 목뼈는 오른쪽 옆굽힘 시에 왼쪽 회전을 하면 잠긴다. C2의 아래쪽에서는 같은 방향의 회전과 옆굽힘이 결부되어 있어 오른쪽 옆굽힘 시에 오른쪽 회전하기 때문이다. 잠금에 의해서 촉진하는 손가락의 구심로에서 조절되는 점진적인 운동력을 사용한 분절검사 · 치료가 가능해진다. 운동이 감지하기 쉽고 천천히 유도되기 때문에 촉진하는 손가락은 **긴장 경과**와 **최종 긴장**을 식별한다.

앞굽힘과 뒤굽힘의 설정에도 긴 지레의 팔을 통하지만 회피나 잠금은 없다. 운동은 인대 · 근육의 긴장에 의해서 분절에 전달된다.

4

실행적인 조언

- 쌍방의 파트너 척추에 직접 접촉하면 아래의 것이 가능해진다.
  - 목뼈의 측방 이동
  - 분절을 촉진하여 체크하면서 유도하는 척추 전체의 앞굽힘 · 뒤굽힘 설정
  - 가까운 영역의 잠금을 사용한 회전탄력성
- 파트너 척추에 직접 접촉하여 유도하면 잠금은 필요가 없어진다.
- 회전으로 설정할 때는 잠금이 유용하다.

4.2 검사에서 운동유도

Bewegungsführung bei der Untersuchung

4.2.1 검사운동의 기술적 특성

검사 시에 최소의 힘으로 유도하려면 움직임을 용이하게 하는 온갖 가능성을 숙지하고 이용할 필요가 있다.

- 환자(특히, 앉은 자세)에게 완전히 힘을 빼게 하고 **확고하게 지지한다.**
- 팔, 경우에 따라서는 다리로 신체부위를 **확실하게 유도한다.**
- **촉진하는 쪽의 손은 움직이지 않는 상태로 두고** 분절에서 일어나는 운동을 감지하여 움직임의 전달을 조절한다. 이 촉진하는 힘은 특별히 연습해야 한다(▶ 6.2항).
- 신체의 접촉에서도 운동 유도에서도 **통증의 유발은 절대로 피한다.** 이것에는 **근방호**를 식별하여 피하는 것도 포함된다.
- 갑작스럽고 격렬한 운동은 기본적으로 피한다.

4.2.2 각각의 분절에 대한 운동유도

목표로 하는 척추의 기능검사는 각각의 분절의 **질적 운동평가**를 기본으로 한다(▶ 3.3.3항, ▶ 3.6항, ▶ **표 3.1**). 방향성을 결정하는 척추부위 검사를 시행하여 표준과 차이로부터 목표로 하는 검사의 적응이 판명된 후에(▶ 3.5항), 몸통을 유도하여 순서검사(상 · 하 비교)로 분절 하나하나를 움직여갈 필요가 있다(▶ 3.6항). 이때, 촉진하는 쪽의 손으로 동시에 분절의 운동 · 긴장의 경과를 감지하여 표준과 차이를 판단한다.

분절의 운동경과는 학습지도적으로 3개의 단계로 나뉜다.

1. **준비** : 지지하면서 촉진하는 손으로 ▶ 4.1.3항에 서술한 대로 접촉한다. 움직이는 쪽의 손으로 척추부위를 겨냥한 방향으로 유도한다. 한쪽의 파트너 척추가 움직이기 시작하면 속도를 늦춘다. Stoddard의 "taking up the slack"(느슨해진 로프를 당기는 감각)이 이 단계에 해당한다. 즉, 검사하는 운동 분절이 최초의 긴장에 도달한다.
2. **분절 내 파트너 척추의 운동** : 느린 움직임을 계속하면, **한쪽의 파트너 척추가 다른 쪽에 대해서 움직여간다.** 분절 자체 내에 긴장이 발생하면 운동이 멈춘다. 병진운동인 경우, 이 단계는 짧은 간격으로 유연하게 휘는 정도의 것이다. 각도 범위가 큰 일부 분절(C1/2의 회전)에서는 이 단계를 측정할 수 있다.
3. **최종 운동과 최종 긴장의 촉진** : 분절 내의 최종 운동은 **최종 긴장의 성질을 포함하는** 진단 · 치료적으로 **중요한 단계**이다. 이것은 운동의 감속, 양 척추의 구조 사이의 긴장 증대, 다른 쪽 척추의 공동운동에 의해서 식별할 수 있다. 이 과정을 촉진으로 정확히 파악한다. 검사한 척추부위나 설정한 방향의 가동성에 따라서 긴장이 신속하게 증가한 후에, 다음의 척추가 함께 당겨 움직여진다(▶ 6.2항).

실행적인 조언

촉진 유도에서 긴장 설정의 3단계.

1. 유도하여 움직인 쪽의 파트너 척추를 긴장시킨다.
2. 추가로 유도하여, 분절을 긴장시킨다(지지한 쪽의 척추에 긴장이 도달한다).
3. 최종 긴장을 촉진한다. 가능하면 진단적 탄력성도 촉진한다.

"정상"인가 "낮은 가동성 기능장애"인가를 평가하는 기본으로서 상 · 하의 분절을 비교한다(개인의 표준). 긴장 증가와 최종 긴장은 기능이 정상이라면 유연하다. 탄력성을 가진 유연성이 없으면(긴장 증가와 최종 긴장이 "딱딱하다") 낮은 가동성 기능장애를 나타내고 있다(▶ 4.2.3항).

특히 영어권에서는 최종 운동을 "장벽(barrier)이라고도 한다. 따라서 Kimberly는 능동운동의 끝을 "생리학적 장벽(barrier)"이라 이름 붙였다. 인대의 한계점에 대해서는 "해부학적 장벽"이라 하고 있다. "생리학적 장벽(barrier)"은 근육군의 수축에 의해서 발생한다. 근육군의 기능이 정상이라면, 외상을 주는 것 같은 난폭한 힘을 주지 않는 한, 관절이나 운동 분절의 한계점에는 도달하지 않는다. 위에서 언급한 운동 단계를 이들의 명칭에 적용시키면 "생리학적 장벽"은 분절의 최종 긴장의 시작에 해당한다.

4.2.3 진단기준으로서 분절의 최종 긴장

운동검사의 제3단계의 소견(운동공간과 최종 긴장, ▶ 4.2.2항)은 분절의 관절놀이를 나타내는 것으로서 평가한다. 적어도 진단적 의미에서 보면 이 개념의 전달은 인정될 것이다. 촉진 소견은 관절장애를 광범위하게 나타낼 수 있지만 확정되지 않는다는 것은 이미 언급하였다(▶ 2.3.3항).

정상이라면 긴장이 어느 정도의 운동공간을 거쳐 끝까지 증가하는 것이 만져서 인지되고 그 동안 내내 유연한 성질을 갖고 있다. 이 경과는 머리 쪽 · 꼬리 쪽 분절의 긴장상태 변화와 일치한다. 기능장애가 있는 분절에서는 갑자기 긴장이 발생하여 딱딱하게 느껴진다. 운동 종료 후에 최종 긴장에 대해서 짧고 가볍게 눌러 봄으로써(**최종 탄력성**) 이 딱딱함은 특히 명백해진다. **최종 탄력성의 결여는 가동범위 제한에 흔히 관찰되는 징후이다.** 상 · 하 비교에서는 분절 각각의 긴장상태 변화가 일치하진 않는다.

운동 단계를 모두 실행해도 소견의 평가가 분명하지 않은 경우, 분절을 시작 자세까지 되돌려서 운동을 반복한다. 최종 자세에서 몇 번이나 누르는, 흔들리게 하는, "튀게 하는" 것은 검사에는 부적합하다.

4.3 관절 가동화 치료에서 운동 유도

Bewegungsführung bei der mobilisierenden Gelenkbehandlung

가역성 낮은 가동성(가동범위 제한이 있는) 운동 분절을 가동화하여 기능을 재생시키려면, 질적으로 서로 다른 2개의 선택지가 있다. **좁은 의미의 가동화**(▶ 4.3.1항)와 **좁은 의미의 도수조작**(▶ 4.3.2항)이다.

관절 가동화 치료라는 상위 개념에는 관절이나 척추부위의 제한된 가동성을 재생 또는 유지하는 모든 기법이 포함된다. 영어에서는 같은 의미로 상위 개념으로서, manipulative therapy 또는 단순히 manipulation을 사용한다. 독일어의 문헌에서는 영어와 마찬가지 정의로 manipulation이라 하고 있는 예도 드물게 볼 수 있지만, 이것이 오해를 초래하는 원천이 되고 있다. 일반적으로 독일어에서 manipulation이라 하는 경우는 어떤 특정 치료기법을 나타낸다. 기능장애 방향의 최종 운동에서 발생하는 저항을 힘을 주지 않는 신속하고 작은 충격("impulse")으로 눌러 관절을 이완하거나 가동성을 재생한다. 보호가 되는 근육 긴장감은 높은 속도에 의해 어느 정도 압도된다. 이 기법은 영어로는 "high velocity low amplitude manipulation"이라 한다. 독일어의 "(고속) 임펄스를 사용한 가동화"나 "충격 도수조작"이라는 정의는 내용에 걸맞게 **가동화**의 차이를 명확하게 나타내려고 하는 것이다.

4.3.1 좁은 의미의 가동화

수 많은 척추의 가동화 치료법으로 가동화의 시작점이 되는 것은 분절을 최종 긴장으로 설정하는 것이다. 운동과 자세잡기(positioning)를 천천히 최종 운동의 긴장까지 유도하고 이것을 넘어서지 않는다. 긴장 범위는 가동화의 작용이 진행하는 것과 더불어 확대된다. 이러한 가동화에 공통되는 것은 관절(운동 분절)에서 주로 역학적인 작용이다. 이와는 반대로 기계적 자극으로부터 관절에 작용하는 반사성 원격작용은 별로 관찰되지 않는다. 가동화 치료 후에는 "후유반응(hangover reaction)", 즉, 다음날의 통증은 거의 관찰되지 않는다.

수동 반복적 가동화

가동화에서 가장 간단한 방식은 검사운동을 반복하는 것이라 할 수 있다.

1. 수동 반복적 가동화에 준비나 경감 조치 없이 각운동을 사용하면 기능장애를 완전히 제거하는 것은 일반적으로 불가능하다.
2. **관절놀이 운동**(병진 · 관절면 신연운동)을 반복하면 가동화에 큰 효과가 있다. 척추 운동 분절의 가동화에서는 앞에서 언급한 긴장의 3단계(▶ 4.2.2항)를 설정하고 반대로 되돌리는 것을 반복한다. 근육 긴장은 미끄럼 운동에는 그다지 영향을 주지 않으며, 관절놀이 운동은 기능운동만큼 근방호를 유발하지 않는다.
3. 기능운동을 최종 긴장까지 유도한다. **긴장을 천천히 높여 약화시키는 것을 반복하고** 주위의 근육군에 근방호를 일으키지 않는다. 움직이게 하지 않은 분절 파트너에 댄 손으로 지지하여 긴장을 감지하면서 운동의 진행을 유도한다.
4. 개별적인 예에서는 저항에 대항하여 **환자에게 근육수축을 시**

키고, 반복적 가동화 긴장을 일으킬 수 있다. 직접, 근육을 수축시킴으로써 관절을 가동화한다(제1갈비뼈에 부착하는 목갈비근 등).

5. 신속 등 기법(quick back technique) – **반복적 긴장 중단**. 엉치엉덩관절 등, 각운동을 그다지 할 수 없는 관절에서는 관절 장벽(barrier)으로 설정한 다음 신속하게 긴장을 중단시키는 것을 반복하는 편이 장벽 방향에서 반복적으로 긴장을 항진시키는 것보다 가동화의 효과가 높다는 것이 판명되었다. 최종 긴장에서 떠나는 것("장벽으로부터의 퇴거")에는 다른 부위에서도 효과적인 독자적인 가동화 원리가 있다고 생각된다. 이것은 목뼈의 옆쪽 이동에서도 증명되어 있다.

4

촉진기법과 근육억제를 활용한 가동화 기법

근육 이완에 의한 준비와 촉진기법(facilitation technique)은 환자의 점진적인 신체 독자의(즉, 생리학적인) 힘을 이용하기 때문에(▶ 4.4항) 이 가동화 기법은 기능을 재생하는 치료로서 큰 의미가 있다.

이것에는 아래의 것이 있다.

- 안구운동
- 최소의 힘 이완
- 호흡
- 장벽에서 다차원적 조직이완의 설정

4.3.2 좁은 의미의 도수조작

도수조작의 설정 단계는 가동화와 마찬가지이다. 장애가 있는 치료해야 할 방향에서 분절의 최종 긴장의 시작을 찾아 **"예비 긴장"**으로서 유지한다.

- **단계 1** : 최종 긴장의 시작을 설정한다는 것은 모든 힘을 한 점에 집중하는 것이다. 모든 운동 구성요소와 힘의 방향을 대상을 좁혀 한정하고 조직 모두의 최고의 균형을 설정한다(▶ 6.5항). 따라서 Bischoff는 "점진적인 도수조작"이라 표현하고 있다. 임펄스를 실행하는 방향만을 다른 방향보다도 유도를 진행시킨다. 이것은 대부분의 경우, 대상의 분절에서 더 움직임이 나쁜 방향이다.
- **단계 2 : 분절의 예비 긴장에 대해서 시험적으로 가동화를 시행하고 예정된 치료방향에서 밀거나** 당긴다(진단적 시험적 가동화). 이때 분절이 어느 정도 휘는가, 또는 긴장 항진에 대해서 방어가 일어나는지가 판명된다. 진단적 시험적 가동화에서 후자의 거동이 관찰되면, 도수조작은 실행하지 않는다. 말하자면 기술적인 금기(technical contraindication)이다.
- **단계 3** : 분절이 예비 긴장에서 휘고 환자가 이완되면 날숨(호기) 중에 신속하고 짧은 간격으로 힘을 주지 않고 당기거나 밀어낸다("임펄스"). 운동은 가동화 준비나 시험적 가동화의 방향에서 시행한다. 예비 긴장에 상응하는 근육 긴장은 의표를 찌름으로써(그 때문에 매우 신속하게!) 억제된다. 관절면은 크게 열리거나 해당하는 방향에서 이동한다. 작용하는 힘은 가능한 작게 할 것.

도수조작의 역학 작용은 항상 관절의 수용기를 강하게 자극한다는 것을 반드시 염두에 둔다. 도수조작 후는 명백한 반사성 작용이 반드시 관찰되지만 이것은 근골격계에 한정되지 않는다. 도수조작의 가장 두드러진 결과는 기법의 성공 후 즉각 만져서 감지할 수 있다. 분절의 근육군에 긴장 저하(단시냅스 반사억제)가 나타나 몇 분간 계속되고 근육에 의한 보호가 분절에서 상실된다. 따라서 시행 후는 안정하는 것이 권장된다. 더 좋은 것은 근육의 재통합을 촉진하는 가벼운 운동을 시행하는 것이다. 도수조작의 성공 후 관절은 치료방향에서 자유로이 움직이게 된다. 이것이 치료의 목적이다.

과거와 현재에서 근육 긴장과 최대 통증점의 원인이 근골격계에 없는 경우에도 위에서 언급한 반사작용에 의해서 도수조작으로 영향을 줄 수 있다. 이때 도수조작은 순수한 반사요법, 또는 통증의 대증요법이 된다. 만일(아직 인식되어 있지 않다) 내장 등의 질환이 현존하면, 집중적인 반사요법으로 악화하는 경우가 있다. 도수조작의 역학 · 반사적인 강한 자극에 기인하는 이러한 문제는 알기 어렵기 때문에, 도수조작에는 일련의 전제조건이 있다. 이것을 치료 전에 반드시 명확히 해야 한다.

- 가동범위 제한이 매우 가벼운 정도이다.
- 가동범위 제한의 소견이 진단, 나아가서는 원인치료의 대상으로 되어있어야 한다. 즉 :
  - 현재, 내장에 질환이 없다.
  - 근골격계에 이미 알고 있는 병리형태학적 질환에 의한 금기가 없다.
  - 대상이 되는 척추부위가 안정성 저하를 나타내고 있지 않다(파괴, 척추염, 국소적 과다 가동성, 여러 형성부전 등).
- 목뼈에 관해서는 최근 2주간 동안에 도수조작을 하지 않았을 것. 분절의 예비 긴장이 전혀 통증 없이 얻어진다. 근방호가 없다(시험적 가동화 때도).

이상의 이유로부터 독일의 법률에서는 도수조작은(전문적인) 의사의 진료에 자리매김이 되어 있다. 물리치료사가 담당해서는 안 된다.

따라서 의사와 물리치료사의 쌍방을 대상으로 한 기법의 장에서는 도수조작을 다루고 있지 않다.

4.4 가동화의 준비와 원활화, 근육긴장의 영향

Mobilisationsvorbereitung und Mobilisationserleichterung, Beeinfl ussung der Muskelspannung

가동화의 준비는 분절을 최대로 이완시키는 데 도움이 된다. 그 후 새로운 최종 긴장이나 넓어진 가동범위로 관절을 유도한다. 먼저 완전히 이완시킨 다음에 새로운 가동범위로 유도하는 것이 항상 중요하다.

실행적인 조언

경험상 **효과가 높은 수축기마다의 시간 :**

- 등척성 수축 후 이완(PIR)에 의한 준비 : 등척성 수축을 5~6초(▶ 4.4.1항).
- **시선방향 지시**에 의한 근육 활성화 : 먼저 시선을 움직이게 하고 그 방향 **그대로 3초 유지**한 다음에 시선을 중간위치로 되돌린다. 분절에서 이완을 만져서 감지할 수 있으면 운동을 계속 시행한다(▶ 4.4.2항).
- **들숨**(흡기) 때 수축 강화에 의한 준비 : **수축의 지시**(1)를 내린 바로 그 후에 **깊이 숨을 들이쉬게 한다**(2). 들숨이 최대의 부분에서 **이완의 지시**(3)를 내리고, 다음으로 날숨(호기)(4). 시간을 정하지는 않았지만, 순번을 절대로 지킬 것(▶ 4.4.3항)!
- **능동적 수축, 시선, 들숨**은 조합시킬 수 있다. 수축의 지시는 반드시 상기의 순서로 초(second)수는 정해져 있지 않지만 흐르는 것처럼 시행한다. 이완은 능동적 수축을 이완시키는 지시부터 시작하고, 그 후 시선을 되돌린다. 날숨은 대개 자연스럽게 이어져서 시행된다.
- **"in-out" 분절"**(▶ 4.4.3항)에서는 시선과 호흡단계를 조합시킬 수 있다. 원활한 지시 순서로 시간이 정해진다. **시선을 올려서 숨을 들이쉰다-시선을 내려서 숨을 내쉰다.** 여기서도 순번을 절대로 지킬 것!
- **"out-in 분절"**(▶ 4.4.3항)에서는 시선을 조합시켜도 의미가 없다. 긴장단계를 길게 하려면 아래와 같이 시행한다. 날숨 단계에서 숨을 깊이 내쉬도록 지시하고 5~6초 지시를 반복하여 전달한다.

치료사가 아직 촉진능력을 완전히 습득하여 있지 않은 경우에는 **자기 나름의 초수로 과정을 진행시키는 편이 좋다. 이 시간은 환자와 치료사의 긴장 과정에 맞춰서** 변경할 수 있다.

4.4.1 등척성 수축 후 이완에 의한 가동화의 준비

등척성 수축 후 이완(PIR)이란 근육의 능동적 수축 후에 이어지는 근육 이완이다. 수축은 최소에서부터 최대의 힘으로 일으킬 수 있다. 등척성 수축 후 이완이라는 명칭은 **작은 힘으로 시행하는** 지속적인 능동적 수축에만 사용되는 경우가 많다. 이것은 경직된 근육다발의 단독 이완과 아울러서 특히 가동화의 준비에 사용된다. 이들의 기법은 "muscle energy techniques"라는 총칭이며 제한이 있는 가동성을 회복하기 위해 개발되고 관절기능장애의 가동화를 목표로 조정되었다. 근육근막(통증유발점) 통증의 완화에 적합한 기법으로서 알려져 있는 것이다.

기법 : 환자는 소견에 상응하는 힘으로 치료사의 유도압력에 대항해서 근육을 긴장시킨다. 힘을 넘어서서 되밀지 않는다(등척성). 이완 대상의 근육에 만져서 감지할 수 있는 최소의 수축이 일어난다. 경직된 근육다발이 최초로 수축한다.

이완을 **가동화의 준비**에 사용하는 경우, 환자는 작은 힘으로 관절기능장애와 반대방향으로 민다. 오른쪽 회전에 장애가 있다면, 왼쪽 회전 방향으로 근육을 긴장시킨다. 5~6초 수축하면 긴장을 풀고 의식적으로 이완하도록 지시를 내린다. 이완이 느껴진 다음에 운동 분절을(대개 수동적으로) 장애가 있는 반향으로 유도하고 새로운 최종 긴장까지 가져간다. 거기서 또한 긴장이 약화되는 것을 기다린다. 이리하여 얻어진 자세와 작은 긴장을 다음의 수축을 위해 유지한다. 경우에 따라서는 먼저 환자에게 방향과 최소의 힘에 대해서 가르칠 필요가 있다.

실행적인 조언

PIR에 의한 준비에서 경험상 효과가 높은 등척성 수축기의 시간은 5~6초이다.

목적이 **근육의 최대 통증점 완화**인 경우, 긴장과 이완을 번갈아 반복한다. 5~6초의 수축기 후, 대략 2배의 힘의 이완기를 취한다.

등척성 수축 후 이완의 특수한 형태가 항중력 이완(AGR)이다. 수축 시 대항 지지가 되는 중력이 항상 같은 정항이기 때문에 이쪽이 힘의 가감이 용이하다. 환자가 물리치료사에게 의뢰하지 않고 시행할 수 있기 때문에 근육이완의 자가 운동(self-exercise)에 특히 적합하다.

4.4.2 안구운동에 의한 가동화의 준비와 촉진

몇 가지 치료방향(앞굽힘, 뒤굽힘, 회전)에는 안구운동을 활용하여 저항에 대한 등척성 수축의 방향과 힘을 자동화할 수 있다. 환자가 의식적으로 반사를 억제하고 있지 않으면, **안구를 움직이면 머리와 몸통이 자연히 그 움직임을 따른다**(억제하고 있었던 경우, 머리가 능동적으로 움직임을 멈추는 것을 목뼈의 근육수축으로 식별할 수 있다).

안구운동은 관절기능장애와 반대 방향에서 시행한다. 머리와 몸통의 추종운동이 치료사의 대항 지지로 저지되면, 시선의 유도로 가감할 수 있는 균등한 등척성 수축이 자연히 발생한다. 3초에서부터 길어도 5초 유지하면, 등척성 수축 후 이완의 수축기에 해당한다. 이 동안의 근육군의 긴장은 훨씬 균등해진다. 이것은 저절로 일어나는 긴장의 이점이다. 환자의 수의적 긴장은 이점을 없애버리기 때문에 치료사는 시선을 유도하여 방지한다. 안구를 정면 방향으로 되돌리면 이완이 일어난다.

가동화가 목적인 경우, 위의 준비를 시행한 다음 가동화 방향 즉, 가동범위 제한이 있는 방향으로 시선을 유도한다. 사전에 이완시킨 근육에 있어서 이 운동은 대항근 이완이 되고, 이것에 의해서 억제가 강화된다. 동시에 **안구운동**에서 능동적으로 가동화 방향의 예비 긴장이 설정된다. 그러면, 가동화가 시행하기 더 쉬워지고 ("촉진") 자동화된다. 장애가 있는 분절에서 최종 긴장의 시작을 만져서 감지할 수 있게 될 때까지 환자의 시선을 유도해 간다. 몇 초 지난 후, 이 긴장을 이완시킨다. 다음으로 다시 최종 긴장에 도달할 때까지 조금 더 앞으로 유도할 수 있다.

실행적인 조언

경험상 효과가 큰, 안구운동에 의한 가동화 촉진 과정 :

- 최초에 시선방향을 지시한다.
- 그 시선방향을 3초 유지한다.
- 시선을 중간위치로 되돌린다.
- 분절에 이완이 느껴진 다음에 운동을 계속 시행한다.

예 : 목뼈분절에 오른쪽 회전의 제한이 있는 환자. 준비로서, 분절의 등쪽에 댄 촉진하는 손에 머리를 느긋하게 맡기게 하고 왼쪽을 보도록 지시한다. 또 한쪽 손으로 턱에 손가락을 대고 머리도 왼쪽으로 움직이는 것을 방지한다. 수축기의 마지막에는 환자의 시선을 정면으로 되돌린다. 분절에서 다시 정지 시 긴장이 느껴지면, 이번에는 가동화 방향 즉, 오른쪽을 손가락으로 가리키고 환자가 보게 한다. 분절을 촉진하는 손으로 긴장의 시작이 느껴질 때까지 오른쪽의 장애방향으로 시선을 유도한다 (▶ **그림 10.21**).

이완 준비와 가동화 원활화를 위한 안구운동은 단독으로도, 다른 기법과 조합해서도 사용할 수 있다. 예를 들어, 적절한 근육을 단독으로 이완시키거나 등척성 수축 후 이완과 안구운동 가동화를 조합시킬 수 있다.

4.4.3 호흡단계에 의한 가동화의 준비와 촉진

안정 시 환자에서도 근육 긴장의 변동을 들숨 · 날숨의 호흡단계에서 확인할 수 있다. 긴장 전환의 강도나 과정은 사람에 따라서 다양하다. 등세모근의 상단에서는 이 긴장 변화가 많은 사람에서 들숨 중의 긴장항진으로서 만져서 감지하게 되고 경우에 따라서는 어깨가 올라가는 것도 관찰된다.

앉은 자세의 환자에게 **목뼈 또는 등뼈의 분절 옆굽힘**을 설정하여 분절을 측방으로부터 오목 면으로 촉진하면 호흡단계의 근육 긴장 거동에 두 가지 유형이 있다는 것을 알 수 있다.

- 근육긴장이 들숨이 한창일 때 딱딱해지고 날숨 중에 가라앉는 것 같은 인상을 받는다. 이것을 "in-out 거동", 이 분절을 "in-out 분절"이라 부를 수 있다.
- 다른 분절(상기의 분절과 번갈아 배열하여 있는 일이 많다)에서는 완전히 반대의 거동을 식별할 수 있다. 긴장은 날숨의 마지막에 높아지고 완만한 들숨이 한창일 때 다시 약화된다. 이 "out-in 분절" 긴장의 전환은 그다지 분명하지 않은 일이 많고 때로는 거의 인식할 수 없거나 숨을 길게 내쉬었을 때만 알 수 있다.
- 기능장애가 있는 분절이 이어지는 영역에서는 모든 분절이 out-in 성질을 나타내는 것처럼 느껴진다. 이 경우의 긴장상태의 변화는 촉진 경험이 충분하지 않은 검사자라도 잘 만져서 감지할 수 있다. 숙련된 검사자가 안정호흡 시 전환을 만져서 감지할 수 없는 경우, 치료를 목표로 충분한 신뢰성으로 "out-in 분절"로 분류할 수 있다. 최초의 치료를 시도하였을 때 촉진으로 체크하여 판단을 확정 또는 수정한다.

Gaymans는 들숨 때(Occ, C2, C4, C6)와 날숨 때 긴장항진의 전환을 상 · 하의 척추분절이 **번갈아 고정하는/이완하는 현상**이라 표현하였다. C5/6에서는 대체로 날숨 때 긴장항진이 특히 두드러진다.

실행적인 조언

- 분절 사이의 전환은 번호 붙이기로 결정하여 전제로 해서는 안 된다. 반드시 매회 검사에 의해서 확인한다.
- 개인에 의한 긴장 패턴에는 불규칙한 전환이 있거나 분절이 계속해서 "out-in 거동"을 나타내는 경우가 있다.
- 분절 본유의 긴장 거동은 얕은 층 긴 근육의 긴장 거동과 구별할 필요가 있다.
- 긴장을 높이는 단계는 등척성 수축에서는 길게 한다.
- 시선 유도와 조합은 "in-out 분절"에서만 의미가 있다.

들숨 · 날숨에서 긴장의 전환을 앎으로써 분절 치료에 신중한 접근이 가능하다. 날숨에 의한 긴장 거동의 이점은 균등한 근육긴장이다. 긴장이 높아지는 호흡단계는 수축기를 연장하기 위해 이용한다. 긴장은 대개 환자가 인식하지 못하는 형태로 높아지고 반대의 단계에서도 자연히 약화되기(이완) 때문에 이완기에는 중력 작용과 조합시킬 수 있다. 호흡 유도는 천천히 조용히 계속하고 강요하거나 멈추거나 해서는 안 된다.

4.4.4 자세잡기에 의한 가동화의 준비

이제까지의 준비 기법과 마찬가지로(▶ 4.4.1항, ▶ 4.4.2항, ▶ 4.4.3항), 장애가 있는 운동방향의 장벽으로 관절을 유도한다. 이 장벽에서 조직의 긴장이 가장 작은 설정을 선택한다. 이것에 의해서 분절의 현재의 중간위치에 장벽이 접근한다.

척추에서는 일반적으로 회전 장벽을 설정한다. 이 설정의 주변에서 **굽힘, 폄, 등쪽 · 배 쪽** 이동을 시행하고 긴장이 최소의 위치를 찾아 유지한다. 그 후, 별개의 운동방향에서도 이러한 이완을 좌 · 우 각각의 **옆굽힘과 측방이동**, 또는 견인과 압박에 의해서 찾는다. 분절의 호흡 거동을 확인하는 것도 중요하다(▶ 4.4.3항). 긴장이 감소하는 호흡단계는 길게 한다. 3~5초 지나면, 환자는 이완하여 호흡을 계속하고 치료사에 의한 설정을 해제한다. 이완 후에 작용을 체크하면 대부분의 경우에서 이 "기능적 기법(functional technique)"의 효과가 크다는 것을 보여준다.

4.4.5 가동화에 가하는 힘

단독의 수동 반복적 가동화와 근육 이완 후의 가동화와 가장 현저한 차이는 그 작용에 필요한 힘이다.

가동화에서 (각도가 있는) 기능운동의 예비 긴장의 시작에서부터 준비 없이 반복적으로 밀어 넣어 가동범위를 넓히려고 하면 가동화의 힘이 더 필요해진다. 이 기법은 시간이 경과하면 환자에게 불편함을 주어 완전한 가동범위가 얻어지는 일도 적다. 이전에는 도수조작의 준비에 사용되었으나 현재 우리는 별로 권장도 하지 않고 사용도 하지 않는다.

팔다리관절의 병진운동이나 견인에 의한 **관절놀이 가동화**에 필요한 것은 훨씬 작은 힘이다. 척추에서 이것에 상당하는 것은 목뼈의 측방이동 · 등쪽 이동에서 가동화, 엉치엉덩관절의 탄력성 가동화뿐이다. 준비가 없어도 예비 긴장에 작은 힘을 가함으로써 관절기능장애를 완화할 수 있다.

수동 유도를 예비 긴장("장벽")까지로 멈추고 거기서 바로 중지하여 가동화를 촉진하고, 또한 천천히 예비 신상을 시켜 이완을 반복하는 경우는 관절/운동 분절의 긴장부하는 더욱 작아진다. 옆으로 누운 자세에서 엉치엉덩관절 치료(▶ 8.10항)가 한 예이다. 여기서는 관절과 근육군을 완전한 최종 긴장으로 가져가지 않는다.

운동 분절에 작용하는 힘이 더 한층 작은 것은 관련되는 근육군의 이완에 의해서 최종 긴장 영역을 바꿔갈 때이다. 항상 촉진(palpation)으로 체크하면서 근육긴장이 이완된 후에 또 분절을 최종 긴장의 시작으로 유도(자세잡기)하는 것을 반복한다(▶ 4.4.1항). 이것은 **시선추종운동이나 호흡 등, 신체 독자의 (즉 생리학적인) 수동적인 힘**으로도 가능하다(▶ 4.4.2항, ▶ 4.4.3항).

4.4.6 단독의 근육 이완

최소의 힘을 사용한 등척성 수축 후 이완(▶ 4.4.1항)을 시작으로 하는 근육이완 기법은 경직된 근육이나 근육다발의 치료에 단독으로 사용할 수도 있다(▶ **표 4.1**). 이때, 이완의 목적은 두 가지로 나눌 수 있다.

- 첫째로, 장애가 있는 근육다발의 긴장 저하.
- 둘째로, 신장성이 저하하여 있었던 근육의 이완이 인지된다. 최종 긴장에 도달하기 전의 경로 증가("이완(release)"). 기법의 상세한 것은 관련 문헌을 참조할 것.

통증유발점(TrP : Trigger Point)에 의한 통증으로 관절의 가동화 설정을 할 수 없을 때는 사전에 유발 긴장을 치료할 필요가 있다. 촉진으로 통증유발점을 체크하면서 그 점에 맞춰서 시작자세와 수축력(여기서는 "최소의 힘"을 말한다)을 결정한다. 효과적인 이완을 초래하는 수축기는 7초 이하이다. TrP에서 통증이 일어날 가능성이 높을 때는 근육을 단축시킨 시작 자세를 선택한다. 이 결과는 위치결정(positioning)이나 반대쪽 긴장(counter-strain)의 기법에 견줄 만하다.

이완에서 **전체가 경직한 근육을 대상**으로 하는 경우는 반드시 근육 전체에 걸친 수축으로 준비한다. 이때문에 요구되는 수축에

4

표 4.1 근육 · 관절의 각 소견과 근육이완 치료에 의한 영향 (Schi-Ru에 의한 흉부통증을 이용)

근육 경직의 소견	적응하는 PIR
활동성 통증유발점과 강한 과민성 (촉진 감수성)	• 근육을 접근시켜 설정(위치결정: positioning) • 최소 힘의 수축 • 수축기는 5~7초 • 이완기는 그 2배의 초수 • 2~3회 반복한다. • 근육은 연장하지 않는다.
잠재성 통증유발점	• 현 시점의 안정 시 길이로 설정 • 최소 힘의 수축 • 수축기는 5~7초(반복 시는 3~5초로 단축) • 이완기는 그 2배의 초수 • 근육은 연장해도 좋다.
근육경직이 관절기능장애에 대한 침해반응의 일부	• 근육의 신장을 계획한다. • 근육을 신장하여 설정 (근육의 현 시점의 최종 긴장) • 중간 정도의 힘으로 수축 (대상이 되는 관절에서 만져서 감지할 수 있다) • 수축기는 5초 • 완전히 이완할 때까지 기다린다! • 이완에 의해서 근육길이가 증가 • 관절의 각도가 증가
근육 · 관절 소견의 빈번한 재발	• 항중력 이완(AGR) : 중력에 대한 수축. 근육 이완 중에 중력에 의해서 각도가 증가. (적절한 관절 자세를 선택)
AGR은 자기치료와 재발예방에 적합하다.	

는 약간 큰 힘이 필요하다. 구별하기 위해 여기서는 **중간 정도의 힘**이라 한다. 이 힘의 조절은 근육이 시작하는 곳(origin)과 부착부를 촉진하면서 지지하는 손이나 운동의 지시로 시행한다. 그러면, 각운동이 시작되는 것이 우선 없어지고 치료사가 대항하여 지지하는 데에 힘을 지나치게 주지 않고 시행할 수 있다. 이러한 PIR 기법의 목적은 통증의 완화만이 아니라 생리적 안정 시 긴장과 신장력 재생이다. 가동화 준비를 위한 PIR은 이러한 이완 기법에 해당한다.

표 4.2 최소의 힘을 사용한 PIR 후의 치료 결과에 의한 기능적(반사성) 단축과 구조적 가역적 단축의 감별(Schi-Ru에 의한 흉부통증을 응용)

이완 결과	평가
근육길이의 증가로 최종 자세가 가능해진다. 최종 긴장이 딱딱한 탄력성으로부터 점진적인 탄력성으로 바뀐다.	경직
근육길이는 증가하지만, 관절은 최종 자세에 도달하지 않는다. 최종 긴장이 딱딱한 탄력성 그대로이다.	경직과 단축의 조합
근육 긴장이 증가하지 않는다. 최종 긴장이 딱딱한 탄력성 그대로이다.	구조적 단축(가역적)

이완 결과에 의한 근육긴장의 감별

특히 근육 전체가 통증을 동반하여 경직되어 있을 때는 수축기는(가동화처럼) 예비 긴장의 설정부터 시작하지 않고 이완된 중간위치부터 시작한다. 감수성이 낮은 근육에서는 최종 긴장으로 설정하여 치료를 시작할 수 있다. 수축기를 해제하면 이완된 근육은 긴장을 높이지 않고 신장할 수 있다. 같은 최종 긴장을 얻을 때까지의 경로가 증가하여 있는 것을 알 수 있다. 근육의 국소통증도 감소한다. 따라서 각 근육의 이완은 관절 치료에까지 작용하여 접촉 부위의 통증이 감소하는 등, 관절 가동화 치료의 접근을 용이하게 한다(▶ 표 4.1). 이러한 근육치료는 가동성의 확대에 작용하였다 해도 **가동화가 아니다.**

5 척추의 가동화 치료의 적응

Indikationen für die mobilisierende Behandlung an der Wirbelsäule

관절 가동화 치료는 척추의 운동 부절 또는 팔다리관절의 가역성 낮은 가동성 관절기능부전(가동범위 제한)을 대상으로 하고 있다.

따라서 윤활관절의 가동화 치료는 **통증치료는 아니다.** 주관적인 통증을 기초로 적응되는 것은 아니다. 검사에서 특정되는 통증강도로도 정해지지 않는다. 구조질환의 관례적인 진단기록으로부터도 적응을 도출해낼 수 없다.

관절 가동화 치료에 대한 목적의 사고방법은 크게 두 가지로 나뉜다.

- 관절기능장애의 **원인치료.** 결정적이고 동시에 기본적인 요소로서 임상증상에 관여하는 장애의 경우. **여기서는 가동범위 제한이 질환진단이 된다.**
- **가동화 대증요법.** 만성 구조질환 등, 부수적인 가동범위 제한 소견이 반사성통증성질환 징후의 일부로서 파악할 수 있는 경우(▶ 제12장). 기초질환도 당연히 치료한다. 부수적인 기능장애의 대증요법은 통증을 감소시키거나(만성 내장질환 등), 재활조치를 용이하게 하거나 한다(소아의 운동장애 등).

양자의 적응의 이행은 유동적이다.

치료 상의 목표 설정 이외에 특히 소아 연령에서는 관절 가동화 치료에 대한 **2차 예방의 적응을 판단**하는 경우가 있다.

5.1 통증에서부터 치료 적응으로

Vom Schmerz zur Behandlungsindikation

가역성 낮은 가동성 관절기능장애(가동범위 제한)의 주증상인 통증에 의해서 환자는 진료를 받는다. 통증의 성질과 확산으로부터 "목 · 팔 증후군"이나 "요통" 등의 국소적 병명을 부여한다. 환자나 근골격계의 검사를 계속해가면, 통증 패턴의 원인을 알 수 있다(내장근막계 · 신경근막계로부터의 영향을 포함한 근골격계의 구조질환이나 기능장애). 여기서 처음으로 진단을 내린다. 검사로부터는 높은 신뢰도로 **가동화 적응으로서 진단되는 가동범위 제한**이 판명된다. 게다가, 가동범위 제한의 소견이 임상증상에 있어서 결정적 또는 적어도 기본적이라 평가될 필요가 있다.

내장질환(▶ 12.3항)이나 근골격계의 구조질환이 현존하는 경우, 반사성통증성질환징후의 일부로서 가동범위 제한 소견은 원인치료의 적응이 되지 않는다. 그러나 대증요법은 특정 조건하에서 가능하다.

척추의 가동범위 제한 소견에는 반드시 관절의 미끄럼 억제와 근육의 운동방해라는 두 측면이 있다(▶ 1.3항, ▶ 1.4항).

- **가동범위 제한의 관절 요인**은 관절면의 미끄럼 장애에 있다. 이 장애야말로 가동화 치료의 대상이 된다. 이것은 목표로 하는 도수치료기법 모두에 해당된다.
- **근육경직**에 의한 추가적인 운동방해는 가동범위 제한이 잠재성이고 증상이 없을 때는 매우 약간이어서 거의 감지할 수 없다. 제한에 통증이 있으면 근육에 의한 문제가 전면에 나타난다. 이 경우, 사전 또는 동시에 근육억제를 사용하는 가동화가 제1 선택지가 된다. 만성의 증상에서는 움직임이 나쁜 결합조직 구조의 치료부터 시작하는 일이 많다.

5.2 능동 · 수동적 치료기법의 적응을 판단하는 기준으로서 관절 소견

Der Gelenkbefund als Basis für die Indikationsstellung aktiver und passiver Behandlungstechniken

가동성 검사에서 얻어진 소견을 문서화하기 위해 Stoddard는 5단계 **가동 정도**의 도입을 권장하였다(▶ **표 5.1**). 이 단계화는 기록과 정보전달에 도움이 된다.

수동적 관절 가동화 치료는 등급 1과 2의 기능장애에서 적응이 크게 다르다.

관절장애와 근육경직이 명백히 병발하여 있는 경우, 관절치료 직전에 마사지와 유사한 "연부조직 기법", 더 좋은 것은 이완에 의해서 움직임을 저해하는 근육을 억제, 이완하는 것이 강력하게 권장된다. 이것에 의해서 관절 가동화에 사용하는 힘이 최소가 된다. 대개 그 후에 최종 긴장의 시작에서 위치결정(positioning)

표 5.1 Stoddard에 의한 가동정도와 도수의학에서 의미

등급	정의	적응 가능한 기법
등급 0	강직(골성 불가동성)	없음
등급 1	• 약간 움직인다. • 도수의학에서는: 중증의 가동범위 제한	근육 이완 후의 능동적 기법이 우선.
등급 2	• 운동에 제한이 있다. • 도수의학에서는: 경증의 가동범위 제한	• 가동화와 도수조작 • 근육 이완과 가동화를 사용한 기법이 우선.
등급 3	정상적인 가동범위	치료의 적응이 없다.
등급 4	• 가동범위가 증가. • 도수의학에서는: 국소적(분절) 과다 가동성	• 안정화(능동적) 기법을 적응 • **금기**: 가동성을 높이는 조치 모두.

을 하거나 시선추적운동을 사용하거나 하여 관절장애의 완화를 지향한다. 따라서 특히 등급 1의 관절장애에서는 이러한 조합이 적응된다.

5.3 자가 운동의 적응

Indikation für Selbstübungen

가동범위 제한 소견에는 치료 후 비교적 짧은 또는 긴 간격을 두고 **재발**하는 것이 상당히 있다. 1년 이상 장애가 없었던 경우는 치료를 숙고할 필요가 없다. 이미 알고 있는 구조질환(관절증, 만성 내장질환 등)이나 영향을 줄 리가 없는 정역학 · 동역학의 조건이 원인이고 비교적 단기간에 재발할 때는 환자 자신이 가동화를 시행함으로써 가동성을 유지할 수 있다. 환자는 치료사만큼 목표를 좁혀 관절을 설정할 수 없기 때문에 **자가 운동**(self exercise)이라는 명칭을 사용하기로 한다(제Ⅲ부와 Ⅳ부를 참조할 것). 따라서 이것에는 매우 배려가 있는 기법이 적합하다. 가동범위 제한의 치료가 성공한 후에 재발이 예기되는 경우, 자가 운동은 적응된다. 목적은 가능한 한 오래 **얻어진 자유로운 가동성을 유지**하는 것이다. 환자 측의 협력태세가 절대조건이 된다.

5.4 의사와 물리치료사에서 담당을 나눠 관절기능장애를 치료하기 위한 적응

Indikation zur Behandlung der Gelenkdysfunktion in der Aufgabenteilung zwischen Ärzten und Physiotherapeuten

근육이완 후의 가동화 치료는 능동 · 수동적인 힘의 작용방법에서 운동치료에 의한 훈련치료와 많은 공통점을 갖고 있다. 엄격한 소견의 할당에 대해서도 마찬가지이다. 도수의학을 습득한 의사가 적정한 지시를 내리고 적응 판단에 책임을 진다. 이것을 기초로 하여 전문 물리치료사가 지시된 가동화 훈련을 떠맡아 환자에게 자택에서 자가 운동을 지도하고 효과와 경과를 관찰한다. 물리치료사는 기술적으로 정확한 실행에 책임을 진다.

의사의 임무는 검사, 진단, 적응판단, 반응 확인을 위한 시험적 치료이다. 경과관찰을 동반하는 관절 치료도 일반적으로 담당한다. 특정의 예에서는 치료해야 할 장애기능이나 환자의 반응 등으로 생각할 수 있는 특수성을 전달하여 도수치료적 · 운동치료적 케어를 지시한다.

물리치료사는 치료 전 · 후에 반드시 장애 분절에서 치료에 관계되는 소견을 취득하고 그것과 비교하면서 치료의 진전 또는 실패를 파악한다. 그 후 다음의 조치를 추구한다. 물리치료사는 장애를 재발시키지 않고 제거하는 것을 목표로 환자를 돌본다. 치료 후는 환자를 의사에게 돌려보낸다. 경과가 예기치 않은 방향으로 진행되거나 소견의 진행이나 거듭되는 재발이 관찰되었을 때는 적절한 정보와 함께 바로 의사에게 보낸다.

5.5 관절 가동화 치료의 금기

Kontraindikationen für mobilisierende Gelenkbehandlungen

역학적 관절치료의 적응과 마찬가지로, 금기에도 **도수의학에 의한 치료의 금기를 단적으로 요약한 질환 · 진단 리스트는 없다.** 이러한 리스트를 만들려고 하면 진단자가 당연히 주의해야 할 오진의 리스트가 되어버릴 우려가 있다고는 하지만, 치료 시점에서 이미 알고 있는 파괴성척추염, 신선골절, 안정성을 저하시키는 다른 척추상태, 진행 중인 질환 과정과 같은 것을 가동화 적응으로 간주하는 의사는 없다. 도수의학의 현장에서 적응 판단을 어렵게 하는 **문제 상황은 두 가지**가 있다.

- 아직 **숨어있는 구조질환**의 식별. 질환의 과정에서는 구조질환의 식별이 가능해지기 전에 반드시 잠깐 기간이 있다. 이러한 잠복 초기에는 기초질환에 의해서 반사성통증성질환징후로서 야기되는 근골격계의 기능장애가

당분간 유일한 질환징후가 될 수 있다(▶ 5.5.1항).

- 이미 아는 구조질환에서 기능장애가 있는 관절이나 척추분절의 치료가 재활이나 환자의 통증에 유익해지는 시기의 파악(▶ 5.5.2항).

5.5.1 진단에 도달하지 않은 구조질환에 대한 조언

거의 모든 파괴성질환 과정, 내장질환, 머리뼈 척추강의 종양 초기에는 수단적 기초진단을 내릴 수 없는 기간이 다소 있다. 이미 반사성통증성 질환징후가 발생하여 통증이 일어나 있으면, 환자는 도움을 요청하여 진료를 받는다. 반사성통증성질환징후에서는 척추분절에 기능장애가 있는 경우가 많기 때문에 가동화 치료도 적응이라 간주되어 실행되는 경우가 있다. 치료에 의해서 처음에는 그 나름으로 분명히 통증이 감소될 수 있다.

이러한 기능치료로 개선이 관찰되고 그것이 계속될수록 담당의사가 착각할 위험성이 증가한다. 따라서 재진 환자의 새로운 통증, 그리고 새로운 질환에서는 치료 후의 경과를 당분간(반년) 추적하는 것이 중요하다. 이것은 가령 통증이 없다 해도 **재발 경향**에 주의하면서 시행한다. 명백히 통증이 소실된 후 겉보기에 원인이 없는데도 수주 또는 수일에서 재발하는 가동범위 제한에는 해명해야 할 원인이 반드시 존재한다. 통증의 진행이나 새로운 증상의 발생이 있다는 것은 더 강력한 경고이다.

경과 진행이 느리면(척추 종양 등), 인식하지 못할 우려가 있다. 진행이 빠를 때는 목적을 정하여 신속하게 진단해갈 필요가 있다. 이때는 보살피는 물리치료사가 신속히 반응하는 것도 중요하다. 그때까지 효과가 있었던 치료법으로 근방호가 일어나거나 통증까지 발생하는(그리고 금기를 나타내는) 경우, 즉각 의사와 상의해야 한다.

임상적인 조언

- 이미 알고 있는 구조병리학적 배경이 없는 척추의 가동범위 제한에 도수치료를 하면 장기적인 개선이 얻어질 것이다.
- 따라서 이미 알고 있는 구조질환의 대증요법인 경우와 마찬가지로 치료 후에 반드시 확실하게 체크해야 한다.
- 인식할 수 없는 구조질환이 있으면 수일에서 수주 안에 재발 경향이 나타난다.
- 새로운 증상을 동반하는 재발 경향, 그리고 통증 진행에는 반드시 다시 구조진단을 시행한다.

5.5.2 이미 알고 있는 구조질환에서 도수치료

이미 알고 있는 구조질환이 있는 경우, 기능재생 치료가 시작되는 시기를 결정한다. 이것은 치료단계에서부터 재활단계에의 이행 기간에 해당한다. 예를 들어, 경직성척추관절염이나 관절류머티즘의 증상이 완화되면(완화기), 능동운동치료 외에 수동운동치료도 사용할 수 있게 되어간다. 이것은 척추 골절이 안정되었을 때도 마찬가지이다.

부하를 가하는 것이 너무 이르면, 기초질환을 유발하는 경우가 있다. 염증의 징후가 다시 나타나고 척추관절염에서는 발열하고 관절류머티즘에서는 부종과 발적(rubor)이 발생한다. 이것은 가동화를 하는 **시기가 완전히 지나치게 이르다**는 것을 보여준다. 이행기의 시험적 치료에서 근육경직, 자율신경반응, 경우에 따라서는 통증의 유발밖에 일어나지 않을 때는 **이 시점에서 힘을 사용하는 방법이 지나치게 강력하다**는 것을 시사하고 있다("hang-over반응"). 점진적인 힘을 사용한 재치료가 가능하다. 어느 정도의 반응이 허용 가능한가에 대해서는 견해가 다양하게 갈려 있다. 가동성의 유지를 중요시한다면, 2~3시간의 통증 악화는 허용 가능하다 하고 있다. 우리는 가능한 한 점진적인 운동과 가동화를 권장한다. 이것을 여러 번 반복하는 것이 좋다. 팔다리관절의 경우는 자가 운동 등으로 하루에 여러 번 반복한다.

훈련치료의 시작이 지나치게 늦으면 기능 재생이 어렵고 또는 불가능해질 우려가 있다. 초기의 보상에 관여하는 결합조직이 개조반응을 거쳐 기능제한 진행의 한 원인이 된다. 전형적인 예는 구조적 가역적으로 단축한 근육이고, 이것은 결합조직 부분을 신장한 후가 아니면 훈련할 수 없다.

적정한 시간의 판단은 의사만이 다루는 과제이고 전반적으로 효과적인 가이드라인은 존재하지 않는다.

5.5.3 통증과 근방호

통증이라는 증상은 기왕력 중에서도 검사의 진행을 결정하는 주증상이다. 운동검사, 진단결정, 관절 가동화 치료의 적응 판단에서 통증은 중요한 경고 요소이다. 수동운동이나 관절의 최종 자세에서 통증이 유발되는 경우, 금기에 대한 중요한 힌트인 경우가 많다. 따라서 통증검사를 제외하고 검사에서도 치료에서도 통증을 야기하지 않는 것이 중요하다. 예를 들어, 긴장현상의 검사(Patrick/Kubis 징후, 엉덩관절의 굽힘 모음 등)에서는 고유감각 자극이 너무 발생하지 않도록 운동을 유도한다. 이렇게 함으로써 통증 전의 침해반응 긴장을 감지한다. 긴장반응의 정보량은 통증보다도 아주 명확하다.

관절이나 척추분절 기능장애의 목표로 하는 검사 · 치료에서는 절대로 통증이 있어서는 안 된다! **통증을 일으키는 방향**이나 척추의 긴장 설정은 가동화에 사용해서는 안 되고 도수조작(고속 도수조작)에는 엄격히 금지한다. 이것은 감수성이 높은 환자의 심리적 보호만이 아니라 생리병리학적 과정이나 근방호에 대한 주의를 의미하고 있다. 정상 또는 장애가 있는 최종 운동에서 촉진(palpation) 가능한 긴장은 설정된 분절에만 한정한다. 운동방향으로 손상의 가능성이 있는 경우, 척추부위 전체의 근육군에 근방호를 만져서 감지할 수 있다. 이것은 환자가 통증을 느끼고 금기가 객관적으로 보여주기 전에 이미 느낄 수 있는 것이다.

실행적인 조언

- **침해반응 긴장의 정보량**은 통증보다도 아주 명확하다. 따라서 긴장현상을 검사하는 수동운동은 고유감각으로부터의 긴장이 별로 생기지 않도록 천천히 정중하게 유도하는 것이 좋다.
- 근방호를 일으키지 않고 설정할 수 있는 방향만 가동화 치료가 가능하다.
- 분절의 설정에 대한 근방호가 전체방향에서 일어나는 경우는 가동화 치료의 금기를 나타내고 원인의 해명이 필요하다.
- 이상의 기술적 금기에 대한 주의사항은 의사, 물리치료사를 불문하고 치료를 시행하는 전원에게 해당한다.

5

5.5.4 근육성 고정과 강제자세

적응(indication)과 금기(contraindication)의 진단에서 문제가 되는 것은 척추부위의 **근육성 고정**이다. 이것은 특히 목뼈와 허리뼈에서 발생한다. 환자는 가끔 경직과 요통을 호소한다. 가동성의 제한이 환자에게도 느껴지지만, 대부분의 경우에서 중간위치의 정지자세는 취할 수 있다. 때로는 경직이 현저하여 기본자세를 취할 수 없는 경우도 있다. 이것을 **강제자세**라 한다. 강제자세의 배후에는 무해한 척추기능장애(환자의 반응성이 강한 경우)와 얼마간 심각한 병리형태학적 질환의 양쪽이 잠재하고 있을 가능성이 있다. 척추사이구멍(목뼈)이나 척추관(허리뼈)의 협착이 특히 많은 원인이다. **따라서 강제자세에는 항상 신중한 구조진단이 필요**하고 운동기능의 치료는 그 후에 시행한다.

일반적인 호흡기감염증(잠복기도 포함)과 관련되는 급성 기운목(사경; torticollis)은 분절의 가동범위 제한을 식별할 수 있어도 치료에 대한 반응은 대개 좋지 않다. 일시적으로 통증을 유발하는 일도 많다. 감염증 계절에는 이러한 근육성 고정에 주의한다. **화농성편도선염 후의 목의 경직**에는 특히 소아에서 상당히 큰 위험성이 잠재하고 있다. 고리가로인대(환추횡인대)가 이완하여 C1/2 분절에 고리중쇠관절염(환축관절염)이 발생하고 있을 가능성이 있다(Grisel 증후군). 환자에게 과부하를 가하지 않도록 검사 시점에서부터 신중하게 대처해야 한다. 채찍질손상 후도 마찬가지이다. 분절의 설정에 대해서 근방호가 있을 때는 최종 긴장까지의 수동적 검사운동도 금기가 된다. 이것은 오직 근방호를 강화할 뿐이다.

견인검사에서 근방호나 통증 유발이 있을 때는 **저항에 대한 등척성 수축에서 통증 유발**(▶ 3.4항)과 마찬가지로 구조질환의 탐구를 계속 시행하는 것은 적응이 된다.

5.5.5 대증요법으로서 도수치료

도수치료의 적응 판단으로 기능진단이 얻어진다. **병리형태학적 배경이 없는 기능장애의 복합**이 진단으로서 나타낼 수 있다. 이러한 예에서는 도수치료는 원인치료가 된다. 구조질환이 인식되어 있는 경우, **기능장애의 대증요법**으로 통증을 경감하고 기초질환의 치료와 재활을 용이하게 할 수 있다.

만성허혈성심장질환, 만성담석증, 만성요석증 등. **내장의 만성경과**에서는 질환 내장에 관여하는 분절이 반사성통증성질환징후로서 기능장애를 일으키고 있다(▶ 12.3항). 만성 기초질환을 적절히 치료하면서 가동범위 제한의 가동화를 하면 많은 환자에서 큰 개선이 관찰된다. 이것에는 이 대증요법을 아울러 사용하는 것이 바람직하다.

목뼈의 척추사이구멍의 협착이나 허리뼈의 척추사이원반 헤르니아에서 **기계적인 척수뿌리 압박**에서는 신경섬유의 압박에 의한 신경학적 분절 탈락 이외에 다양한 척추나 해당하는 팔다리에서 기능장애가 많이 관찰된다. 이것도 통증에 관계하고 치료하면 통증이 경감하기 때문에 치료의 적응이 된다. 이러한 예에서는 근방호가 있는 운동 분절은 특히 신중하게 다루어야 한다. 주변을 치료하는 경우에도 이 분절을 긴장시켜서는 안 된다. 이것은 그중에서도 구조적으로 손상된 척추사이원반의 분절에 해당한다.

위와 같이, 이미 신경학적 탈락이 있는 단계에서는 척추의 기능장애에 상응한 치료는 금기가 아니지만, **압박에 의한 요통일지라도 척수뿌리가 아직 손상되어 있지 않은 선행단계**에서는 매우 신중해지는 것이 요구된다. 문제는 몇 시간 후나 며칠 후, **자연경과로 신경뿌리증후군의 신경학적 탈락이 일어날** 가능성이 높다는 것에 있다. 도수치료의 처치와 **시간적 관련**이 있는 형태로 탈락이 일어나면 큰일이다. 경질막 압박의 징후, 정도가 심한 병리학적 Lasègue 징후(45° 미만), 허리의 강제자세, 굽힘이나 Lasègue 검사 때 통증호(painful arc)를 나타내는 요통에는 주의를 기울이고 검사 때부터 신중해지는 것이 바람직하다. 목에 강제자세가 있고 제2~4갈비뼈의 갈비뼈각(costal angle) 주변에

표 5.2 척추의 관절 가동화 치료에 대한 금기

이미 아는 구조질환의 급성기
검사 시에 발생하는 척추 영역의 근방호와 통증
등척성 수축검사 때 모든 운동방향에서 일어나는 통증
분절 설정 시 근방호와 통증
강제 자세. 특히 급성 기운목, 급성 요통에 의한 것 (경과를 3일 이상 관찰하거나 즉각 구조진단을 시행한다.)
가동화를 해도 침해반응성이 경지이 계속되고, 아직 인식되지 않은 구조질환이 의심되는 경우. 수일에서부터 수주에서 재발하는 경향이 있다.
국소적 병리학적 과다 가동성.
감염증인 경우는 머리관절 · 목뼈를 치료하지 않는다. 다른 척추영역의 치료도 삼간다.

척수뿌리 압박을 시사하는 통증점이 있는 경우에도 마찬가지의 위험이 존재한다.

이상과 같은 예에서는 **진단적으로 구조질환의 파악이 어려운 초기단계**에 금기가 존재한다. 따라서 치료와 신경학적 탈락 발생의 시간적 관련성을 인과관계로서 해석할 수 있는 경우는 운동에 근방호가 없는가에 주의하는 것만으로는 신뢰성이 낮다.

임상적인 조언

목덜미 통증 또는 요통이 심하고 명백한 근방호, 강제 자세, 경질막 압박, 정도가 심한 병리학적 Lasègue 징후를 나타내는 경우는 목표로 하는 도수치료적 중재에는 주의가 필요하다.

5.5.6 과다 가동성과 도수치료

분절의 과다 가동성(HM)의 경우도 가동화 치료는 금기가 된다. 이러한 국소적 병리학적 HM의 문제점은 가동범위 제한이 있는 운동 분절의 바로 가까이에 존재하는 일이 많기 때문에(보상성 과다 가동성) 치료의 영향을 받을지도 모른다는 것에 있다.

과다 가동의 분절에 활동성 또는 잠재성의 통증이 있으면 근육긴장으로 고정되어 있어 검사 때 통증방어를 나타내거나 운동제한만을 나타낸다. 이 운동제한은 가동범위 제한의 소견과 혼동되는 경우가 있다. 검사할 때 신속하게 운동을 유도하면 특히 혼동되기 쉽다. 얻어진 최종 긴장에서 약간 시간을 두고 천천히 유도해가면 가동범위의 크기를 알 수 있다. 과다 가동성의 소견은 가동성이 높은 젊은 여성에서 흔히 관찰되고 어깨뼈 사이에 등의 통증(back pain)이 있고 중부등뼈(흉추)가 뒤굽힘 방향에 위치하고 있다. 이 경우, 상 · 하의 가동범위 제한의 치료에는 세심한 주의가 요구된다.

이에 반해서 전신에서(또는 광범위하게) 가동성이 높은 **체질성 과다 가동성**은 절대적인 금기는 아니다. 과다 가동의 근골격계에서도 분절의 가동범위 제한 소견을 나타내는 경우가 있다. 이것은 치료기법을 신중하게 사용하면 치료할 수 있다. 다만, 국소적 병리학적 HM은 진행되는 경향이 있다. HM에 의한 통증상태의 만성화는 대개 소아기에서 최초의 통증에서부터 시작되고 있다. 운동조절의 검사, 경우에 따라서는 치료에 의한 중재에서 HM을 조절할 필요가 있다.

▶ **표 5.2**에 척추의 관절 가동화 치료에 대한 금기를 요약하고 있다.

5.6 도수의학에서 문서화

Dokumentation in der Manuellen Medizin

도수의학/도수치료에 종사하는 사람에게는 **다른 의료분야와 마찬가지로, 진단과 감별진단의 규칙**이 적용된다.
의사는 이 규칙을 엄수해야 한다.

먼저 열거할 수 있는 것이 정중한 **문진**이다. 게다가 **임상검사**(정형외과적, 말초신경학적 검사가 우선)가 있으며 내장근막기법의 적응에 대해서는 일반내과적 기초검사와 **규격에 준거한 방사선학적 검사**를 시행한다. 임상검사의 소견으로부터는 도수치료로 기능이 개선되는 치료의 적응을 명확히 한다. 금기를 나타낼 가능성이 있는 **병리학적 구조 소견이 의심되는** 경우는, **거듭 계속되는 진단을 계속해서** 데이터를 얻는다(▶ 5.5항).

짧은 간격으로 재발하거나 치료전략을 보완하는 경우는 대부분 진단이 불충분하다는 것을 나타내고 있다.

문서화에 관해서는 독일정형외과학회가 가이드라인을 작성하고 있다. 아래의 항목이 기재되어 있어야 한다.

- 기본적인 문진 데이터
- 운동기관의 병리학적 소견
- 영상진단 결과의 요점
- 도수의학적 진단의 소견
- 의사에 의한 리스크의 고찰
- 도수조작을 계획하고 있는 경우 : 진단적 시험적 가동화 (도수조작을 계획하고 있는 방향에서)
- 실행한 도수치료의 종류
  - 가동화인가, 도수조작인가
  - 장벽 균형의 특징(독일도수의사회 베를린 의사연수

아카데미). 예 : 압박인가, 견인인가, 날숨인가 들숨인가 (▶ 6.5항)

– "통증이 없는 방향" (독일 척추 팔다리 도수치료의사회 Dr.–Karl–Sell 의사연수 아카데미)

문서에서는 의사에 의한 기록이 치료와 고찰에 관해서 명확히 구별할 수 있어야 한다. 진료에서부터 시간을 비우지 않고 기록하며 과부족 없이 각 과정을 추적 가능하고 다른 의사가 이해할 수 있는 것이어야 한다.

6 촉진에 의한 운동조절 훈련

Schulung der palpatorischen Bewegungssteuerung

촉진으로부터는 근골격계나 연부조직에 대해서 다양한 정보가 얻어진다. 촉진할 때, 검사자와 검사조직은 상호 작용한다. 검사자와 환자 사이에 되먹임의 시스템이 생기고 조절과 수정이 가능해진다. 이 가변성과 재현성으로부터 촉진(palpation)은 "주관적"이라고 비난받고 기기에 의한 진단은 "객관적"이라는 평가를 받고 있다.

실행적인 조언

기법을 지체 없이 의도한 대로 진행시켜 효과를 올리려면 촉진력과 기술적 능력을 단련할 필요가 있다.

6.1 운동촉진을 학습할 때 지원요소

Förderfaktoren beim Lernen der Bewegungspalpation

기법의 연습에는 매우 많이 시간을 들여야 한다. 도수의학/도수치료의 학급에서는 촉진하는 힘을 향상시키고 효과적인 촉진의 기초를 만드는 것이 강사와 학생의 과제이다. 앞에서 언급한 것처럼(▶ 3.3.3항, ▶ 4.2.2항), 도수의학에서 진단과 치료에는 **운동을 시작할 때 긴장, 운동 하의 긴장 변화, 운동 종료 시 긴장**이라는 요점이 있다.

3명이 한 조가 되어 연습하면 매우 좋은 형태로 운동의 학습이 촉진된다. 1명이 환자 역할을 하고, 또 다른 1명이 촉진을 학습하며 3명 째가 이것을 관찰한다.

- **신체를 사용한 연습과 관찰**(실연, 동영상, 훈련견학)을 **조합하면**(▶ **그림 6.1**) 단지 자기가 연습한 경우보다도 학습효과가 향상된다. 관찰자는 전체의 움직임과 효과성을 체크하면서 그것을 모방하여 학습한다.
- 치료사역과 관찰자가 대화함으로써 동기부여가 높아진다. 휴식시간에 운동으로부터 얻어지는 경험이나 촉진의 감각을 서로 전달하여 향후의 힌트를 얻을 수 있다(▶ **그림 6.2**). 이것이 **되먹임**이라는 학습지원 효과가 된다. 되먹임은 운동이 한창일 때가 아니라 그 후에 주어지면 효과가 높아진다.
- 이렇게 3명이 연습함으로써 학습의 성장정도를 스스로 올려갈 수 있다. 이것도 또한 운동의 학습과정에는 반드시 필요한 요소이다.

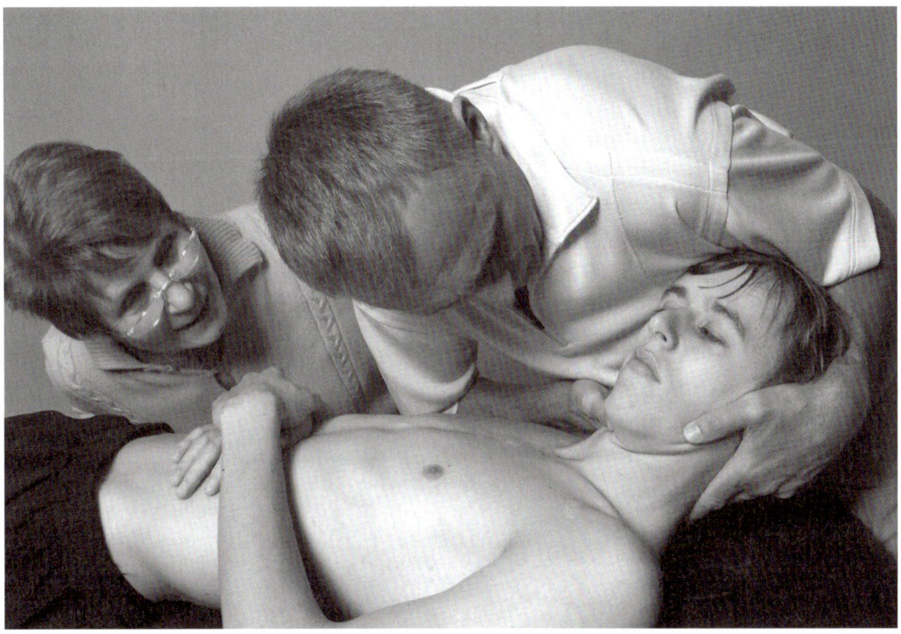

그림 6.1 신체를 사용한 연습과 관찰(사진은 훈련 견학)을 조합하면 단지 자기가 연습한 경우보다도 학습효과가 향상된다. [K325]

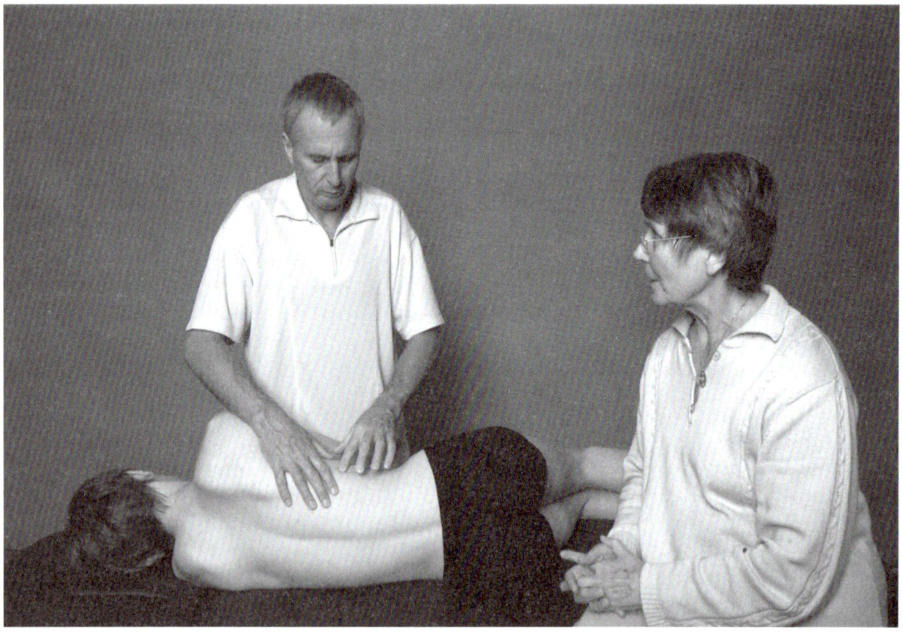

그림 6.2 휴식기간에 운동으로부터 얻어지는 경험이나 촉진의 감각을 서로 전달하거나 향후의 힌트를 얻을 수 있다.

- 자기가 연습을 조절하는 것은 학습과정에 반드시 필요하며 이것은 훈련의 방법, 순서, 감지 목표와 같은 강사로부터 주어지는 기준과 같은 정도로 중요하다.

실행적인 조언

자기가 연습을 조절하면서 관찰이나 되먹임을 시행함으로써 운동학습은 최적화한다. 3명이 1조가 되어 실기훈련을 하면 이러한 이점을 최대로 활용할 수 있다.

6.2 운동 종료와 최종 긴장을 파악하기 위한 촉진연습

Palpationsübungen zur Erfassung des Bewegungsendes und der Endespannung

촉진의 습득에는 2개 측면에서 조절해가는 것이 필수적이다. 한편에서는, 움직임을 정확히 유도하면서 움직이지 않는 쪽의 척추는 바르게 지지하여 촉진하는 것을 습득한다. 다른 한편에서는 한 쌍의 척추가 움직임으로써 일어나는 분절조직의 긴장 변화를 손가락 하나로 확인하면서 거기서부터 움직임을 조절하는 것을 학습한다. ▶ 3.6항에 방법을 상세하게 서술하였다.

연습 예

연습에는 등뼈 · 허리뼈 이행부의 회전이 특히 적합하다. 이 부분에서는 하부 등뼈가 회전하기 쉬운 것에 반해서 허리뼈는 약간 밖에는 움직이지 않아 회전력이 급격히 바뀐다. 이 운동 변화는 실제의 진료에서 가동화나 도수조작을 시행할 때, 허리뼈의 긴장을 설정하는 데 필요하다.

연습목표

좌 · 우 각각의 손으로 서로 다른 과제와 지각을 하면서도 접촉점 사이에서 분절의 최종 긴장을 얻는 것을 항상 목표로 한다. 최종 긴장에는 반드시 유연성이 있어야 한다("바이올린의 현이 울리는 것 같은 음조").

연습단계

움직이는 쪽의 손 : 환자의 신체를 유연하게 수동적으로 유도한다. 밀면서 지지한다.

분절을 **촉진하는 쪽의 손**으로는 아래의 것을 알아낸다.

- 환자의 능동운동에 의한 긴장의 변화
- 수동적으로 회전시켰을 때 긴장의 항진
- 최종 긴장의 특징
  - 분절의 운동 공간을 다 써버려 손으로 지지하는 척추가 움직일 것 같이 되다 = 잠금(locking) 긴장
  - 짝을 이루는 척추가 함께 움직이기 시작하기 전의 순간에 최종 긴장의 감촉이 있다 = 원래의 장벽(barrier) 긴장
  - 최종 탄력성 시 구조의 탄력성
- 최종 긴장을 재확인하는 연습으로서 분절마다에 최종 긴장을 설정한다.
- 분절에 따른 가동성의 차이를 지각하는 연습으로서 분절마다에 최종 긴장을 설정한다.

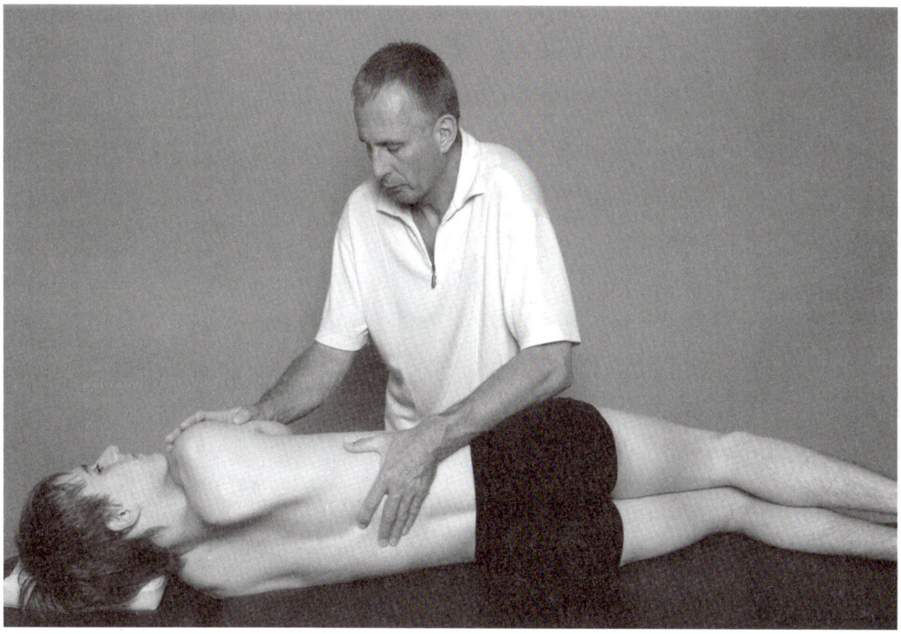

그림 6.3 몸통을 어깨에서부터 회전시켜 등뼈와 허리뼈의 운동 분절을 움직이고 분절에 나타나는 긴장 변화를 촉진하는 연습을 한다. [K325]

실행 ▶ 6.2.1항, ▶ 6.2.2항

6.2.1 머리 쪽에서부터 분절을 회전시킬 때 가시사이 긴장 변화의 지각

연습단계

▶ **그림 6.3** : 환자역할을 맡은 사람이 왼쪽을 아래로 하여 눕고 머리를 쿠션에 올려놓는다. 다리는 가지런히 하여 굽히고 오른팔은 굽혀서 몸 위에 놓는다. 연습하는 사람은 앞에 선다. 오른손으로 앞쪽에서부터 환자역할을 맡은 사람의 오른쪽 어깨와 가슴 벽을 잡고 움직임을 유도한다. 왼손으로 촉진한다. 왼손을 움직이지 않고 하부 등뼈에 대고 집게손가락 및 가운데손가락의 바닥부분으로 T8 아래쪽의 가시사이에 있는 우묵한 곳을 촉진하며 거기서 지각되는 조직 긴장, 긴장 변화, 상 · 하 가시돌기의 마주보는 위치와 움직임에 의식을 기울인다.

1. 촉진의 요점 : 최종 긴장을 포함하는 분절의 긴장 변화

- 먼저 환자역할을 맡은 사람에게 천천히 머리를 돌려서 천장을 보도록 지시를 내린다. 촉진하는 손으로 긴장의 변화를 확인한다.
- 유도하는 손으로 균등하게 천천히 위쪽 흉부와 어깨를 뒤쪽으로 밀고 신체의 위쪽으로 향해서 등뼈를 회전한다. 이때 촉진하는 손가락이 접촉하는 가시사이 공간(극간강)에 의식을 집중한다. 처음에는 아무런 변화도 없으나 머리 쪽의 가시돌기가 움직이기 시작하는 것이 느껴지게 된다. 머리 쪽의 가시돌기는 아래쪽으로 숨어든다. 그 후, 주변의 조직, 특히 가시사이에서 긴장이 증가하는 것을 촉진할 수 있다. 지각할 수 있는 것은 긴장의 변화뿐이다. 가시돌기의 움직임은 느려져간다. 긴장은 최대에 도달한다. 동시에 검사하는 분절의 움직임이 멈추고 바로 아래의 움직임이 시작된다. 꼬리 쪽의 가시돌기가 손가락 밑에서 움직이기 시작한다.
- 운동의 종료는 연습에 중요한 단계이다. 따라서 몇 번을 반복한다. 반복연습을 하려면, 움직임을 약간 되돌리고 분절에서부터 재차 천천히 유도해간다. 어깨를 뒤쪽으로 움직일 때 긴장의 저하가 감지되며, 분절을 설정하기 시작할 때 긴장 증가가 별로 느껴지지 않는 경우도 흔히 있다. 하위의 척추영역이 함께 움직여버리지 않도록 촉진하는 손가락으로 학습한다. 연습하는 사람이 익숙하지 않거나 가동성이 낮으면, 최종 긴장이 나타나지 않는 경우가 있다.

운동단계는 매우 짧고 바로 하위의 척추도 움직이는 것이 느껴진다. 이 경우는 움직임을 되돌리고 다시 분절에서부터 천천히 유도해가고 운동의 이행부에 긴장이 나타나며, 하위의 척추도 회전할 무렵에는 긴장이 완전해져 있는 것을 감지한다.

2. 촉진의 요점 : 순서의 비교나 중간위치와 앞굽힘 위치에서 최종 긴장을 포함하는 분절의 긴장변화의 차이.

- 촉진하는 손가락을 하나 꼬리 쪽의 가시사이 공간으로 이동하고 마찬가지의 움직임과 긴장의 변화를 감지한다.
- 움직임의 폭은 분절에서부터 분절로 T12까지 서서히 커지고 유도하는 손이 어깨마다 분절을 미는 거리, 및 촉진감각에 의해서 느껴진다. 허리뼈에의 이행부(대개 T12/L1)에서는 움직임의 폭은 갑자기 매우 약간으로 된다. 가시사이에는 긴장의 증가만이 느껴지고 바로 분절에서부터 분절로 전달된다. 여기서부터는 어깨를 움직이는 속도를 더 느리게

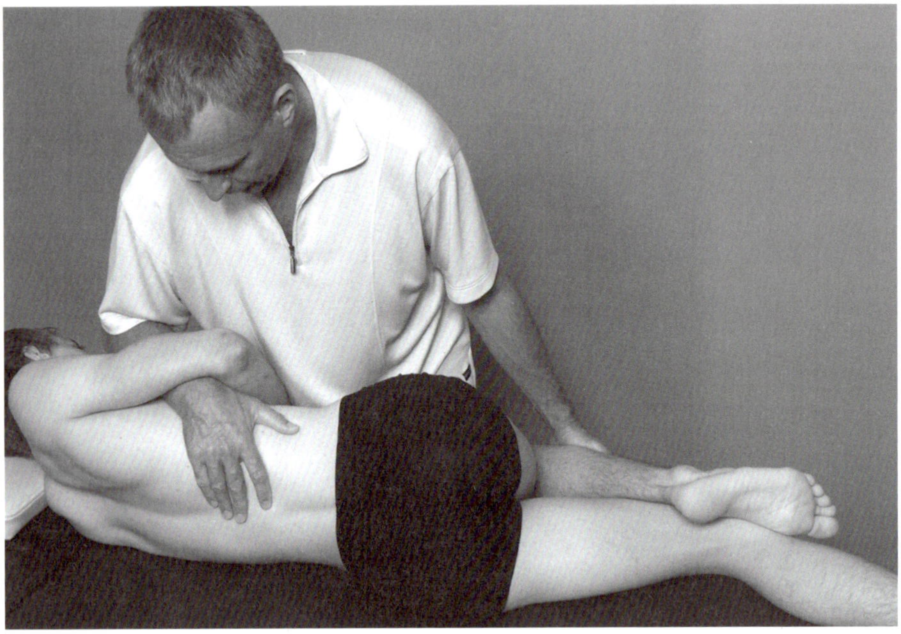

그림 6.4 몸통을 골반에서부터 회전시켜 움직임을 유도하고 허리뼈 분절에 나타나는 긴장 변화를 촉진하는 연습을 한다. [K325]

할 필요가 있다. 마지막의 등뼈 분절이 회전하는 거리는 허리뼈 전체가 움직여서 긴장이 발생하는 거리와 거의 같다.

- 약간 앞쪽으로 굽힘 위치(다리를 굽힌 상태)에서는 가동성이 커져 긴장 변화는 천천히 "유연"해지기 때문에 학습하는 사람에게는 지각하기 쉽다.

이어서 환자역할을 맡은 사람을 반대쪽으로 눕히고 좌 · 우의 손을 교대하여 촉진을 연습한다.

6.2.2 꼬리 쪽에서부터 분절을 회전시킬 때 가시사이 긴장 변화의 지각

연습단계

▶ **그림 6.4** : 환자역할을 맡은 사람이 왼쪽을 아래로 하여 눕고 머리를 쿠션에 올려놓고 다리는 가지런히 하여 약간 굽혀둔다. 연습하는 사람은 위쪽의 다리에 자기의 왼손을 발쪽으로 향하여 곁들여 엉덩관절을 직각으로 굽힌다. 발은 아래쪽의 다리 위에 올려놓은 채로 한다. 무릎을 앞 아래쪽으로부터 잡아서 들어 넓적다리와 수평으로 한다. 반대쪽의 오른팔로는 팔꿈치를 이용하여 등쪽에서부터 환자역할을 맡은 사람의 흉부를 지지하고 손은 상부 허리뼈에 대고 집게손가락의 바닥으로 L5/S1의 가시사이 공간의 우묵한 곳을 촉진하다.

3. 촉진의 요점 : 등뼈와 허리뼈 사이의 회전 긴장의 설정에서 최종 긴장을 포함하는 분절의 긴장 변화의 차이.

- 왼손으로 천천히 무릎을 내리고 넓적다리를 움직여서 엉덩관절을 모음(내전)을 시켜, 그때까지 측방에 있었던 골반을 앞쪽으로 가져간다.
- 골반이 움직이기 시작하면 바로 가장 아래부위 허리뼈의 가시사이 공간에 긴장이 발생한다. 사전의 움직임은 대개 촉진할 수 없다. 매우 작은 움직임과 함께 긴장은 분절에서부터 분절로 머리 쪽으로 전달되고 즉각 등뼈 · 허리뼈 이행부에 도달한다. 따라서 움직임을 특히 천천히 유도할 필요가 있다. 여기서도 반복하여 연습하여 촉진의 확실성을 높일 것. 허리뼈 분절의 회전력은 매우 낮기 때문에 긴장의 이행이 거의 느껴지지 않은 채로 분절에서부터 분절이 최종 긴장으로 도달하는 것을 확실히 인식한다. 넓적다리에서부터의 움직임의 유도와 촉진은 어깨로부터의 기법보다도 처음에도 어렵다고 생각되지만 숙련된 치료사가 흔히 사용하는 기법이다.

여기서도 양쪽의 촉진감각을 단련하기 위해 신체의 방향과 좌 · 우의 손을 교대하여 같은 연습을 시행한다.

6.3 호흡 시 분절의 긴장상태 변화에 대한 연습

Übungen zum segmentalen Spannungsverhalten bei Atmung

연습목표

호흡단계에서 긴장이 전환되는 것을 목뼈와 등뼈 분절의 옆굽힘(측굴) 장벽으로 지각한다.

감지 : 들숨단계에서 긴장이 강화되는 분절과 날숨단계에서 긴장이 강화되는 분절이 있다.

호흡할 때 깊은 층 짧은 근육의 분절 긴장상태 변화는 얕은 층

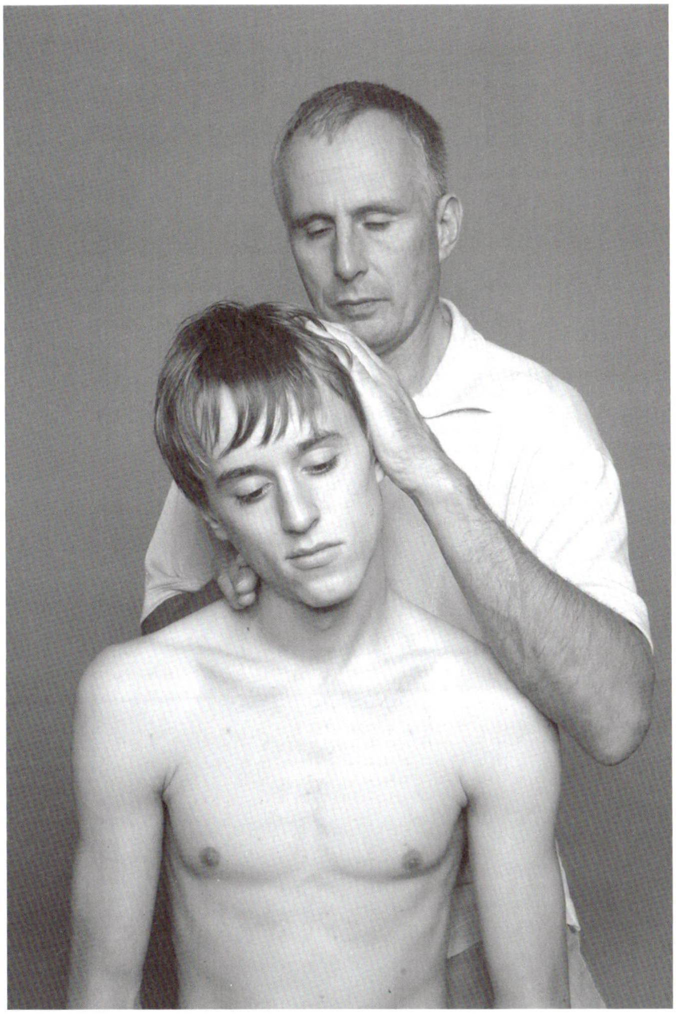

그림 6.5 호흡단계에서 긴장 전환의 촉진 – 목뼈. [K325]

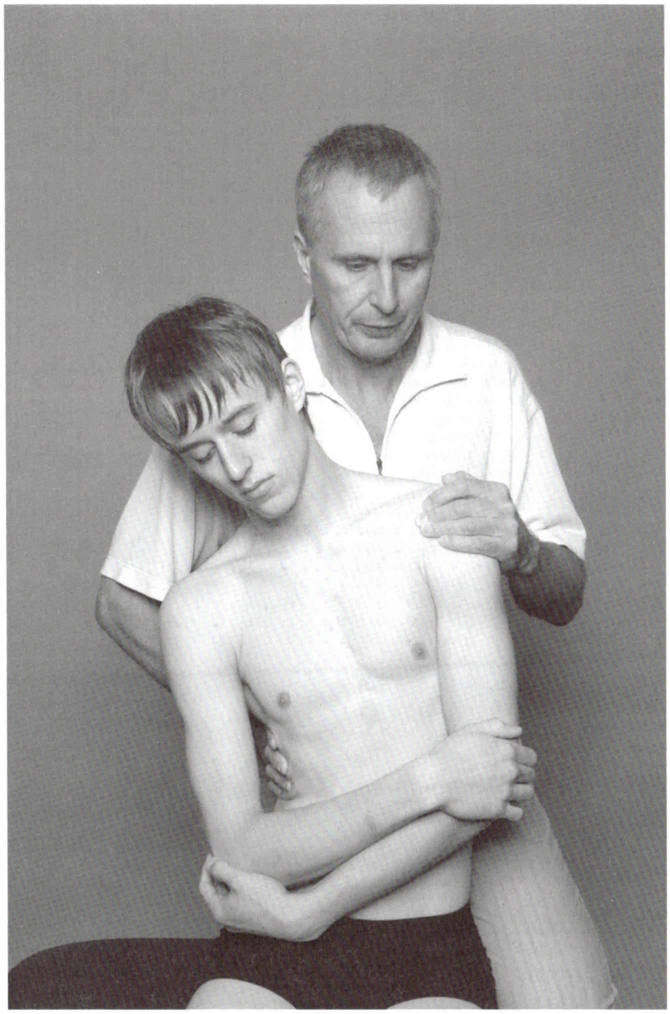

그림 6.6 호흡단계에서 긴장 전환의 촉진 – 등뼈. [K325]

긴 근육의 상태 변화와 일치하지 않는다. 후자에서는 들숨 때 긴장이 증가하고 날숨 때 감소한다. 이 차이를 우선 지각할 필요가 있다.

연수학급의 실기훈련에서는 설정되는 분절에 환자역할을 맡은 사람이 의식을 기울이고 있는 경우, 치료사역할을 맡은 사람보다도 긴장의 전환을 정확히 빨리 지각하는 경우가 많다.

분절에서 긴장의 전환은 자세의 기능이라 생각되기 때문에 (▶ 4.4.3항), 앉은 자세에서 촉진을 학습한다. 마찬가지로 앉은 자세의 기법에서도 긴장상태의 변화를 이용하면 가동화를 하기 쉬워진다.

연습단계

▶ **그림 6.5 : 목뼈의 긴장 촉진.** 환자역할을 맡은 사람이 직립 앉은 자세가 되어 발바닥을 마루에 붙인다. 치료사역할을 맡은 사람은 배후에 서서 환자역할을 맡은 사람을 신체로 지지한다. 오른쪽 옆굽힘인 경우, 오른쪽 집게손가락을 하위척추의 척추뼈 고리에 오른쪽 등 가쪽에서부터 대고 머리관절을 굽힌다. 왼손은 크게 벌려서 머리의 왼쪽 측방을 뒤통수에서부터 이마까지 감싸고 촉진하면서 지지하는 손의 위쪽에서 머리와 목뼈를 옆굽힘을 시켜 긴장을 발생시킨다. 이 위치에서 환자역할을 맡은 사람에게 천천히 길게 조용히 노력성이 아닌 호흡을 시킨다. 호흡할 때마다 분절 근육군의 긴장이 전환되는 것이 오른쪽 집게손가락에 느껴진다.

분절에서부터 분절로 옆굽힘 설정을 시행함으로써 위의 긴장 전환을 감지하는 능력이 점점 단련된다.

▶ **그림 6.6 : 등뼈의 긴장 촉진.** 환자역할을 맡은 사람이 진찰치료대 끝에 승마자세로 앉고 팔은 힘을 주지 않고 늘어지게 하거나 아래팔을 팔짱을 낀다. 치료사역할을 맡은 사람은 배후에 선다. 오른손으로 분절의 높이에 있는 갈비뼈를 오른쪽에서부터 지지하고 자기의 신체로 지지하면서 약간 왼쪽으로 민다. 왼손은 같은 정도로 왼쪽 어깨를 측방에서부터 오른쪽으로 민다. 지지하는 오른손의 엄지 위에서 분절이 유연하게 가라앉아 옆굽힘을 한

다. 이 자세에서 환자역할을 맡은 사람에게 천천히 심호흡을 시킨다. 엄지손가락으로 가시돌기의 옆을 촉진하여 들숨 · 날숨에서 긴장의 전환을 감지할 수 있도록 학습한다. 이것에 의해서 "in-out 분절"과 "out-in 분절"로 분류한다. 촉진 감각을 단련하려면 옆굽힘을 분절에서부터 분절로 설정하거나 옆굽힘 방향을 교대하거나 한다.

6.4 초기 긴장의 질을 지각하기 위한 연습

Übungen zum Erkennen der Qualität von Anfangsspannung

연습목표

초기 긴장의 특징을 팔다리와 몸통에서 감지한다.

검사로서 초기 긴장검사에 필요한 것은 동태나 자세에 의한 활동을 하고 있지 않은 현 상황의 근육근막 긴장상태이다. 생리학적으로 작은 수동운동으로 검사하고 대개의 검사처럼 최종 긴장이 아니라, 초기 긴장에 초점을 맞춰 촉진으로 감지한다. 초기 긴장은 대칭인 것이 바람직하다(▶ 7.7항).

연습단계

환자역할을 맡은 사람은 진찰 치료대에 누워 발꿈치만이 치료대 밖으로 내놓는다. 치료사역할을 맡은 사람은 진찰 치료대 옆에 선다. 양손을 크게 벌려서 각각 좌 · 우 같은 위치의 신체영역에 가쪽에서부터 댄다. 그 영역을 안쪽회전을 시키는 이미지로 좌 · 우 번갈아 점진적으로 초기 자극을 준다. 자극은 매우 작게하여 움직임을 발생시키지 않을 것. 즉, 외관으로부터는 자극을 알아차릴 수 없다.

이 자극에 대한 조직의 응답으로서 아주 잠깐 반사성 수축이 느껴지지만 검사하는 손의 자극에 따라서 곧 풀린다. 자극에 따르지 않을 것 같으면 거기서 조직저항이 항진하여 있다는 것이므로 검사를 계속해서 세밀하게 조사한다.

6.5 회전 장벽에 설정하여 현 상황의 조직 균형을 파악하기 위한 연습

Übungen zum Erfassen der aktuellen Gewebebalance bei Einstellung an einer Rotationsbarriere

하나의 운동방향의 장벽에 설정하면서 또 다른 각도로 움직이거나 운동 면에서 이동시키거나 하여 조직 균형을 최대로 하면 분절의 현 상황의 중간위치 가까이에 장벽을 유도할 수 있다. 이것은 분절의 침해수용을 최소화할 수 있는 설정이다. 이 설정의 목적은 독일 척추 팔다리 도수치료 의사회(MWE)의 Dr. Karl-Sell 연수 아카데미에서 도수조작 자극의 방향을 결정하기 위해 권장되는 "무통증 방향"과 같다.

이 촉진을 연습하려면 최종 긴장의 지각과 설정을 이미 학습하여 있고 운동유도를 학습하여 익숙해져 있는 것이 전제가 된다.

연습목표

치료방향에서 최종 긴장으로 설정한 분절의 조직 균형을 구별하여 감지한다.

연습단계

▶ **그림 6.7** : 등뼈의 촉진을 연습하려면 환자역할을 맡은 사람이 직립하여 앉은 자세가 되어 치료사역할을 맡은 사람에게 기댄다. 아래팔은 복부의 앞쪽에서 깍지를 끼고 팔을 늘어뜨린다. 치료사역할을 맡은 사람은 촉진하는 왼손의 엄지로 하위 척추의 가시돌기에 왼쪽에서부터 접촉하고 엄지 끝으로 가시사이 공간의

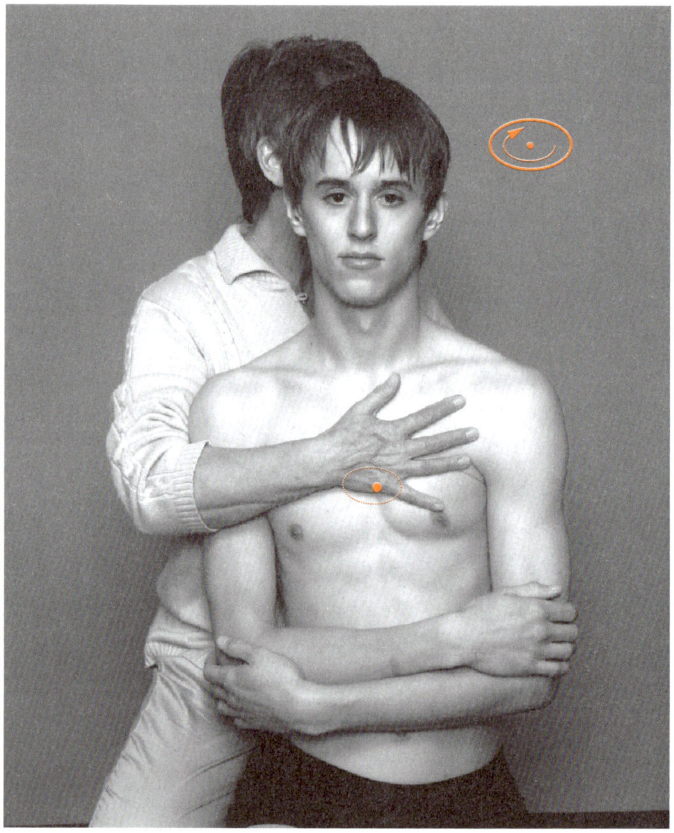

그림 6.7 등뼈분절을 회전 최종 긴장(회전 장벽)으로 설정한다. 사진은 T4/5, 오른쪽 회전이다. 설정한 최종 긴장을 유지하면서 옆굽힘, 굽힘, 폄, 견인, 압박의 작은 운동, 또한 들숨이나 날숨에 의해서 어떻게 긴장이 바뀌는지, 그리고 모든 조직이 연계한 최상의 균형 상태를 어떻게 촉진하는가를 학습한다. [K325]

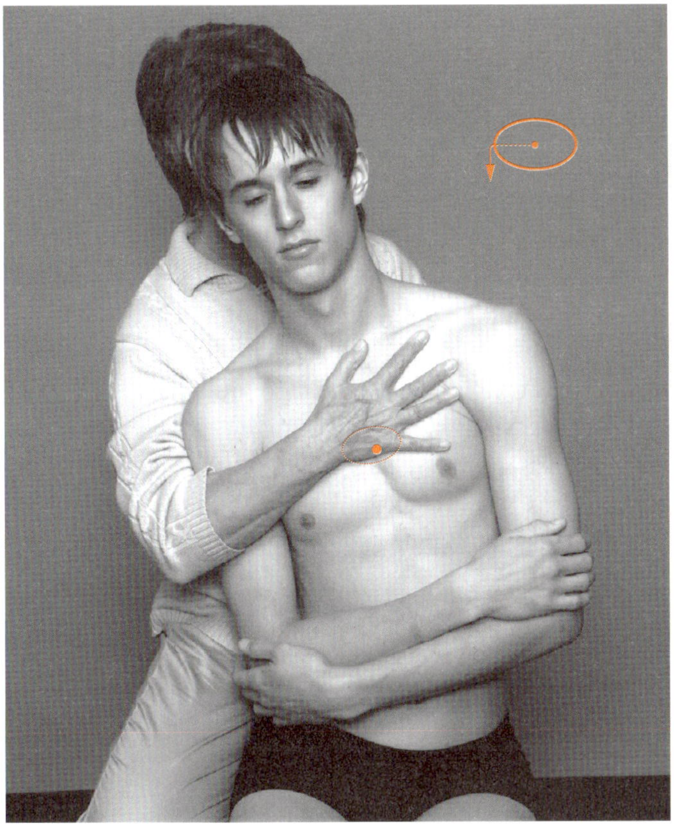

그림 6.8 오른쪽 회전 최종 긴장으로 설정한 분절 T4/5에서 오른쪽 옆굽힘에서부터 왼쪽 옆굽힘의 균형 상황을 촉진한다. 사진은 오른쪽 옆굽힘이다. [K325]

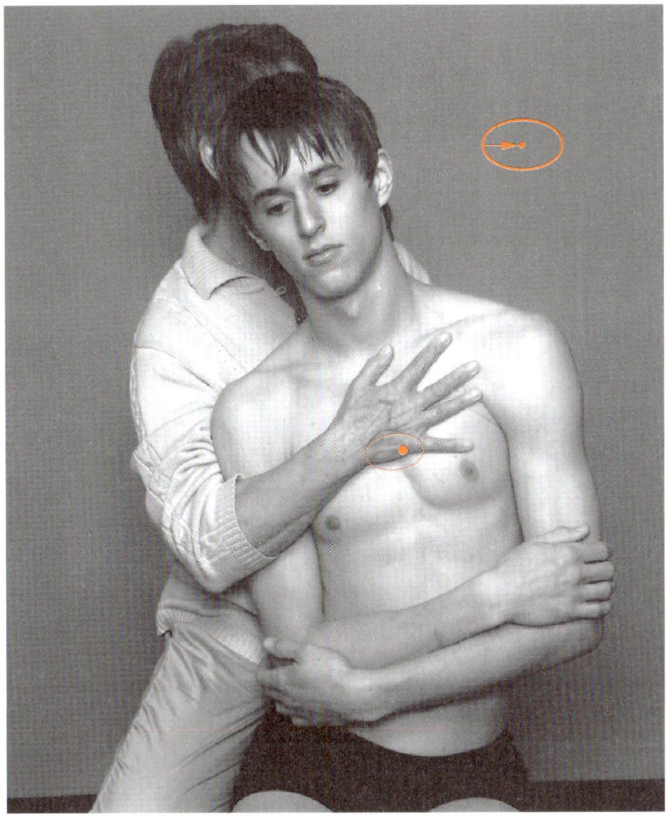

그림 6.9 오른쪽 회전 최종 긴장으로 설정한 분절 T4/5에서 오른쪽에서부터 왼쪽의 측방이동의 균형 상황을 촉진한다. 사진은 왼쪽으로 측방이동이다. [K325]

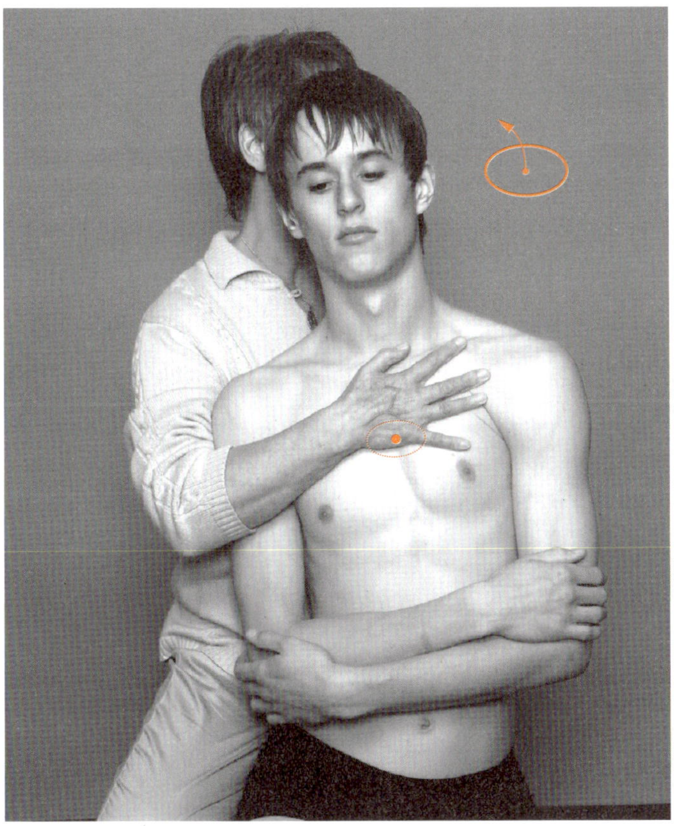

그림 6.10 오른쪽 회전 최종 긴장으로 설정한 분절 T4/5에서 폄에서부터 굽힘의 균형 상황을 촉진한다. 사진은 폄이다. [K325]

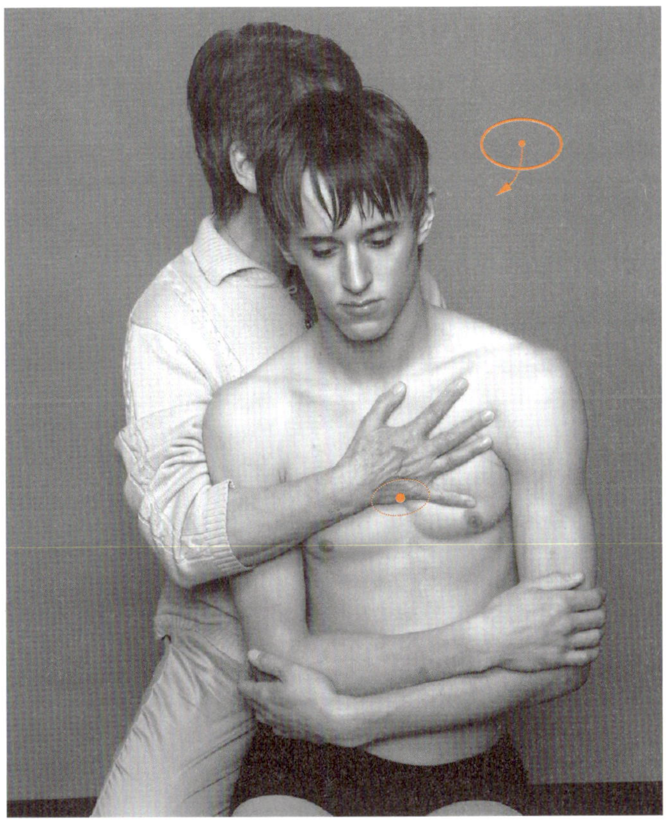

그림 6.11 오른쪽 회전 최종 긴장으로 설정한 분절 T4/5에서 폄에서부터 굽힘의 균형 상황을 촉진한다. 사진은 굽힘이다. [K325]

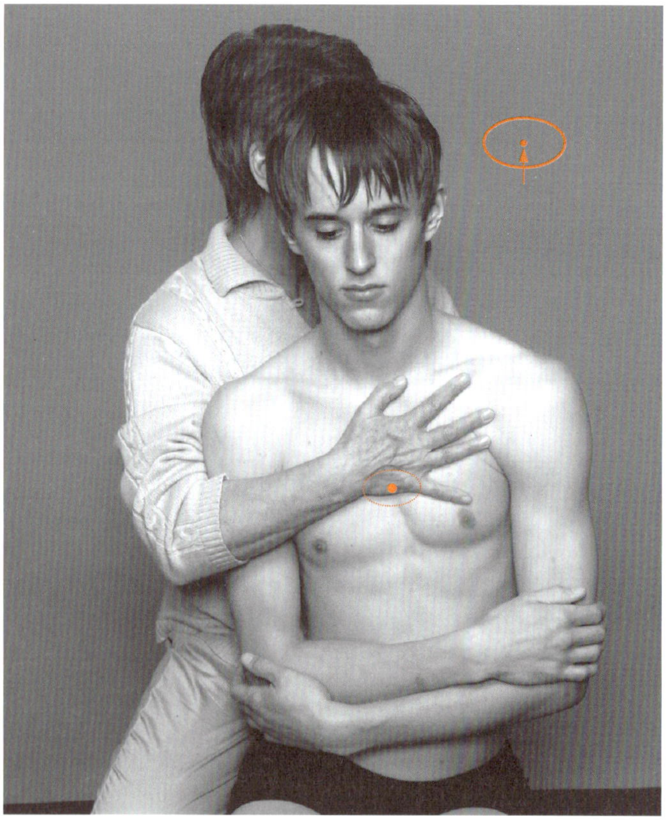

그림 6.12 오른쪽 회전 최종 긴장으로 설정한 분절 T4/5에서 등쪽에서부터 배 쪽으로 이동의 균형 상황을 촉진한다. 사진은 등쪽 이동이다. [K325]

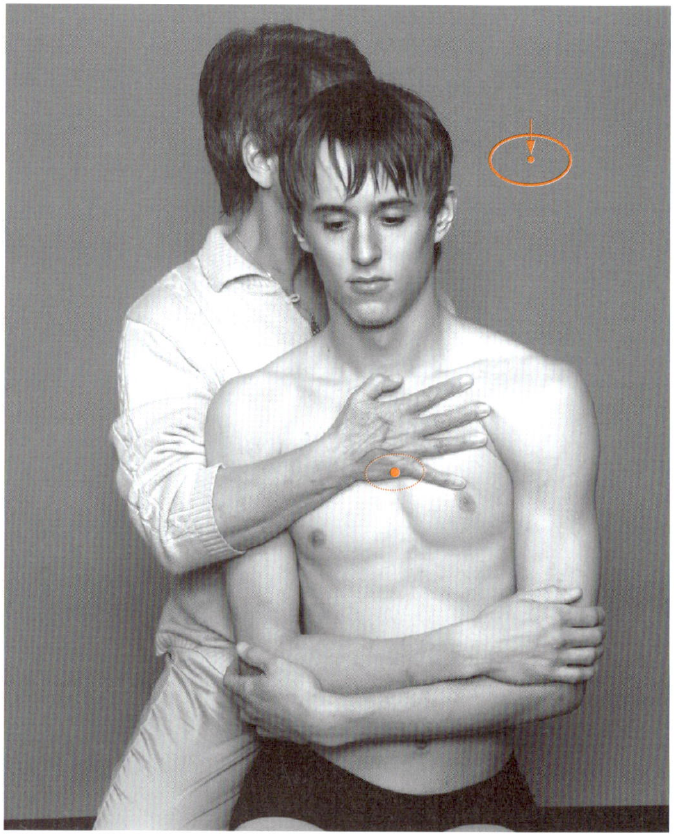

그림 6.13 오른쪽 회전 최종 긴장으로 설정한 분절 T4/5에서 등쪽에서부터 배 쪽으로 이동의 균형 상황을 촉진한다. 사진은 배 쪽 이동이다. [K325]

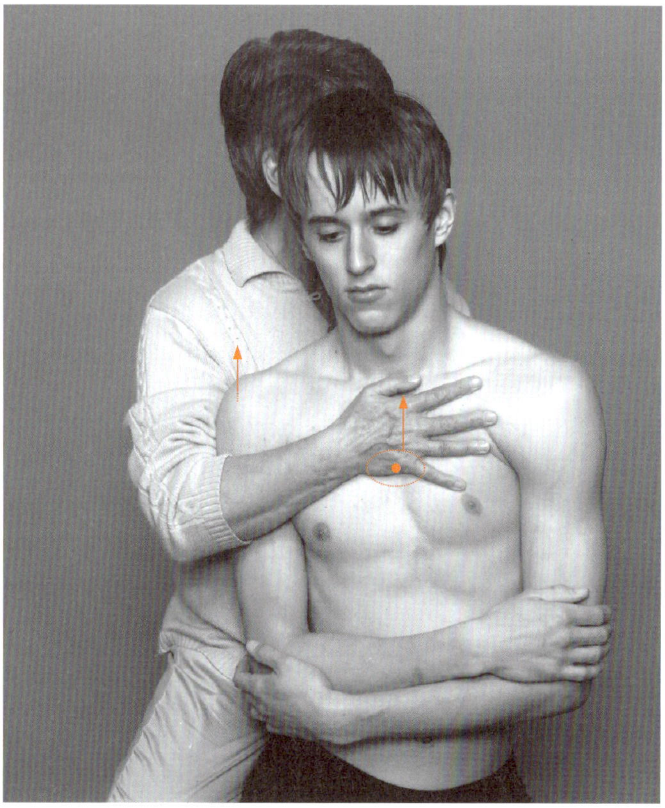

그림 6.14 오른쪽 회전 최종 긴장으로 설정한 분절 T4/5에서 견인에서부터 압박의 균형 상황을 촉진한다. 사진은 견인이다. [K325]

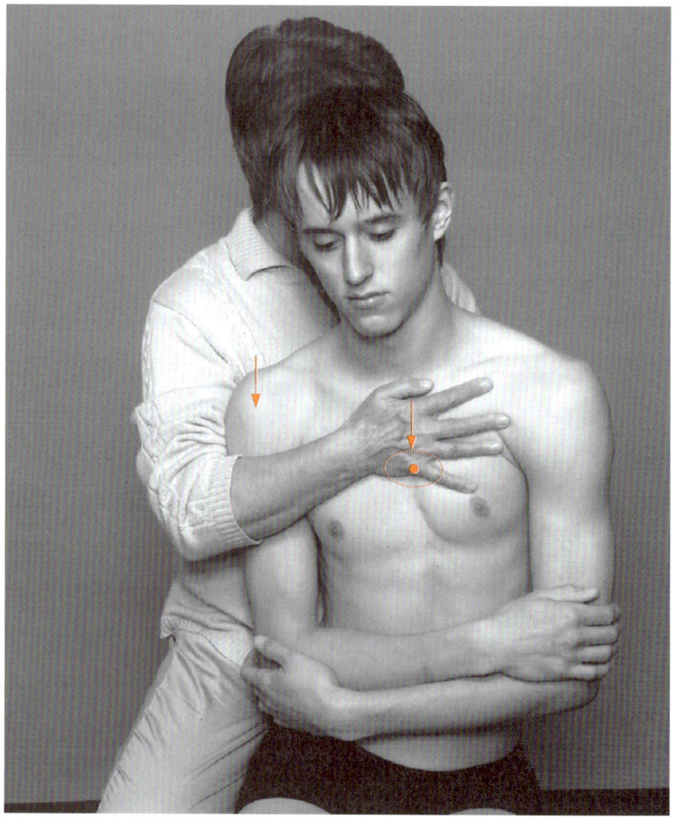

그림 6.15 오른쪽 회전 최종 긴장으로 설정한 분절 T4/5에서 견인에서부터 압박의 균형 상황을 촉진한다. 사진은 압박이다. [K325]

긴장을 감지한다. 오른팔은 환자역할을 맡은 사람의 몸통에 돌리고 손을 크게 벌려서 흉부에 접촉한다. 앞 흉부와 몸통에 접촉하면서 척추의 축을 중심으로 회전시켜 분절을 최종 긴장으로 유도한다(▶ 9.3.4항). 이것이 다음의 연습의 시작 자세가 된다.

- ▶ **그림 6.8** : 설정한 회전 장벽을 풀지 않고 분절을 오른쪽 옆굽힘 · 왼쪽 옆굽힘을 시킨다. 회전 장벽이 설정되어 있으면 매우 약간밖에 옆쪽으로 움직이지 않는다. 이것은 이후의 연습의 어느 운동방향에서도 마찬가지다. 촉진 연습의 목적은 오른쪽 옆굽힘에서부터 왼쪽 옆굽힘의 과정에서 분절 긴장이 최소가 되는 설정을 발견하는 것이다.
- ▶ **그림 6.9** : 설정한 회전 장벽을 풀지 않고 분절을 오른쪽과 왼쪽으로 측방 이동시켜 오른쪽에서부터 왼쪽의 과정에서 분절 긴장이 최소가 되는 설정을 발견한다.
- ▶ **그림 6.10**과 ▶ **그림 6.11** : 설정한 회전 장벽을 풀지 않고 분절을 폄과 굽힘을 시킨다. 분절에 댄 엄지손가락으로 각각의 방향으로 움직이는 과정에서 언제 분절 긴장이 최소가 되는지, 그것을 감지하는 것을 학습한다.
- ▶ **그림 6.12**와 ▶ **그림 6.13** : 설정한 회전 장벽을 풀지 않고 분절을 등쪽 · 배 쪽으로 이동시킨다. 여기서도 가장 좋은 조직 균형의 설정을 지각한다.

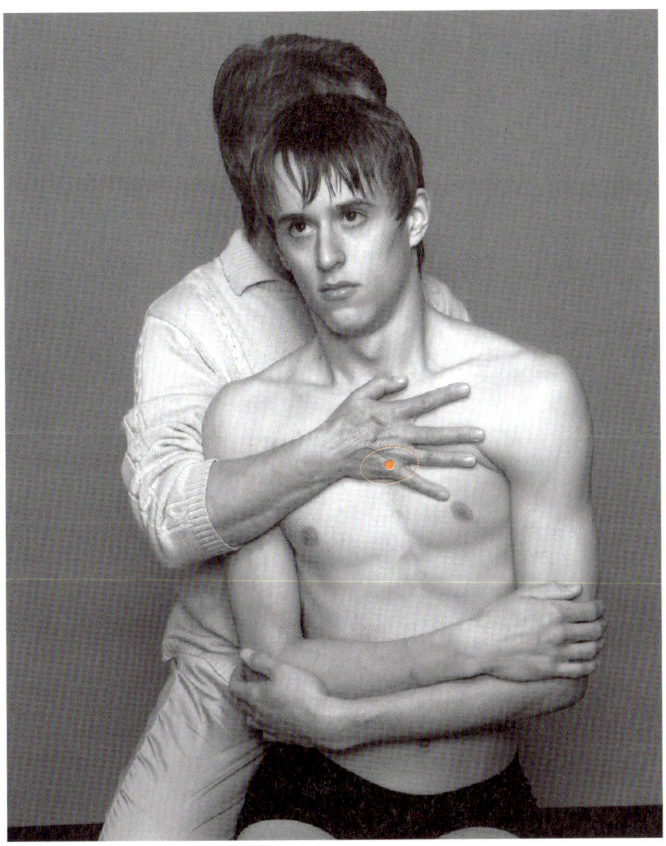

그림 6.16 오른쪽 회전 최종 긴장으로 설정한 분절 T4/5에서 들숨에서부터 날숨의 균형 상황을 촉진한다. 사진은 들숨 단계. [K325]

- ▶ **그림 6.14**와 ▶ **그림 6.15** : 회전 장벽에 설정한 분절을 견인 · 압박한다. 분절을 촉진하는 손으로 치료의 설정이 어느 곳이 가장 좋은지를 구한다.
- ▶ **그림 6.16** : 회전 장벽에 있는 분절의 호흡 거동을 옆굽힘 때 긴장상태 변화의 촉진 연습과 마찬가지로 체크한다. 그 결과로 "in-out 분절"인지 "out-in 분절"인지를 확정한다 (▶ 6.3항).

이상의 연습에서 얻어지는 촉진능력은 도수조작의 설정에 필수적인 전제조건이며 자극을 주기 위해 사전에 일련의 흐름으로 시행하여 균형이 잡힌 장벽 설정을 찾아낸다. 어딘가의 방향으로 제한이 있는 즉, 균형이 잡혀 있지 않는 경우, 도수조작의 방해가 되는 침해자극이 있다는 것을 나타내고 있다.

효과적인 가동화에는 여기서 연습한 요소를 도수조작의 경우처럼 요약하지 않고 하나씩 순번으로 설정한다. 분절의 긴장이 최소가 되는 호흡단계는 3~4초 길게 시간을 잡는다. 이완 후의 조절에서는 대개, 이 "기능적 기법"의 높은 효과성이 분명해진다.

6.6 기술부분에 대한 머리말

Vorbemerkungen zum technischen Teil

이후의 기술부분에서 소개하는 기법은 의사, 물리치료사의 쌍방을 대상으로 하고 있다. **방향성을 결정하는/목표로 하는 도수의학적 검사방법**은 진찰 중인 진찰 수요에 따라서 선정하였다. 치료운동에 의한 소견도 포함하고 있다.

치료기법의 선정기준은 하나는, 가동범위 제한이 의심되는 소견을 정상화하는 기법의 신뢰할 수 있는 효과성이며 또 하나는 능동운동에 의한 생리학적 힘을 주로한 관절과 연부조직에 대한 점진적인 작용이다. 제시한 치료기법은 모두 운동치료에 대한 적응에도 효과적이다.

의사만이 시행할 수 있는 치료기법에 대해서는 다루고 있지 않다.

근골격계의 기능장애 케어에서 의사와 물리치료사의 역할 분담에서는 **의사는 진단, 감별진단, 치료법의 적응판단, 반응진단으로서 시험 치료를 담당한다. 물리치료사의 역할**은 적응(▶ 제12장)이 판단된 다음의 **관절기능장애의 치료**이다. **치료의 편성과 강도(조절)를 고려**하여 전략을 세우고 **소견을 체크하여 효과성을 재확인**하는 것은 물리치료사가 시행할 임무이다. 특정의 치료운동으로 **비효율적인 운동을 교정**하는 것은 재발 예방의 일익을 담당한다.

6

도수의학의 검사 · 치료 기법에는 다양한 것이 있다. **이 책에서 소개하는 기법은 독일 도수의학회에 속하는 도수의학 의사회 베를린 의사연수 아카데미(ÄMM)의 연수 프로그램이고 의사나 물리치료사를 대상으로 척추를 주된 테마로 한 학급에서 학습하는 내용이다.** 기법의 선정에는 집필진의 진료경험을 기초로 베를린 의사연수 아카데미에서 가르치는 의사나 물리치료사의 조정을 가하고 있다.

검사 · 치료 기법의 유익한 발전은 대부분의 경우, 누구의 손에 의한 것일지도 모르는 상태에서 달성되어 있다. 문장으로 공표되는 것은 매우 산발적인 것에 지나지 않는다. 대부분은 학급에서 구두로 전달되고 있다. 또한 상세한 기법의 우선순위도 명확하지 않기 때문에 기법의 명칭에 개인 명의를 열거하는 것은 삼가했다.

6

제 II 부 방향성을 결정하는 근골격계의 포괄적 검사

Umfassende orientierende Untersuchung des Bewegungssystems

제Ⅱ부에서는 환자의 **전체적인 근육근막의 긴장분포**와 "보행"·"선 자세"의 정형화된 긴장징후를 확인하는 검사기법을 서술한다. 영역의 현 시점의 병원성이 시사될 때는 그 부위의 긴장현상을 검사한다. 진찰 중에 **영역의 긴장현상**이 심하게 나타나면 이것은 방향성을 결정하는 포괄적 검사의 일부가 된다.
이 과정을 ▶ 7.9항에 요약하고 있다.

문진 및 방향성을 결정하는 포괄적 검사에서는 척추·관절의 안정성이나 동역학을 결정하는 **상동장애**에 의해서 통증증후군이 유지되어 있는 사례가 흔히 의심된다. 이 경우에는 ▶ 7.10항에 열거한 것처럼 방향성을 결정하는 검사를 시행하는 것이 적절하다.

7 전체의 방향성을 결정하는 몸통검사

Global orientierende Untersuchung des Körperstamms

7.1 척추의 기능해부학에 대한 머리말

Vorbemerkungen zur funktionellen Anatomie der Wirbelsäule

기능해부학으로부터는 신체부위 본유의 기능, 그리고 그것과 관련되는 기능병리학의 중요한 점을 알 수 있다. 이 장에서는 척추의 전반적인 해부기능 특징을 서술한다. 각 척추부위의 특성에 대해서는 해당되는 장의 첫머리에서 열거한다(▶ 제8장, ▶ 제9장, ▶ 제10장).

몸통에서는 등뼈, 가슴우리(흉곽), 허리뼈, 골반이 외관적으로 통합된 신체부위를 형성하고 있다. 목덜미는 몸통과 머리를 연결하는 가동성이 높은 부위로서 거기서부터 나오고 있다.

움직임이 있는 3개 척추부위의 각각(목뼈, 등뼈, 허리뼈)은 형상으로 명확히 구별할 수 있다(▶ **그림 7.1**). 형상과 기능의 특성은 연관성이 있다. 가장 아래에 있는 엉치뼈와 꼬리뼈는 능동적으로는 움직이지 않고 골반에 꼭 적합하여 있다. 등뼈는 흉곽에 편입되어 있고 하나의 운동단위로 되어 있다. 등뼈와 허리뼈의 기능과 기능장애는 흉곽, 골반과 관련시킨 형태로 밖에는 검사, 치료, 그리고 이해를 할 수 없다.

각각의 척추는 앞쪽의 척추뼈몸통(vertebral body)과 돌기가 있는 뒤쪽의 척추뼈고리(척추궁)으로 구성되어 있다. 척추뼈몸통 등쪽의 좌 · 우에 척추뼈고리뿌리(추궁근)가 있고 척추뼈몸통과 척추뼈고리를 연결하고 있다. 위관절돌기와 아래관절돌기는 어느 정도 직접적으로 확고하게 연결되어 있다. 위관절돌기의 관절면(facet)은 등쪽, 아래관절돌기에서는 배 쪽을 향하고 있다(▶ **그림 7.2**). 관절돌기와 관절간극의 위치는 부위마다 바뀌고 각각에 본유의 운동과 대응하고 있다. 상 · 하 척추의 척추뼈몸통은 척추사이원반(추간판)의 쿠션으로 연결되면서 간격을 유지한다. 상 · 하의 척추뼈고리와 가시돌기는 인대로 결부되어 있다. 대상자의 하부 척추의 위관절돌기 뒤쪽에 상위의 아래관절돌기가 와서 돌기사이관절(추간관절)이 형성되어 있다. 관절의 앞쪽에서 좌 · 우의 척추뼈고리뿌리 사이, 그리고 척추뼈몸통과 척추사이원반의 바로 뒤쪽에 척추사이구멍(추간공)이 있다.

짝을 이루는 상 · 하의 척추를 연결하는 모든 구조(인대, 척추사이원반, 관절, 척추사이구멍)가 Junghanns에 의해서 운동 분절(▶ **그림 7.2**)이라 명명되어 있다.

척추의 역할

척추는 몸통의 중심적인 지지축 · 운동축이다. 척추에는 **세 가지 역할**이 주어져 있다. 이것을 아래에서 설명한다.

- 지지
- 운동
- 척수의 보호

지지

지지기능은 척추뼈몸통의 배열을 보면 알 수 있다. 척추뼈몸통은 인대를 통해 부하를 하위의 척추뼈몸통으로 전달하고 최종적으로 엉치뼈까지 도달한다. 엉치뼈(천골)는 엉치엉덩관절을 통해 부하를 볼기뼈(관골), 거기서부터 엉덩관절로 전달해간다.

해면모양의 척추와 점진적인 척추사이원반의 접촉면은 연골의 층으로 되어있고 속질핵(수핵)을 가두어 척추사이에서 가동적인 쿠션이 되도록 유지하고 있다. 이 밀폐의 역학적 병리학은 Luschka가 최초로 발표하고 Schmorl이 상세히 설명하였다.

척추의 상위 2개의 운동 분절은 특별한 배치로 되어있다. 여기에서는 척추사이원반이 없다. 부하의 전달은 각각의 관절에서 시행된다.

목뼈나 허리뼈의 운동 분절이 과다 전만으로 되어있어 척추가 크게 기울어 있는 경우도 돌기사이관절이 지지의 역할을 담당한다. 이때, 관절면의 뼈 구조가 변화한다. 특히 두드러지는 것이 치밀질의 강화이고 X선으로 확인할 수 있다.

하중의 일부는 별개의 경로로 골반에 도달한다. **복벽 근육군**이 정상적으로 기능하고 있으면 흉곽과 돔(dome)모양의 가로막(횡격막)이 복강의 내장에 올라타고 압축되지 않는 내장의 아래쪽에 볼기뼈가 이어진다. 이 경로로 부하가 전달되면 척추와 엉치엉덩관절의 부하가 경감된다. 이 지지기능의 배분은 복부를 압박시키

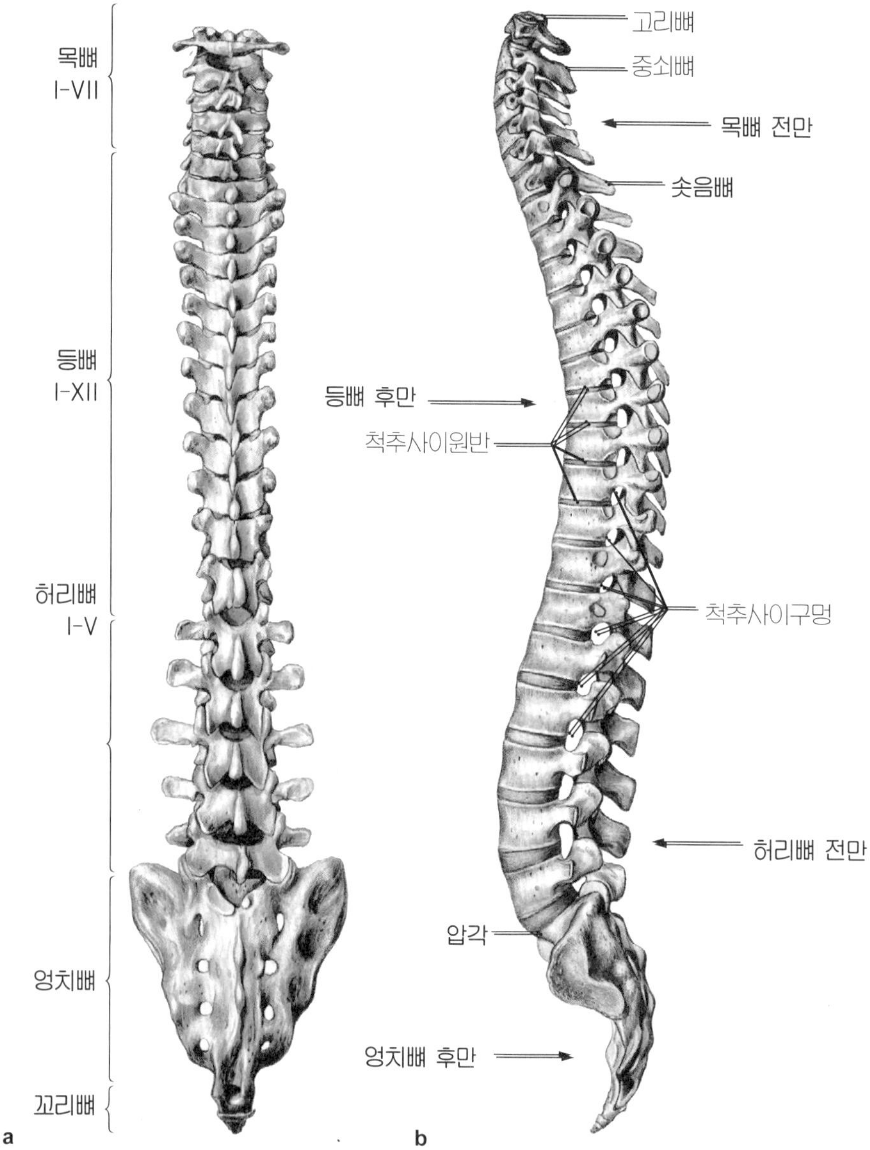

그림 7.1 척추(갈비뼈 등을 제외한 그림). a) 배면도 b) 측면도. [S000]

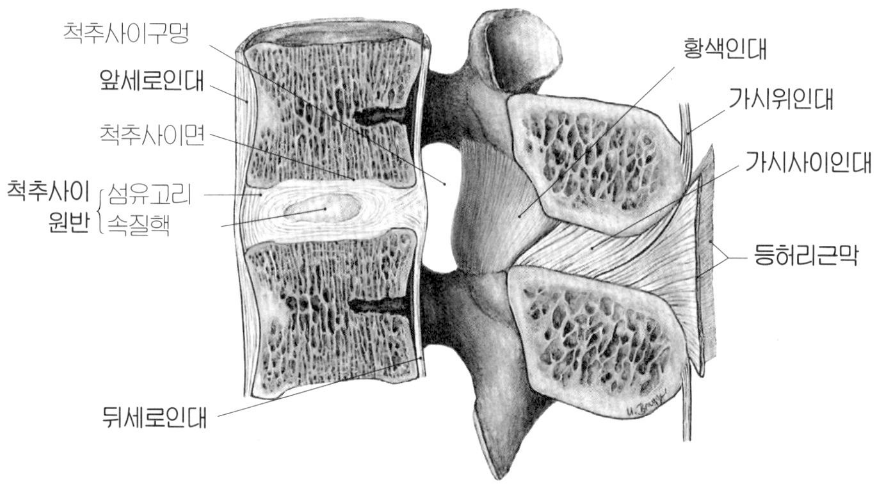

그림 7.2 운동 분절(Junghanns에 따른다). 인대, 척추사이원반, 관절, 척추사이구멍. 그림은 허리뼈의 운동 분절을 옆에서부터 파악하고 있다. [S000]

면 커진다. 다만, 이것은 복강 내의 압력이 동맥의 혈압에 도달하면 제한된다. 가로막을 포함하는 복벽과 등근육군의 기능이 협응하여 있으면 척추가 보호되어 있게 된다. 허리 · 등 근막의 긴장이 증가하여 전만이 직립을 하면 등근육군의 부하도 감소한다.

운동

운동기능과 지지기능은 어느 정도 대칭적인 관계에 있다. 척추사이원반의 두께가 운동 분절의 가동성을 측정하는 척도가 된다. 척추뼈몸통의 두께에 대해서 아래와 같은 비율이 관찰된다.

- 허리뼈에서 1 : 3
- 등뼈에서 1 : 5
- 목뼈에서 1 : 2.5

따라서 척추사이원반의 비율이 큰 목뼈가 가장 가동성이 높다. 각각의 분절에서는 X선에 촬영되는 척추사이 공간의 두께에서부터 구조적으로 가능한 운동능력을 추정할 수 있다. 상 · 하의 척추와 비교함으로써 분절의 상대적 가동성의 단서가 얻어진다.

관절은 운동의 궤적을 결정한다. 특정의 방향을 우선하고 다른 방향으로는 제한을 가한다. 관절의 경사가 가팔라질수록 앞굽힘 · 뒤굽힘 때 척추사이원반의 전단력(shearing force)이 작아진다. 각 부위의 관절위치 특성에 대해서는 해당되는 장의 첫머리에 열거한다(▶ 제8장, ▶ 제9장, ▶ 제10장).

척추세움근군을 시작으로 하는 근육군은 척추뼈고리나 돌기에 부착하고 지레의 팔로서 작용한다. 따라서 이러한 뼈 구조는 휨에 강하도록 되어있다. 이 점에서도 주로 평면적인 압력에 노출되는 해면모양의 척추뼈몸통과는 명백히 대칭적이다.

척수와 척수뿌리의 보호

중심의 운동축으로서 척추는 몸통이 어떻게 움직여도 매우 약간밖에는 움직이지 않는다. 따라서 척추관/척추사이구멍 내의 척수의 보호에 매우 적합하다. 척추관은 척추뼈몸통의 바로 뒤쪽에 있으며 등쪽은 골성의 고정구인 척추뼈고리와 그 사이를 뻗는 인대로 지켜지고 있다. 척수뿌리는 좌 · 우 대칭으로 되어 척추뼈고리뿌리에서부터 나오고 있다. 이 공간관계를 보면 왜 척추와 척수뿌리(또는 척수)가 발병원인으로서 서로 영향을 주는지를 이해할 수 있다. 척추관에는 삐어져 나오는 허리뼈 척추사이원반 헤르니아, 척추관이 좁아지는 형태이상, 척추사이구멍 내의 척수뿌리의 신경초종(neurilemmoma)은 공간의 협착이 신경구조의 기능장애에 이른다는 것을 나타내는 예이다. 이때, 수용기가 자극되면(수막 등에서) 통증이 발생하여 가동성이 제한되는 경우도 있다.

7.2 방향성을 결정하는 관찰에 의한 검사

Orientierende Untersuchung durch Inspektion

처음으로 하는 진찰이나 새로운 질환의 경우는, 신중하게 관찰에 의한 검사를 하여 근골격계 전체를 대충 파악하고 그 관찰을 문서화하는 것이 바람직하다. 이때, 항상 같은 순서로 시행하면 도움이 된다.

7.2.1 보행 시 환자의 관찰에 의한 검사

보행 시 환자를 관찰할 때는 보행모습에 "조화된" 인상이 있는지? 즉, 모든 신체부위가 원활하게(협응하여) 전진운동에 참여하고 있는가에 주의한다. 이 조화의 기본이 되는 것은 전진의 대칭성, 회전공동운동의 존재, 대칭적으로 자유로이 흔들리는 팔이다. 특이점을 모두 파악하려면 발소리를 듣고 보행을 전 · 후에서부터 관찰하면 좋다. 경직(뻣뻣함)을 유지하는 부위, 특히 강하게 운동부하가 걸려 있는 부위가 척추검사 전의 관심대상이 된다.

아래의 요소가 **대칭인가 비대칭인가**를 평가한다.

- 발목과 보폭
- 골반의 회전운동
- 골반의 옆굽힘 운동
- 팔의 흔들이 운동, 또는 팔이음뼈의 공동운동
- 등뼈의 회전면의 높이

발소리와 보폭은 입각기가 합리적으로 진행되고 있는가를 보여주고 있다. 이 시스템의 목표로 하는 검사로서 연쇄적인 단순한 기능장애를 치료한 후 향후의 계획을 세우기 위해 엉덩관절 폄의 상동성 검사(stereotype test)가 필요한 경우가 있다.

골반의 회전운동은 등뼈 · 허리뼈 이행부의 회전력과 다리의 3차원적인 안정성에 좌우된다. 순조롭게 진행되면 등뼈 · 허리뼈 이행부와 허리뼈 · 엉치뼈 이행부의 기능장애를 치료한 후에 골반이 다시 함께 움직이게 된다.

골반과 몸통이 이마면에서 안정되어 있는 경우는 **골반의 옆굽힘 운동**이 없다고 예상된다. 골반의 한쪽 또는 양쪽이 내려가 보인다면 후의 목표로 하는 상동성 검사에서 다리에 올라탄 골반의 이마면에서 안정성을 확인할 수 있을(엉덩관절 벌림을 검사한다) 것이 필요한 경우가 있다.

한걸음마다에 등뼈 · 허리뼈 이행부도 회전하고 있다면 팔의 흔들기는 대칭이 된다. 비대칭인 경우, 다양한 해석이 가능하다. "임상적 조언"에서 몇 가지 예를 든다.

임상적인 조언

- **등뼈 · 허리뼈 이행부의 분절에 가동범위 제한과 회전 장애**가 있을 때는 팔 흔들기의 자극이 충분히 전달되지 않는다. 이것은 가동화로 바로 완화된다.
- **큰볼기근의 약화**에 의해서 **근육이 불균형**인 경우는 보행 시에 엉덩관절의 폄이 방해된다. 폄의 부족을 보완하기 위해 한걸음마다에 허리뼈의 전만이 증가해가고 등뼈 · 허리뼈 이행부의 척추세움근에 과부하가 걸린다. 그 결과, 등뼈 · 허리뼈 이행부의 가동범위가 제한되어 회전운동이 중부등뼈로 옮겨가고 T7에서 보상성 과다 가동화가 일어난다.
- **Janda 증후군에 의한 교차증후군**(intersection syndrome)은 위와 같은 불균형이 양쪽에서 비교적 장기간에 걸쳐 존재하는 것으로 발전하고, 중증의 만성 마모 · 통증증후군에 이르는 경우가 있다. 이러한 의심이 있을 때는 엉덩관절의 폄(엎드려 누운 자세)과 벌림(옆으로 누운 자세)을 검사한다 (Janda). 몸통의 안정근육군을 동적으로 활동시킴으로써 협응운동 장애를 증명한다.
- **가로막과 등근육군을 포함하는 복벽의 기능이 협응하지 않고 있는** 것은(▶ 7.1항) 임상적으로 심각하다. 이 기능 시스템의 불균형은 정역학과 동역학의 기능 연쇄를 변화시킨다. 가동범위 제한 패턴이 모든 척추영역에서 재발하고 팔다리에 까지 파급한다. 이 상태의 환자는 머리를 앞쪽으로 당기고 어깨를 돌출시킴으로써 한 걸음 한걸음 전진한다. 보행 시 공동 회전은 분절 T4/5로 이행하고 있다. 가동범위 제한은 국소에 강한 통증을 동반하여 비교적 단기간에 재발한다. 이러한 소견이 얻어진 경우, 진단을 위해 동역학의 광범위한 검사를 반드시 시행한다(▶ 7.10항).

방향성을 결정하는 보행검사로부터 얻어지는 소견은 임상증상이 발생하여 만성화가 되어가는 관계를 분명히 보여준다.

7.2.2 선 자세 환자의 관찰에 의한 검사

첫 번째 검사에서는 적절한 치료 접근법을 신속하게 찾아내는 것이 주제가 된다. 동시에 현 시점의 근골격계의 정적 · 동적 구성으로부터 예후가 어떻게 되는지 예상을 한다. 이러한 포괄적인 정보를 얻으려면 각 영역에서 전형적인 특정 긴장징후를 직립 자세에서 확인한다.

여기서도 항상 같은 순서로 검사를 하는 것이 좋다.

선 자세 환자의 관찰은 아래의 순서로 시행한다.

- 측방에서부터(1)
- 후방에서부터(2)
- 전방에서부터(3)

이때, 특히 아래의 것에 주의한다.

- 신체구조의 대칭성
- 각 부위의 정역학의 대칭상황
- 표층 기복의 대칭성이나 특이점(근육의 부푼 곳의 형상이나 기능상태 등)
- 척추의 만곡
- 이마면과 시상면에서 신체부위의 수직선 상황
- 평형 조정, 발에 걸리는 체중의 분배

측방에서 본 정역학

정적인 상태(static state)의 X선 영상을 보면, 가장 확실하게 상황을 파악할 수 있다. 측방에서부터 수직선의 상황을 관찰하면 (▶ **그림 7.3**) 근육군의 활동이 평형인지 장애가 있는지를 알 수 있다. 바깥귀길(외이도)을 머리의 중력중심의 시선의 목표(mark)로서 사용한다. 근육활동의 균형이 잡혀 있는 경우 바깥귀길에서부터 내린 수직선이 기저인 발배뼈(주상골) 주변으로 향한다. **머리와 기저의 수직선**이 하나로 연결된다. 머리 수직선이 발배뼈의 전 · 후로 벗어나 있는 경우는 엉덩관절과 엉치엉덩관절면에 이상이 있거나 통증 때문에 허리뼈의 가동성에 문제가

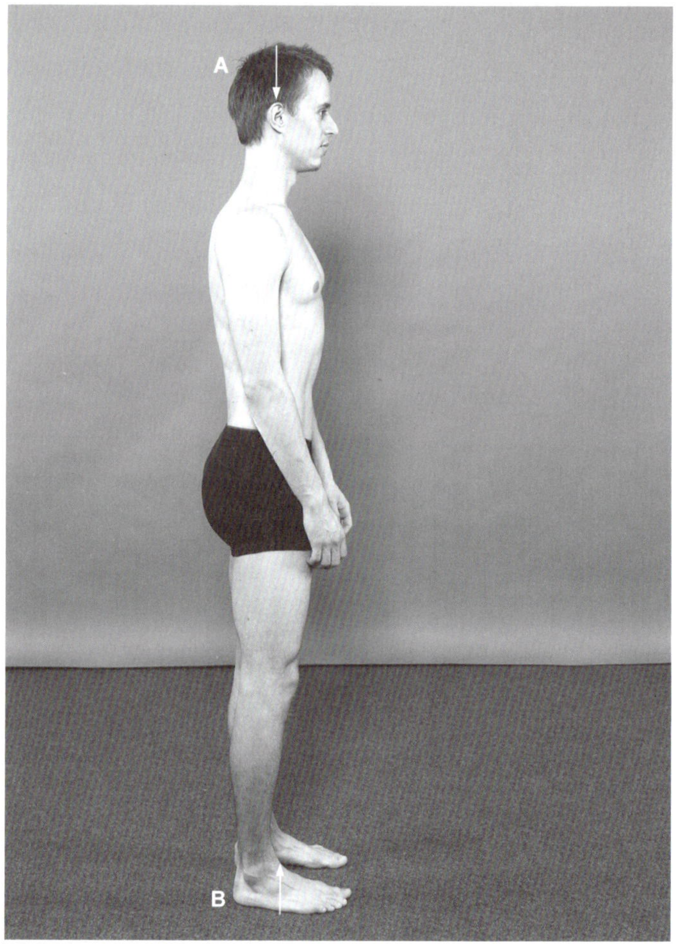

그림 7.3 선 자세를 측방에서 관찰에 의한 검사를 한 것이다. 몸통과 각 부위의 수직선 상황에 주의한다. A = 머리 수직선 B = 기저 수직선. [K325]

발생하여 있다.

평가 – 부위의 부분적 정역학

관찰에 의한 검사에서 머리 수직선을 목뼈 · 등뼈와 등뼈 · 허리뼈 이행부에서부터 엉덩관절로 쫓아간다.

균형이 잡혀 있으면 수직선은 바깥귀길에서부터 C7의 척추뼈몸통을 지난다. 목빗근(흉쇄유돌근)이 빗장뼈(쇄골)에 부착하는 부분이 외견상의 시선의 목표가 된다. 흔히 관찰되는 장애는 거북목이다. 심층의 목 굽힘근이 불활성이고 목덜미 폄근이 과부하를 받거나 게다가 단축하여 있으면, 관절기능장애를 동반하는 머리뼈 · 목뼈 이행부의 과다 전만이나 하부목뼈의 직립 또는 후만이 형성된다. 목뼈의 정역학이 변화하는 원인은 주로 운동조절장애이다.

골반의 주변에서는 수직선이 L5의 척추뼈몸통, 그리고 큰돌기(대전자) 끝에 있는 엉덩관절의 뒤끝을 지나는 것이 외견상의 시선의 목표가 된다.

큰돌기가 명백히 머리와 기저의 수직선 전방에 있을 때는 Lewit에 의한 **골반의 앞쪽전위**(anteposition)에 해당한다. 이 소견은 복벽과 볼기근육이 불활성으로 되어있는 근육 상동성 장애(stereotype disorder)에 기인한다. 등뼈 · 허리뼈 이행부 척추세움근의 활동이 항진함으로써 허리뼈 전만이 머리 쪽으로 길어져 있고 강화되어 있는 경우도 많다.

정적인 상태의 X선 영상에서는 보통, T12가 L5의 위쪽에서 척추뼈몸통의 두께만큼 뒤쪽으로 위치하여 있으나 골반 앞쪽전위에서는 T12가 더 뒤쪽에 있다. 환자를 옆쪽에서 관찰하면 가시돌기의 배열을 식별할 수 없다. 그러나 비스듬한 뒤쪽에서부터는 가시돌기의 배열을 알 수 있다.

임상적인 조언

허리뼈와 골반이 직립한 신체 앞쪽 자세는 통증에 의한 강제자세이다. 이것은 말초의 반사로 만들어진다. 속질핵(수핵)의 탈출이 원인인 경우가 있다.

뒤쪽에서 본 정역학

뒤쪽에서부터는 머리와 기저의 수직선에 대해서 신체부위가 대칭으로 정렬되어 있는지를 체크한다(▶ 그림 7.4). 뒤통수 중앙에서부터 신체 중심에 내린 수직선이 발 사이로 향하는가(머리 수직선 = 기저 수직선인가)? 양 어깨의 중앙과 둔열(anal cleft)을 지나는가?

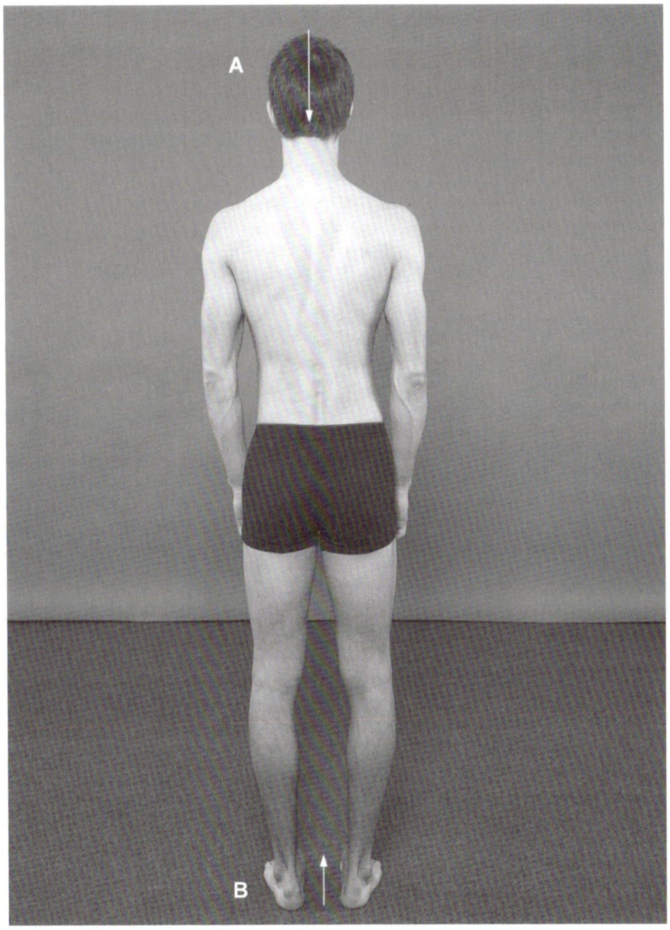

그림 7.4 선 자세를 뒤쪽에서부터 관찰에 의한 검사를 한 것이다. 어깨와 몸통에서 표층 기복의 대칭성, 또는 좌 · 우 같은 위치의 점에서부터 머리의 수직선 (A) · 기저 수직선 (B)에의 거리를 비교한다. [K325]

평가

수직선이 측방으로 벗어나 있는 경우, 같은 쪽의 다리에 부하가 많이 걸려있다는 것을 나타낸다.

임상적인 조언

머리와 기저의 수직선이 일치하여 있는데도 골반이나 어깨 주변이 측방으로 벗어나 있다면, 머리의 가쪽 경사(다리길이 차이) 또는 척추측만증이다. **머리 가쪽 경사자세**만이 일어나거나 **골반과 상체가 각각 반대쪽으로 벗어나**거나 하면 통증에 의한 강제자세의 가능성이 있다. 기능장애만이 원인인 경우는 적다.

대칭상황

표층의 좌 · 우 같은 위치의 점은 중앙에서부터 같은 거리로 수평으로 배열해야 한다. 표층 기복은 형상과 크기가 같은 정도일 것. 정적인 상태의 구성을 관찰하면 눈으로 볼 수 있는 **골격 점**이나 **근육의 기복**으로 비대칭을 인지할 수 있다.

표 7.1 방향성을 결정하는 선 자세의 관찰에 의한 검사 — 대칭상황

등쪽에서부터의 관찰에 의한 검사	대칭	비대칭인 벗어남의 모양	배 쪽에서부터의 관찰에 의한 검사	대칭	비대칭인 벗어남의 모양
발꿈치			발: 발가락과 폄근힘줄		
장딴지			앞정강근		
겨드랑			무릎		
넓적다리의 안쪽 모서리 (모음근의 기복)			넙다리네갈래근		
둔열, 볼기의 형상			측방의 엉덩관절 근육군과 엉덩정강인대		
미카엘리스 마름모꼴			배꼽, 복벽근육군		
허리의 척추세움근			흉곽의 하단		
하부갈비뼈			큰가슴근		
허리의 형상			어깨의 위치, 빗장뼈의 뻗음		
어깨와 어깨뼈 및 그 근육군			어깨 · 목덜미의 선		
목덜미의 기복			목빗근		
			빗장뼈 위의 삼각		

7

신속하게 확인해가려면 ▶ **표 7.1**에 열거한 것 같은 체크 리스트를 이용하면 좋다.

임상적인 조언

대개의 비대칭, 수직선으로부터의 벗어남은 운동조절장애에 의해서 일어나고 이것이 척추의 기능장애로 이어지는 경우가 있다. 전체적인 특이점이 발견된 경우에는 복합적인 운동기능 질환의 의심이 있다(▶ 7.10항).

7.3 방향성을 결정하는 선 자세 (앉은 자세)의 촉진에 의한 검사

Orientierende Untersuchung durch Palpation im Stehen (Sitzen)

전반적인 경청 (동의어 ; Escouté 프랑스어)

▶ **그림 7.5** : General Listening(촉진에 의한 "경청")은 근육근막의 검사기법이며 최초의 방향성을 결정하기 위해 사용한다. 배 쪽과 등쪽, 우측과 좌측, 몸쪽과 먼쪽으로 근육근막의 긴장이 현재 어떠한 균형으로 되어있는가를 알 수 있다. 이 검사에는 치료사가 이완하여 손의 밑에서 일어나는 작은 긴장 변화에 의식을 집중할 필요가 있다.

환자는 직립자세이고 치료사는 그 뒤쪽이나 옆쪽에 서서 한쪽 손을 환자의 머리마루에 하중을 가하지 않고 댄다. 균형이 확실히 대칭이면 이 "환경조건"의 약간의 변화에 대한 반응은 느껴지

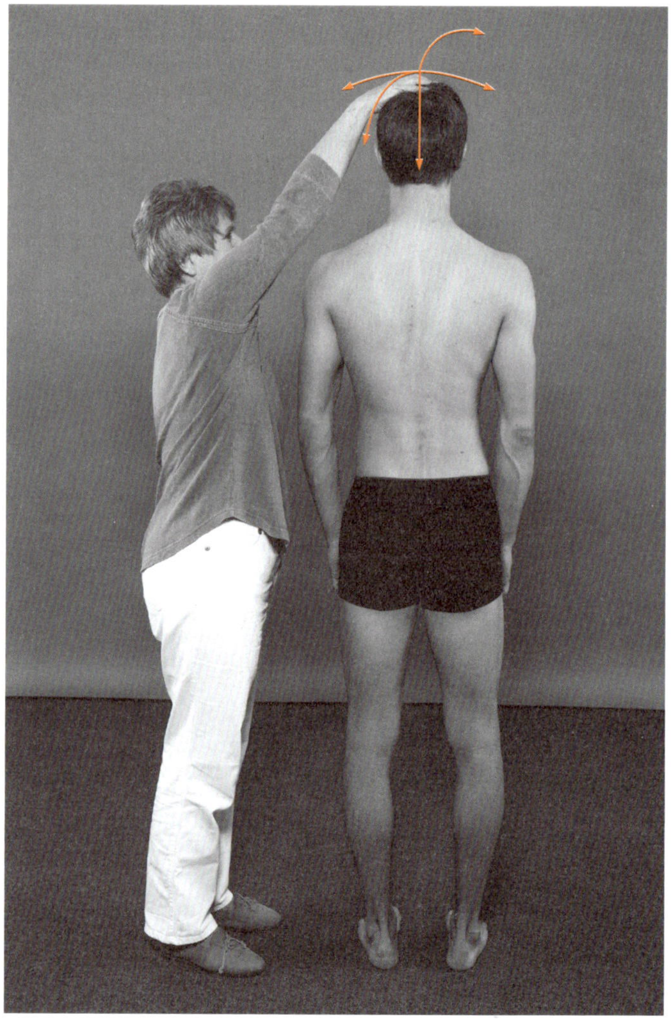

그림 7.5 직립자세에서 근육근막 긴장의 현 상황에 대해서 최초의 방향성을 결정한다("general listening"). 가능성이 있는 긴장방향: 앞쪽/뒤쪽. 좌 · 우. 앞 · 뒤와 옆쪽/아래쪽의 조합. [K325]

지 않는다. 한 방향으로 이동하는 것이 손에 느껴진 경우, 이동방향의 조직에 근막의 기능부전이 있다. 배 쪽으로 움직이면 내장의 결합조직 구조의 긴장이 항진하여 있을 가능성이 있다. 그 이외의 방향에서는 오히려 근골격계의 긴장을 나타낸다.

표층 촉진

제1 촉진 스트로크(stroke)에서는 이완하여 서 있는 환자의 뒤쪽에서부터, 좌 · 우 동시에 조용히 신속하게 피부를 쓰다듬는다.

- 아래턱 주변에서부터 목덜미로
- 목덜미에서부터 어깨로 향하고 위팔 가쪽으로 (▶ **그림 7.6a**)

제2 촉진 스트로크에서는 양손으로 아래와 같이 쓰다듬는다.

- 뒤겨드랑 주름에서부터 어깨뼈를 지나서
- 몸쪽과 골반으로(▶ **그림 7.6b**)

스트로크 사이는 손바닥을 밀착시켜서 **촉진의 인상**을 해석한다. 긴장이 두드러진 영역에서는 피부와 피하를 접는 것처럼 둥글게 하여 들어올린다. 피부 국소의 비후나 긴장항진, 밀어서 움직이거나 들어올리기 어려운 곳, 비대칭인 소견을 문서화한다. 특이점을 등록하고 경우에 따라서는 Kibler에 의한 skin rolling test를 시행하여 그 자리에서 재검사한다. 제2촉진 스트로크에서 그대로 엉덩뼈능선을 촉진한다(▶ 7.4.1항).

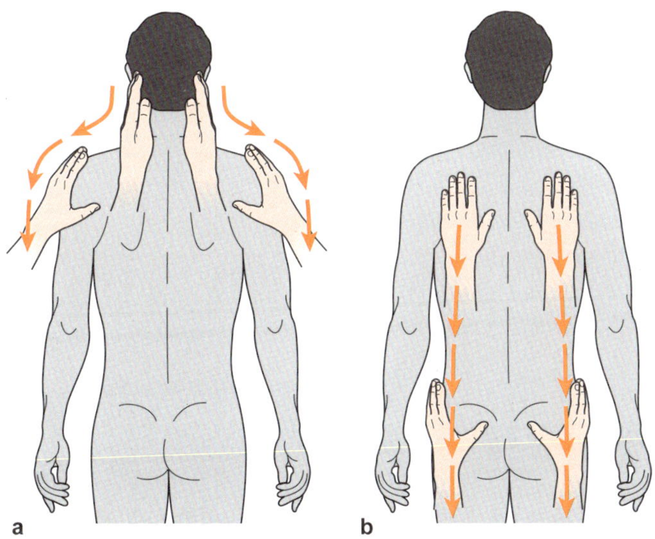

그림 7.6 피부, 피하, 얕은 층 근육의 긴장 특이점을 파악하기 위해 선 자세에서 표층 조직의 방향성을 결정하는 촉진을 시행한다.
a) 얼굴 주변에서부터 목의 측방을 지나 어깨, 위팔로
b) 어깨뼈에서부터 몸쪽, 골반으로 [L106]

> **실행적인 조언**
>
> 전체적인 촉진은 관찰에 의한 검사 소견에 따라서 임의로 넓힐 수 있다. 소견으로부터는 특히 장애가 있는 신체영역과 **신경조절의 전체적인 반응성**을 대충 알 수 있다(▶ 제12장). 근육긴장의 변화가 두드러지는 곳은 후에 대상을 좁혀 검사한다. 구체적인 근육이나 미세 근육다발의 경직, 촉진 감수성에 대해서는 방향성을 결정하는 검사에서 촉진하지 않는다.

7.4 운동 시 긴장징후의 출현에 관해서 방향성을 결정하는 선 자세에서 골반 · 척추검사

Orientierende Untersuchung von Becken und Wirbelsäule im Stehen auf hinweisende Spannungszeichen bei Bewegung

일상의 진료에서는 표층 촉진 후에 직립자세에서 다시 검사를 계속한다. 이 검사는 영역의 긴장의 가능성을 보여주는 것이다(영역의 긴장현상). 이 장에서는 **방향성을 결정하는 검사에서 최저한으로 시행하는 프로그램** 중, 일부의 기법을 요약하였다. 다음의 검사가 양성인 경우, 그 영역을 반드시 다시 상세히 검사한다.

7.4.1 선 자세 · 앞굽힘 시 골반 점의 촉진

골반 점의 촉진에서는 규정된 검사자세에서 골반의 좌 · 우 같은 위치의 점을 수평면과 비교한다. 이때 골반이 기울어져 있어 내부의 해부학적인 대칭성을 대충 판단한다. 비대칭적인 침해반응 즉, 조직의 경직, 팽창, 비후가 뼈점 위에 느껴지면 골반경사로 착각되는 경우가 있다. 이러한 소견의 오류를 피하려면 검사와정에서 앞 · 뒤의 엉덩뼈능선을 비교하여 몸통의 능동적 앞굽힘으로 골반점의 거동을 조사한다. 앞굽힘을 하면 긴장이 명확해진다. 이것은 골반점이 일시적으로 먼저 움직이거나 다리가 일시적으로 길게 보이거나 하는 형태로 나타난다.

> **실행적인 조언**
>
> 이상의 소견은 방향성을 결정하는 검사에서 판명되는 긴장현상의 일부이다. 근육근막의 10단계 검사(▶ 7.4항)에 의한 소견과 아울러서, 방향성을 결정하는 골반 · 허리뼈의 영역검사를 시행할 필요가 있다.

7

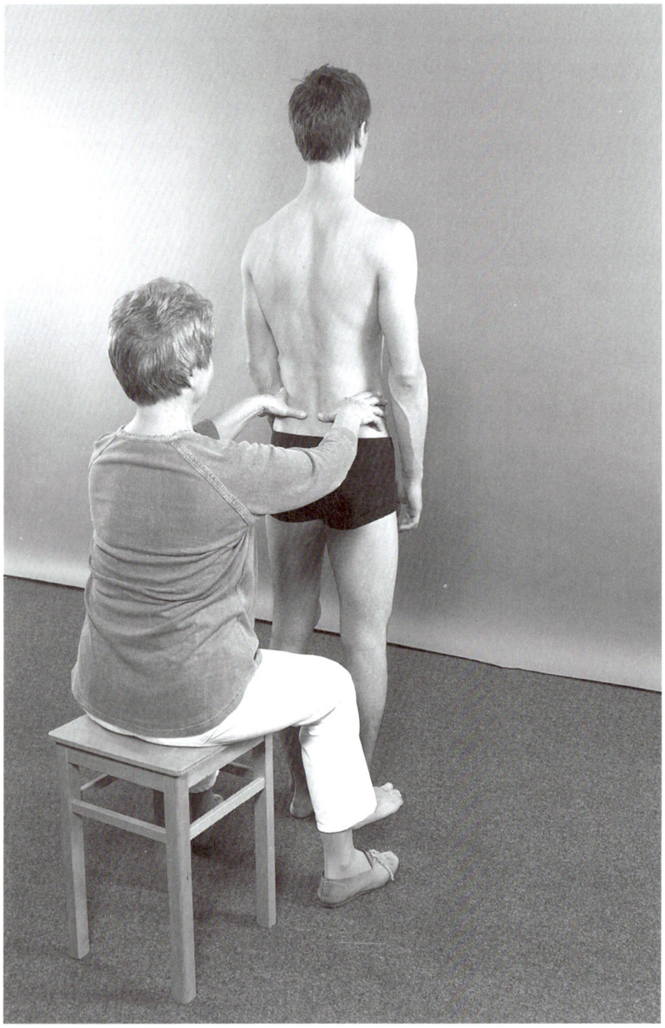

그림 7.7 직립자세에서 엉덩뼈능선을 촉진하고 있다. [K325]

선 자세의 환자에서 해부학적, 정역학적인 상황을 해명하려면 적어도 좌 · 우에서 3쌍의 점을 비교하는 것이 좋다.

- 엉덩뼈능선의 옆쪽 · 뒤쪽(▶ 그림 7.7)
- 위뒤엉덩뼈가시(▶ 그림 7.8a)
- 위앞엉덩뼈가시(▶ 그림 7.8b)

어려운 경우는 위앞엉덩뼈가시를 어느 쪽인가의 뒤쪽의 점 1쌍과 비교하면 진단을 추정할 수 있다.

좌 · 우의 점이 수평면에서부터 벗어나 있을 때는 앞굽힘의 시작과 끝에서 위뒤엉덩뼈가시 움직임 변화를 체크한다.

시작 자세

선 자세의 검사에서는 발꿈치를 넙다리뼈머리의 바로 아래쪽으로 가져간다. 즉, 양 발꿈치 사이를 약 15㎝ 정도 벌린다(성인의 좌 · 우 뼈머리 중심의 간격은 약 18~25㎝). 발을 좁히고 서면 골반의 측방이동(같은 쪽으로 체중이동) 시에 돌출한 쪽이 내려간다. 이것은 양 발을 벌려서 확고하게 서 있을 때는 올라간다. 발꿈치를 넙다리뼈머리의 아래쪽에 설정한 경우에만, 다리와 골반은 평행사변형과 같은 거동을 보인다. 수평인 골반은 입각(stance)을 바꿔도 수평을 유지한다.

골반점의 촉진은 반듯이 누운 자세나 엎드려 누운 자세에서도 가능하지만, 결과가 다를 가능성이 있다. 누운 자세에서는 수평의 입지 면의 영향(대개 교정적으로 작용한다)이 없어지고 비대칭인 근육이 자세에 주는 영향을 더 분명하게 볼 수 있다. 골반점 촉진의 순서는 임의로 한다.

엉덩뼈능선의 옆쪽과 등쪽의 촉진

엉덩뼈능선은 옆쪽을 촉진하고 뒤쪽의 안쪽으로 향해서 뻗는 것을 추적할 수 있다. 엉덩뼈능선의 촉진에는 치료사는 환자의 뒤쪽에 앉는다(구부린다). 시선은 골반의 높이, 양손은 수평으로 하여 허리부위에 놓은 집게손가락의 노쪽 끝으로 위쪽에서부터 엉덩뼈능선을 향해서 촉진해간다. 양손은 반드시 같은 높이로 피부에 대고 위쪽에서부터 엉덩뼈능선으로 진행하여 양쪽의 압력을 같게 한다. 좌 · 우 같은 위치의 접촉 부위를 수평면과 비교한다(▶ 그림 7.7).

위뒤엉덩뼈가시 촉진

▶ 그림 7.8a : 위뒤엉덩뼈가시는 하단의 눈에 잘 띄는 부위를 촉진한다. 엄지손가락을 아래쪽에서부터 위뒤엉덩뼈가시의 하단으로 향해서 같은 압력으로 움직이고 수평면과 비교한다.

실행적인 조언

위뒤엉덩뼈가시에서 가장 융기한 부위는 더 머리 쪽에 있고 미카엘리스 마름모꼴의 옆쪽 움푹 들어간 곳이 시선의 목표로 되어있다. 이 시선의 목표에 좌 · 우 같은 위치에 촉진하는 손가락을 대는 것은 확실하지 않다!

위앞엉덩뼈가시 촉진

▶ 그림 7.8b : 위앞엉덩뼈가시 촉진에는 치료사는 환자의 앞쪽에 앉는다(구부린다). 시선은 골반의 높이, 엄지손가락은 수평으로 하여 아래쪽에서부터 위앞엉덩뼈가시로 향해서 움직인다. 위앞엉덩뼈가시는 골반 만곡의 앞 · 옆쪽에 있으며 샅고랑인대(서혜인대)의 바깥 끝에 접한다. 엄지손가락은 이마면이 아니라 비스듬히 바깥 아래쪽에서부터 대고 위앞엉덩뼈가시 가쪽 끝을 향해서 아래쪽에서부터 움직여간다(▶ 그림 7.8b). 좌 · 우 같은 위치에 접촉한 감각이 얻어지면, 수평면과 비교한다.

위앞엉덩뼈가시 촉진은 지방이 과다한 환자에서도(아래로 처진

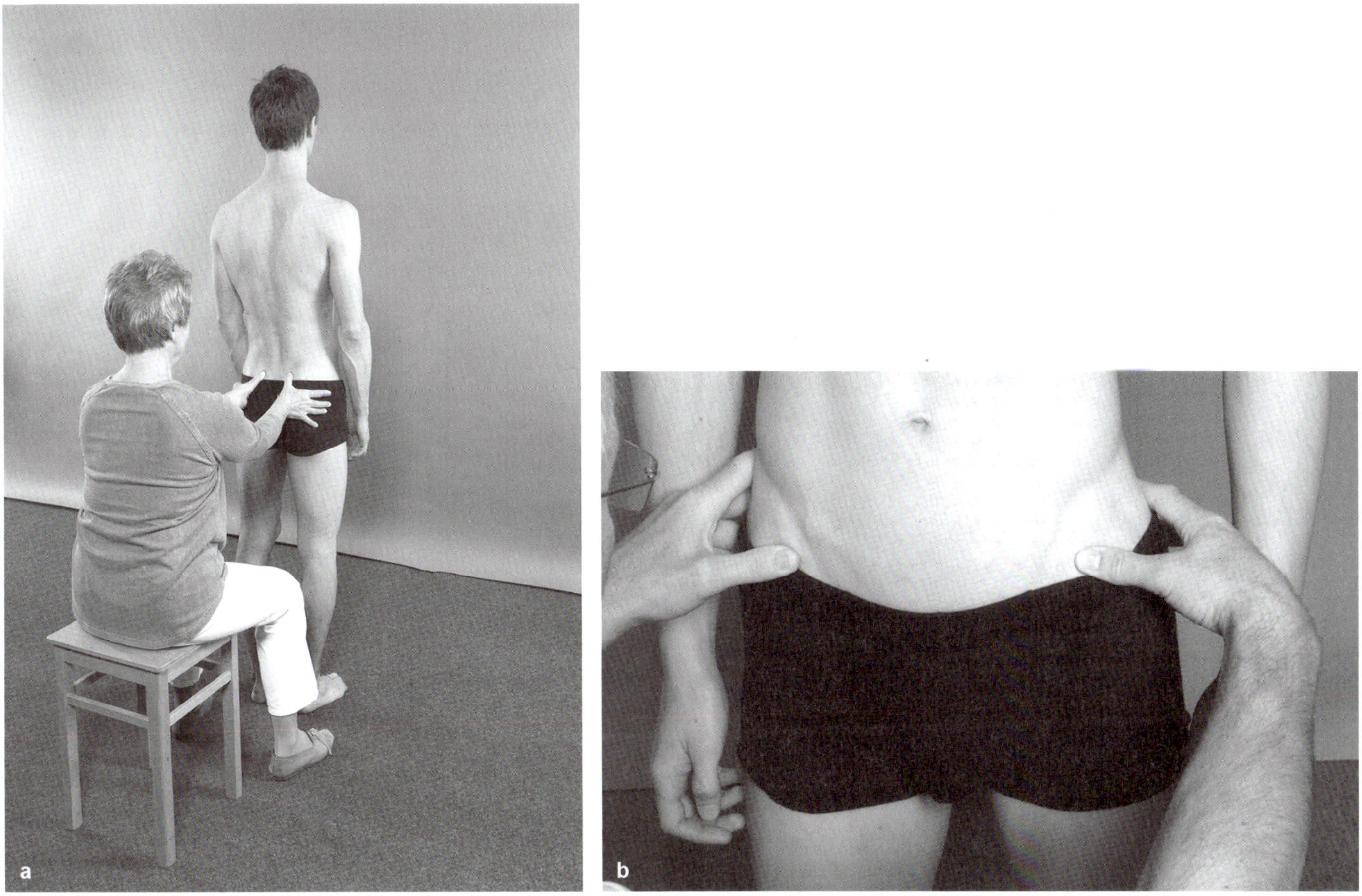

그림 7.8 a) 직립위치에서 위뒤엉덩뼈가시를 촉진하고 있다. b) 직립위치에서 위앞엉덩뼈가시를 촉진하고 있다. [K325]

지방 아래에서) 어떻게든 가능한 경우가 많다.

실행적인 조언

- 왼쪽 엄지손가락으로 오른쪽 위앞엉덩뼈가시를 촉진하고 오른쪽 엄지손가락으로 왼쪽 위앞엉덩뼈가시를 촉진한다!
- 위앞엉덩뼈가시 촉진은 방향성을 결정하는 포괄적 검사에 필수적인 요소는 아니다. 그러나 골반점의 차이는 골반에 비틀림이 있는 경우의 긴장징후의 하나이다.
- 따라서 등쪽의 골반점이 비대칭이고 선행현상("말기" 선행)도 있을 때는 반드시 위앞엉덩뼈가시를 촉진한다.

앞굽힘을 시작할 때 위뒤엉덩뼈가시 움직임 – "초기 선행"

대칭적인 직립자세에서 위뒤엉덩뼈가시를 촉진한 후, 엄지손가락은 점에 댄 채로 환자에게 천천히 앞으로 굽히게 한다. 좌 · 우의 위뒤엉덩뼈가시가 허리뼈의 앞굽힘과 함께 움직이는지, 그렇지 않으면 좌 · 우 어느 쪽인가가 약간 위쪽으로 움직이는가에 주의하여 촉진한다.

골반이 움직이기 시작하였을 때(▶ **그림 7.9**), 한쪽의 위뒤엉덩뼈가시가 먼저 움직이는 것(선행)을 **"초기 선행"**이라 한다. 초기 선행의 추가의 소견으로서 최대 굽힘위치에서 선행 계속이 있다. 선행의 계속은 엉치엉덩관절의 낮은 가동성 기능장애를 나타낸다.

실행적인 조언

선 자세와 앉은 자세에서 검사결과를 비교하면 긴장 연쇄의 진행에 대해서 중요한 힌트를 얻는 경우가 있다.
초기 선행의 검사를 앉은 자세에서 시행하면 골반이 받침대 위에 놓여 흔들려 움직이는 일이 없기 때문에 확인하기 쉽다.

임상적인 조언

위뒤엉덩뼈가시 초기 선행은 아래의 어느 것인가를 나타낸다.

- 근육경직(말기 선행을 체크한다)
- 같은 쪽 엉치엉덩관절의 가동범위 제한(엉치엉덩관절의 탄력성을 체크한다)

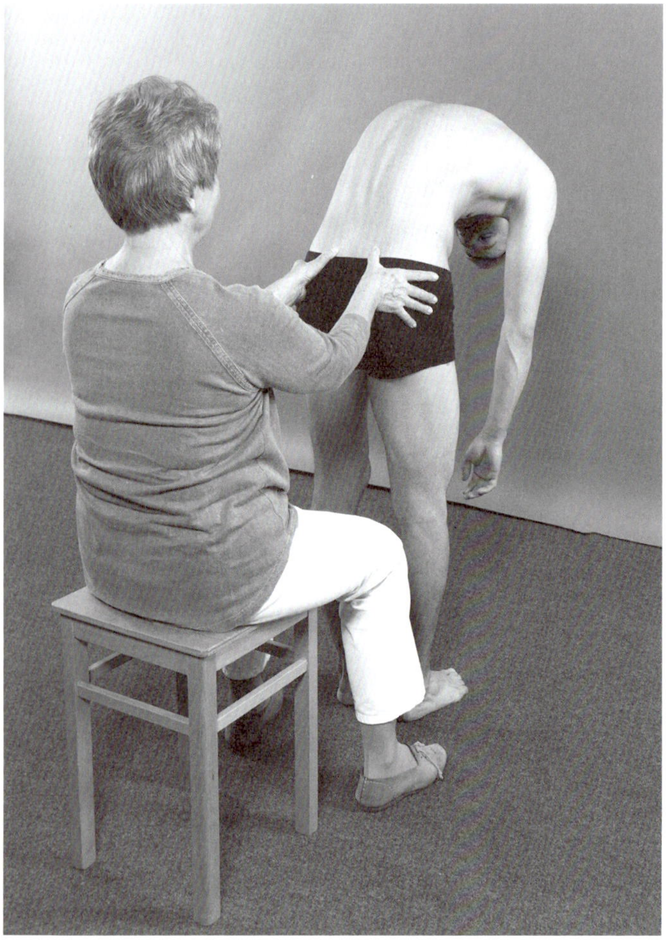

그림 7.9 앞굽힘에서 골반이 함께 움직이기 시작하는 순간의 위뒤엉덩뼈가시를 촉진한다. 한쪽이 먼저 움직이면 기록하고, 최대 앞굽힘 때 가시 위치와 비교한다(▶ **그림 7.10**). [K325]

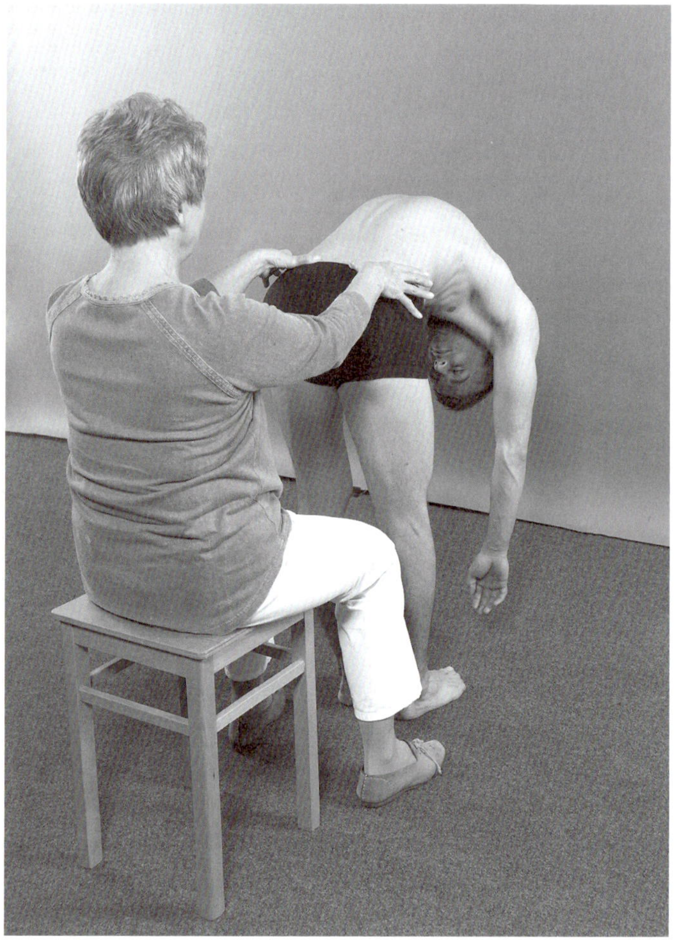

그림 7.10 "선행현상" (말기 선행)을 파악하기 위해 앞굽힘의 마지막에서 위뒤엉덩뼈가시를 촉진한다. 선행현상은 다리이음뼈의 다차원 · 동적인 긴장을 나타내는 것으로 치료사의 손으로 앞굽힘이 촉진되지 않는 경우에만 감지되고 수초 후에 없어진다. 따라서 환자가 완전히 앞굽힘을 하였을 때 비로소, 그리고 즉각 위뒤엉덩뼈가시에 접촉할 필요가 있다. 사진은 접촉 직전의 순간이다. [K325]

완전히 앞굽힘을 마쳤을 때 위뒤엉덩뼈가시 움직임 — "선행 현상/말기 선행)

위뒤엉덩뼈가시는 발을 엉덩관절의 폭으로 벌려서 좌 · 우의 하중을 같게 한 상태에서 먼저 촉진해 둔다. 엄지손가락을 위뒤엉덩뼈가시에서 떼고 네 손가락의 끝으로도 촉진자극을 가하지 않는다. 우표 한 장 크기의 간격을 피부에서 뗀다(▶ **그림 7.10**). 환자에게 다리를 펴게 한 채로 신속하게 최종 자세까지 앞굽힘을 하게 한다. 즉시 위뒤엉덩뼈가시에 손가락을 되돌린다. 가시는 이전까지 조금 더 꼬리 쪽에 있었던 피부 부분에서 발견된다.

가능성 있는 소견

- 정상적인 움직임 : 수평이었던 위뒤엉덩뼈가시가 정중선에 대해서 대칭을 유지한다.
- 가시(spina)의 선행 : 앞굽힘을 하면 한쪽의 위뒤엉덩뼈가시가 약간 머리 쪽으로 온다. 시상면에서 "선행"하고 있다. 앞굽힘 위치에 있는 동안, 이 자세가 계속된다(▶ **그림 7.9** "초기 선행").
- **"선행 현상"** : 완전히 앞굽힘을 한 직후, 한쪽의 위뒤엉덩뼈가시가 위쪽에서부터 등을 보았을 때 약간 머리 쪽으로 온다. 시상면에서 "선행"하고 있다. 그 위치는 매우 약간 이어지고 5~10초 후에는 위뒤엉덩뼈가시가 되돌아온다. 골반은 직립위치 때와 마찬가지로 완전한 앞굽힘 위치에서 점이 대칭이 된다. 이 소견은 앞굽힘 운동의 말기와 관련성이 있기 때문에 **"최종 운동의 선행 현상"**이나 **"말기 선행"**이라 불린다.

임상적인 조언

- "선행현상"은 골반의 비틀림의 전형적인 징후이지만, 엉치엉덩관절의 낮은 가동성 관절기능장애를 단적으로 나타내는 것은 아니다. 특히 소아나 젊은 나이의(가동성이 높은) 성인에서 관찰된다.
- 위뒤엉덩뼈가시가 앞굽힘 위치에서 뒤쪽 이동을 할 때는 선행현상에 해당되지 않는다.
- 골반의 비틀림은 온갖 몸통영역이나 목 · 머리의 장애에 의한 긴장 보상으로서, 또한 내장근막이나 팔다리의 장애에 의한 연쇄반응으로서 해석할 수 있다.

실행적인 조언

- 위뒤엉덩뼈가시는 왼쪽이 낮아져 있는 경우가 많다. 뒤쪽이 낮은 쪽에서는 위앞엉덩뼈가시가 높아진다. 이 위치 소견에서는 골반의 절반이 앞쪽으로, 반대쪽이 뒤쪽으로 왜곡되어 있는 것처럼 "비틀려" 보인다. 이것에 의해서 골반의 비틀림과 경사를 구분한다.
- 방향성을 결정하는 선 자세의 검사에서 골반점에 차이가 있으면 골반의 영역검사를 시행한다. 경우에 따라서는 척추의 핵심영역이나 다리 연쇄도 검사한다(▶ 8.4항).

7.4.2 능동적 옆굽힘의 관찰에 의한 검사

환자는 다리에 동등하게 하중을 실어 직립하고 검사하는 동안 계속해서 그 자세를 유지한다. 좌 · 우로 차례로 옆굽힘을 한다(▶ 그림 7.11).

치료사는 각각의 옆굽힘을 체크하고 관찰하여 **좌 · 우 비교**로 아래의 것을 평가한다.

- 운동과정
- 최종 자세
- 운동범위

운동과정의 관찰에 의한 검사

옆굽힘은 머리와 어깨에서부터 움직여간다. 기울기가 증가할 때마다 골반이 반대쪽으로 밀려난다. 시작 직후, 골반의 옆굽힘 쪽은 조금 앞쪽으로 움직인다(긴장현상 "초기 공동운동"). 더 기울이면 골반의 회전이 약간 감소한다. 최종 운동에서는 옆굽힘 쪽의 앞쪽회전이 다시 강화된다(긴장현상 "말기 공동운동"). 이 움직임은 가동성이 높은 환자 쪽이 강하고 가동성이 낮은 사람에서는 골반이 회전하지 않는 경우도 있다.

좌 · 우의 옆굽힘과 골반 공동운동의 질을 비교한다. 정상이라면 이 움직임은 좌 · 우에서 대칭이 된다.

관찰된 골반의 공동운동은 옆굽힘 때 허리뼈가 함께 회전함으로써 일어난 긴장을 보여주고 있다(▶ 8.2항). 회전이 없거나 역회전이거나 할 때는 주로 등뼈 · 허리뼈와 허리뼈 · 엉치뼈

7

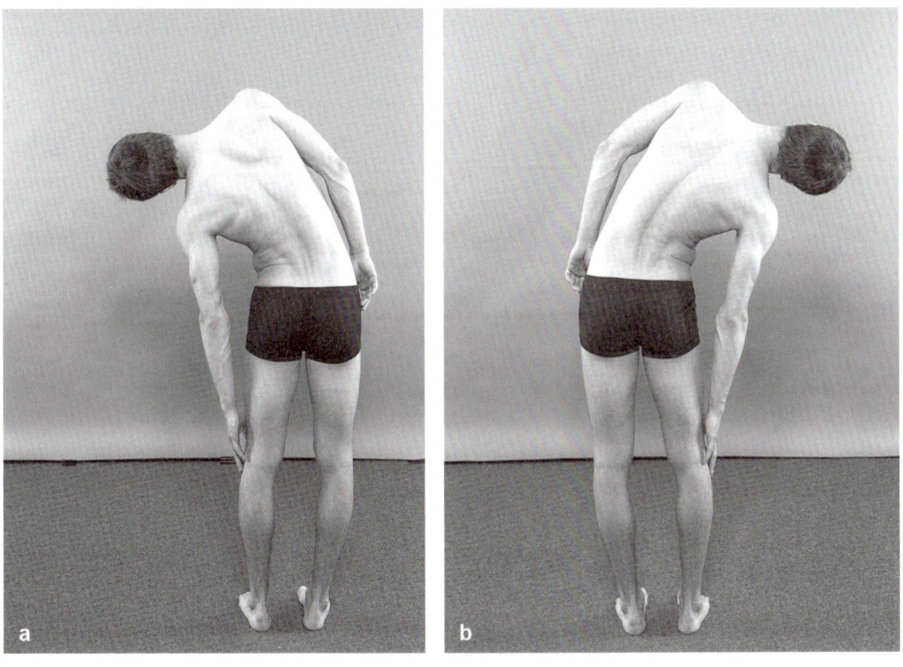

그림 7.11 능동적 옆굽힘을 관찰에 의한 검사를 한다. 환자는 확고하게 발을 접지할 수 있는 범위에서 옆굽힘을 한다.
a) 왼쪽 옆굽힘과
b) 오른쪽 옆굽힘을 비교한다. [K325]

이행부의 기능장애를 나타내고 있어 추가적인 검사가 필요하다.

임상적인 조언

- 초기 공동운동이 **좌 · 우에서 비대칭**일 때는 대상자를 좁힌 등뼈 · 허리뼈 이행부의 검사를 시행한다.
- **초기 공동운동이 비대칭**일 때는 옆굽힘 쪽의 허리뼈 · 엉치뼈 이행부나 엉치엉덩관절의 기능장애를 나타내고 있다.
- 이상의 영역에 통증이 있을 때는 공동운동이 억제되어 상체가 앞쪽으로 회피하여 골반이 옆굽힘 쪽으로 회전하는 경향이 있다(척수뿌리 압박 등).
- 한쪽에 체중을 가하지 않고 이 무릎을 앞쪽으로 밀어내어 골반은 편안하게 내리고(hip drop) 옆굽힘이 된다. 통증으로 능동적 옆굽힘이 억제되어 있을 때는 이 형태로 걷게 하면 된다. 이러한 방법으로도 영역의 운동장애의 힌트를 얻을 수 있다.

7.4.3 방향성을 결정하는 호흡 상동성 검사를 위한 촉진

7

▶ **그림 7.12** : 선 자세(앉은 자세도 가능)의 환자에 대해서 허리네모근의 가쪽 모서리에서부터 엄지손가락을 제12갈비뼈에 댄다. 네 손가락은 피부와 접촉을 최소로 하여 흉곽의 뒤 아래모서리에 댄다. 호흡운동에서 손이 함께 움직일 것. 들이쉴 때 하부갈비뼈가 가쪽으로 올라가고 좌 · 우의 흉곽이 대칭적으로 움직이는 것이 좋다. 촉진하는 엄지손가락이 들이쉴 때 가쪽으로 밖에 옮겨지지 않으면 호흡 상동성(stereotype)은 신생아의 상태와 유사하다. 성인에서 상동성을 나타내고 있는 경우, 첫 번째 검사 때부터 정지 시와 팔다리운동 때 몸통 안정성의 구성에 반드시 주의한다(▶ 7.10항).

임상적인 조언

- **하부갈비뼈가 비대칭적**으로 올라갈 때는 하부 등뼈/등뼈 · 허리뼈 이행부의 척추기능장애, 장애가 있는 쪽의 하부갈비뼈/제1갈비뼈의 기능장애, 한쪽의 가로막(횡격막)의 경직(대개 내장이 원인)의 가능성이 있다.
- 하부갈비뼈가 들숨 때 주로 가쪽으로 움직일 때는 가로막의 경직 가능성이 있다. 그러나 대개 호흡운동의 상동성 장애나 호흡의 자세기능 시스템에서 심층 안정근육의 공동작용의 협응장애를 나타내고 있다. 이것과 아울러서 방향성을 결정하는 목뼈 · 등뼈 이행부나 구강안면계의 검사로 징후가 발견되는 경우도 많다(▶ 7.5.3항, ▶ 7.5.4항).

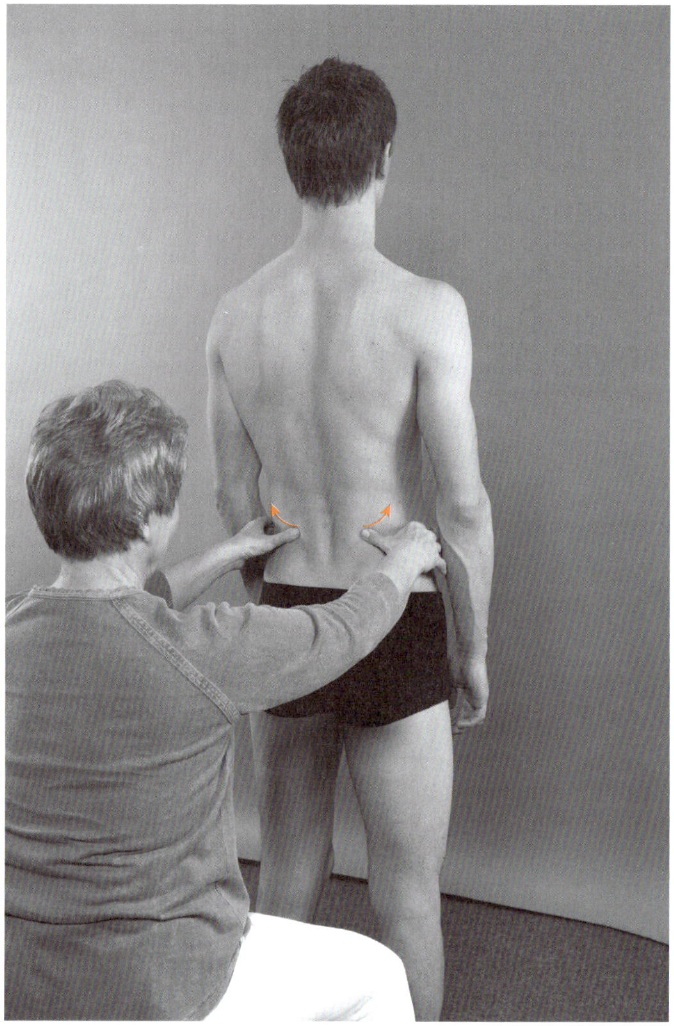

그림 7.12 호흡 시 하부갈비뼈의 운동을 촉진한다. 가볍게 댄 엄지손가락이 하부갈비뼈와 함께 움직이는 것이 좋다. [K325]

7.5 앉은 자세에서 긴장징후의 출현에 관해서 방향성을 결정하는 검사

Orientierende Untersuchung auf hinweisende Spannungszeichen im Sitzen

7.5.1 앉은 자세에서 능동적 몸통회전의 관찰에 의한 검사

해부학적으로 보면 몸통의 회전은 주로 하부 등뼈의 기능이다(▶ 9.1항).

방향성을 결정하는 검사에는 환자는 직립자세가 되고 양 발을 바닥에 붙인다. 팔을 굽혀서 양 손으로 목덜미에 대고 팔꿈치는 앞쪽에서 어깨 높이로 올려서 접는다. 거기서부터 팔꿈치를 몸통과 함께 천천히 좌 · 우 각각으로 움직여간다(▶ **그림 7.13**).

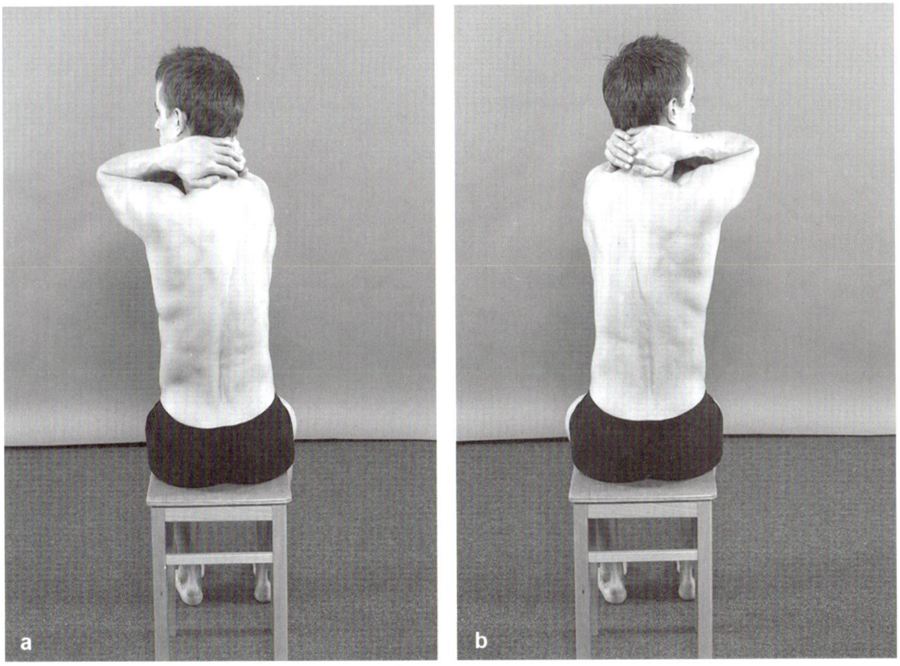

그림 7.13 능동적 회전을 좌 · 우 비교로 관찰에 의한 검사을 한다. a) 왼쪽 회전, b) 오른쪽 회전. 사진에 있는 환자의 경우, 등뼈 · 허리뼈 이행부의 오른쪽 회전에 장애가 있다. [K325]

7

치료사는 운동과정을 관찰하고 좌 · 우를 비교하여 최종 회전각도를 눈으로 측정한다.

평가

등뼈 · 허리뼈 이행부의 회전력이 가장 크고, 양쪽의 운동범위가 같은 정도인 것이 바람직하다. 즉, 눈어림을 한 운동 각도가 좌 · 우에서 같아진다. 또한, 움직임이 머리 쪽에서부터 꼬리 쪽까지 조화하여 전달되어 있는 것이 좋다. 이것은 가시돌기의 움직임으로 알 수 있다. 가시돌기는 오른쪽 회전에서 왼쪽으로, 왼쪽 회전에서 오른쪽으로 향한다. 회전이 강한 분절에서는 회전하는 쪽의 갈비뼈가 뻗는 부분에 피부의 주름이 생긴다. 이 검사에서 두드러진 소견이 있으면 거듭 상세한 영역검사를 시행한다 (▶ 9.2항).

임상적인 조언

회전이 비대칭인 경우, 회전 · 옆굽힘 제한을 동반하는 분절기능장애를 나타낸다.

회전면이 머리 쪽(T6/7)으로 이동하여 있는 경우는 아래의 것을 시사한다:

- 등뼈 · 허리뼈 이행부의 회전 장애(▶ 그림 7.13b, ▶ 그림 7.14)
- 횡격막의 경직
- 근육 불균형(큰허리근, 작은허리근, 가로막, 배근육, 볼기근육)을 동반하는 상동성 장애(선 자세와 보행)

회전면이 T3/4로 이동하여 있는 경우는 아래의 것을 시사한다:

- 흉의 자세성 기능의 보상부전을 동반하는 몸통 정역학과 보행 동역학의 협응 장애

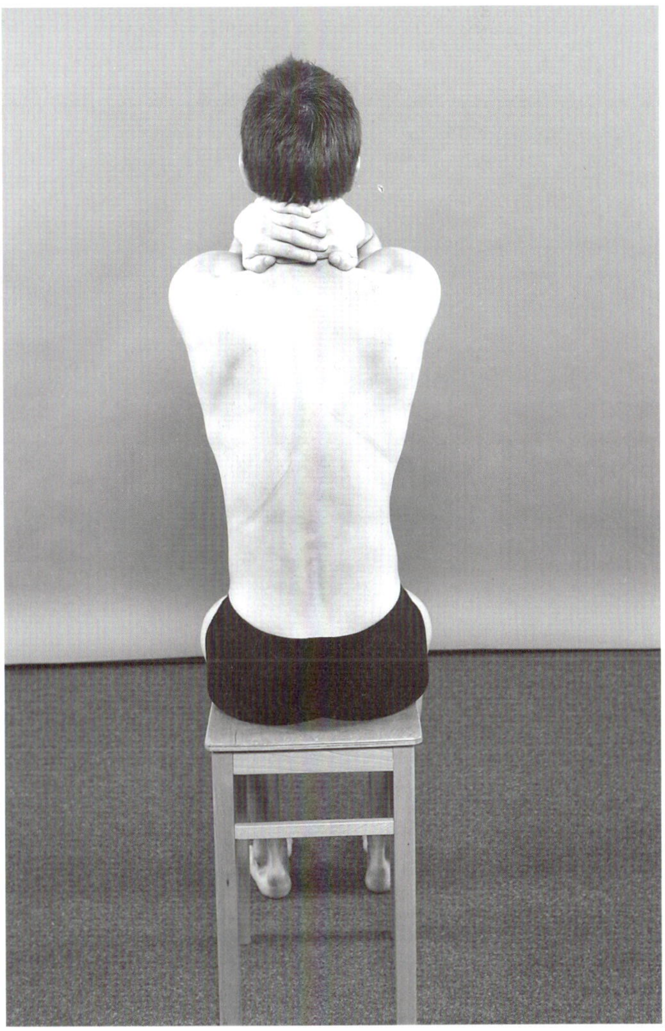

그림 7.14 능동적 회전을 좌 · 우 비교로 검사할 때, 각각의 최종 자세에서 어느 분절까지 머리 쪽에서부터 회전이 전달되었는지를 표식을 해둔다(왼쪽은 T11/12까지이고 정상, 오른쪽은 T6/7까지이고 등뼈 · 허리뼈 이행부의 회전 장애를 나타내고 있다). [K325]

- 하위 교차증후군
- 엉덩관절 폄이 중부등뼈로 전위
- 목뼈 정역학과 팔이음뼈 동역학의 협응 장애
- 상위 교차증후군
- 목뼈 과다 전만의 보상부전
- 어깨 · 팔 운동의 상동성장애(▶ 7.10.6항)

7.5.2 방향성을 결정하는 목뼈 검사 — 머리를 직립시킨 채로 회전(능동 · 수동)

▶ **그림 7.15** : 환자는 의자에 앉고 발바닥을 바닥에 붙인다. 치료사는 뒤쪽에 선다. 지시를 내려서 목을 좌 · 우 번갈아 돌리게 한다. 운동 중에 머리가 축에서 벗어나는가에 주목하고 최종적인 회전 각도를 눈으로 측정한다.

평가에는 운동범위를 좌 · 우 비교한다. 머리가 뒤쪽으로 벗어나서는 안 된다!

7

임상적인 조언

회전이 비대칭인 경우 아래의 것을 나타낸다.
- 목뼈의 기능장애
- 근육 경직

전체적으로 제한이 있을 때는 상부목뼈에 문제가 있다.

7.5.3 목뼈의 계층에 의한 긴장현상의 출현

뒤통수에서부터 상부 등뼈에서 긴장분포를 전체적으로 보려면 다음의 긴장현상을 이용할 수 있다. 운동범위, 최종 긴장, 대칭성/비대칭성을 좌 · 우 비교로 판단한다.

- **상위** : 머리를 회전한 다음에 옆굽힘을 함으로써 뒤굽힘을 한다("비튼 옆굽힘", ▶ **그림 7.16**)
- **중위** : 중부의 분절을 수동적으로 옆굽힘을 한다 (▶ **그림 7.17**)
- **하위** : 머리를 돌려서 앞굽힘과 옆굽힘을 조합한다. " 비스듬한 앞굽힘" (▶ **그림 7.18**)
- 목뼈영역 전체의 **근육근막 긴장, 특히 구강안면계의 긴장** : 머리를 돌려서 뒤굽힘을 한다("비스듬한 뒤굽힘", ▶ **그림 11.14**)

목뼈 긴장현상의 검사에는 환자가 이완하여 앉고 뒤쪽의 치료사에게 몸을 맡긴다. 발바닥은 바닥에 붙인다.

"비튼 옆굽힘" — 머리관절 영역의 긴장현상

구강안면계와 기능단위가 되어 있는 머리관절 영역의 긴장을 방향성을 결정하여 파악할 필요가 있다. 이것에는 C1/2보다 아래쪽의 목뼈 회전을 머리를 돌려서 봉쇄하고(**회전**), 뒤통수 밑에 댄 손을 지레의 받침점으로 하여 머리를 환자의 어깨 쪽으로 기

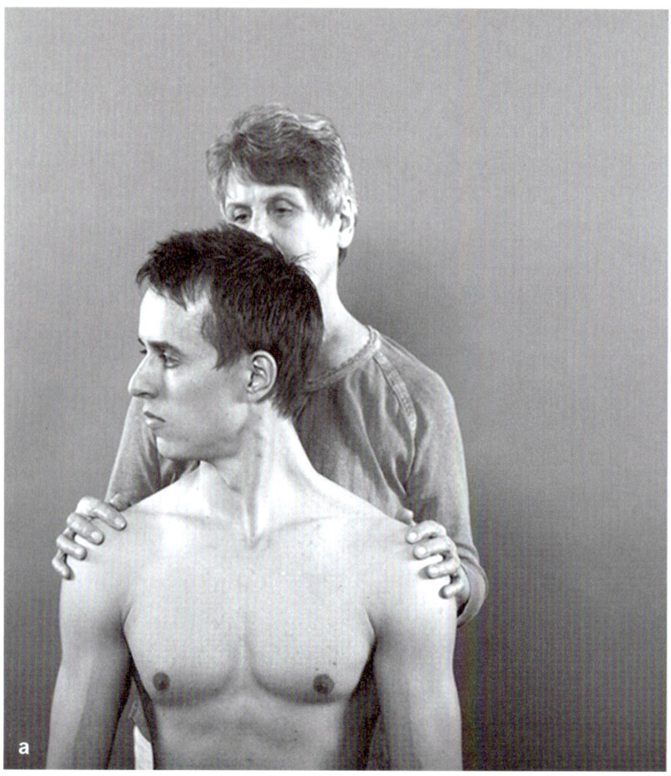

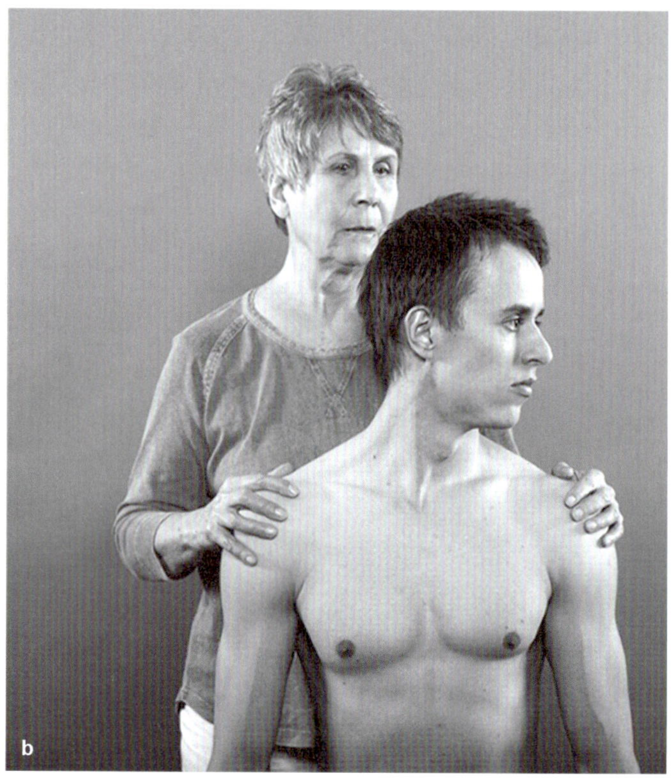

그림 7.15 목뼈를 오른쪽(a)과 왼쪽(b)으로 회전하고 좌 · 우를 비교한다. 왼쪽 회전에서 작게 옆굽힘하여 있고, 회전 제한이 관찰된다. [K325]

울인다(**옆굽힘**).

▶ **그림 7.16** : 치료사는 오른손 엄지손가락과 집게손가락의 끝을 오른쪽 뒤통수에 대고 촉진하면서 집게손가락을 뒤통수 밑의 우묵한 곳까지 내려간다. 왼손으로 왼쪽 이마에서부터 머리를 유도하여 긴장시키고, 최대 45°까지 왼쪽 회전을 시킨다. 왼손은 이마에 놓은 채이고 팔꿈치는 열려 있다. 이 위치에서부터 점진적으로 머리를 오른쪽으로 병진이동을 시킨다. 정상이라면 작고 점진적으로 가라앉는 형태로 영역이 휘는 것이 오른손 집게손가락으로 느껴진다. 촉진하는 손을 밀어젖히는 것 같은 경직이 있을 때는 기능장애를 나타내고 있다.

실행적인 조언

- 지지하는 쪽의 손은 반드시 점진적으로 댄다. 지나치게 힘을 주면 근방호가 발생한다.
- 사전에 회전을 설정하는 각도는 초기 긴장으로 결정하고 장벽 긴장으로는 결정하지 않는다.

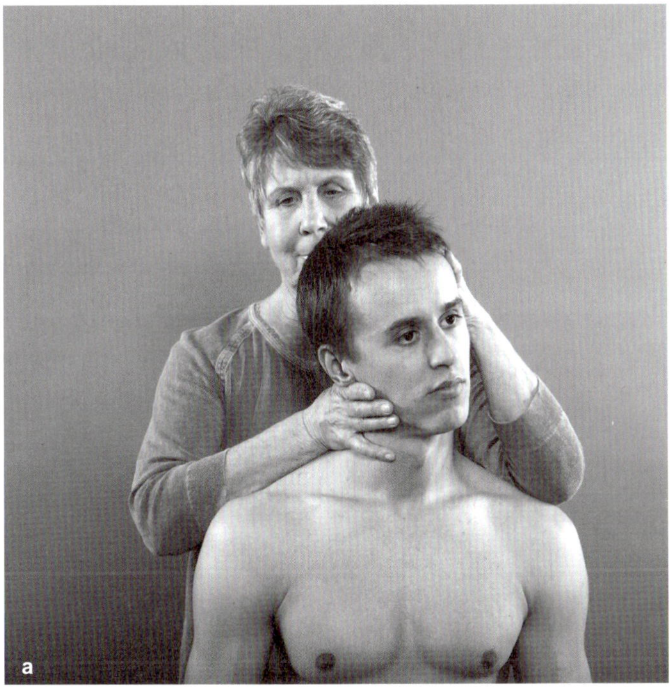

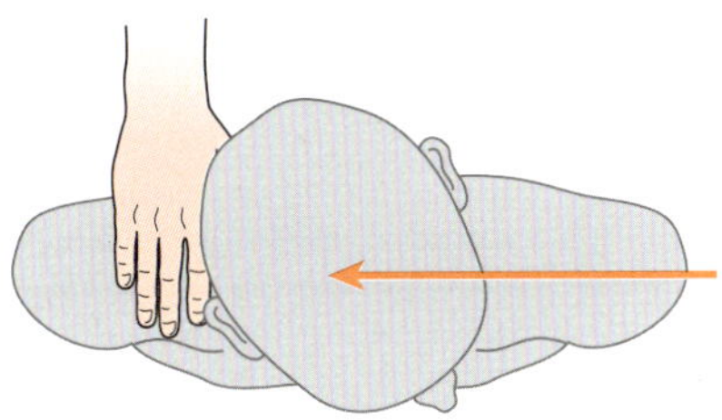

그림 7.16 목뼈를 회전한 다음에 옆굽힘을 하여 머리관절 영역의 긴장에 대해서 방향성을 결정하는 검사를 시행한다. [K325, L106]

임상적인 조언

"비튼 옆굽힘"으로 긴장이 높아질 때는 머리관절이나 구강안면 구조, 턱관절의 기능장애를 나타낸다.

"수동적 옆굽힘" — 중부 목뼈의 긴장현상

▶ **그림 7.17** : 중부목뼈의 긴장을 검사하려면 한쪽 손의 집게손가락 끝을 등 가쪽에서부터 중부목뼈에 댄다. 엄지손가락은 가시돌기 쪽으로 향한다. 또 한쪽 손의 엄지두덩을 반대쪽의 약간 위쪽에서 바깥 등쪽에 댄다. 엄지두덩으로 목뼈를 점진적으로 촉진하는 손의 위쪽으로 병진 이동시킨다. 목뼈가 촉진하는 손의 위쪽에서 약간 점진적으로 가라앉아 주머니칼을 접기 시작할 때와 같은 감각이 있으면 좋다.

경직과 통증은 검사한 중부목뼈의 기능장애를 나타내고 있다. 상위에 통증이 있을 때는 그보다 아래쪽의 옆굽힘이 억제된다. 따라서 엄지두덩을 사용하는 유도하는 쪽 손은 위쪽 분절에 댈 필요가 있다.

실행적인 조언

- 유도하는 쪽의 손은 움직이는 중위보다 머리 쪽에 반드시 댄다.
- 유도하는 쪽의 손으로 점진적으로 병진이동을 함으로써 신중하게 옆굽힘을 시킨다.

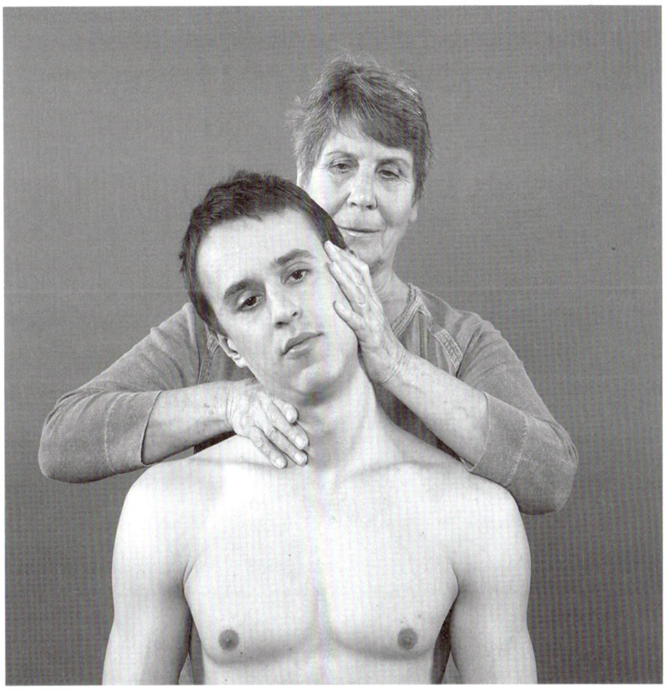

그림 7.17 중부분절을 수동적으로 오른쪽 옆굽힘을 하고 중부목뼈의 긴장에 대해서 방향성을 결정하는 검사를 시행한다. [K325]

"비스듬한 앞굽힘" — 위가슴우리문(흉곽상구)영역의 긴장현상

▶ **그림 7.18** : 환자는 직립으로 앉은 자세이다. 치료사는 뒤쪽에 서고 신체로 환자를 지지한다. 오른쪽을 검사하려면 오른손을 환자의 오른쪽 어깨에 대고 엄지손가락을 C7의 가시돌기로 향한다. 또 한쪽의 손은 왼쪽에서부터 머리에 접촉하고 네 손가락을 머리마루에 놓고 왼쪽으로 돌리고, C7의 가시돌기가 움직이기 시작하는 것을 알 수 있는 곳까지 옮긴다. 이때 목뼈는 왼쪽 회전에 의해서 오른쪽 옆굽힘이 잠겨있다(locking). 여기서 머리를 점진적으로 비스듬히 오른쪽 앞쪽으로 가져가면, 옆굽힘의 움직임으로 목뼈 · 등뼈 이행부가 휜다.

운동범위가 대칭이고 목의 측면이 지지하는 쪽의 손 위쪽으로 점진적으로 움직여가는 것이 좋다.

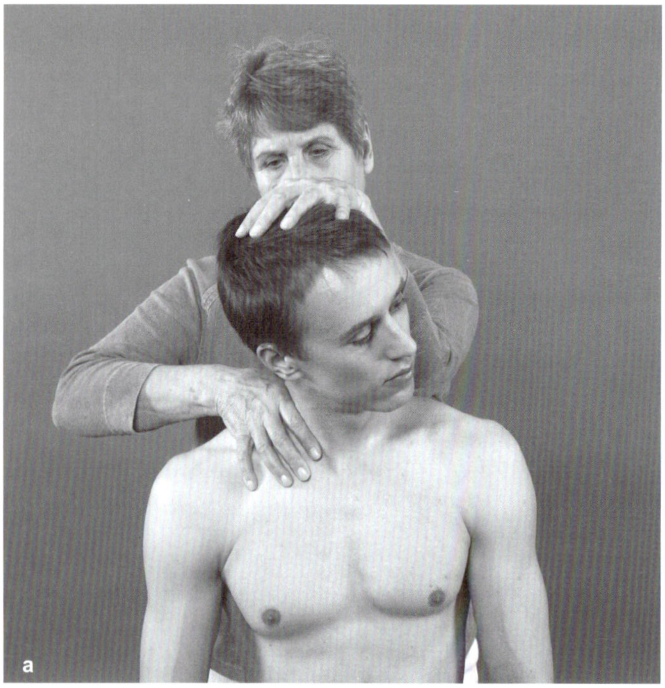
a

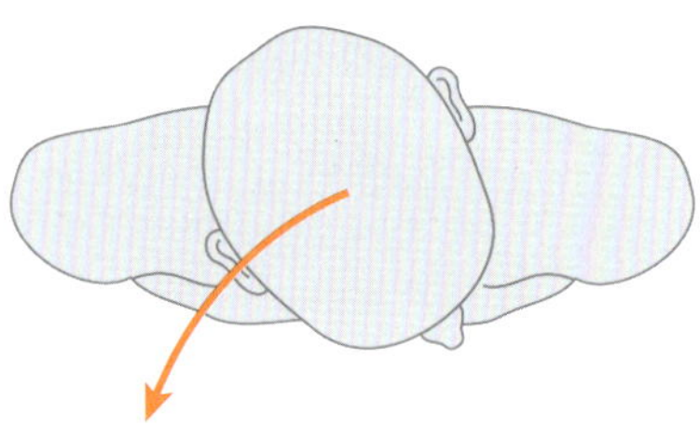
b

그림 7.18 왼쪽으로 돌린 머리를 비스듬히 오른쪽 앞쪽으로 움직여서 오른쪽의 위가슴우리문(흉곽상구)에 대해서 방향성을 결정하는 검사를 시행한다. 아래 그림은 머리의 회전위치와 머리마루의 유도를 위쪽에서부터 보여주고 있다. [K325, L106]

임상적인 조언

움직임이 비대칭이거나 저항이 있는 경우는 다음의 것을 나타낸다.

- 옆굽힘과 반대쪽에 있는 목근육군의 옆쪽과 등쪽이 경직되어 있다(목갈비근군, 어깨올림근, 위뒤톱니근)
- 옆굽힘 쪽 제1갈비뼈의 기능장애
- 목뼈 · 등뼈 이행부 분절의 가동성 장애

7.5.4 방향성을 결정하는 목뿔뼈

목뿔뼈(설골)는 좌 · 우의 목뿔위근육(설골상근) 사이에 매달려 떠 있다. 이들의 근육이 조화하여 긴장하면 점진적인 이동의 자극으로 가쪽 또는 머리 쪽이나 꼬리 쪽으로 흐르는 것처럼 움직인다.

▶ **그림 7.19** : **앉은 자세의 검사**에는 치료사가 환자의 뒤쪽에 선다. 오른손을 사용한다면 환자의 오른쪽 어깨에서부터 팔을 돌린다. 집게손가락에서부터 엄지손가락을 U자형으로 하여 아래턱에 대고 입의 바닥으로 손을 미끄러지게 하여 목뿔뼈까지 가져간다. 손가락은 넓힌 채로 목뿔뼈를 감싸는 것처럼 한다. 집게손가락과 엄지손가락의 끝은 각각 가쪽에 온다. 손가락으로 이동의 자극을 준다. 먼저 집게손가락을, 그 다음으로 엄지손가락을 좌 · 우로 움직인 다음 상 · 하로 움직인다.

치료사가 환자의 앞쪽에 서는 경우는 먼저 양손의 엄지손가락 끝을 뒤통수와 턱뼈각(mandibular angle) 사이의 우묵한 곳에 각각 댄다. 거기서부터 엄지손가락을 안 · 앞쪽으로 미끄러지게 하고 목뿔뼈의 가쪽으로 가져간다. 위에 서술한 순서로 이동의 자극을 준다.

임상적인 조언

목뿔뼈의 가쪽에 자극을 주었을 때 한쪽에 저항이 있으면 구강안면계의 균형 장애를 나타내고 있다.

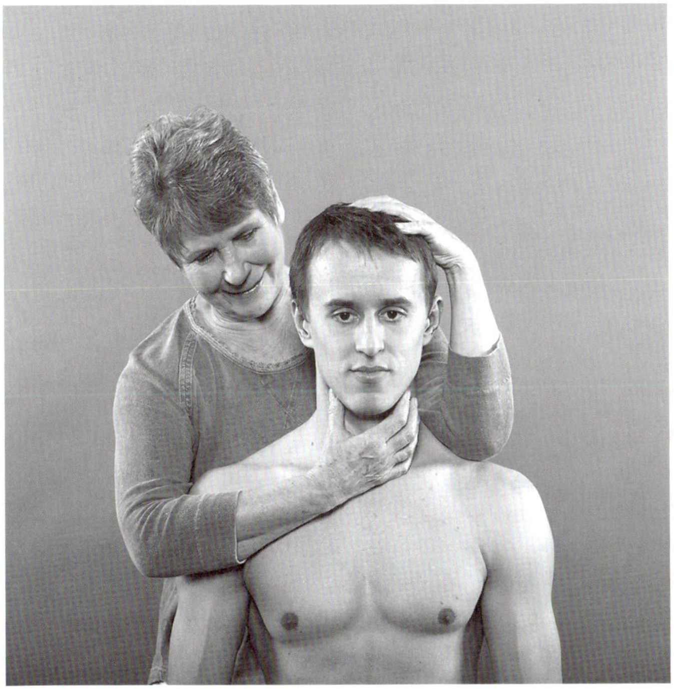

그림 7.19 목뼐뼈 주변의 긴장의 대칭성/비대칭성에 대해서 방향성을 결정하는 검사를 한다. [K325]

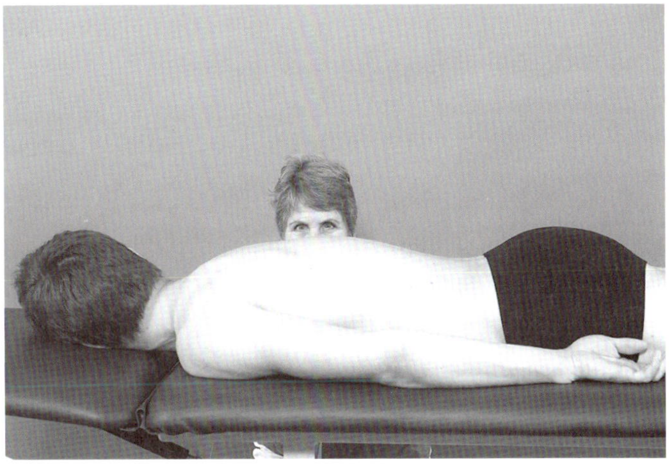

그림 7.20 등에 "호흡파동"이 전달되고 있는 동안에, 엎드려 누운 자세의 척추운동을 관찰한다. 등을 바로 옆에서부터 본다. [K325]

임상적인 조언

"호흡파동"에 의한 허리뼈/등뼈의 가시돌기의 넓어짐이 조화하여 있지 않고 흉곽의 형상이 비대칭인 경우 :

- 척추 또는 갈비뼈의 기능장애
- 근육 경직
- 내장질환에서 반사성 통증억제

7.6 "호흡파동 (breathing wave)" – 방향성을 결정하는 엎드려 누운 자세에서 허리뼈 · 등뼈 운동의 관찰에 의한 검사

▶ **그림 7.20** : 환자는 이완하여 엎드려 누운 자세가 되고, 치료사는 옆에 앉아(굽혀서) 척추를 관찰한다.

엎드려 누운 자세에서는 호흡할 때 흉곽의 뒤쪽 확대가 특히 두드러지고 호흡에 따라서 분절에서부터 분절로 움직여간다. 파도처럼 골반에서부터 머리 쪽으로 전달되고 또 되돌아간다. 들숨에서는 등뼈가 앞굽힘처럼 만곡하고 갈비뼈가 들려올라간다. 날숨에서는 척추가 뒤굽힘처럼 평탄해지고 갈비뼈가 가라앉는다. 이 "호흡파동"의 관찰에 의한 검사은 척추 · 갈비뼈의 운동에 대해서 방향성을 결정하는 데 적합하다.

평가

옆쪽에서부터 관찰하면 척추의 운동을 판단하기 쉽다. 치료사는 등(back)의 선 높이에 시선을 가져간다(▶ **그림 7.20**). 운동의 파도로 가시돌기가 위쪽으로 미치지 않으면 그 영역에는 운동장애가 있다. 이것은 능동운동이기 때문에 원인은 관절의 경우도 근육의 경우도 있다.

7.7 방향성을 결정하는 누운 자세에서 근육근막 긴장검사 (전체 정보)

Orientierende myofasziale Spannungsprüfung im Liegen (globale Information)

이 검사에서 추구하는 것은 **동적인 상태나 자세에 의한 활동을 하고 있지 않은**, 현 시점의 근육근막 긴장의 상태이다. 10개의 검사단계에서 팔다리를 포함하는 모든 신체영역을 검사한다. 검사 영역 및 시스템 전체의 구성으로 조직 · 가동성의 상태에 대해서 힌트가 얻어진다.

진단기법으로서는 **조직 순응성(compliance)의 장애와 수동운동에 대한 전체 조직의 되먹임 장애**를 파악한다. 장애 소견은 저항의 높아짐, 순응성 저하의 출현이다. 이러한 장애는 운동기능에 영향을 미칠 뿐만 아니라 순환, 내장기능, 자율신경 조절과정에도 영향을 준다.

생리적으로 작은 수동운동으로 검사하고 많은 검사처럼 최종 긴장이 아니라 **초기 긴장에 초점을 맞춰 촉진으로 감지한다.**

초기 긴장은 대칭인 것이 좋다. 비대칭의 소견은 문서화한다. 영역에서부터 영역의 긴장 경과 상태에 따라서 보상 패턴 또는 보상 부전이 예상되는 경우가 있다.

10단계 프로그램에서 근육근막 긴장검사 ("10단계 검사", ▶ 그림 7.21)

모든 검사에서 환자는 반듯이 누운 자세이다. 무릎이 중간위치가 되도록 발꿈치는 치료대에 올려놓지 않는다. 신체의 정지 시 긴장의 연관성을 파악할 필요가 있기 때문에 자세잡기(positioning)에서 **수동적으로 이완시키지 않는다**. 다만, 등뼈 후만이 고정되어 있는 환자의 경우는 자세잡기에서 목뼈의 과다전만을 완화시킨다.

이따금 누운 자세가 일그러져 **인위적 요소**가 들어가지 않도록, 환자는 긴장검사를 시작하기 전에 발을 붙이고 무릎을 조금 올려 골반을 들어 올린 다음에 다리를 편다. 치료사의 자세는 검사에 따라서 바뀐다.

1) 긴장검사 : 다리의 견인

▶ **그림 7.22** : 치료사는 발쪽에 선다. 좌 · 우의 종아리를 가쪽에서부터 발목관절의 바로 위쪽에서 잡고 다리가 치료대에 닿지 않을 정도로 들어 올린다. 처음에는 오른쪽, 다음은 왼쪽 다리를 점진적으로 견인방향으로 당기고, 초기 긴장을 기록한다.
견인 임펄스가 유연하게 퍼지고 그냥 "소멸되는" 것이 좋다.
장애가 있으면, 매우 작은 자극으로도 하부 등뼈까지 전달된다.

임상적인 조언

검사가 양성이면, 허리뼈–골반–다리의 연쇄에 여러 장애가 있다.
그때는 복합적인 연쇄 패턴을 의심하면서 탐색을 계속한다.
영역의 긴장징후를 조사해가면 후의 진단계획을 세우기 쉬워진다.

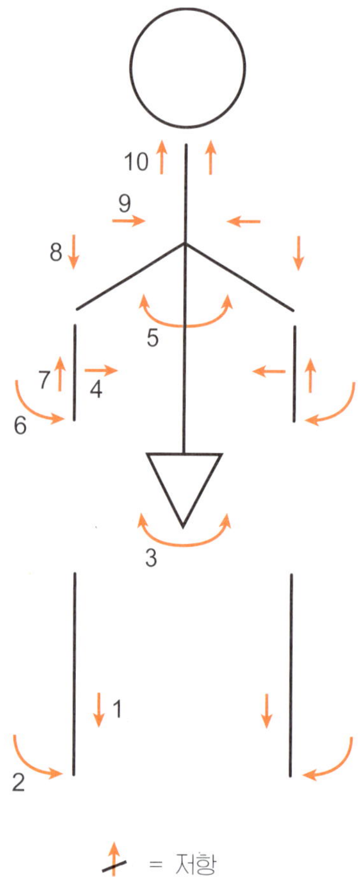

- 10 뒤통수의 견인
- 9 목뼈의 병진운동
- 8 어깨의 내림
- 7 어깨를 최대로 굽힌 팔의 견인
- 6 아래팔을 엎침 방향으로
- 5 상흉부의 압박
- 4 하흉부의 병진운동
- 3 엉덩뼈가시 그네
- 2 다리를 안쪽회전 방향으로
- 1 다리의 견인

그림 7.21 근육근막의 10단계 검사. [L106]

2) 긴장검사 : 다리를 안쪽회전 방향으로

▶ **그림 7.23** : 치료사는 발쪽에 서서 좌 · 우의 종아리를 가쪽에서부터 발목관절의 바로 위쪽에서 잡는다. 처음에는 오른쪽, 그 다음은 왼쪽 다리에(반대의 순서도 가능하다) 유연하게 안쪽회전 방향의 임펄스를 준다. 움직임은 발생시키지 않는다.
조직이 유연해져 임펄스에 반응하면 좋다. 긴장반응이 비대칭인 경우, 후의 평가를 위해 기록한다.

실행적인 조언

방향성을 결정하는 검사에서도 소견이 있고 다리 연쇄의 장애가 의심되는 경우, 발, 무릎, 엉덩관절, 골반에 대해서 영역의 긴장검사를 시행한다.

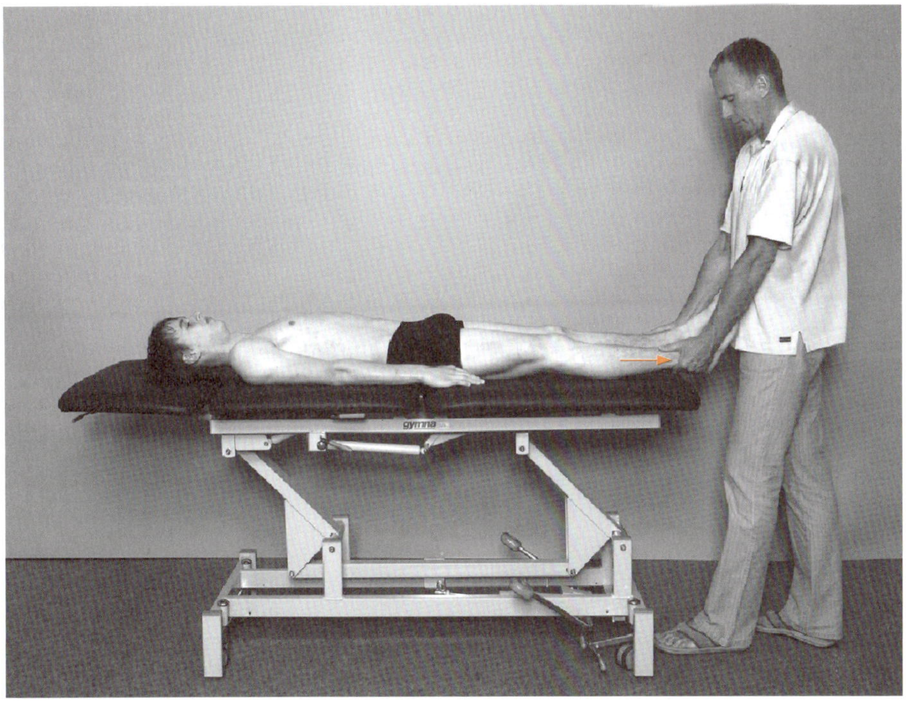

그림 7.22 긴장검사 : 다리의 견인, 한쪽다리를 각각 점진적으로 견인방향으로 당기고 초기 긴장을 기록한다. [K325]

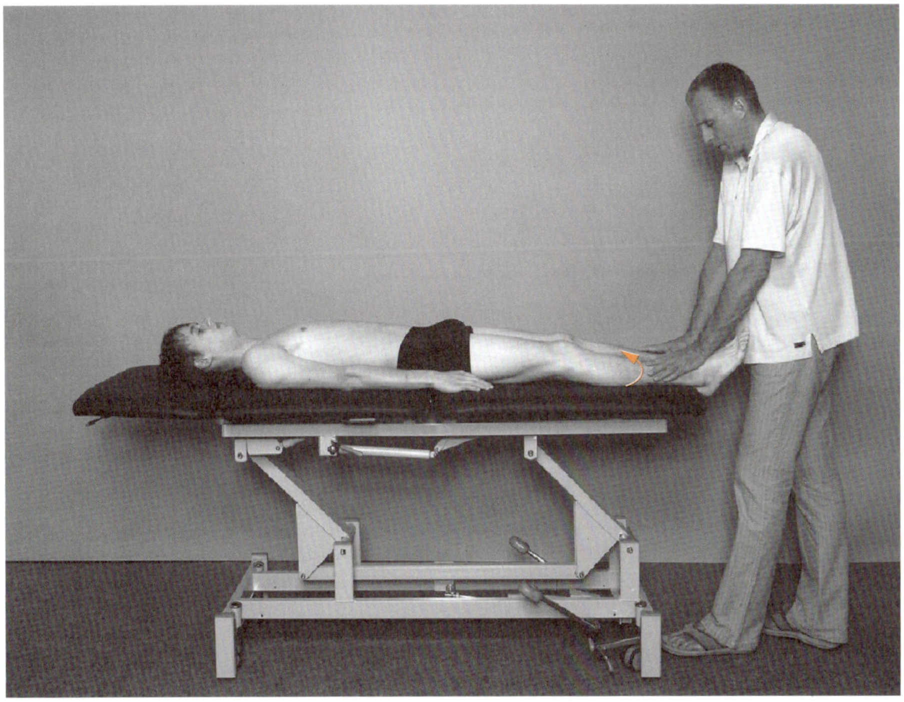

그림 7.23 긴장검사 : 다리를 안쪽회전 방향으로. 가쪽회전력의 초기 긴장을 기록한다. [K325]

7

3) 긴장검사 : 엉덩뼈가시 그네

▶ **그림 7.24** : 치료사는 옆쪽에서 엉덩관절 주변에 선다. 엄지두덩을 위앞엉덩뼈가시에 대고, 좌 · 우 각각에 유연하게 진료 치료대 방향의 검사 임펄스를 가한다. 양쪽에 유연한 되먹임이 있는 것이 좋다.

임상적인 조언

위앞엉덩뼈가시 긴장이 비대칭이라면 전신의 긴장을 평가하고 경우에 따라서는 골반과 허리뼈의 영역 긴장현상을 검사한다 (▶ 8.3항, ▶ 8.4항).

4) 긴장검사 : 하흉부의 병진운동

▶ **그림 7.25** 치료사는 옆쪽에서 배꼽의 주변에 선다. 양손을 평탄하게 하여 옆쪽에서부터 하흉부에 댄다. 좌 · 우 각각의 가슴을 양쪽으로부터 점진적으로 민다(이마면).

실행적인 조언

긴장이 비대칭일 때는 가로막(횡격막), 엉덩허리근, 등뼈, 갈비뼈가 원인인 경우가 많다. 감별을 위해 등뼈와 흉부의 영역 긴장현상, 그리고 거기서부터 얻어지는 관찰결과를 상세하게 검사한다(▶ 제9장).

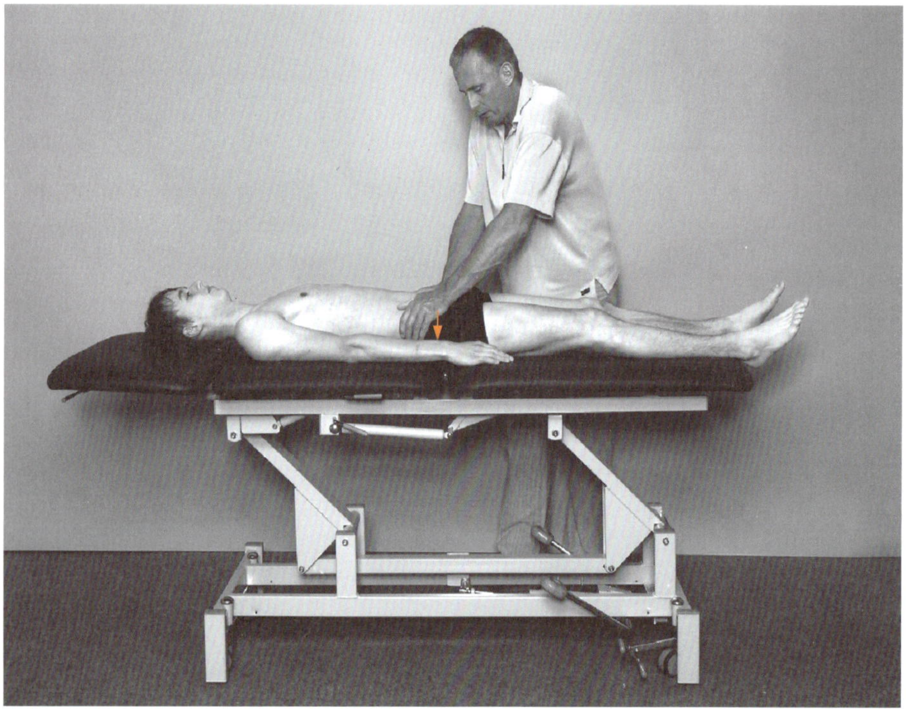

그림 7.24 긴장검사 : 엉덩뼈 그네. 좌 · 우의 엉덩뼈가시를 최소의 힘으로 등쪽으로 밀었을 때 초기 긴장을 비교한다. [K325]

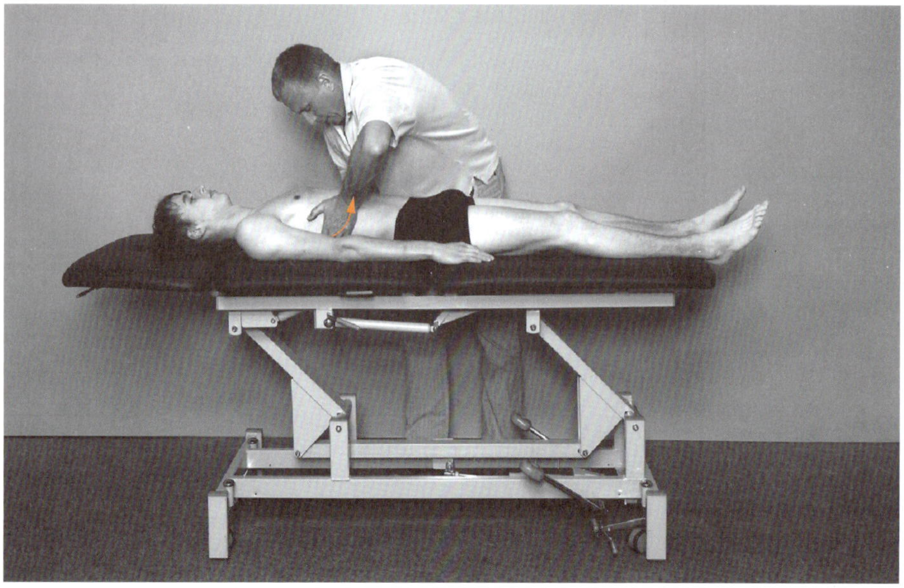

그림 7.25 긴장검사 : 하흉부의 병진운동. 좌 · 우를 비교하는 초기 임펄스의 방향은 가쪽이다. [K325]

5) 긴장검사 : 상흉부의 압박

▶ **그림 7.26** : 치료사는 옆쪽에서 흉부의 주변에 선다. 양손을 평탄하게 하여 앞쪽에서부터 상부갈비뼈에 대고 네 손가락 끝을 머리 쪽으로 향하게 한다. 좌 · 우 각각의 흉부를 등쪽으로 점진적으로 민다(시상면). 긴장이 비대칭인 경우, 목뼈 · 등뼈 이행부의 기능장애, 호흡기능의 복합장애(어깨호흡)를 나타낸다.

6) 긴장검사 : 아래팔을 엎침 방향으로

▶ **그림 7.27** : 치료사는 옆쪽에 서서, 환자의 아래팔을 손목관절의 주변에서 확고하게 잡고 팔꿈치를 가볍게 굽히게 한다. 좌 · 우 각각에 엎침 방향의 유연한 임펄스를 가한다. 움직임은 일어나지 않게 한다. 조직이 유연해져서 임펄스에 반응하면 좋다. 긴장반응이 비대칭인 경우, 후의 평가를 위해 기록한다.

실행적인 조언

방향성을 결정하는 검사에서도 소견이 있으며, 이 검사가 양성인 경우 손, 팔꿈치, 어깨에 대해서도 방향성을 결정하는 영역검사를 시행하고 거기서부터 얻어지는 관찰결과를 상세하게 검사해간다.

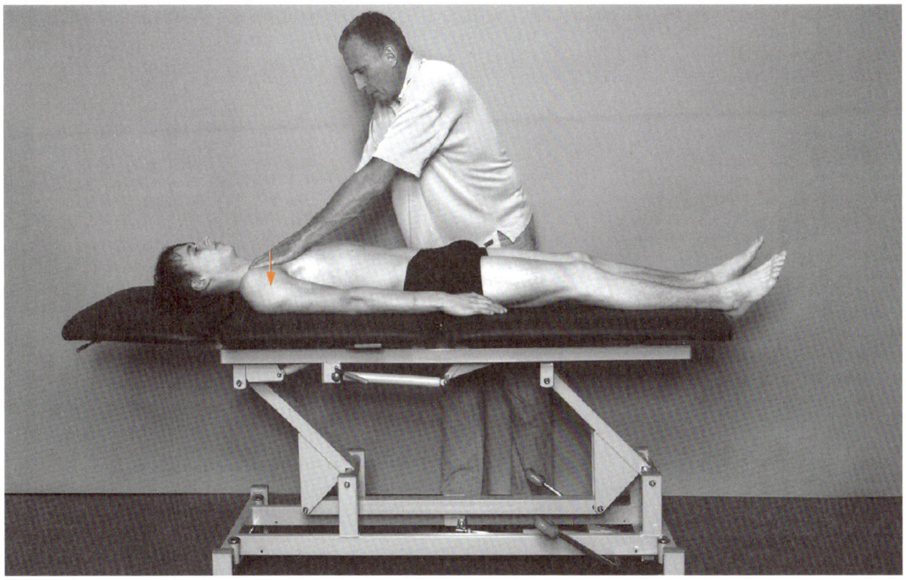

그림 7.26 긴장검사 : 상흉부의 압박. 좌 · 우를 비교하는 초기 임펄스의 방향은 등쪽이다.[K325]

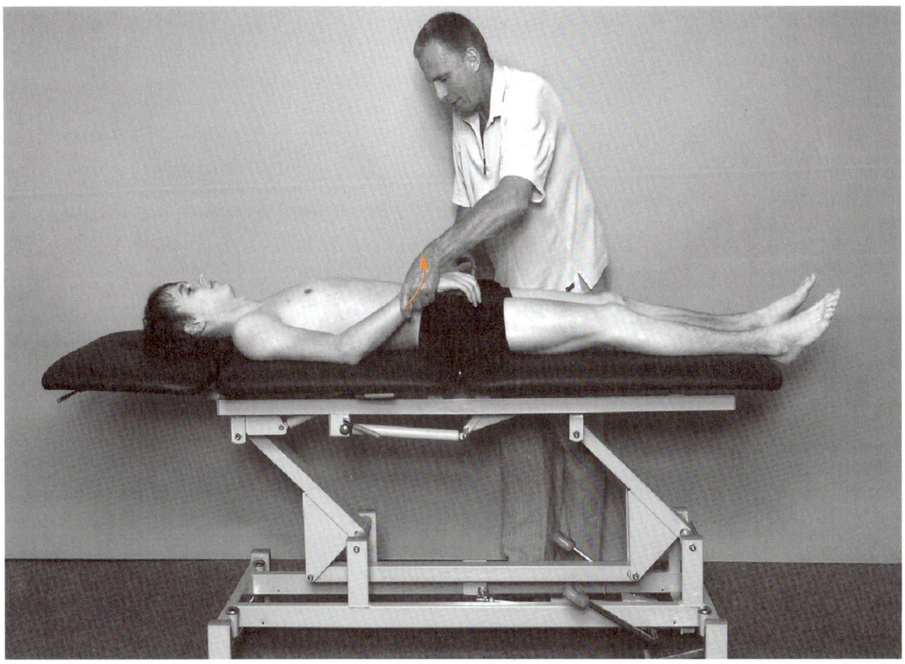

그림 7.27 긴장검사 : 아래팔을 엎침 방향으로. 뒤침을 하는 힘의 초기 긴장을 기록한다.[K325]

7) 긴장검사 : 최대 굽힘(올림)을 한 팔의 견인

▶ **그림 7.28** : 치료사는 머리 쪽에 선다. 환자의 팔을 손목관절 위쪽에서 잡고 팔을 뻗쳐 올리게 한다. 양쪽을 점진적으로 뻗도록 당겼을 때 휘는 것 같은 반응이 있으면 좋다(긴장검사 1의 다리의 견인도 참조할 것). 장애가 있으면, 매우 작은 임펄스로도 즉각 골반이나 하흉부로 전달된다.

임상적인 조언

- 엎침 검사(검사 6)도 양성인 경우, 팔 연쇄의 장애를 나타낸다.
- 몸통의 검사(검사, 3, 4, 5)도 양성인 경우, 골반, 등뼈, 갈비뼈, 가슴근육군의 장애, 그 중에서도 엉덩허리근과 가로막의 기능 장애가 예상된다.

8) 긴장검사 : 어깨의 내림

▶ **그림 7.29** : 치료사는 머리 쪽에 선다. 엄지손가락을 어깨뼈 밑에 넣고, 네 손가락을 벌려서 빗장뼈까지 어깨를 잡는다. 좌 · 우 각각의 팔이음뼈에 꼬리 쪽으로 작은 임펄스를 주면, 정상적인 조직은 유연하게 휜다. 작은 자극으로도 즉각 저항이 있으면 긴장이 항진하여 있다. 방향성을 결정하는 영역검사를 계속 시행하면 긴장하는 것이 팔이음뼈 구조인가, 또는 목뼈 · 등뼈 이행부의 구조(특히 상부갈비뼈나 구강안면계) 인가, 또는 그 양쪽인가를 알 수 있다.

7

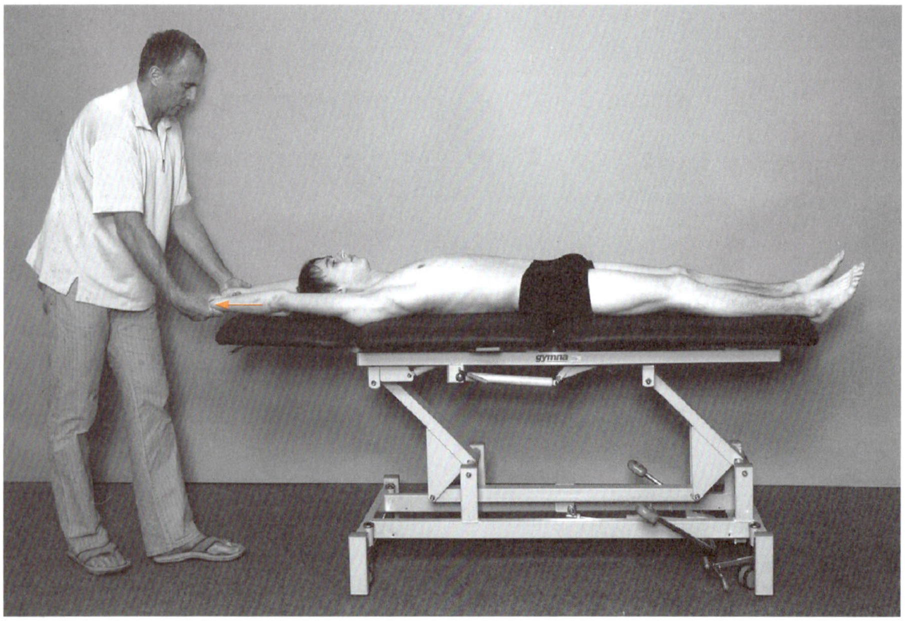

그림 7.28 긴장검사 : 최대로 올린 팔의 견인. [K325]

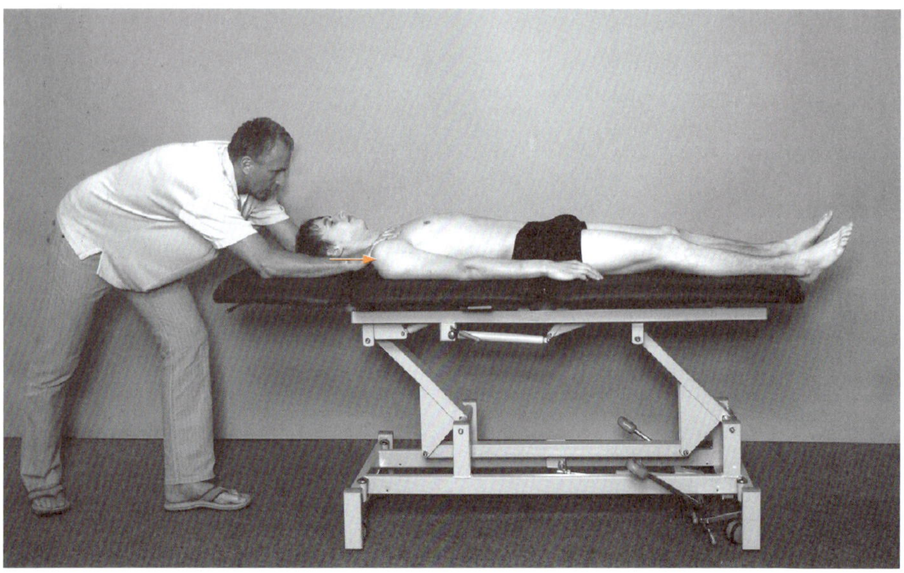

그림 7.29 긴장검사 : 어깨의 내림. 팔이음뼈, 목뼈 · 등뼈 이행부, 구강안면계의 구조에 대해서 힌트를 얻는다. [K325]

9) 긴장검사 : 목뼈의 병진운동

▶ **그림 7.30** : 치료사는 머리 쪽에 선다. 네 손가락으로 양쪽에서부터 머리를 감싸고 평탄하게 하여 척추뼈고리에 곁들여 손목을 유연하게 목빗근에 댄다. 좌 · 우 각각의 목 부분에 점진적으로 옆쪽에서부터 미는 임펄스를 준다(이마면). 긴장이 비대칭이라면, 근육근막장애, 목뼈의 관절장애이다. 이것은 영역의 긴장징후를 검사해가고, 거기서부터 대상을 좁힌 검사기법을 사용함으로써 해명할 수 있다.

10) 긴장검사 : 뒤통수의 견인

▶ **그림 7.31** : 치료사는 머리 쪽에 서거나, 앉는다(이 쪽이 좋다). 뒤통수에 양손을 대고 손가락 끝을 뒤통수점(이니언, inion)으로 향해서 뒤통수를 감싼다. 이와 같이 손을 댐으로써 뒤통수의 견인 임펄스에 가쪽 방향의 요소가 포함되고 뒤통수뼈관절융기(후두과, occipital condyle) 등에 도달한다. 다른 검사와 마찬가지로 정상적인 소견에서는 긴장은 대칭이다. 비대칭이라면, 머리관절 영역의 장애나 머리뼈의 긴장을 나타낸다. 가장 많은 것은 머리뼈바닥에서부터 구강안면계에 걸치는 긴장이다 (▶ 11.6항).

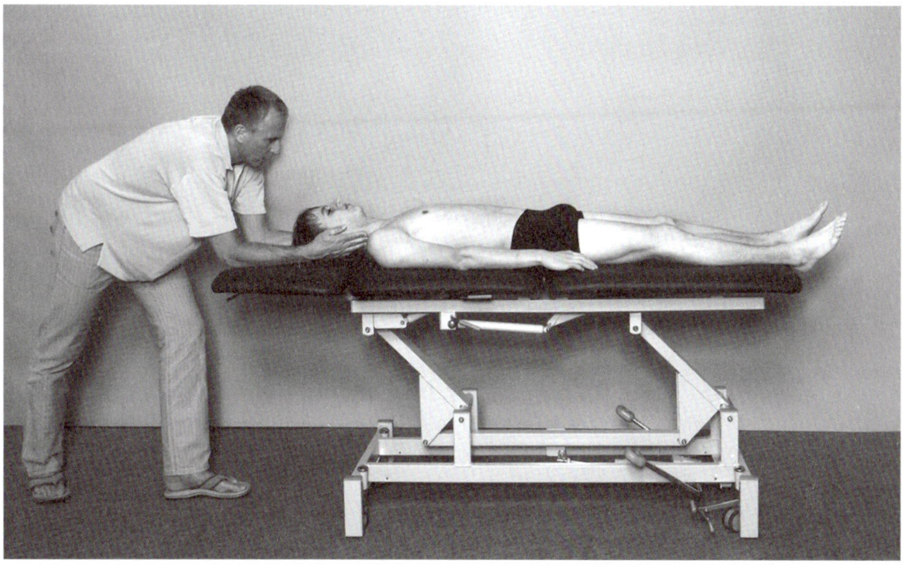

그림 7.30 긴장검사 : 목뼈의 병진운동. 비대칭이라면 근육근막장애, 목뼈의 관절장애이다. [K325]

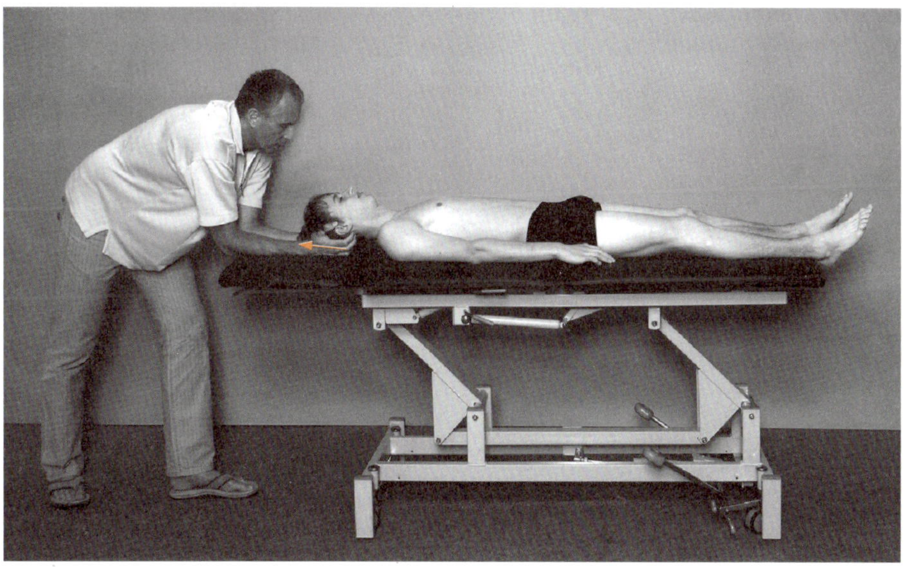

그림 7.31 긴장검사 : 뒤통수의 견인. 머리관절, 그리고 구강안면계에 의한 머리뼈 긴장에 대해서 힌트가 얻어진다. [K325]

7

임상적인 조언

근육근막 긴장검사의 10단계 프로그램에 의해서
- 영역의 가동성과 조직의 특성에 대해서 신속하게 정보가 얻어진다.
- 핵심 영역을 중심으로 전신의 조직 구성을 알 수 있다.

따라서 이 프로그램은 진단과 경과 체크에서 선별검사 기법으로서 매우 우수하여 표준적으로 사용할 수 있는 것이다.

7.8 방향성을 결정하는 팔다리 보충검사

Ergänzende orientierende Untersuchung der Extremitäten

통증증상, 기왕력, 몸통의 긴장현상으로부터 **팔다리가 병의 증상에 관여**하고 있다고 생각될 때는 방향성을 결정하는 포괄적 검사로 팔다리의 검사도 시행한다. 방향성을 결정하는 팔다리관절 검사에 대해서는 "팔다리관절 : 의사와 물리치료사를 위한 도수검사와 가동화 치료(Extremitätengelenke : Manuelle Untersuchung und Mobilisationsbehandlung für Ärzte und Physiotherapeuten)" (Sachse, Harke, Linz, 2012)에 상세하게 서술되어 있다. 포괄적 검사에 편입된 일이 있는 검사를 몇 가지 열거한다.

- 선 자세에서 볼 수 있었던 초기 선행이 없어지는 경우, 긴장은 (연쇄방응 또는 단독으로) 팔다리가 원인이라 생각된다 (▶ **그림 7.32**).
- Patrick–Kubis 검사(▶ **그림 7.33**, ▶ 8.43항)에는 엉덩관절, 골반, 허리뼈 · 엉치뼈 이행부, 등뼈 · 허리뼈 이행부의 상세한 검사가 포함된다. 해당하는 근육 연결은 다리 전체에 미치는 경우가 있다. 각 관절 영역에서 방향성을 결정하는 검사를 시행하면 최초의 감별진단에 도움이 된다.
- 엉덩관절에서는 안쪽회전과 가쪽회전(▶ **그림 7.34**), 무릎관절에서는 굽힘 긴장과 폄 긴장(▶ **그림 7.35**)을 각각의 관절주머니 패턴에 따라서 비교한다.
- 발에서는 Gaymans에 의한 긴장검사로 힌트를 얻을 수 있다 (▶ **그림 7.36**).
- 팔 연쇄의 긴장에 대해서 최초의 정보를 얻으려면 최대 올림에서 최종 탄력성검사를 시행한다(▶ **그림 7.37**). 이 검사는 보통, 방향성을 결정하는 목뼈와 목뿔뼈(설골)의 검사를 시행한 후에 앉은 자세 그대로 실행한다.

손에 장애가 있을 때는 복잡한 부위이기 때문에 즉각 영역검사와 대상을 좁힌 검사에 대처한다. 팔다리의 검사에서는 항상 좌 · 우를 비교한다.

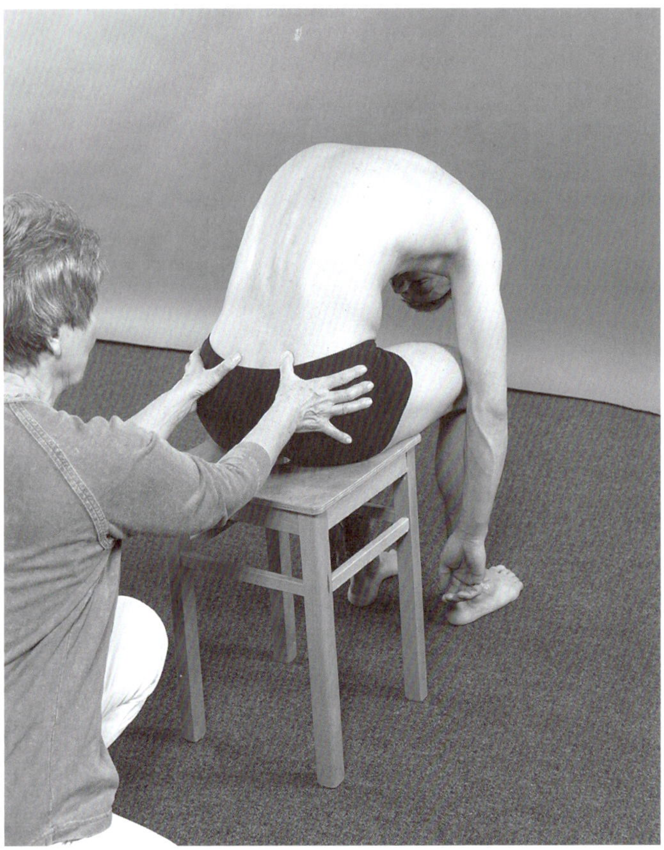

그림 7.32 앉은 자세의 앞굽힘에서 위뒤엉덩뼈가시 운동을 검사한다. 선 자세에서 발생한 초기 선행이 앉은 자세에서도 보이는가? [K325]

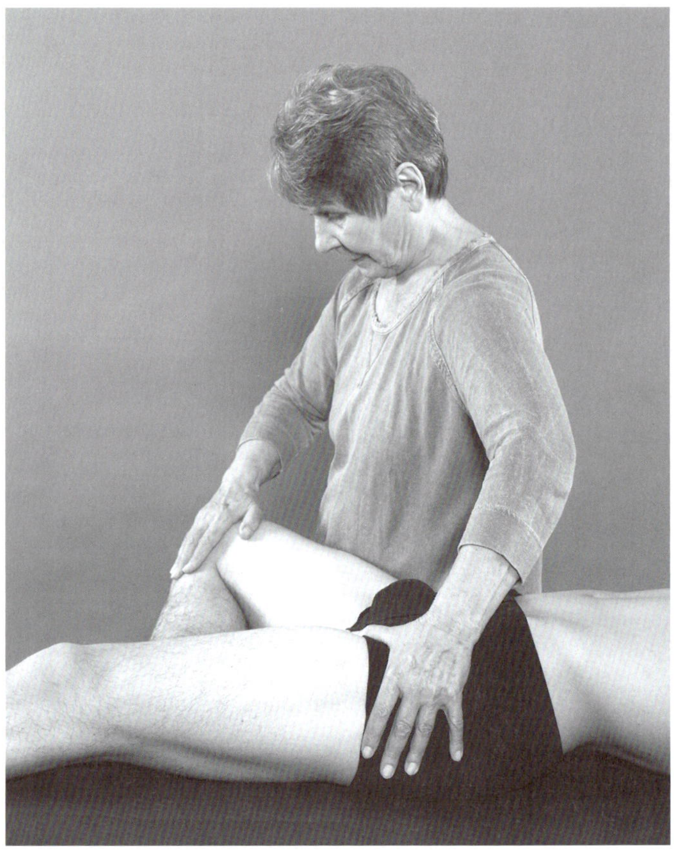

그림 7.33 Patrick–Kubis에 의한 긴장징후(▶ 8.4.3항). 좌 · 우의 비교로 검사한다. [K325]

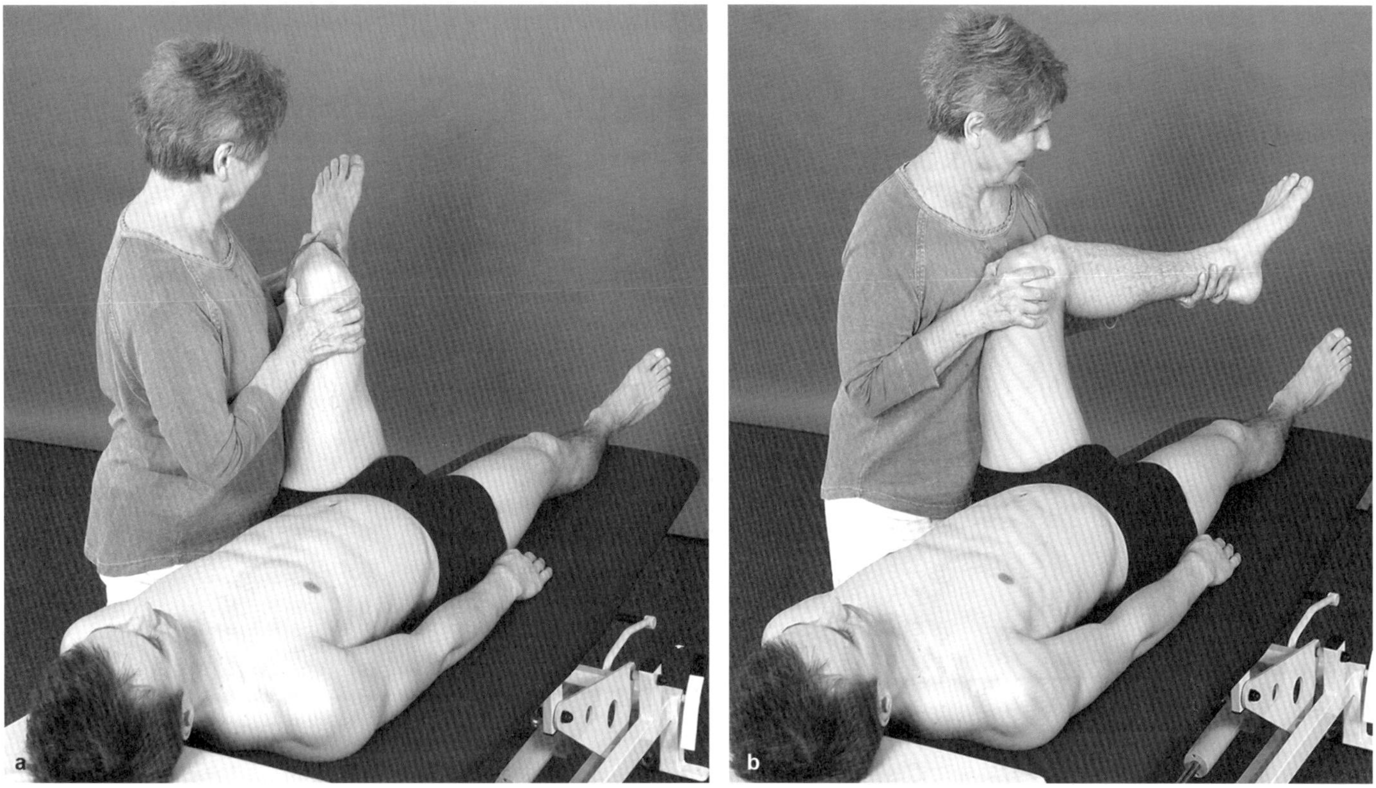

그림 7.34 엉덩관절의 a) 안쪽회전과 b) 가쪽회전의 최종 긴장을 비교한다. 각각의 회전방향과 좌 · 우를 비교한다. [K325]

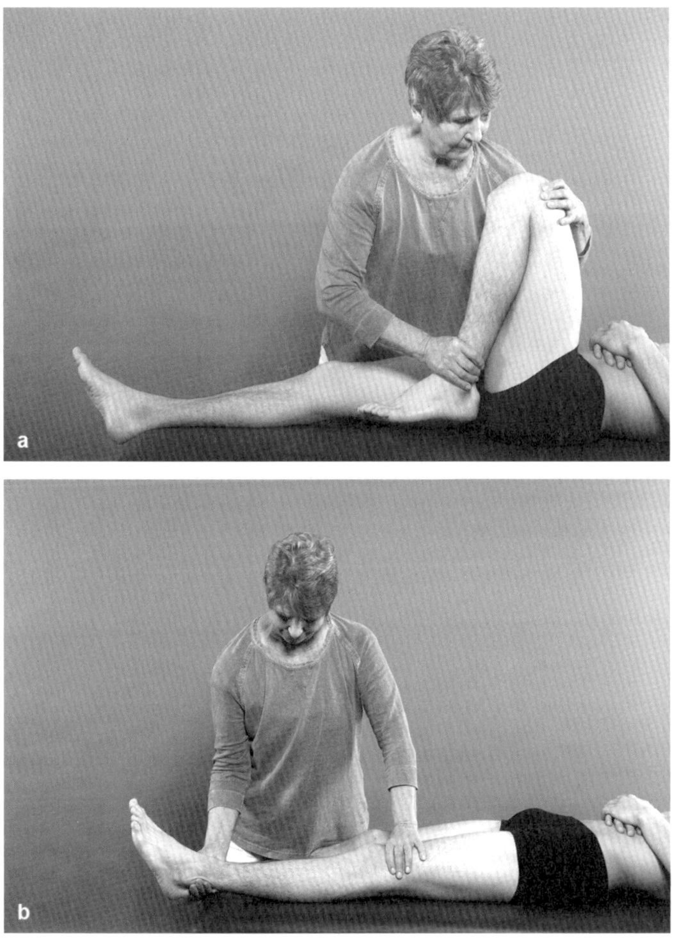

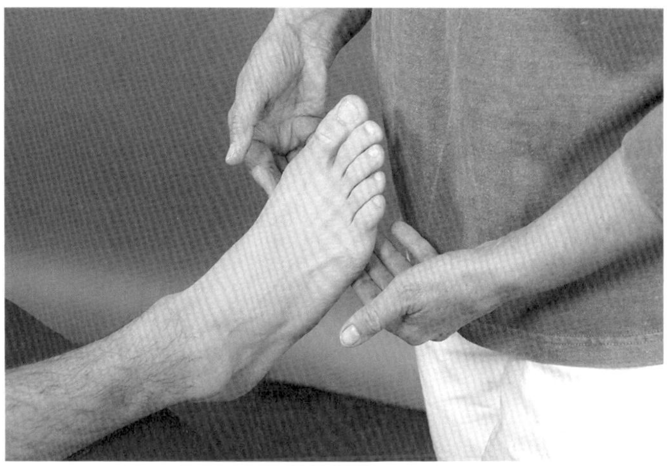

그림 7.36 앞발부분에 바닥 쪽에서부터 최소의 운동 임펄스를 주고 발 구조의 조직 순응성(compliance)을 안쪽/가쪽, 좌 · 우에서 비교한다. [K325]

그림 7.35 엉덩관절의 a) 굽힘과 b) 폄의 최종 긴장을 비교한다. 각각의 운동방향과 좌 · 우를 비교한다. [K325]

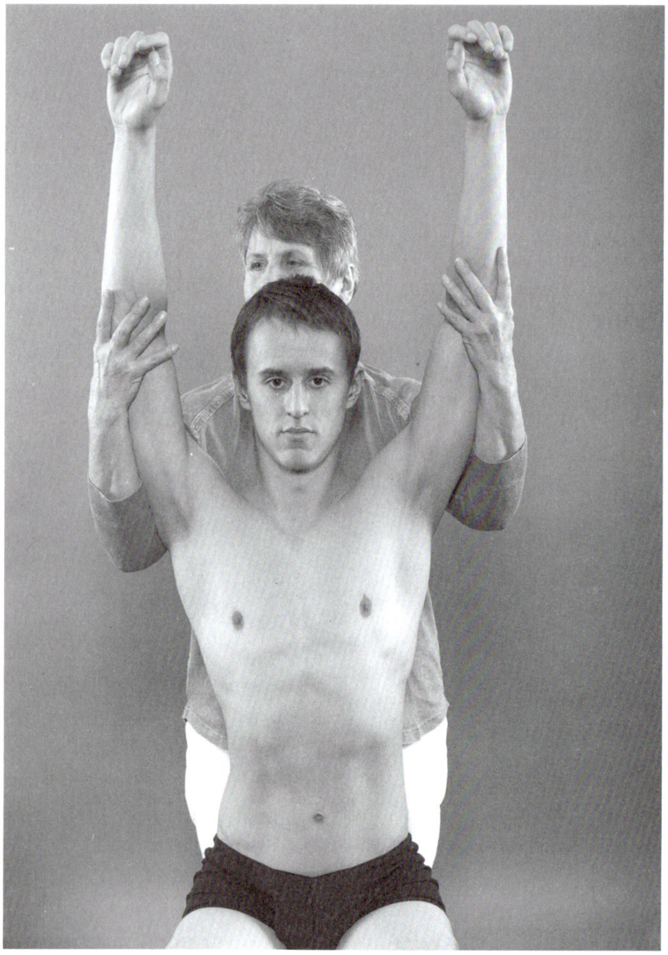

그림 7.37 최대로 올린 팔의 최종 탄력성검사. [K325]

7.9 방향성을 결정하는 일반적인 진찰에서 검사

Orientierende Untersuchung im Praxisalltag

초진 때 있어서 방향성을 결정하는 포괄적 검사

일상의 진료에서 초진 환자에 대해서 **방향성을 결정하는 포괄적 검사**를 시행하려면 각각의 영역의 긴장을 검사한다(▶ 7.3항, ▶ 7.4항, ▶ 7.5항, ▶ 7.6항, ▶ 7.7항).

검사의 선택은 영역의 감수성에 따라서 결정된다. 근육근막 10단계에 의한 초기긴장의 전체 구성의 정보와 합치면 포괄적인 정보가 얻어진다. 소견을 조합함으로써 "새로운 질환"의 기능병리학의 **방향성**을 파악할 수 있다. 방향성을 결정하는 검사는 환자와 검사자가 가능한 한 자세를 바꾸지 않아도 되는 순서로 되어 있고, 필요한 검토를 해가기 쉽도록 정리되어 있다(▶ **표 7.2**). 조합한 소견으로부터는 다음의 검사 단계가 판명되고(**제1 잠정 진단**), 거기서부터 기능진단을 유도해간다.

물론 이 책에서 서술한 이외의 순서로도 가능하다. 어느 경우라도 항상 같은 순서로 시행하는 것을 권장한다. 순서를 같게 함으로써 검사의 속도가 올라갈뿐만 아니라, 연관성을 생각하기 쉬워지고 적절한 치료 프로그램을 신속하게 발견할 수 있게 된다.

표 7.2 초진에서 방향성을 결정하는 포괄적 검사

검사방법	검사기법
방향성을 결정하는 검사	**보행**
시상면의 안정성	발소리, 팔의 흔들기
이마면의 안정성	골반 옆으로 기울이기 운동
방향성을 결정하는 검사	**선 자세**
전체의 관찰에 의한 검사	• 옆쪽에서 본 수직선 • 이마면에서 대칭성
전반적인 경청(general listening)	위쪽에서부터 머리에 접촉하였을 때 균형반응
조직 촉진	표층 촉진
골반/허리뼈	• 골반점의 촉진 • 선행의 유형
허리뼈 · 등뼈 이행부	옆굽힘의 관찰에 의한 검사(공동운동)
갈비뼈/가로막	호흡 시 운동의 촉진
방향성을 결정하는 검사	**앉은 자세**
등뼈	회전운동, 회전분절의 관찰에 의한 검사
목뼈의 전체 회전 • 상위 • 중위 • 하위	전체 회전의 관찰에 의한 검사 • "비틀은 옆굽힘" • 수동적 옆굽힘 • "비스듬한 앞굽힘"
머리뼈 아래턱	목뿔뼈 촉진
방향성을 결정하는 검사	**누운 자세**
척추 · 갈비뼈 운동	엎드려 누운 자세의 호흡파동
조직 순응성(compliance), 최소운동 임펄스에 대한 되먹임	근육근막 10단계 검사
방향성을 결정하는 검사	**팔다리**
골반/다리	초기 선행 (선 자세에서 소견이 있으면 비교)
엉덩관절, 다리이음뼈, 허리뼈(이행부를 포함)	Patrick-Kubis 검사
엉덩관절	안쪽회전/가쪽회전의 긴장 비교
무릎관절	굽힘/폄의 긴장 비교
발	Gaymans 검사
어깨/팔이음뼈	최대 굽힘(올림) 위치에서 최종 탄력성

7

실행적인 조언

방향성을 결정하는 검사단계에서부터 얻어지는 소견은 모두 **징후를 시사**하는 힌트이지 증명하는 것은 아니다. 따라서 명백한 특이점만을 기록하고 평가한다.

표 7.3 방향성을 결정하는 검사의 필수 항목

방향성을 결정하는 검사의 필수 항목	
전신을 개관하여 징후의 방향성을 탐색	• 수직선을 옆쪽에서부터 관찰에 의한 검사 • 이마면의 대칭상황 • 근육근막 10단계 검사
영역의 징후의 방향성을 탐색	
골반	선 자세의 골반점의 촉진
허리뼈/등뼈 · 허리뼈 이행부	옆굽힘 · 공동운동
목뼈/머리관절	• "비튼 옆굽힘" (상위) • 옆굽힘(수동) (중위) • "비스듬한 옆굽힘" (하위/흉곽상구)
어깨/팔이음뼈	최대 굽힘(올림) 위치에서 최종 탄력성
등뼈	엎드려 누운 자세의 "호흡파동"
특정의 긴장검사	• 초기 선행(선행현상) • Gaymans 검사 • Patrick–Kubis 검사

임상적인 조언

- 검사 프로그램을 일정화하는 것에 대해서 **치료 프로그램은 반드시 그때마다 생각한다.** 통증 경감이 첫째 목표였다 해도 통증 부위의 특정을 우선하여 결정해서는 안 된다.
- 연쇄 패턴과 연쇄는 복잡하고 다양하기 때문에 새로운 질환이나 재진 시에 있어서의 소견의 연관성을 동적으로 탐구할 필요가 있다.

경과 체크 하에서 방향성을 결정하는 검사의 필수항목

경과에서 주목해야 할 것은 환자의 표준 시스템이 치료에 어떻게 반응하였는가, 어느 소견이 재발하였는가, 시스템 전체에 개선이 관찰되었는가이다. 치료한 영역의 긴장징후를 우선적으로 재검사하고, 방향성을 결정하는 포괄적 검사도 다시 한 번 시행한다(모래시계 모델). Lewit가 제창한 방향성을 결정하는 검사의 필수항목은 정평이 있고 신뢰성이 높다(▶ **표 7.3**).

7.10 방향성을 결정하는 머리 · 몸통 · 팔다리의 안정성 검사

Orientierende Untersuchung zur Stabilisierung von Kopf, Rumpf und Extremitäten

통증이나 경과의 기왕력이 장기간인 경우, **복합적인 운동기능 장애를 우선 의심한다.** 보행, 선 자세, 호흡운동, 팔의 벌림(외전)에서 방향성을 결정하는 검사로 판명되는 것은 보상부전이 있다는 것을 시사한다. 이것이 인지된 경우, 몸통 안정성의 구성 및 그것에 의존하는 팔다리의 동역학에 대해서 방향성을 결정하는 제1 검사를 시행할 필요가 있다.

7.10.1 앞쪽으로 체중이동 시 발 안정성의 관찰에 의한 검사(Véle test)

▶ **그림 7.38** : 환자는 선 자세이다. 치료사는 앞쪽에 서서 환자가 뻗은 팔의 손을 잡고 지지한다. 환자에게 체중을 앞쪽으로 이동하도록 지시를 내린다. 발꿈치는 바닥에 붙이고 무릎과 엉덩관절은 편 채로 한다.

발 근육군의 활동을 관찰한다. 짧은발가락굽힘근이 활동하고 그것이 발허리발가락관절의 굽힘, 먼쪽발가락사이관절의 폄(달라붙는 모양)으로서 볼 수 있는 것이 좋다.

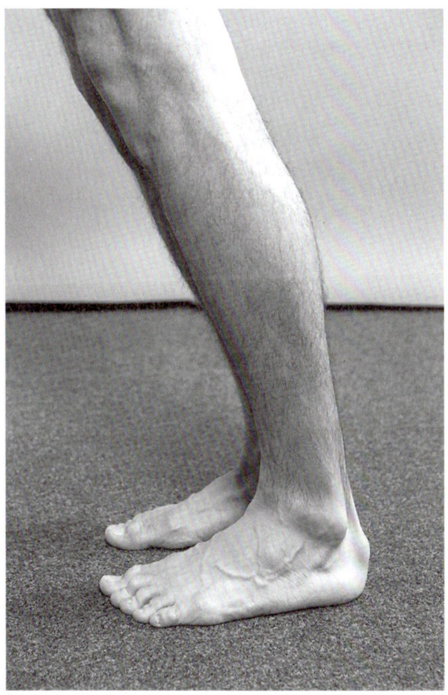

그림 7.38 발 안정성 검사(Véle test). 사진은 짧은 발가락 굽힘근의 활동을 보여주고 있다. 발허리리발가락관절(중족지절관절)이 굽혀지고 먼쪽발가락사이관절이 펴져 있다. 폄근힘줄은 경직하여 있지 않다. [K325]

7

임상적인 조언

엉치뼈 S1의 신경뿌리 병변 : 짧은발가락굽힘근의 활동 저하 → 발허리발가락관절의 굽힘과 먼쪽발가락사이관절 폄의 공동운동이 없다.

짧은발가락굽힘근은 S1 신경뿌리로부터 지배되어 있다 : 감별진단으로 검토할 것!

가로아치와 세로아치의 안정성이 불충분 :

- 발허리발가락관절의 굽힘과 먼쪽발가락사이관절 폄의 공동운동이 없다.
- 몸쪽발가락사이관절과 먼쪽발가락사이관절이 굽힘("갈퀴발")
- 발의 가쪽 모서리에 부하가 걸려 엄지발가락의 발허리발가락관절이 확고하게 접지하지 않는다.
- 발가락 폄근의 활동이 증가

복사뼈관절의 안정성이 불충분 : 앞의 징후에 더하여 등자근육군(stapedius muscles)의 활동이 협응하여 있지 않고 안쪽 모서리와 가쪽 모서리의 부하가 끊임없이 교체된다.

7

7.10.2 직립자세에서부터 30°의 무릎 굽힘 때 허리뼈 · 골반 · 다리 영역 안정성의 관찰에 의한 검사

▶ **그림 7.39** : 환자는 팔을 앞쪽으로 올려서 선다. 지시에 따라 무릎을 30° 굽히고 발꿈치는 바닥에 붙인다.

무릎이 어떻게 움직여지는지, 골반과 허리뼈가 안정하여 있는지를 관찰한다.

임상적인 조언

- 발의 가쪽 모서리에 부하가 걸리는, 무릎관절이 중앙에 접근하는, 허리뼈 전만의 기울기가 강화되는 경우는, 허리뼈 · 골반 · 다리 영역의 안정성이 불충분하다는 것을 나타낸다.
- 팔이음뼈가 올라가는, 목뼈/머리 · 목 이행부가 과다 전만이 되는 경우는, 목뼈 · 팔이음뼈 영역의 안정성이 불충분하고 상동성장애(stereotype disorder)의 징후를 나타낸다.

7.10.3 직립자세에서 무릎관절에서 긴장 안정성의 촉진

▶ **그림 7.40** : 환자는 평소의 자세로 서고, 양발의 부하를 동등하게 한다. 치료사는 뒤쪽에 앉아(굽히고) 가쪽에서부터 정강뼈 거친면에 네 손가락을 댄다. 좌 · 우 각각의 무릎에 최소의 폄 임펄스를 가한다.

이 임펄스에 대해서 무릎관절이 탄력성과 함께 휘어 근육의 안정성이 좋다는 것을 보여주면 좋다.

임상적인 조언

폄의 임펄스 때 탄력성이 있는 휨이 없고 무릎이 움직이지 않는 막대와 같은 인상일 때는 무릎관절의 안정성이 불충분하고 (젖힘 [과다 폄]에 의해서 안정하여 있다) 상동성장애의 징후를 나타낸다.

7.10.4 방향성을 결정하는 호흡 상동성 검사를 위한 촉진

이 검사는 방향성을 결정하는 포괄적 검사에 속하고 ▶ 7.4.3항에 기재한 것이다(▶ **그림 7.12**). 흉곽이 조화하여 입체적으로 확대하지 않고 근골격계에 만성 통증증상이 있는 성인에서는 최초의 검사(▶ 7.10.5항)에서도 팔다리의 운동 시에도 몸통 안정의 구성에 주의하는 것이 바람직하다(▶ 7.2.1항의 보행, ▶ 7.10.6항의 팔이음뼈와 팔). 안정성에 문제가 관찰되는 경우는 후의 치료과정에서 몸통 안정의 질에 관계하는 운동 협응(엉덩관절 폄, 엉덩관절 벌림(한쪽 다리로 지지 시 골반 안정성), 몸통 굽힘, 머리 올림, 팔 벌림)을 검사한다.

임상적인 조언

하부갈비뼈가 호흡 시에 주로 가쪽으로 움직일 때는 가로막 경직의 가능성이 있다. 그러나 대개 호흡운동의 상동성 장애나 호흡의 자세기능 시스템에서 심층 안정근육의 공동작용의 협응 장애를 나타내고 있다.

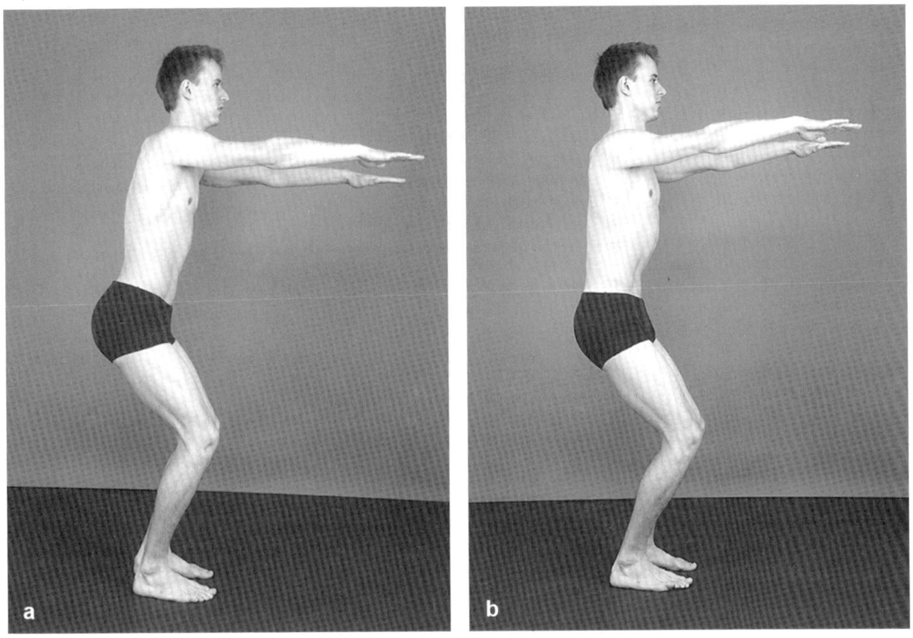

그림 7.39 무릎을 30° 굽히게 하여 허리뼈 · 골반 · 다리 안정성의 협응을 판단하는 검사.
a) 지시에 의한 자발운동.
b) 발을 꽉 누르도록 지시하면 발바닥에서부터 구심로에서 상체가 직립한다. [K325]

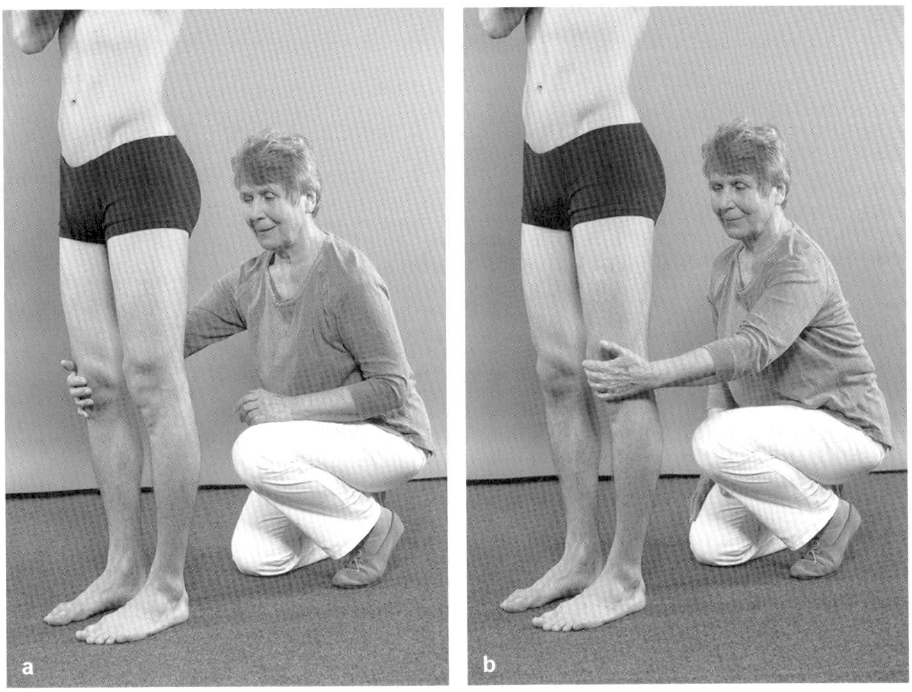

그림 7.40 무릎의 안정성을 검사하기 위해 무릎을 가볍게 등쪽으로 당긴다. 기본자세에서 무릎이 안정하여 있으면 탄력성이 있으나 안정성이 나쁘면 젖힘(과다 폄)으로 보상된다.
a) 우 b) 좌 를 비교한다. [K325]

7.10.5 앉은 자세에서 발바닥 수용기에 의한 구심 강화 시 머리 · 몸통 안정성의 관찰에 의한 검사

▶ **그림 7.41** : 환자는 등받이가 없는 의자나 치료대 앞에 앉는다(좌석면의 높이는 넓적다리가 약간 비스듬히 되어 발에 압력이 전달되는 정도). 지시를 내리고 의식적으로 양발을 바닥에 밀어 붙이게 한다. 주로 발꿈치와 앞발부분 전체로 한다.
엄지발가락의 발허리발가락관절은 특히 확고하게 붙인다.

앞발부분과 뒷발부분의 압력이 같고 가쪽 모서리와 안쪽 모서리에 대칭으로 부하가 걸려 있는 것이 좋다. 이 상태라면 척추 전체에 직립 연쇄가 전달되고 운동 임펄스가 머리 쪽의 마루(두정)영역까지 향하는 것을 볼 수 있다.

많은 환자는 다리근육군 · 발근육군으로 눌러 발바닥에 부하를 가할 수 없게 되어있다. 그 대신에 체중을 앞쪽으로 이동시킨다. 앞발부분 안쪽에 부하를 가하려고 하여 무릎을 접근시켜버린다(다리의 안쪽회전). 보조하도록 손목반사가 일어나는 것이 관찰되는 일이 많다. 척추영역에서 직립 연쇄가 중단되는 경우는 그 영역의 장애를 나타낸다.

임상적인 조언

보행 동역학이 협응되어 있지 않은 경우, 아래의 것을 나타낸다.
- 앉은 자세에서 부하를 가하기 위한 감각이 없다.
- 발에 부하를 가하려고 하면, 아래와 같은 상태가 된다.
  - 골반의 기울기가 강화되고 몸통이 앞쪽으로 이동하여 (큰허리근, 작은허리근의 기전) 척추의 전만이 길어진다.
  - 무릎관절이 중앙으로 다가가서 무릎뼈가 비스듬히 향하고 있다(모음근의 기전)
  - 궁둥구멍근(이상근)이나 작은볼기근의 통증유발점에 의해서 큰돌기(대전자)의 위쪽 · 가쪽에 통증이 발생한다(모음근 기전에 대한 보상 패턴)
  - 발에 부하를 가하려고 생각하면 최초에 머리와 팔이음뼈가 움직인다. 장기간의 기왕력으로 상동성에 문제가 있다는 것을 보여준다.

발을 밀어붙였을 때 직립 연쇄가 중단되는 경우, 아래의 것을 나타낸다.
- 영역의 안정근육 연결이 협응하여 있지 않다 (중단하는 영역에서)
- 척추기능장애로부터의 침해자극(중단하는 영역에서)

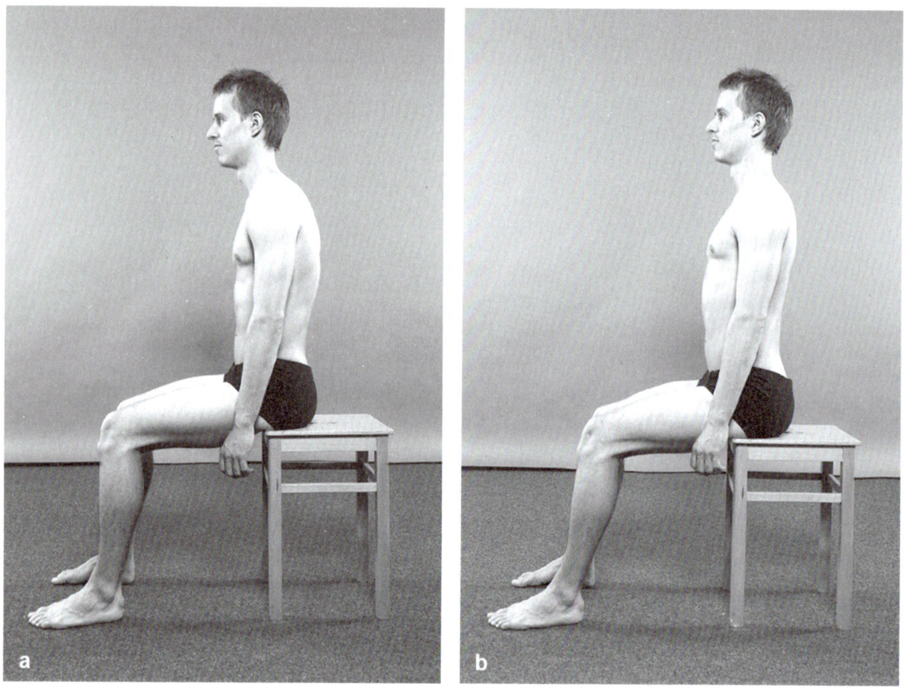

그림 7.41 발바닥에서부터의 고유수용성 구심로를 강화하여 몸통 직립의 힘을 검사한다.
a) 정지 자세
b) 발을 밀어붙인다 : 사진은 적절한 반응을 나타내고 있다. 골반이 직립하고 척추영역에서 중단되어 있지 않다. [K325]

7.10.6 앉은 자세에서 발을 벌릴 때 몸통 안정성

▶ **그림 7.42** : 환자는 등받이가 없는 의자나 치료대 앞에 앉는다. 양 발은 확고하게 바닥에 붙인다. 팔은 늘어뜨린 채로 팔꿈치를 굽힌다. 엄지손가락을 벌리게(외전) 하여 천정으로 향하게 한다. 치료사는 뒤쪽에 선다. 양쪽 팔을 회전시키지 않고 벌리게 한다(엄지손가락은 수직 그대로, ▶ **그림 7.42b**).

양쪽의 등세모근 상부(하행부분)의 활동을 관찰한다(▶ **그림 7.42a**). 70° 벌림(외전)까지는 안정성이 있고 그 이후는 동적인 활동이 관찰되는 것이 좋다.

임상적인 조언

등세모근 상부가 동적으로 활동하는 것이 이른 경우(벌림 20~60°) 아래의 모두를 나타낸다:

- 좌 · 우 각각의 팔이음뼈 근육군이 협응하고 있지 않다.
- 하부의 어깨뼈 고정근육이 약화하여 있다.
- 상부의 어깨뼈 고정근육이 경직 · 단축하여 있다.

운동시작(20~60°)에서부터 등세모근 상부가 동적으로 활동하는 경우 아래의 모두를 나타낸다:

- 좌 · 우 각각의 팔이음뼈 근육군이 협응하고 있지 않다.
- 팔 운동 시 상동성의 순화.
- 핵심 영역인 목뼈 · 등뼈 이행부에 불량한 부하가 걸려 있다.

팔 운동의 시작에서부터 허리네모근이 동적으로 활동하고 허리뼈가 옆굽힘을 하는 경우, 아래의 것을 나타낸다:

- 반대쪽 어깨의 구조질환.
- 팔이음뼈 동역학의 감각운동의 붕괴(disintegration).
- 척추 정역학의 붕괴(국소의 척추 안정근육이 협응하여 있지 않다).

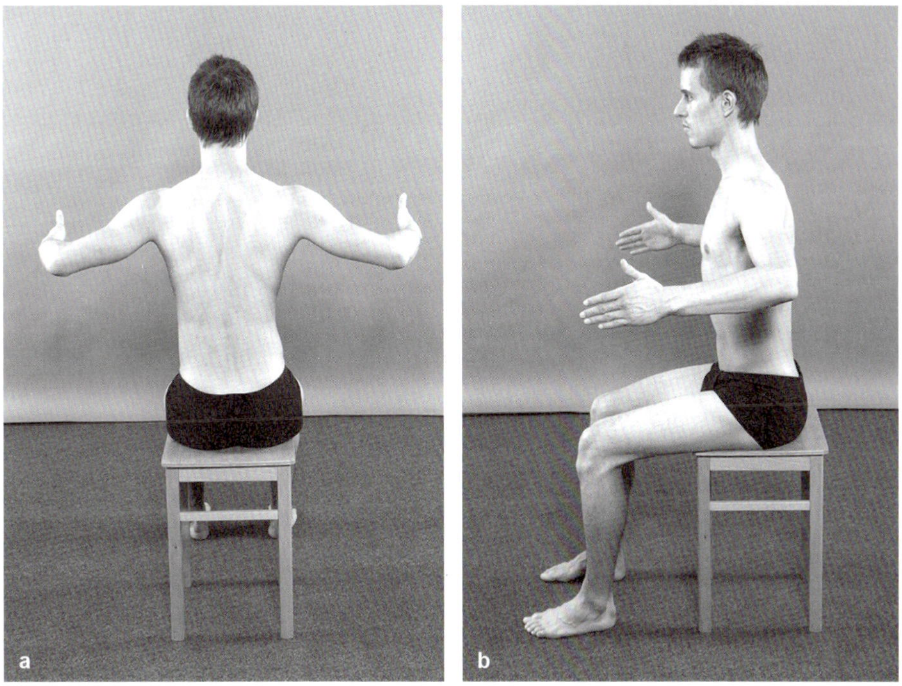

그림 7.42 팔을 벌릴(외전) 때 근육활동의 협응에 대한 방향성을 결정하는 검사. 힌트가 되는 징후로서 등세모근 상부가 이른 시기부터 동적으로 활동하는 것이 관찰된다.
a) 뒤쪽에서부터 운동을 관찰한다.
b) 운동의 세부 : 팔꿈치를 직각으로 굽힌 시작 자세. 엄지손가락은 벌림(외전) 운동을 하는 동안 내내 위쪽으로 향하게 한다(어깨관절을 회전시키지 않는다). [K325]

제 III 부

척추영역의 검사와 치료

Untersuchung und Behandlung der Wirbelsäulenregionen

제Ⅱ부에서 서술한 방향성을 결정하는 포괄적 검사에서부터 보통 특정 척추영역으로 진행한다. 제Ⅲ부에서는 후속되는 검사, 또한 거기서부터 판명되는 치료계획이나 치료에 대해서 기재한다. ▶ 제8장에서는 골반 · 허리뼈, ▶ 제9장에서는 등뼈 · 흉부, ▶ 제10장에서는 등뼈를 다룬다. 감별 등에서 의문이 생긴 경우는 그 영역만이 아니라 몸통을 대상으로 하여 방향성을 결정하는 검사를 시행하여 소견을 얻을 필요가 있다.

8 골반 · 허리뼈의 검사와 치료

Untersuchung und Behandlung des Beckens und der Lendenwirbelsäule

일반적으로 방향성을 결정하는 포괄적 검사를 시행하고 1개 또는 2개의 긴장징후로부터 다음의 영역검사의 적응을 결정한다. **방향성을 결정하는 영역검사**에서는 검사한 운동방향에 대해서 운동과정의 질, 운동의 최종 자세 등, 추가적으로 특성을 평가한다. 규정된 점에서 측정이 가능하다. 모든 소견을 아울러서 평가함으로써 치료계획과 치료기법이 결정된다.

이상의 모두에서 기능해부학에 대한 지식이 필수적이다.

8.1 엉치엉덩관절의 기능해부학에 대한 머리말

Vorbemerkungen zur funktionellen Anatomie des Sakroiliakalgelenks

엉치뼈는 허리뼈의 끝, 다리이음뼈의 등쪽에 있고, 볼기뼈의 사이에 꼭 끼이어 있다. 5개, 경우에 따라서는 6개(허리 · 엉치 이행 척추의 엉치뼈화)의 척추가 유합하여 만들어져 있다. 배쪽과 등쪽에 좌 · 우 4쌍의 척추사이구멍(허리 · 엉치 이행 척추에서는 5쌍)이 있다. 가시돌기는 유합하여 파도모양 주름(정중 엉치뼈능선)으로 되어있고, 여기에 척추세움근의 일부가 부착한다. 제1엉치뼈의 가시돌기만이 경우에 따라서 촉진할 수 있다. 옆쪽의 뼈 집단(가쪽부분)은 제1~3엉치뼈의 높이(수준)에 있는 옆면으로 엉치엉덩관절의 관절면을 지지한다.

좌 · 우 엉치엉덩관절의 관절틈새는 등쪽과 꼬리 쪽으로 수렴한다. 엉치뼈가 6개 있는 유형의 골반에서는 관절틈새는 시상면이 되는 경우가 있다. 이 경우 관절면은 매우 가늘고 길며 느슨해짐에 대해서 별로 안정하여 있지 않다. 엉치엉덩관절의 관절면은 갈고리모양으로 되어 있다. 즉, 세로로 가늘고 긴 부분이 엉치뼈의 장축을 머리꼬리 쪽으로 뻗고 짧고 굵은 부분이 머리 쪽에서부터 등쪽으로 기울어 있다. 엉치뼈와 엉덩뼈의 관절면은 거울영상처럼 대칭인 형상을 하고 있고 표면이 딱 대응하고 있다.

소아기의 관절면은 평탄하다. 성장하면, 엉덩뼈 쪽의 중앙에 부푼 곳이, 엉치뼈 쪽에 우묵한 곳이 만들어진다. 나이를 먹음에 따라 관절면의 융기는 증가하고 반대쪽의 함몰은 깊어져 간다. 이것은 남성의 골반에서 특히 두드러지고 성인기의 가동성 저하에 대응하고 있다.

생리학적 운동

엉치뼈와 엉덩뼈 사이의 운동은 엉치뼈의 **끄떡임 운동(nutation)과 반대쪽 끄떡임 운동(counter-nutation)**이라는 말로 표현한다. 이 운동은 엉치엉덩관절 영역의 가로 축을 중심으로 시행되고 있는 것처럼 보인다. 끄떡임 운동에서는 **엉치뼈 바닥(S1)이 앞 아래쪽으로 가라앉고 동시에 엉치뼈 끝이 등쪽으로 솟아오른다**. 이것에 엉덩뼈의 안쪽 운동과 궁둥뼈결절(좌골결절)의 가쪽 운동이 결부되어 있다(▶ **그림 8.1**). 끄떡임 운동은 몸통이나 엉덩관절의 굽힘 때 일어나고, 반대쪽 끄떡임 운동은 엉덩관절과 몸통의 폄 때 일어난다.

한쪽다리 지지에서는 입각 쪽의 볼기뼈(관골)에 대해서만 엉치뼈가 끄떡임 운동을 한다. 이것에는 머릿속에서 상상하는 비스듬한 축을 그어보면 좋다. 게다가 볼기뼈의 회전과 두덩결합(치골결합)의 이동이 일어난다.

이상의 움직임은 어느 것도 매우 작고 위골반문(골반상구) · 아래골반문(골반하구)의 전 · 후 지름은 3~17㎜밖에 변화하지 않는다. 엉치엉덩관절을 움직이는 고유의 근육군은 없다. 그럼에도 골반이나 엉치뼈 · 꼬리뼈를 포함하는 척추에 부착하는 많은 근육의 긴장에 영향을 받고 있다. 엉치엉덩관절에서는 매우 작은 탄력성을 촉진할 수 있을 정도이다. 방사선에 의한 측정으로 확인된 운동범위는 1~3°이다.

엉치엉덩관절의 운동은 **엉치뼈와 볼기뼈에 뻗는 강력한 인대**에 의해서 역학적, 고유수용적으로 조절된다. 이것에 의해서 관절이 안정된다. 엉치결절인대(천결절인대)는 쌍방의 관절면을 직접 가까이 끌어당겨 떨어지지 않도록 한다. 관절의 주변에는 앞엉치엉덩인대(전천장인대)와 뒤엉치엉덩인대(후천장인대)가 둘러쳐져 있다.

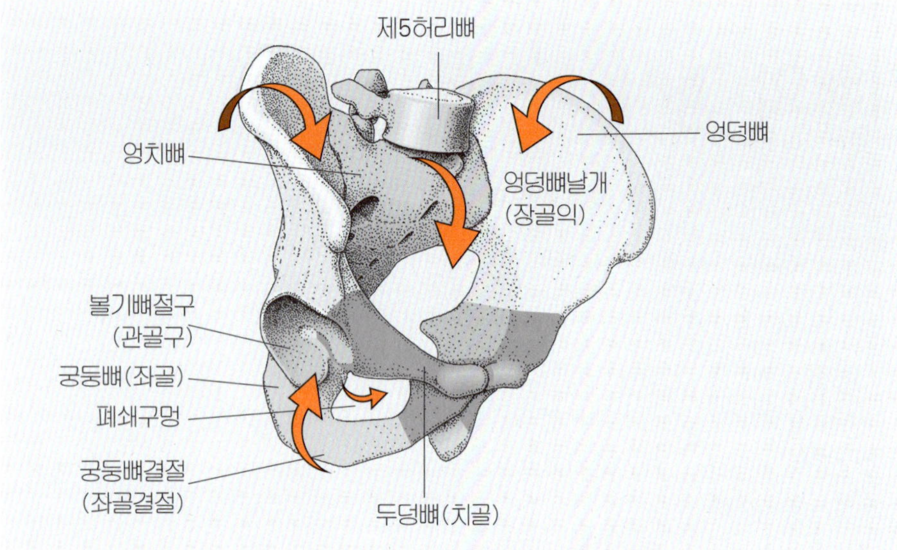

그림 8.1 선 자세에서는 허리뼈에서부터 엉치뼈 바닥에 부하가 걸린다. 엉치뼈가 앞쪽으로 기울고 엉치뼈 끝이 볼기뼈에 대해서 약간 올라간다. 엉치엉덩관절 틈새가 비스듬하기 때문에 위 앞쪽에서는 엉덩뼈날개가 접근하고 뒤 아래쪽에서는 궁둥뼈결절이 넓어진다.[L190]

골반의 기능장애

골반의 기능병리학에서는 근본적으로 다르지만, 서로 조합되어 있는 경우가 있는 2개의 장애를 구별한다.

- 관절의 **가동범위 제한**(탄력운동에 장애가 있다)
- **골반 비틀림** (골반을 형성하는 3개 뼈의 위치의 기본자세에서 변화하고 있다)

능동운동에서 골반점 상태의 변화를 촉진하면(초기 선행, 말기 선행, 엉덩뼈가시 검사), 긴장이 대칭인지 비대칭인지를 알 수 있다. 이것은 방향성을 결정하는 검사에서 중요한 힌트가 된다(▶ 7.4.1항, ▶ 8.4.1항). 골반의 유형도 정역학에서 중요하다.

엉치엉덩관절의 가소성 낮은 가동성 기능장애(가동범위 제한)는 관절 파트너로 직접 탄력성을 시험해보는 것 이외에는 검사할 수 없다(▶ 8.7.5항, ▶ 8.7.6항, ▶ 8.7.7항, ▶ 8.7.8항). 신뢰성이 있는 소견을 얻으려면, 한쪽의 파트너(엉치뼈나 엉덩뼈)에 수동적으로 탄력운동을 가하고 있는 동안에 골반을 신중하게 고정해둘 필요가 있다.

또 하나의 골반 장애인 **골반 비틀림**은 선 자세나 누운 자세에 의한 골반점의 촉진, 그리고 각각의 골반점의 관계에 의해서 판명된다. 문헌에서는 이 비틀림만이 골반장애로서 적혀 있고 위치 교정을 위해 골반만을 직접 치료하고 있는 일이 많다. 그러나 골반 비틀림에는 엉치엉덩관절 기능장애와 확실한 상관관계는 없다. 좌 · 우 같은 위치의 골반점에 의한 선에 불일치(벗어남)가 있으면 **골반 비틀림**이라 생각되고(▶ 8.4.1) 대부분은 다리 위치나 긴장현상의 비대칭을 동반한다(▶ 8.4.3항).

골반 위치의 변화에 대해서 가장 적절하게 표현한 것은 Cramer일 것이다. 그 때문에 이것을 본받아 골반 비틀림이라는 용어를 사용한다. 골반점의 비대칭은 외관으로 식별할 수 있다. 위뒤엉덩뼈가시 한쪽(대개 왼쪽)이 낮은 위치에 온다. 같은 쪽의 위앞엉덩뼈가시는 높아진다. 이 높이 차이에 의해서 골반 비틀림과 옆쪽 경사가 구별되지만, 앞쪽이나 뒤쪽에서부터 밖에는 검사하지 않았던 경우에는 혼동된다. 골반 위치는 골반의 절반이 앞쪽으로, 또 절반이 뒤쪽으로 회전한 것처럼 "비틀려" 보인다. Cramer는 이 소견을 한쪽의 끄떡임 운동(nutation) 위치(뒤쪽이 낮은 쪽)라 설명하고 있다. 골반을 이 위치에 유지하는 비대칭인 근육긴장은 다리의 위치도 바꾸기 때문에 다리길이 차이가 있는 것처럼 보이고 가쪽회전의 세기에 차이가 발생한다. 가쪽회전은 뒤쪽이 낮은 쪽에서 강화된다. 이쪽으로 향해서 허리뼈는 측만하고 골반은 반대쪽으로 튀어나간다. 낮아진 위뒤엉덩뼈가시가 굽힘 최종 자세에서 보여주는 **선행현상**은 골반 비틀림을 나타내는 긴장 징후이다(▶ 7.4.1).

골반 비틀림에서는 엉덩근, 허리근, 궁둥구멍근, 일부의 척추세움근, 허리네모근, 골반바닥근육군에서 비대칭인 근육긴장이 흔히 촉진된다(▶ **그림 8.16**, ▶ **그림 8.17**). 위치이상을 일으키는 근육긴장의 비대칭은 대개 머리관절, 등뼈 · 허리뼈 이행부, 허리뼈 · 엉치뼈 이행부, 그리고 위궤양 등 내장의 침해자극이 원인으로 발생하고 있고, 가동범위 제한이 있는 척추분절에서 반사적으로 조절되고 있다. 이러한 장애의 원인치료를 시행함으로써 골반근육 긴장의 비대칭, 나아가서는 골반 비틀림을 제거한다.

골반 비틀림은 특히 소아, 젊은 연령층, 가동성이 높은 성인에서 인지된다. 엉치엉덩관절의 가동범위 제한과 결부되어 있는 경우도 있다. 그러나 대부분의 경우에서 엉치엉덩관절은 자유로이 움직이거나 과다 가동성으로 되어 있다.

8

8.2 허리뼈의 기능해부학에 대한 머리말

Vorbemerkungen zur funktionellen Anatomie der Lendenwirbelsäule

▶ **그림 8.2**와 ▶ **그림 7.2** : 허리뼈는 모든 부위 중에서 가장 척추뼈몸통(추체)이 크고 척추사이원반도 두껍다. 똑바로 등쪽을 향한 가시돌기는 세로로 두껍고 폭이 좁다. 전만이나 뒤굽힘 시에 가시돌기가 서로 접촉하는 경우가 있다.

관절돌기는 성장과정에서 영아기의 형상에서부터 크게 변화해 간다. 최종적인 형상은 다양하다. 관절면은 평탄하지 않고 만곡하여 있다. 관절틈새는 등쪽으로 열린 활의 형태를 하고 있다(▶ **그림 8.2**). 상위 4개의 허리뼈분절에는 관절틈새의 가쪽 모서리에 얼마간의 시상면 부분이 존재한다. 양쪽의 관절틈새는 약간 꼬리 쪽으로 수렴한다.

허리뼈의 척추뼈몸통과 척추사이원반은 척추 중에서 가장 부하를 받지만, 이것은 복압의 기전으로 약간 경감할 수 있다(▶ 7.1 항). 그러나 허리뼈부위는 가동성이 높다. 대개의 검사결과에서는 성인 연령에서 분절 L4/5의 앞굽힘 · 뒤굽힘의 운동범위가 가장 크다. 뒤굽힘의 임상검사에서는 정상 사례에서 L5/S1의 주변에 가장 깊은 가로 주름이 들어간다.

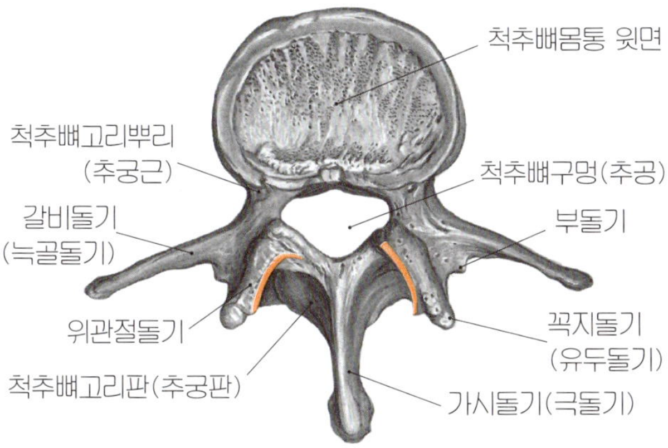

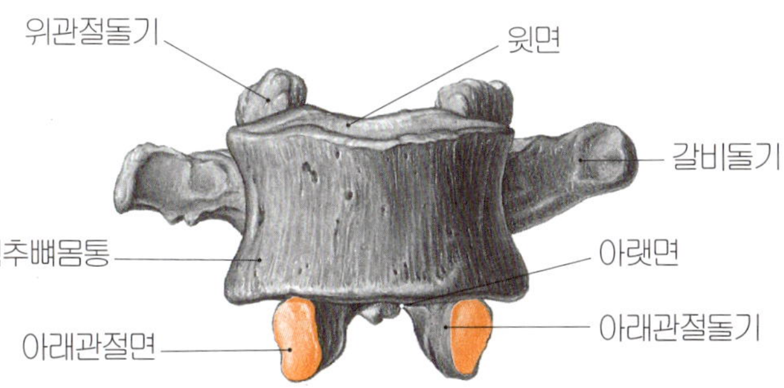

그림 8.2 허리뼈의 윗면 그림과 앞면 그림. 배 쪽에는 큰 척추뼈몸통이, 등쪽에는 척추뼈고리(척추궁)와 돌기가 있다. 척추뼈고리는 척추뼈고리뿌리에 의해 척추뼈몸통 뒷면에 붙어있고 척추관을 에워싸고 있다. 등쪽 중앙에 큰 가시돌기, 옆쪽에 가로돌기가 있다. 좌 · 우의 가로돌기 사이에는 약간 가쪽 위쪽으로 위관절돌기(a)가 보이고, 약간 안쪽으로 아래관절돌기(b)가 보인다. [S000]

허리뼈와 그 분절의 생리학적 운동

뒤굽힘 때, 관절면은 서로 접근한다(**수렴운동**). 좌 · 우의 관절틈새는 원래 평행이 아니고 꼬리 쪽 방향으로 원뿔모양으로 접근하기 때문에 뒤굽힘 위치에서는 다른 방향으로는 움식이지 않는다.

앞굽힘 때, 관절면은 서로 떨어진다(**분리운동**). 근육과 인대의 긴장에 의해서 움직임은 멈춘다. 관절면에는 다른 방향으로 놀이가 상당히 있다.

옆굽힘 때, 기울어진 쪽의 관절면은 수렴운동을 시행한다. 반대쪽 관절면은 신연운동으로 떨어진다. 좌 · 우의 관절면은 옆굽힘 각도만큼 기울고, 허리뼈 시상면의 설정에 따라서 약간 회전한다.

이러한 운동에 탄력적인 제동을 가하는 것은 척추의 인대의 역할이다. 특히 허리뼈 영역에서는 그 배치로부터 기어(gear)장치처럼 작용하고, 상 · 하 척추의 이동을 정확히 협응시킨다. 척추가 끝 위치(end position)에 도달하는 것을 지연시키고 운동 말기의 긴장을 천천히 높임으로써 조직의 부하를 낮게 억제한다. 인대 내의 고유수용기 수가 많은 것은 척수 위의 자소성(autochthonous) 등근육군이 인대와 직접 결합하여 운동을 유도하고 있다는 것의 증거라 생각된다.

앞세로인대(전종인대)는 주로 Ⅱ형 콜라겐섬유로 만들어져 있다. 얕은 층의 섬유로 젖힘(과다 폄)을 제한하고 섬유고리에도 들어가는 깊은 층의 섬유로 회전을 제한한다. **탄력성이 있는 황색인대**는 누운 자세일 때도 항상 긴장하여 있다. **뒤세로인대**(후종인대)는 앞굽힘의 최종 자세를 제한하고, 옆굽힘 때는 한쪽을 긴장시킨다. 얕은 층의 섬유와 섬유고리에도 들어가는 깊은 층의 섬유는 분절에서 서로 얽혀 있다. 엉치뼈관에서는 중앙에서 하나의 섬유다발로 된다. **가시사이인대**(극간인대)는 콜라겐 특성이 강하고 앞굽힘과 등쪽 이동을 제한한다. **등허리근막**(흉요근막)의 널힘줄(건막)에 들어가고 그곳에 **배가로근**(복횡근), **배속빗근**(내복사근), **넓은등근**(광배근)이 부착한다. 콜라겐섬유가 격자무늬 모양으로 배열하여 있기 때문에 세로로 신장하였을 때 가로방향의 긴장도 증가한다. 하부 등뼈와 허리뼈의 뒤쪽부분과 함께 등허리근막은 안정된 공간을 만든다. 이것이 있기 때문에 자소성 등근육군이 효율적으로 작용할 수 있다. 척추사이원반의 손상에 의해서 인대가 충분히 예비 긴장을 하지 않고 기능부전일

8

때는, 특히 등허리근막의 작용이 중요해진다.

허리뼈의 **전체 회전**은 5~15°로 작기 때문에 회전위치에서 측정 가능한 기능운동은 일어나지 않는다. 관절틈새가 등쪽으로 오목모양으로 만곡하여 있음으로써 회전축은 관절의 등쪽에 있고 척추사이원반으로부터 떨어져 있다. 이때문에 회전의 긴장은 항상 척추사이원반에서 옆쪽의 전단력(shearing force)이 되어 작용한다. 이것이 움직임에 제동을 건다. 분절검사(옆으로 누운 자세)에서는 회전방향으로 **관절놀이(joint play)와 유사한 탄력성**만이 인지된다. 이 탄력성을 치료에 이용한다. 또한, 전단정보를 얻는 것에도 사용할 수 있다. 이러한 회전의 관절놀이는 후만 쪽이 전만보다 유연하다(크다).

옆굽힘을 X선으로 조사하면 자세에 좌우되는 회전이 공동운동으로서 인지된다.

- 허리뼈의 전만에서는 관절의 연쇄보다도 척추뼈몸통 쪽이 크게 기울어진다. 가시돌기가 배열하여 만들어지는 곡선은 실제의 기울기보다도 만곡이 얕다. 각 척추는 옆굽힘의 반대쪽 즉, 볼록한 쪽으로 향해서 약간 회전한다. 척추측만증의 경우는 측만방향으로 회전한다.
- 허리뼈의 후만에서는 척추뼈몸통보다도 척추뼈고리(추궁)와 관절 쪽이 크게 기운다. 각 척추는 옆굽힘 쪽, 오목한 쪽으로 향해서 약간 회전한다. 이것은 특히 후만화를 동반하는 궁둥뼈(좌골) 강제자세에서 관찰된다.

이상의 대립되는 상태가 변화하는 동안에 약간 **직립한 전만자세**에서 옆굽힘 때 회전이 인지되는 것이 있다. 이것을 **중간 자세**라 한다.

실행적인 조언

- 전만이 된 허리뼈의 오른쪽 옆굽힘으로 왼쪽 회전이 일어난다.
- 후만이 된 허리뼈의 오른쪽 옆굽힘으로 오른쪽 회전이 일어난다.
- 중간 자세에서는 회전 공동운동은 일어나지 않는다.
- 이상으로부터 허리뼈를 잠그려면(locking), 즉 회피운동을 일으키지 않고 설정하려면 후만이 아니라 중간자세로 가져간다.
- 후만 자세에서는 (치료한 분절에서) 회전과 같은 쪽으로 기운다. 중간자세에서는 기울지 않고 회전만을 설정할 수 있다.

8

8.3 방향성을 결정하는 선 자세에서 운동 시 몸통 검사

Orientierende Untersuchung des Rumpfs bei Bewegungen im Stehen

8.3.1 방향성을 결정하는 능동적 옆굽힘 검사

옆굽힘과 회전이 결부되어 있으면(▶ 8.2항) 선 자세의 옆굽힘 검사를 할 때, 즉 환자에게 많은 측만 자세에서는 골반이 반대쪽으로 회피회전을 하는 것이 인지될 가능성이 높다. 환자의 가동성이 높을수록 골반의 공동운동은 현저해진다. 골반이 직립하고 허리뼈가 펴져 있으면, 공동운동(synergy)은 일어나지 않는다.

운동과정의 관찰에 의한 검사

▶ 7.4.2항에 회전 공동운동을 눈으로 보는 검사에 대해서 서술하고 있다. 옆굽힘 공동운동이 비대칭 또는 관찰되지 않는 경우는 등뼈 · 허리뼈 이행부와 허리뼈 · 엉치뼈 이행부의 긴장징후로서 이 영역의 방향성을 결정하는 검사를 추가적으로 시행하나. **좌 · 우 비교**로 각각의 운동과정과 최종 자세를 관찰하고 운동범위를 눈으로 측정한다(▶ **그림 8.3**).

한쪽 다리에 하중을 가하지 않고 이 무릎을 앞쪽으로 밀어내어 골반을 편안하게 내려도 옆굽힘이 된다. 통증으로 능동적 옆굽힘이 억제될 때는 이 형태로 걷게 하면 좋다. 이러한 방법으로도 분절의 운동장애의 힌트가 얻어진다.

최종 자세의 관찰에 의한 검사

척추의 옆굽힘 만곡은 좌 · 우에서 동등하고 하부허리뼈가 중부등뼈까지 조화하여 뻗으면서 만곡이 완만하여 있다.

평가

허리뼈부위가 전체적으로 비대칭이라면 척추측만증이나 옆굽힘과 반대쪽 근육군의 신장하는 힘이 저하하여 있다(허리네모근 등). 허리네모근이 좌 · 우 모두 단축하여 있으면, 허리뼈의 옆굽힘은 방해된다. 이 경우 하부 등뼈가 만곡의 정점(peak)이 된다.

옆굽힘이 제한되어 범위가 짧거나 하나만의 분절이 굽어 있을 때는 보상성 과다 가동성에 의해서 국한적으로 구부러지는 것처럼 만곡하여 있을 가능성이 있다. 이 영역의 척추분절의 기능을 검사한다.

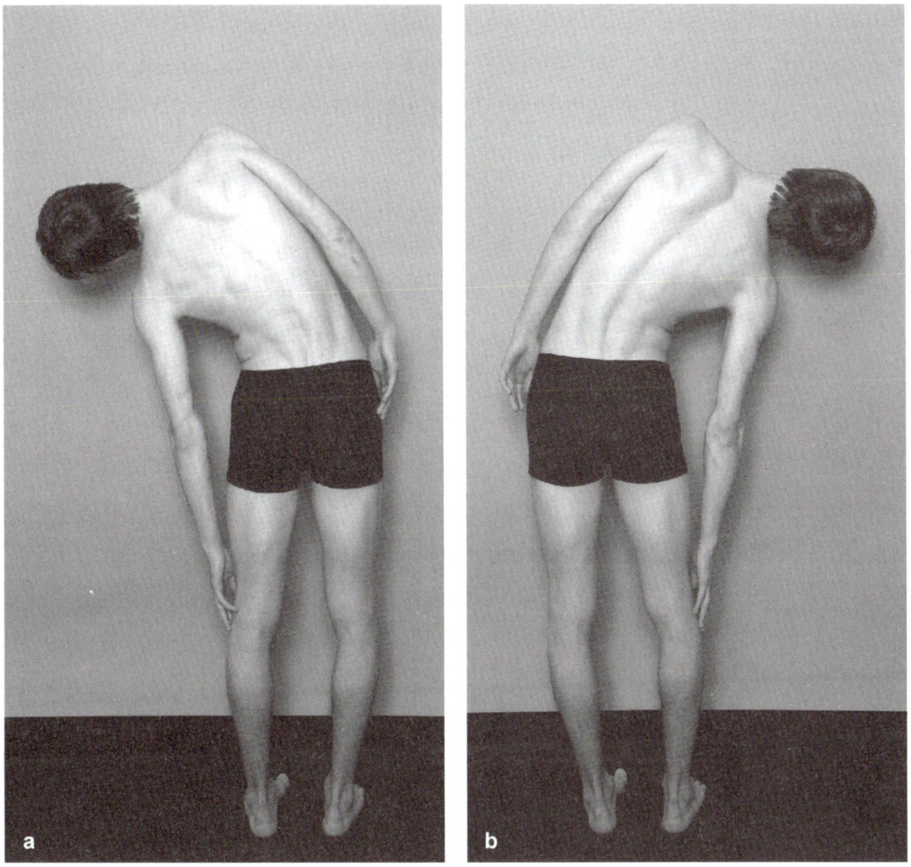

그림 8.3 몸통의 능동적 옆굽힘을 관찰에 의한 검사를 한다.
a) 등뼈 · 허리뼈 이행부와 중부등뼈에 왼쪽으로 옆굽힘을 하는 힘이 없고 앞굽힘으로 회피하고 있다.
b) 상부 등뼈에 넓게 옆굽힘 억제가 관찰된다. [K325]

임상적인 조언

- 옆굽힘 만곡이 전체적으로 비대칭일 때는 옆굽힘이 얕은 쪽의 척추측만증, 또는 반대쪽의 근육단축을 나타낸다.
- 옆굽힘 만곡이 국한적으로 강화되어 있을 때는 그 분절이 보상성 과다 가동성이고, 가까이 있는 분절이 기능장애를 나타내는 일이 있다.
- 등뼈 · 허리뼈 이행부의 옆굽힘 최종 자세가 과다 가동성일 때는 허리네모근의 단축을 나타내고 허리뼈가 좌 · 우에서 같은 정도로 굽혀지지 않을 때는 양쪽 허리네모근의 단축을 나타낸다.
- 한쪽 다리에 체중을 가하지 않고 이 무릎을 앞쪽으로 밀어내어 골반을 편안하게 내려도(Hip Drop test, ▶ 8.4.1항) 옆굽힘으로 된다. 통증으로 능동적 옆굽힘이 억제되어 있을 때는 이 형태로 걷게 하면 좋다. 이러한 방법으로도 분절 운동장애의 힌트가 얻어진다.

운동범위의 좌 · 우 비교

최종 자세에 도달할 때까지 옆굽힘 하면, 다리의 가쪽에서 손가락이 도달하는 가장 낮은 점에 좌 · 우 각각의 표식을 한다. 환자가 직립자세로 되돌아온 다음에 좌 · 우 표식의 높이를 비교한다.

평가

사진의 모델에서는(▶ **그림 8.3**) 영역적으로 운동제한이 있으나 전체 운동의 범위는 좌 · 우에서 같은 정도이고, 과다 가동성의 보상 징후는 관찰되지 않는다.

실행적인 조언

최종 자세가 비대칭일 때 옆굽힘에 문제가 있다는 것만을 알 수 있다. 원인이 통증인지, 근육경직 또는 운동분절의 기능장애인지를 추구할 필요가 있다.

8.3.2 방향성을 결정하는 능동적 앞굽힘 검사

▶ **그림 8.4** : 좌 · 우 대칭의 선 자세에서부터 무릎을 펴고 있을 수 있는 범위에서 천천히 앞굽힘을 한다.

치료사는 **뒤쪽과 옆쪽**에서부터 아래의 것을 관찰한다.

- 허리뼈와 등뼈의 만곡이 후만이 되는 **과정**과 최종 자세.
- **척추가 정중면**에 머무는가, 옆쪽으로 일탈하는가?
- 능동적 앞굽힘의 최종 자세.

경우에 따라서 마루 **위 거리**와 Shober **징후**의 간격 변화를 측정한다.

8

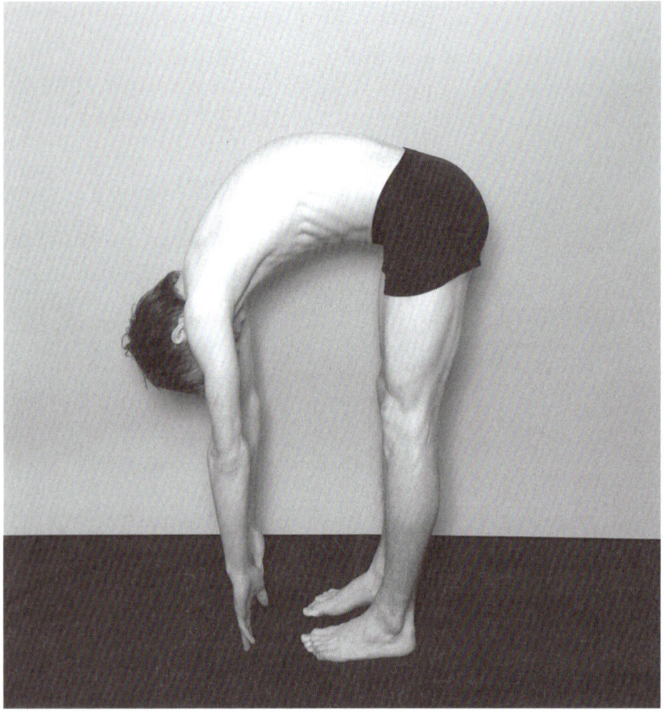

그림 8.4 능동적 몸통 앞굽힘의 최종 자세를 관찰에 의한 검사를 한다. 사진에서는 허리뼈가 후만하여 있지 않고 중부등뼈가 광범위하게 후만하여 있다. 한편, 손가락은 바닥에 닿고 있다. [K325]

운동범위의 관찰에 의한 검사

움직임은 머리와 어깨에서부터 시작한다. 환자는 등뼈와 허리뼈를 "둥글게 하여" 앞굽힘이 되고 엉덩관절이 굽혀져 골반이 앞쪽으로 기울 때까지 계속한다. 움직임은 균등하게 진행시키고 시상면을 유지한다.

임상적인 조언

- 움직임이 일시적으로 정체된다. 또한 시상면에서 앞굽힘을 하면서도 허리뼈와 골반의 움직임이 옆쪽으로 "꾸불꾸불 나아갈" 때는 "통증호(painful arc)"로서 척추원반 손상 등 척추관 내의 경질막 압박을 나타내고 있다.
- 요통이 심한 경우, 환자의 대부분은 별로 크게 앞쪽으로 체중을 이동하지 않고 초기 동안에 운동을 멈춘다. 통증이 심해지기 때문에 바로 몸을 일으켜 넓적다리에 손을 짚고 몸을 지지한다. 이것도 또한 허리뼈의 척추사이원반 손상을 나타내고 있다.
- 허리뼈가 굽기 전에 골반이 기울 때는 배근육군의 불활성을 동반하는 근육군의 협응운동장애를 나타낸다. 운동의 말기에서도 허리뼈가 굽지 않으면, 허리의 척추세움근과 허리뼈 분절의 앞굽힘을 체크할 필요가 있다.
- 앞굽힘 동안에 **옆쪽으로 벗어날** 때는 상체가 벗어나는 쪽에서 허리뼈에 앞굽힘 장애가 있다는 것을 나타낸다(▶ 8.4항).

최종 자세의 관찰에 의한 검사

앞굽힘의 최종 자세에서는 허리뼈와 등뼈 분절의 모두가 균등하게 등쪽으로 벌어지고 조화하여 굽힘 곡선을 그리고 있는 것이 좋다. 영역이나 전체에 전만이 남아있는 경우는 분절의 기능을 검사하고 통증을 완화시켜 근육군의 경직이나 단축을 체크할 필요가 있다.

평가

머리나 골반의 방향에서부터 시선의 높이를 맞춰 등을 관찰하면 척추세움근의 기복으로 대칭인지 비대칭인지를 알 수 있다. 한쪽이 융기하여 있는 곳에서는 척추가 회전하여 있다. 이것은 척추측만증의 현상이다. 가로돌기가 등쪽으로 향하고 근육을 뒤쪽으로 밀어내고 있다.

앞굽힘의 말기에 약간 사이를 둔 다음에 통증이 발생하는 경우가 있다. 이것은 가시사이인대와 근섬유의 수동적 수축에 의한 것이다. 이 경우, 뒤굽힘에서도 마지막에 통증이 발생하는 일이 많다.

임상적인 조언

허리뼈/등뼈가 **앞굽힘으로 벌어지지 않을** 때는 아래의 것이 원인일 가능성이 있다.

- 허리부위/가슴부위의 척추세움근의 단축
- 허리뼈/등뼈의 앞굽힘 장애

국소통증은 가사사이 통증을 나타내고 있다. 이것은 국소적으로 과다 가동성인 경우에 많다.

앞굽힘의 측정

최종 자세에서 손가락 끝에서부터 바닥까지의 거리를 측정한다(손가락–바닥 거리).

평가

0~15㎝ 정도까지는 정상이라 평가된다. 이것 이상의 거리는 주로 궁둥뼈 종아리근의 단축을 나타낸다. 30㎝를 초과할수록 척추사이원반 손상의 가능성이 높아진다.

바닥에 접촉하는 이상의 앞굽힘(바닥과 마이너스의 거리)은 궁둥뼈 종아리근의 신장력이 증가하고 허리뼈의 과다 가동성인 경우에 일어난다. 이러한 소견이 있으면, 선 자세와 보행 시에 골반의 고정이 약화되기 때문에 병인론적으로 중요하다.

몇 가지 검사에서는 척추 위 2개의 점을 직립 위치와 앞굽힘 위치에서 측정한다(Schober 징후, Ott 징후). 거리가 증가하는지가 가동성의 기준이 되고 그 수치의 정의는 각각 다르다. **Schober 검사**에서는 직립 위치에서 S1의 가시돌기에서부터 10㎝ 머리 쪽의 부위에 표식을 하고 완전한 앞굽힘 위치에서 얼마만큼 떨어지는가를 측정한다. 10㎝가 15㎝로 신장되면 정상이다.

이러한 검사에서는 넓은 범위에서 운동이 감소하여 있는 상황을 관찰할 수 있다. 이것에는 척추세움근이나 허리네모근의 경직이나 단축이 원인인 것도 포함된다. 허리뼈의 관절기능 장애는 Schober 징후에 관여하지 않는다.

임상적인 조언

- 손가락–바닥 거리가 30㎝를 초과하면 궁둥뼈 종아리근 전체의 경직(단축)을 나타낸다. 이것은 주로 척추사이원반에 기인하는 경질막 압박으로 반사적으로 일어난다.
- Schober 검사에서 점의 간격이 5㎝ 이상 신장하지 않는 경우 근육 단축에 의한 전반적인 운동 저하 또는 다양한 원인에 의한 구조질환을 시사한다.

8.3.3 방향성을 결정하는 능동적 뒤굽힘 검사

▶ **그림 8.5** : 환자는 직립 자세이고 다리를 좌 · 우 대칭으로 하여 선다. 천천히 뒤굽힘을 하게 한다. 치료사는 뒤쪽에 앉거나 서서 아래의 것을 관찰한다.

- 진행 중인 **뒤굽힘 운동 전체**
- 운동의 **대칭성**
- 척추영역의 **상태 변화**
- **척추세움근의 상태 변화**

운동 전체의 관찰에 의한 검사

중추계의 조절이 양호하고(소뇌) 환자에게 협력 태세가 있는 경우, 뒤굽힘은 앞쪽으로 밀어내어짐으로써 L5의 주변부터 시작된다. 나머지 허리뼈, 등뼈, 목뼈가 뒤굽힘을 하게 되고 무릎이 굽는다. 현기증이 있는 환자에게는 머리를 뒤로 굽히지 않도록 반드시 전달한다.

평가

운동 전체에 제한이 있거나 크게 일체가 되어 움직이는 경우는 척추가 광범위하게 강직하여 있다. 사진의 모델(▶ **그림 8.5**)은 무릎이 거의 고정된 채로이고, 골반은 앞쪽으로 향해 있지 않으며, 중부허리뼈가 과잉으로 꺾여 있다. 목뼈 · 등뼈 이행부를 포함하는 등뼈 전체가 뒤쪽으로 굽혀져 있지 않다.

통증 경험이 있는 환자는 통증의 유발을 피하여 머리만을 뒤로 굽혀서 체중을 이동하지 않는 경우가 있다. 뒤굽힘에 의한 통증 유발은 가시사이 공간(극간강)에 통증이 있는 경우나 척추 부하

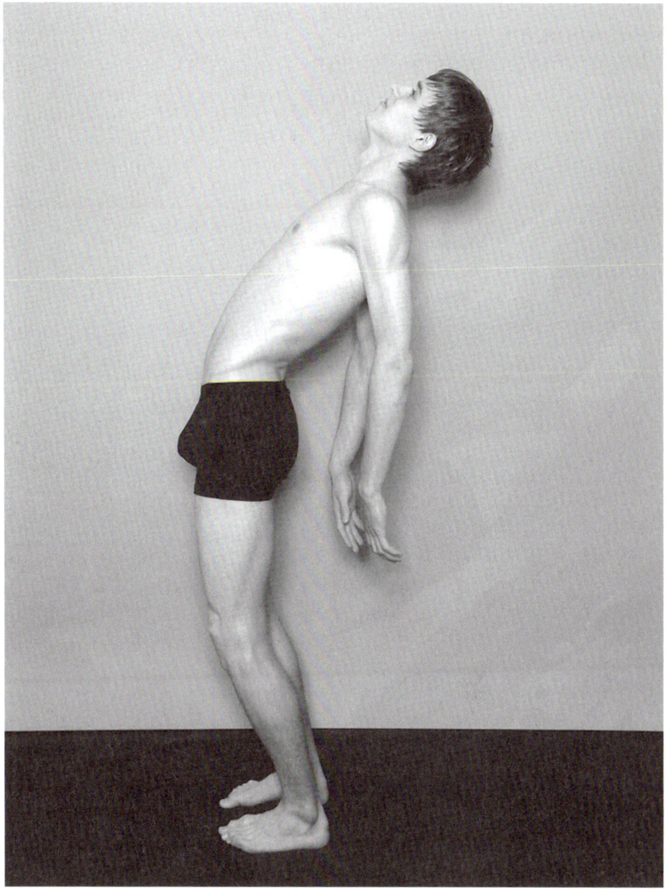

그림 8.5 몸통의 완전 굽힘을 관찰에 의한 검사를 한다. 사진에서는 중부허리뼈와 C4만이 뒤굽힘을 하고 다른 척추는 운동에 거의 관여하고 있지 않다. [K325]

의 변화(헤르니아)가 원인일 가능성이 있다. 큰허리근/작은허리근의 경직이나 복벽의 흉터 통증 등, 몸통 배 쪽에 경직이나 통증이 있는 경우도 뒤굽힘이 방해될 수 있다.

임상적인 조언

뒤굽힘의 전체적인 제한의 원인은 척추사이원반성/근육성/인대성의 통증증후군, 또는 척추 강직의 가능성이 있다. 가역성 근육 단축의 경우도 있다.

운동 대칭성의 관찰에 의한 검사

평가

뒤굽힘을 하는 동안, 척추가 정중면에 있으면 정상이다.

상체가 옆쪽으로 벗어나는 것은 통증이 원인이거나, 반대쪽 허리뼈관절의 뒤굽힘 장애의 가능성이 있다. 옆쪽으로 향하는 가장 아랫부분의 분절에 장애가 있다고 생각된다. 경우에 따라, 골반도 같은 쪽으로 회전하고 있다.

임상적인 조언

뒤굽힘에서 회피운동(▶ 표 8.4)
상체가 왼쪽으로 벗어날 때는 허리뼈 오른쪽의 뒤굽힘 장애를 나타내고, 오른쪽으로 벗어날 때는 왼쪽의 뒤굽힘 장애를 나타내고 있다.

각 영역의 관찰에 의한 검사

뒤굽힘을 하는 동안의 각 영역(허리뼈 · 엉치뼈 이행부, 허리뼈, 하부 등뼈)을 관찰한다.

보통, 위뒤엉덩뼈가시 바로 위쪽(우묵한 곳)에 가장 깊은 가로주름이 생긴다. 가로주름은 대칭일 것. 이곳보다 위쪽의 허리뼈 분절은 뒤굽힘으로 그다지 만곡하지 않고 가로주름도 별로 깊지 않다.

중부등뼈는 똑바로 뻗어 있다.

평가

뒤굽힘 만곡의 정점은 머리 쪽, 때로는 하부 등뼈에까지 이동하는 일이 있다. 이것은 척추세움근과 배근육군의 명백한 협응운동 장애를 나타낸다. 이때, 등뼈 · 허리뼈 이행부의 분절은 과다 가동성이 되어있는 경우가 많다.

뒤굽힘이 양적으로 증가하여 있을 때는 체질성 과다 가동성이 나타난 것이다. 허리뼈 전체의 가동성이 증가하여 있다. 동시에 뒤굽힘이 국소 즉, 분절에서 강화되어 있는 일이 있다(단독 쪽이 적다). 이것은 L5/S1 등의 분절 위에 생기는 깊은 가로주름으로 확인할 수 있다. 이러한 국소적 과다 가동성으로 가시사이인대 통증이 발생하는 경우가 많다. 따라서 가동성이 정상으로 보이는데도 최종 자세에서 통증이 있는 경우는 국소적 과다 가동성을 의심한다.

허리뼈의 전만이 평탄하거나 상체가 별로 뒤쪽으로 향하지 않을 때는 통증검사를 실시하여 뒤굽힘 방향의 척추분절 기능을 검사한다.

임상적인 조언

뒤굽힘의 정점이 등뼈 · 허리뼈 이행부로 이동하여 있을 때는 아래의 것을 나타낸다.

- 근육군의 조절이 효율적이지 않다(협응운동 장애)
- 허리부위 신경뿌리증후군 후의 협응운동 장애나 잔존 통증
- 하부허리뼈의 뒤굽힘통증의 결과

현저한 운동저하는 없는데도 최대 굽힘 때 통증이 있을 때는 국소적 과다 가동성으로 가시사이 통증이 발행하여 있다는 것을 나타낸다. 영역의 뒤굽힘 제한(L5에 가로주름이 없다)은 분절의 기능장애를 나타내고 있다.

척추세움근 긴장의 촉진 비교

직립자세에서 척추세움근의 한쪽 또는 양쪽의 허리에 경직이 만져서 인지되는 경우는 완전 굽힘 위치에서도 촉진된다. 경직이 느껴지지 않게 되면 매우 경증이다(제1등급). 뒤굽힘에서도 경직이 남아 있으면 계속해서 엎드려 누운 자세에서 체크한다. 이것으로 근육이 이완한 경우는 제2등급의 경직이 된다. 엎드려 누운 자세에서도 경직이 계속된다면 제3등급의 경직으로서 기록한다. 척추세움근의 경직은 허리부위의 통증이 되어 나타난다.

8.4 방향성을 결정하는 골반 · 허리뼈의 영역검사

Regionale orientierende Untersuchung des Beckens und der LWS

방향성을 결정하는 포괄적 검사로 골반/허리뼈의 영역이 보이고 (▶ 7.4.1항, ▶ 7.4.2항), 선 자세의 몸통운동으로 문제가 관찰되는 경우(▶ 8.3항), 방향성을 결정하는 영역검사로 더 탐색한다. 근육긴장 10단계 검사의 징후로 다리, 골반("엉덩뼈가시 그네"), 하흉부의 긴장이 비대칭이면, 골반/허리뼈의 영역을 조사한다(▶ 7.7항).

방향성을 결정하는 선 자세 검사의 소견은 누운 자세의 긴장검사로 보완한다. 몇 가지 검사는 기본검사로서 반드시 시행하지만(Patrick–Kubis, 엉덩관절의 안쪽회전/가쪽회전), 특정의 경우에만 실시하는 검사도 있다.

8.4.1 선 자세에서 골반의 영역검사

다리이음뼈의 촉진, 그리고 앞굽힘 초기 · 말기의 위뒤엉덩뼈가시 움직임으로부터 알 수 있는 영역의 긴장징후는 소견을 얻기 쉽기 때문에 방향성을 결정하는 포괄적 검사에 포함하여 ▶ 7.4.1항에 기재하여 있다. 주로 골반/허리뼈의 영역을 나타내는 요소에 기초하여 검사를 진행하면, 입각을 교체할 때 위뒤엉덩뼈가시 거동 촉진으로 소견의 가능성이 확대된다. 누운 자세에서 다리길이를 비교하면 선 자세의 앞굽힘 시에 관찰되는 긴장 연쇄가 누운 자세에서도 작용하는지 알 수 있다(▶ 8.4.3항).

실행적인 조언

통상적인 검사는 아직 침해자극을 해명할 수 없는 상태의 환자에 대해서 시행한다. 장애가 있는 영역에서는 두덩뼈결합을 포함하는 골점 위에, 조직의 경직, 팽창, 비후 등의 비대칭의 침해반응이 존재할 가능성이 있다(▶ 8.4.3항, ▶ 8.11.1항). 이들은 촉진의 착각을 초래하는 심각한 우려가 있다. Lewit는 이 위험성을 촉진의 환상이라 이름 붙였다. 이상으로부터 안정 시와 운동 시에서 골반점 촉진의 결과에는 신뢰성에 한계가 있다는 것을 알 수 있다.

입각을 교체할 때 위뒤엉덩뼈가시 움직임

이제까지의 검사와 마찬가지로 환자는 선 자세이고 치료사는 뒤쪽에 앉는다. 한쪽의 엄지손가락을 위뒤엉덩뼈가시에 대고, 또 한쪽의 엄지손가락을 위뒤엉덩뼈가시 수평선 위에 있는 척추의 중앙에 댄다. 환자가 발을 바닥에 댄 채로 같은 쪽 무릎을 앞쪽으로 밀어내면, 정상적인 사례에서는 위뒤엉덩뼈가시가 꼬리 가쪽으로 움직여 양손의 엄지손가락의 간격이 넓어진다(엉치뼈와 허리뼈의 관계를 나타낸다). 이 작은 움직임으로도 골반의 기울기와 허리뼈의 옆굽힘이 결부되기 때문에(▶ 8.3.1) 위뒤엉덩뼈가시와 엉치뼈 점의 간격 측정에 영향을 준다. 따라서 한쪽이 내려가지 않는 골반의 평가나 좌 · 우 비교검사의 차이는 일정하지 않지만(Hip Drop test) 대부분의 경우에서 엉치뼈와 허리뼈의 관계를 보여준다. 엉치뼈는 기능장애에 대한 온갖 연관성을 검사할 필요가 있다.

골반이 내려가면 하부척추가 옆굽힘을 하고 등뼈 · 허리뼈 이행부가 가장 만곡하는 것을 관찰할 수 있다. 만곡이 관찰되지 않으면 이 영역의 기능장애 가능성이 있으므로 대상을 좁혀서 검사를 시행한다.

검사에서 간격이 변화하지 않는 경우, 허리뼈를 다시 검사할 뿐만 아니라 엉치뼈의 기능장애를 온갖 연관성에서 조사한다.

다리이음뼈 촉진의 평가

위치 촉진에는 비교한 골점 위 조직층의 긴장도 포함된다.

서로 움직이는 뼈끼리의 관계는 검사영역의 외적 부하(좌 · 우 대칭의 선 자세, 한쪽다리 선 자세, 앉은 자세, 누운 자세)나 관여하는 근육과 그 정지 시 긴장의 대칭성/비대칭성에 좌우된다. 근육긴장의 대칭성/비대칭성도 촉진 소견에 포함된다. 이상으로부터 위치 소견과 자세 소견도 정적인 상태의 조정을 포함하는 운동조절에 대해서 나타내고 있다. 관절 장애를 나타내는 힌트라고는 주로 해석되지 않는다.

임상적인 조언

골반점(골반 비틀림)이나 안쪽복사의 벗어남은 아래의 것을 나타낸다.

- 한쪽의 근육경직(엉덩관절 굽힘근, 엉덩관절 가쪽회전근, 궁둥뼈 종아리근, 배근육, 골반바닥)
- 골반의 결합조직 구조나 복부 · 골반의 내장근막 구조에 의한 긴장
- 머리뼈 · 목뼈 이행부, 목뼈 · 등뼈 이행부, 등뼈 · 허리뼈 이행부, 허리뼈 · 엉치뼈 이행부, 엉치엉덩부, 다리 연쇄의 기능장애.

8.4.2 선 자세에서 허리뼈의 영역검사

선 자세의 척추 전체와 골반의 관찰에 입각하여 검사한다(▶ 표 8.1). 이 검사에 대해서는 이미 ▶ 8.2항에서 열거하였다. 능동적 옆굽힘(▶ **그림 8.3**), 능동적 앞굽힘(▶ **그림 8.4**), 능동적 뒤굽힘(▶ **그림 8.5**)의 관찰에 의한 소견으로부터 허리뼈의 장애가 의심되는지 판명된다.

8.4.3 누운 자세에서 골반 · 허리뼈의 영역 긴장현상

방향성을 결정하는 선 자세의 검사로부터 얻은 소견(▶ 표 8.1)은 관절기능장애를 나타내는 누운 자세의 긴장검사로 보완한다. 몇 가지 검사는 기본검사로서 반드시 시행하지만, 특정의 경우에만 실시하는 검사도 있다. 선 자세 검사 이외에 누운 자세의 전체 긴장검사(▶ 7.7항)에서 다리, 골반("엉덩뼈가시 그네"), 아래흉부의 긴장이 비대칭이었던 경우도 다음의 대상은 골반/허리뼈의 영역이 된다.

표 8.1 선 자세의 골반 · 허리뼈의 영역검사

다리이음뼈 촉진
• 앞굽힘 초기의 위뒤엉덩뼈가시 움직임(선행*) • 앉은 자세에서 움직임과 비교한다.
앞굽힘 말기의 위뒤엉덩뼈가시 움직임(선행현상*)
입각 교체 시 위뒤엉덩뼈가시 움직임, 엉덩뼈가시 검사, Hip Drop test
허리뼈운동의 영역검사
능동적 옆굽힘*
능동적 앞굽힘
능동적 뒤굽힘
*표식이 붙은 검사는 방향성을 결정하는 포괄적 검사에 포함된다.

8

Patrick-Kubis 징후

▶ **그림 8.6** : 환자는 이완하여 반듯이 누운 자세가 된다. 치료사는 옆쪽에서 엉덩관절 주변에 서서 발쪽을 향한다. 환자의 왼쪽 넓적다리로 가쪽 위쪽의 근육군에 왼손을 대고 진찰 치료대로 향해서 눌러 골반을 고정한다(위앞엉덩뼈가시를 고정하는 것은 그 영역의 감수성이 높기 때문에 권장할 수 없다). 오른손으로 가쪽에서부터 오른쪽 오금(슬와)을 잡고 이완된 다리를 올려서 발 안쪽을 왼쪽무릎에 붙인다. 오른쪽 무릎을 가쪽 아래쪽으로 가져간다.

평가

좌 · 우 비교로 아래의 것을 판단한다.

- 운동 유도 끝의 긴장
- 모음근(내전근)의 기복
- 넓적다리(무릎 가쪽 모서리 등)와 진찰 치료대의 거리
- 무릎이 가쪽으로 내려가는 각도. 머리 쪽에서부터 눈으로 측정이 가능하다(0~90°). 45°까지의 영역에서 큰 제한이 있는 경우에만 각도가 진료에서 중요하게 된다.

8

임상적인 조언

비대칭인 Patrick-Kubis 징후는 아래의 것을 나타낸다.
- 엉덩관절 장애
- 엉치엉덩관절 장애
- 근육경직(반사성 또는 중추성)

Patrick-Kubis 징후의 큰 제한(45°까지)은 아래의 것을 나타낸다.
- 엉덩관절증

실행적인 조언

골반의 고정이 확실하지 않거나 관찰할 때 고정을 중단하면, Patrick-Kubis 징후 거짓 음성이 될 수 있다.

넓적다리를 내리는 움직임은 반드시 치료사가 유도하고 엉덩관절 근육에 반사성 긴장을 발생시키지 않는다.

환자가 충분히 이완하여 있지 않으면, 징후가 거짓 양성이 될 가능성이 있다. 양쪽을 검사한다.

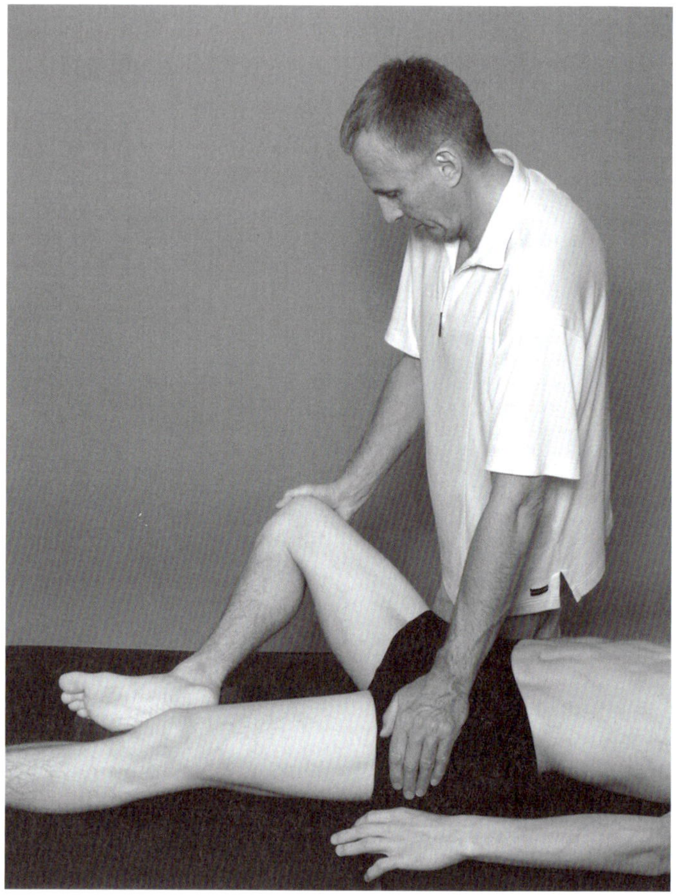

그림 8.6 왼쪽 넓적다리를 고정하고 오른쪽 Patrick-Kubis 징후를 검사한다. [K325]

굽힘 모음

▶ **그림 8.7** : 환자는 이완하여 반듯이 누운 자세가 된다. 치료사는 옆쪽에서 엉덩관절 주변에 선다. 환자의 왼쪽다리는 펴고 오른쪽다리는 엉덩관절을 직각으로 굽혀서 올린다. 무릎은 굽혀 둔다. 한쪽 손의 엄지두덩을 골반의 가쪽에 대고 촉진한다. 또 한쪽의 손으로 무릎에 접촉하고 넓적다리의 모음을 시킨다. 골반이 함께 움직이기 시작하기 직전이 최종 자세가 된다. 무릎이 정중면을 넘어서면 좋다. 최종 긴장의 딱딱한 정도를 체크한다.

치료사의 위치는 그대로 하여 반대쪽을 검사할 수 있다.

평가

아래의 것을 판단한다.

- 최종 긴장의 딱딱한 정도의 좌 · 우 차이
- 운동범위의 좌 · 우차이(무릎과 정중면의 관계)

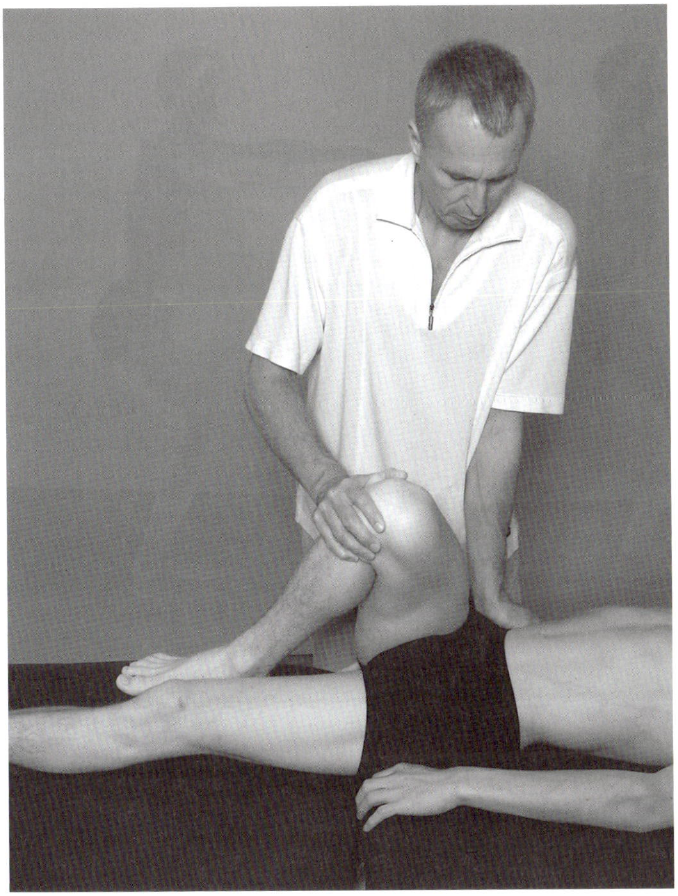

그림 8.7 엉덩관절의 굽힘 모음을 검사한다(긴장징후). {K325}

임상적인 조언

굽힘 모음의 비대칭적인 제한은 아래의 것을 나타낸다.

- 궁둥구멍근 및 그것과 평행하는 볼기근섬유의 긴장
- 골반 비틀림, 엉치엉덩관절 장애는 동반하는 경우와 동반하지 않는 경우가 있다.
- 엉덩관절 장애
- 등뼈 · 허리뼈 이행부의 기능장애

실행적인 조언

고정이 지나치게 세거나 운동이 지나치게 빠르면 반사성 근육긴장이 일어나기 때문에 운동이 일찍 끝난 것처럼 착각한다.

엉덩관절 안쪽회전 · 가쪽회전의 긴장 비교

엉덩관절의 기능 상태를 아는 것은 허리뼈 · 골반 영역의 검사에 필수적인 요소이다. 엉덩관절의 기능장애에서 가장 중요한 단서는 Patrick–Kubis 징후, 볼기뼈절구(관골구)와 거위발(아족)의 촉진 통증, 엉덩관절 회전의 제한(관절주머니 패턴의 긴장)이다.

▶ **그림 8.8** : 환자는 이완하여 반듯이 누운 자세가 된다. 치료사는 옆쪽에서 엉덩관절의 주변에 선다. 엉덩관절과 무릎관절을 직각으로 굽히고(중간위치 Ⅱ) 발꿈치를 왼손으로 잡는다. 오른손은 넓적다리를 축으로 하여 항상 수직을 유지한다. 진찰 치료대로 향해서 가볍게 눌러 골반을 고정한다. 엉덩관절의 안쪽회전을 하려면 발꿈치를 가쪽으로(▶ **그림 8.8 a**) 유도하고, 가쪽회전을 하려면 안쪽으로(▶ **그림 8.8 b**) 유도한다. 골반이 함께 움직이기 시작하기 직전이 최종 자세가 된다.

개인 사이에서는 큰 차이가 있으나, 한 사람의 인간에서는 좌 · 우 엉덩관절의 운동패턴은 대칭이다. 내외의 회전방향의 합계는 60° 이상이 있으면 좋다.

평가

안쪽회전이 최종 운동에서 갑자기 딱딱하게 끝난다. 좌 · 우 비교에서 명백히 제한이 있으나, 추가적으로 통증도 있는 경우에는 근육경직(궁둥구멍근, 넙다리근막긴장근 등), 골반과 허리뼈의 장애도 조사할 필요가 있다.

임상적인 조언

- 안쪽회전 시 엉덩관절에서 최종 긴장이나 회전 가동성이 비대칭일 때는 엉덩관절 장애를 나타내고 있다.
- 가쪽회전 쪽에 문제가 발견되면 허리뼈, 골반, 근육의 장애일 가능성이 높다.

실행적인 조언

- 가쪽회전 시 벌림(외전)을 하거나 안쪽회전 시에 모음(내전)을 하면, 회전각도가 바뀌기 때문에 절대로 벌림 · 모음을 시키지 않는다.
- 엉덩관절에 통증을 유발할 우려가 있기 때문에, 검사운동은 절대로 강력하고 빠르게 시행하지 않는다.
- 무릎관절의 통증 유발을 피하기 위해 긴 지레의 팔이 되는 종아리에서 회전을 유도하지 않는다.

8

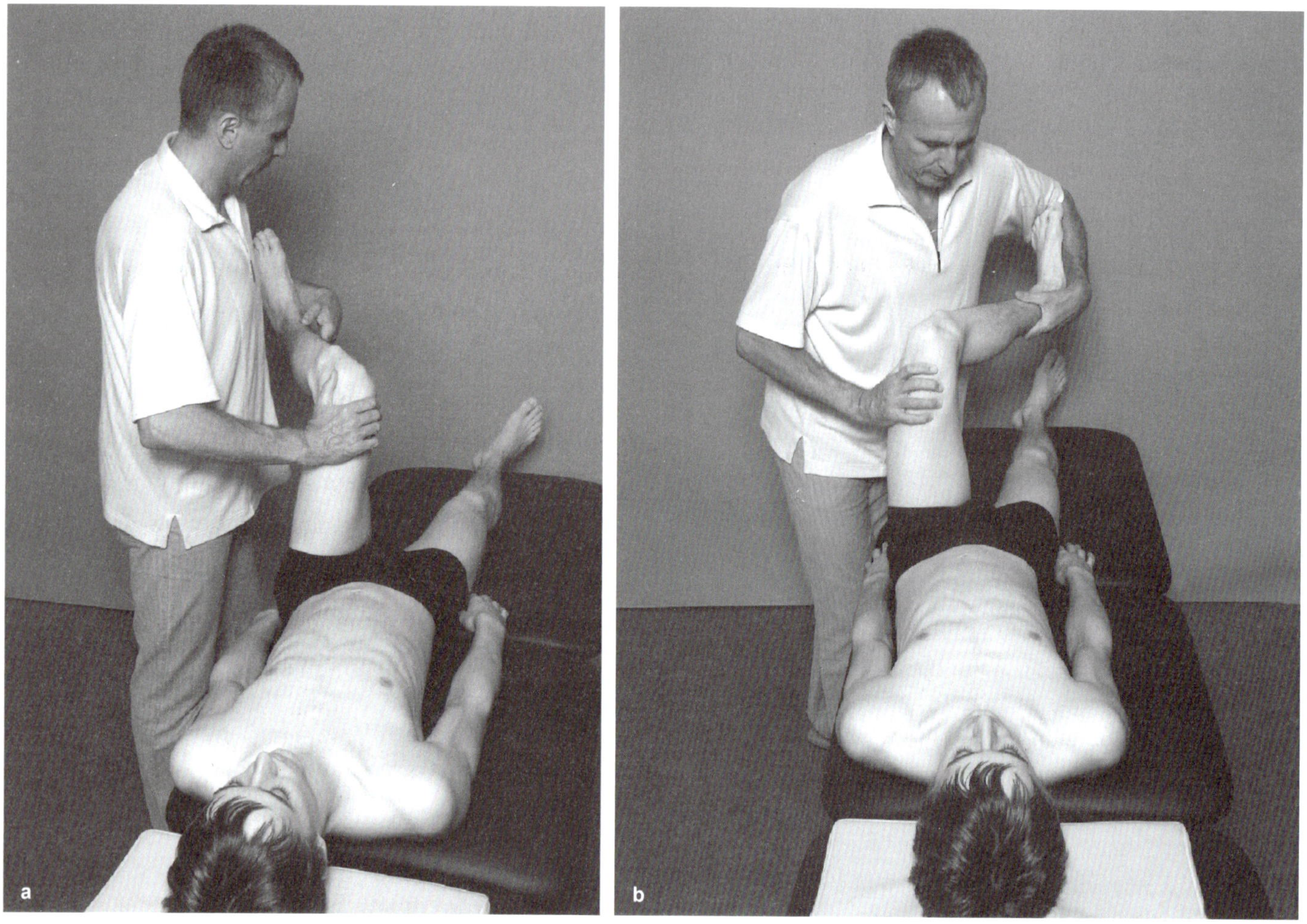

그림 8.8 넓적다리를 수직으로 설정하고(중간위치 II) 그것을 축으로 하여 엉덩관절의 안쪽회전 · 가쪽회전을 하여 긴장을 비교한다. a) 안쪽회전, b) 가쪽회전. [K325]

궁둥뼈 종아리근의 긴장

▶ **그림 8.9** : 선 자세의 앞굽힘에서 손가락–바닥 거리가 30㎝를 초과하는 경우, Lasègue 검사를 시행한다. 환자는 이완하여 반듯이 누운 자세가 된다. 치료사는 무릎의 오른쪽에 서고 오른쪽 팔꿈치로 환자의 오른쪽 발꿈치를 껴안고 오른손을 정강뼈에 댄다. 왼손을 골반 가쪽에 대고 운동의 과정을 촉진한다. 저항의 시작에 주의하면서 다리를 펴게 한 채로 오른팔로 천천히 들어올린다. 환자는 다리에 힘을 주지 않고 치료사의 팔에 맡긴다. 긴장(저항)이 나타나면, 다리의 각도를 눈으로 측정하고 이 자세에서 불쾌감(다리나 등에 가려움, 긴장, 통증)이 없는지 환자에게 묻는다.

문제가 없으면, 골반의 공동운동이 시작될 때까지 다리를 유도해간다. 환자가 다리를 움직이는 회피운동에 주의한다.

평가

기본적으로 Lasègue 검사에서 운동범위가 제한되어 있으면 궁둥뼈 종아리근의 긴장항진을 나타내지만, 그 원인까지는 해명되어 있지 않다. 검사 중에 환자가 느끼는 긴장, 통증, 소양감의 위치를 확인하면, 감별의 힌트가 얻어진다. "참의 Lasègue", "거짓 Lasègue"라는 명칭으로 이 감별의 특징을 나타내고 어느 경우도 추가적인 검사가 필요하다.

임상적인 조언

편 다리를 올릴 때 운동범위에 제한이 있을 때는, 대략 궁둥뼈 종아리근의 경직이나 단축을 나타내고 있으며 아래의 장애/질환이 원인이라 하고 있다.

- 내장질환(주로 작은 골반)
- 허리뼈 · 골반 영역의 장애(허리뼈, 엉치엉덩관절, 엉덩관절, 꼬리뼈, 골반연부, 골반바닥)

한쪽 검사를 하면 운동에 제한이 있는데도 양쪽의 운동범위가 정상일 때는 아래의 것을 나타낸다.

- 골반 비틀림

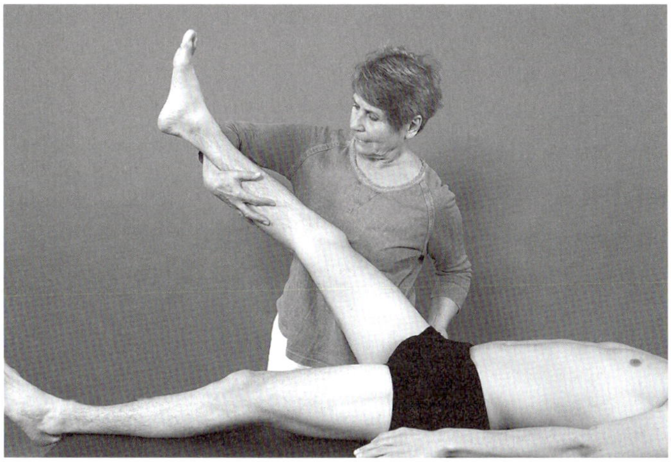

그림 8.9 등쪽 근육근막의 다리운동(궁둥뼈 종아리근육군)의 긴장검사. [K325]

실행적인 조언

45° 이상 올라가지 않는 **"참의"** **Lasègue징후**(등에 통증이 유발된다)일 때는 신경학적 탈락이 없어도 아래의 것을 나타낸다.

- 기계적인 신경뿌리 · 결질막 압박(신경뿌리주머니).

넓적다리 등쪽이나 오금에 근육긴장만이 느껴지는 Lasègue징후(**"거짓 Lasègue"**)는 아래의 것을 나타낸다.

- 궁둥뼈 종아리근육군의 경직과 단축.

반듯이 누운 자세에서부터 상체 기립검사에서 "다리길이 비교"

▶ **그림 8.10** : 환자는 반듯이 누운 자세가 되고 발꿈치를 진찰 치료대 밖으로 낸다. 치료사는 발쪽에 선다. 종아리를 잡고 좌 · 우 비교를 위해 엄지손가락을 안쪽복사에 댄다. 환자에게 상체를 일으켜서 다리를 뻗고 앉은 자세가 되게 한다. 상체 기립 후, 안쪽복사의 위치를 다시 비교한다. 시작 자세와 최종 자세에서 안쪽복사의 위치가 평행인 것이 좋다(정상 소견).

평가 — 긴장징후의 비대칭성

- 상체 기립 후에 한쪽다리의 안쪽복사가 낮아지고(다리가 길어진 것처럼 보인다) 수초 후에 다리길이가 동일하게 되돌아오는 경우, 선 자세의 "선행현상"과 같은 상태이다 (▶ 8.4.1항, ▶ **표 8.1**). 이 징후는 골반에 작용하는 긴장을 나타내고 있다. 즉, 머리뼈 아래턱, 상부 목, 등뼈 · 허리뼈 이행부, 허리뼈 · 엉치뼈 이행부, 내장에서부터 전달되는 긴장, 그리고 다리이음뼈 내의 긴장을 나타내고 있다.
- 발생한 다리길이 차이가 변화하지 않는 경우, "초기 선행" (▶ 8.4.1항)과 같이 엉치엉덩관절의 가동범위 제한을 나타낸다.

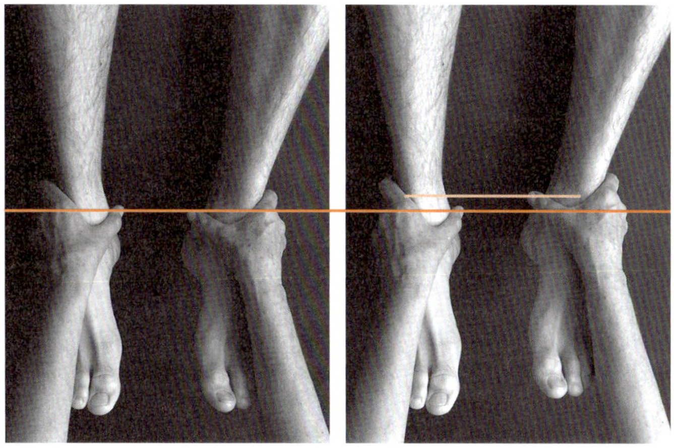

그림 8.10 Derbolowski에 의한 상체 기립검사이다. 좌 · 우 안쪽복사의 고정된 면을 비교한다. 사진 좌 : 반듯이 누운 자세에서 위치가 평행이다. 사진 우 : 오른손 쪽의 면이 이동하여 다리가 짧아진 것처럼 보인다. 수초 후, 다리길이 차이는 동일하게 되돌아온다. [K325]

실행적인 조언

치료사는 다리를 밀거나 당기거나 하여 긴장현상에 영향을 주어서는 안 된다. 일상의 진료에서 이 검사를 사용하면 영역의 긴장에 대한 치료효과를 신속하게 체크할 수 있다. 이때, 골반의 능동운동을 먼저 시행하여 바람직한 긴장 패턴을 조정해둔다. 환자는 무릎을 세워서 반듯이 누운 자세가 되고 골반을 올린 다음에 또 내리고 다리를 편다. 이 상태에서 안쪽복사를 비교한다.

일상의 진료에서는 이 검사의 소견이 Patrick–Kubis 검사나 굽힘 모음 검사로 변화하거나 대칭이 되는 것이 관찰되는 경우가 있다. 이것은 골반이나 엉치뼈의 모음근/벌림근이 수동적으로 움직여짐으로써 작용하는 작은 긴장이 다리이음뼈의 긴장을 조화시켰다고 해석할 수 있다. 그러나 이것은, 다리길이 비교검사가 방향성을 나타내는 힌트로밖에는 되지 않는다는 것을 나타내고 있다.

두덩결합의 검사

두덩결합의 검사는 다리이음뼈 촉진의 일부이지만, 항상 누운 자세에서 시행되기 때문에 여기서 다룬다.

다리이음뼈라는 기능단위 중에서 두덩결합의 운동기능은 근소하다. 양 다리에 의한 선 자세에서는 두덩결합은 당겨지거나 밀리거나 한다. 위모서리와 아래모서리의 강력한 인대에 의해서 인장력에 대해서 안정한다. 한쪽 다리로 선 자세에서는 두덩뼈 사이 원반에 강력한 전단력(shearing force)이 가해진다. 연골부분에 의해서 보행할 때나 비교적 긴 한쪽다리로 지지할 때 전단운동이 매우 약간 억제되어 병진운동은 2㎜까지, 회전은 3°까지가 된다. 배곧은근이나 모음근 등이 긴장하면 이 기능에 마이너스의 영향이 나타난다. 그 결과, 다리이음뼈 근육군에 보상성의 다양한 긴장 패턴이 발생하여 엉치엉덩부위 · 허리엉치 이행부 · 엉덩

8

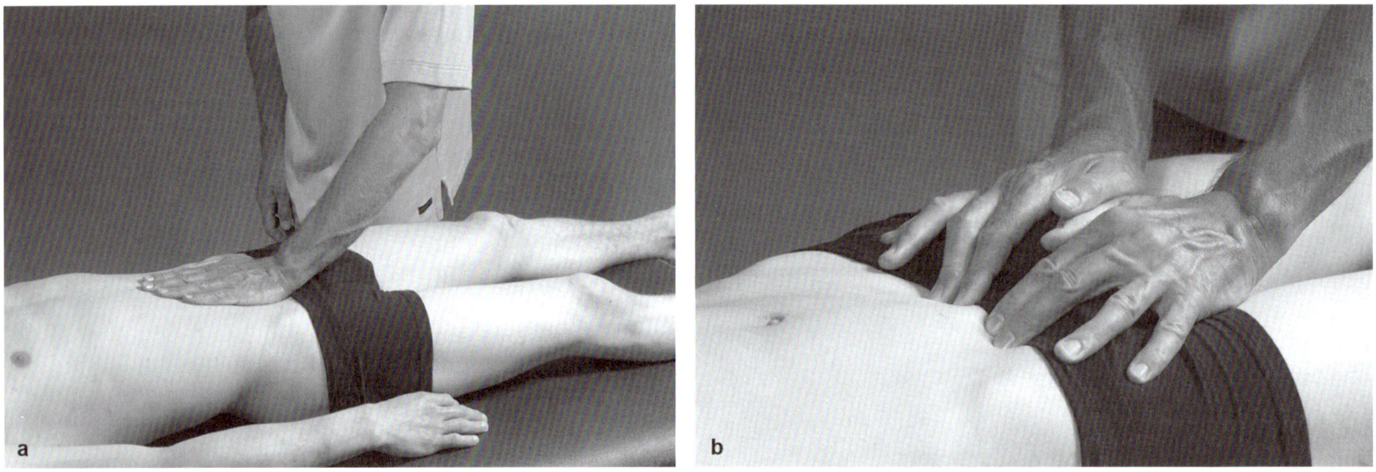

그림 8.11 두덩결합(치골결합)의 촉진
a) 검사 전에 넓은 면에서 접촉하여 손목으로 두덩뼈 위모서리를 찾는다. 이것에 의해서 갑자기 손가락 끝으로 두덩결합에 접촉됨으로써 환자가 느끼는 불쾌감을 회피한다.
b) 결합 가까이의 머리 쪽에서부터 손가락 끝으로 두덩뼈의 양쪽을 촉진한다. 배곧은근의 부착부에 댄 가쪽의 손가락으로 근육 경직의 힌트를 감지한다. [K325]

관절의 기능에 영향을 준다. 두덩결합에 긴장 징후가 인지된 경우는 우선 치료한다.

▶ **그림 8.11** : 환자는 이완하여 반듯이 누운 자세가 된다. 치료사는 옆쪽에서 엉덩관절의 주변에 선다. 검사에 앞서 손목으로 두덩결합의 위모서리를 찾는다. 이것에는 한쪽 손을 복부에 대고 손가락 끝을 배꼽 쪽으로 향하게 한다. 손을 꼬리 쪽으로 진행시키고 손목이 두덩결합을 떨어지지 않는 범위까지 가져간다. 이 위치에서 촉진하는 집게손가락을 중앙에 두고 옆쪽의 두덩뼈 결절(치골결절)로 움직여간다. 양쪽 긴장이 대칭인 것이 좋다.

평가

비대칭의 긴장징후를 만져서 감지하게 된 경우, 한쪽의 두덩뼈 결절이 이마면이나 시상면에서 "높은" 위치에 와 있다.

임상적인 조언

두덩결합의 긴장이 비대칭일 때는 아래의 것을 나타낸다.
- 모음근의 경직을 동반하는 골반 정역학의 근육근막 불균형
- 배곧은근의 경직을 동반하는 몸통 정역학의 근육근막 불균형
- 보행 동역학의 장애

방향성을 결정하는 골반인대 상의 긴장 촉진

골반의 인대는 엉덩뼈를 가장 아래의 허리뼈와 엉덩뼈를 연결한다. 다양하게 비스듬히 뻗어 있기 때문에 거의 연속된 형태로 뻗어있다.

허리뼈 · 골반영역의 근육이나 관절에 장애 소견이 없는(없어진) 경우, 골반인대의 통증에 의해서 안정 시 통증이 일어나 있을 가능성이 있다 이러한 인대의 경직은 촉진하는 손가락으로 느낄 수 있다.

▶ **그림 8.12, 그림 8.13** : 환자는 이완하여 엎드려 누운 자세가 된다. 치료사는 옆쪽에서 엉덩관절의 주변에 서서 양 손을 평탄하게 하여 볼기부위의 양쪽에 댄다. 엄지손가락으로 최초로 좌 · 우 각각의 엉치결절인대를(▶ **그림 8.12**, 엄지손가락의 각도는 엉치뼈 아래각에서부터 좌 · 우의 궁둥뼈결절), 다음으로 엉치가시인대(천극인대)를(▶ **그림 8.13**, 엄지손가락은 꼬리뼈에 편행) 깊은 층까지 유연하게 촉진한다. 인대가 뻗은 위에서 엄지손가락이 대칭으로 가라앉으면 좋다.

평가

한쪽 또는 양쪽에서 엄지손가락이 별로 가라앉지 않는 경우는 심부의 경직이 있는 것으로 알려져 있다. 엉치뼈의 가쪽 아래각에 통증이 있을 때는 엉치결절인대 부착부의 경직을 생각할 수 있다.

방향성을 결정하는 누운 자세의 골반 · 허리뼈의 영역검사에 대해서는 ▶ **표 8.2**에 요약하고 있다.

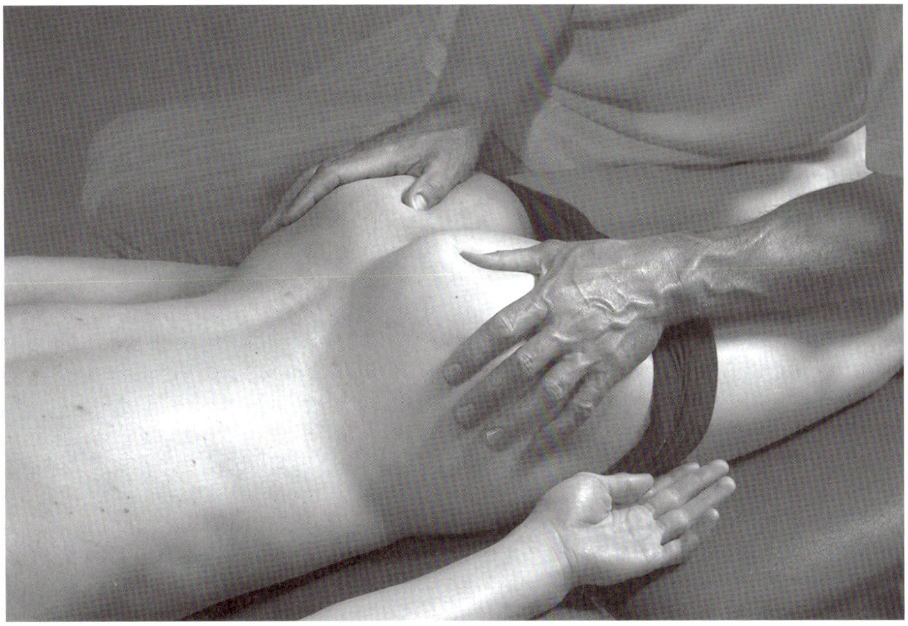

그림 8.12 엉치결절인대 위에서 긴장을 촉진한다. 엄지손가락은 인대가 뻗은 것에 맞춰, 궁둥뼈결절에서부터 엉치뼈 가쪽 모서리(위뒤엉덩뼈가시 안쪽)로 향하게 한다. [K325]

표 8.2 방향성을 결정하는 누운 자세의 골반 · 허리뼈의 영역검사

긴장검사
• Patrick–Kubis 검사* • 굽힘 모음 • 엉덩관절의 안쪽회전 · 가쪽회전의 긴장 비교* • 궁둥뼈 종아리근육군의 긴장/Laségue 검사 • 반듯이 누운 자세의 "다리길이 비교" • 두덩결합의 긴장 촉진 • 엉치가시인대와 엉치결절인대의 긴장 촉진
*가 붙은 검사는 방향성을 결정하는 포괄적 검사에 포함된다.

8.5 반사성 근육징후의 촉진

Palpatorische Prüfung refl ektorischer Muskelzeichen

골반영역의 근육경직은 진단에 있어서 매우 중요하다. 반사성 경직은 신속하게 확인되기 때문에 방향성을 결정하는 검사 시점에서 중점적으로 조사한다. 장애가 있는 근육에는 정상적인 근육과 달리 안정 시 자세에서 만져서 감지할 수 있는(즉, 항진된) 긴장이 있다. 이 긴장은 근육 전체 또는 그 대부분에서 관찰된다. 긴장은 보통, 비대칭이다. 촉진으로 능동적으로 수축하여 통증이 강화되는 경우도 많다. 이 현상은 중추계 조절의 장애(가역성 구조적 단축이나 경련 등)와는 관계가 없다.

근육긴장이 촉진된 경우는 진단에서도 치료 체크에서도 중요한 의미를 갖는다.

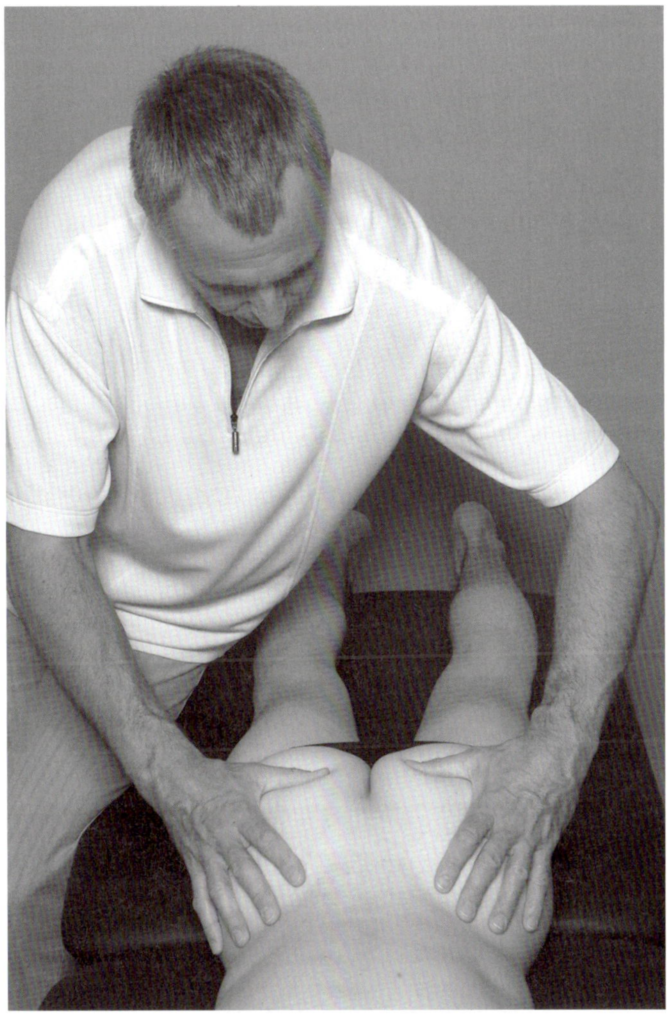

그림 8.13 엉치가시인대 위에서 긴장을 촉진한다. 엄지손가락은 인대가 뻗는 것에 맞춰 궁둥뼈가시에서부터 엉치뼈 모서리로 향하게 한다. [K325]

8

임상적인 조언

각 근육 또는 긴장징후(경직된 근육근막 기능연쇄의 증폭 패턴)에서 촉진되는 경직은 **기능장애가 있는 영역, 장애가 있는 척추분절 (관절), 치료방향**을 확정할 때 중요한 힌트이다.
이 경직을 재검사하여 적응한 가동화 · 이완 기법의 효과를 확인한다.

실행적인 조언

재검사에서 생각할 수 있는 소견은 아래와 같다.
치료 후, 경직이 **인지되지 않는다.**

- 경직은 반사성이었다.
- 치료한 관절이나 근육의 구조가 반사성 경직의 원인이었다.
- 적응한 기법이 장애에 대해서 효과적이고 동시에 적절하였다.

치료 후 **경직이 남아있다.**

- 경직은 반사성 요소만이 아니라 고유의 기능병리학적 요소에 의한다.
- 또 다른 기능장애에 의해서 경직이 남아있다.
- 적응한 기법이 장애에 대해서 부적절하였다.

8.5.1 큰허리근 · 작은허리근

8

▶ **그림 8.14** : 환자는 이완하여 반듯이 누운 자세가 된다. 치료사는 오른쪽에 선다. 한손을 배꼽주변에서부터 복벽 가쪽으로 평행하게 넓게 대고 또 한쪽의 손을 약간 비스듬히 위에서부터 포갠다. 아래쪽 손으로 촉진하고 위쪽 손으로 유도한다. 아래쪽 손의 손가락 끝으로 촉진하고 가쪽에서부터 유연하게 복벽을 밀면서 처음에는 등쪽으로, 다음으로 안쪽으로 움직여서 허리근육이 척추의 옆쪽을 거의 병렬로 뻗는 곳으로 가져간다. 오른쪽 엉덩관절을 능동적으로 굽히면, 근육이 수축하여 위치를 만져서 감지할 수 있다.

반대쪽을 검사하려면 치료사는 왼쪽에 선다.

평가

균형이 잡힌 근육긴장은 활동하여 비로소 국소적으로 만져서 알 수 있다.

근육이 경직하여 있는 경우는 안정 시부터 촉진할 수 있고 활동에 의하여 딱딱함이 증가하여 안정 시 통증이 없을 때는 통증이 발생한다.

임상적인 조언

큰허리근 · 작은허리근의 경직은 아래의 것을 나타낸다.

- 등뼈 · 허리뼈 이행부의 기능장애
- 엉덩관절의 질환
- 복강의 질환

8.5.2 엉덩근

▶ **그림 8.15** : 환자는 이완하여 반듯이 누운 자세가 된다. 치료사는 오른쪽에 선다. 한손을 위앞엉덩뼈가시 주변에 평탄하게 대어 촉진하고 또 한쪽 손을 포개서 유도한다. 손가락 끝으로 샅고랑인대(서혜인대) 위를 유연하게 촉진하고 볼기뼈(관골) 안쪽으로 가져간다.

반대쪽을 검사하려면 치료사는 왼쪽에 선다.

평가

위앞엉덩뼈가시 안쪽의 엉덩근에 끈 모양의 근육을 만져서 감지하게 되고 만져서 통증이 발생할 때는 허리엉치뼈 분절의 기능

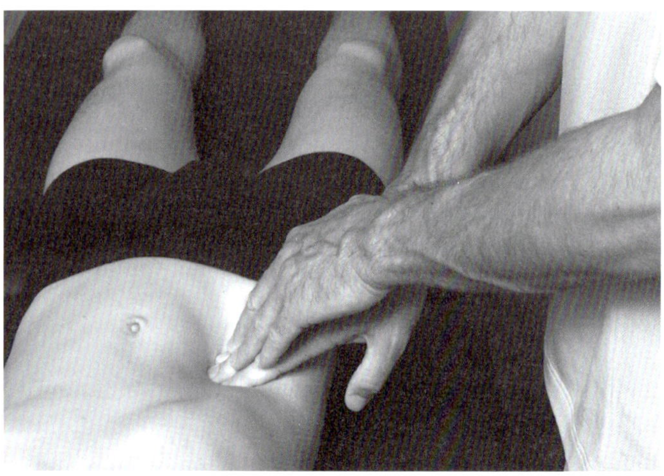

그림 8.14 큰허리근 · 작은허리근의 긴장을 촉진하고 있다. [K325]

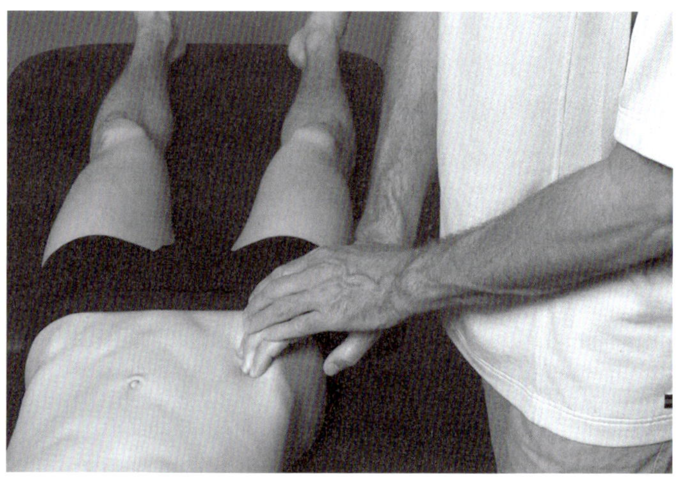

그림 8.15 엉덩근의 긴장을 촉진하고 있다. [K325]

장애를 나타낸다. 골반 비틀림의 경우, 위뒤엉덩뼈가시가 낮아져 있는 쪽에 경직이 흔히 관찰된다.

임상적인 조언

엉덩근의 경직은 아래의 것을 나타낸다.
- 하부허리뼈의 기능장애
- 골반 비틀림

8.5.3 속폐쇄근

속폐쇄근(내폐쇄근)은 골반강의 내벽에 부착하여 있다. 폐쇄막에서부터 작은궁둥구멍(소좌골공)을 지나 작은궁둥패임(소좌골절흔)을 통해 돌기오목(전자와)으로 뻗어 있다. 강력한 근막은 골반부분의 근막의 일부이고 궁둥항문오목(좌골직장와)의 가쪽 벽과 접하여 엉덩근막(장골근막)과 연결되고 항문올림근(항문거근)의 부착부로 되어있다. 속폐쇄근은 폐쇄구멍(폐쇄공), 궁둥항문오목, 돌기오목에서 만져 알 수 있다.

▶ **그림 8.16** : 환자는 반듯이 누운 자세에서 한쪽다리를 세워 둔다. 치료사는 검사하는 쪽에 선다. 가볍게 가쪽회전을 시킨 넓적다리의 안쪽에 오른손의 네 손가락을 대고 두덩빗(치골즐; pubic pecten)으로 미끄러뜨린다(모음근을 따라서). 검사에 의한 불쾌감을 피하기 위해 첫 번째 접촉을 넓적다리로 하는 것이 좋다. 거기에서 우선 네 손가락을 등 안쪽으로 움직여서 골반의 폐쇄구멍을 촉진하고 다시 가쪽 머리 쪽으로 진행하여 궁둥항문오목의 긴장을 촉진한다. 왼쪽을 검사하려면 그쪽으로 이동하여 이번에는 왼손을 사용하여 마찬가지로 시행한다.

앞의 방법으로 구조를 탐색하는 기법을 습득하려면 환자가 옷을 입고 옆으로 누운 자세에서도 발견할 수 있게 된다. 그 경우에는 환자 뒤쪽에 서서 한쪽 손을 볼기부위에 대고 집게손가락과 가운데손가락으로 촉진하면서 궁둥뼈결절에서부터 골반을 따라서 안쪽으로 진행한다. 거기서 먼쪽손가락사이관절을 굽혀서 가쪽 구멍 방향을 촉진한다.

평가

근육이 뻗은 방향으로 통증 없이 대칭적인 긴장이 촉진되는 것이 좋다.

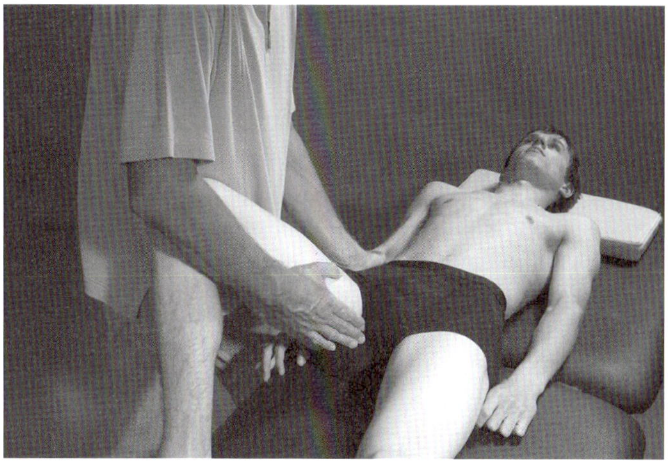

그림 8.16 폐쇄구멍과 궁둥항문오목에서 속폐쇄근을 조사한다. 사진은 모음근을 따라서 두덩빗으로 네 손가락은 움직이고 있는 장면. [K325]

임상적인 조언

속폐쇄근의 경직은 아래의 것을 나타낸다.
- 골반바닥근육의 경직
- 골반 비틀림
- 골반강 내의 내장질환
- 엉덩관절 장애

속폐쇄근의 경우, 어느 방향에서 검사를 계속하는가는 주로 문진에 대한 응답으로 결정된다.

8.5.4 통증과 경직이 있는 꼬리뼈의 근육부착부

▶ **그림 8.17** : 가쪽회전을 담당하는 가장 아래의 섬유다발인 큰볼기근, 골반바닥근육군(주로, 항문올림근)은 경직하면 꼬리뼈의 부착부, 특히 꼬리뼈 끝의 옆쪽에 통증을 일으킨다. 다리를 세운 반듯이 누운 자세 또는 엎드려 누운 자세에서 꼬리뼈와 골반바닥을 촉진하면, 통증을 알 수 있다. 꼬리뼈 끝은 대개 가쪽에서부터 촉진할 수 있다.

목표로 하는 항문검사는 대개 재진을 시행하여 그때 증상이 명백해진다.

임상적인 조언

꼬리뼈의 통증은 아래의 것을 나타내나.
- 골반바닥근육의 경직
- 큰볼기근의 경직
- 골반 비틀림
- 골반영역의 내장질환(특히, 전립샘과 자궁내막)

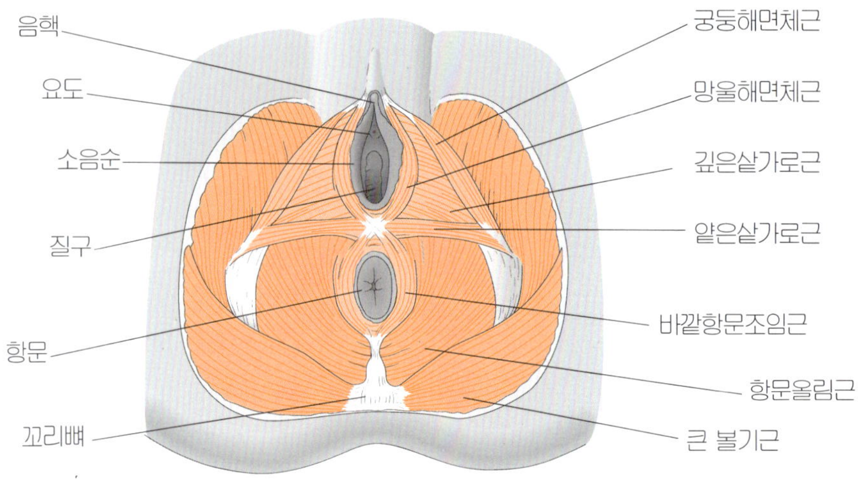

그림 8.17 여성의 골반바닥근육. 꼬리뼈 주변과 골반바닥 내의 상황을 약도로 그렸고 가쪽 또는 항문 쪽에서부터 어떻게 촉진하는가를 나타내고 있다. [K325]
1 두덩결합(치골결합)
2 넙다리근막을 포함하는 두덩뼈아래가지(치골하지)
3 망울해면체근(구해면체근)
4 궁둥해면체근(좌골해면체근)
5 깊은샅가로근(심회음횡근)
6 얕은샅가로근(천회음횡근)
7 궁둥뼈결절(좌골결절)
8 바깥항문조임근(외항문괄약근)
9 엉치결절인대(천결절인대)
10 항문올림근(항문거근)
11 꼬리근(미골근)
12 항문꼬리인대(항문미골인대)
13 큰볼기근(대둔근)
14 꼬리뼈(미골)

8.5.5 궁둥구멍근

큰돌기(대전자)의 끝에서부터 엉치뼈 모서리에 부착하여 있다.

▶ **그림 8.18** : 환자는 이완하여 엎드려 누운 자세가 되고 치료사는 검사하는 쪽에 서서 발쪽으로 향한다. 촉진하는 쪽의 손을 큰돌기의 위쪽, 볼기부위의 옆쪽에 평탄하게 대고 손가락 끝은 같은 쪽의 궁둥뼈결절로 향하게 한다. 또 한쪽의 손은 유연하게 촉진을 유도하기 위해 그 위에 포갠다. 촉진방향은 볼기부위의 위 가쪽 1/4의 이행부에서부터 안쪽 아래쪽 1/4의 결절방향으로 진행시킨다. 이때, 연부조직을 심층으로 밀어젖힌다. 궁둥구멍근의 긴장이 정상이라면 선택적으로 만져서 감지할 수 없다.

실행적인 조언

촉진은 반드시 위쪽에서부터 유연하게 유도하고 근육을 눌러 압박하여 경직시키지 않는다.
반대쪽을 검사하려면 그쪽으로 이동한다.

임상적인 조언

궁둥구멍근의 경직은 아래의 것을 나타낸다.
- L4/5, L5/S1의 기능장애
- 신경뿌리증후군
- 엉덩관절 장애
- 엉치엉덩관절 장애

8.5.6 척추세움근

내장질환에서도 척추의 기능장애에서도 척추세움근은 경직한다(통증은 있는 경우와 없는 경우가 있다). 척추 기능장애의 위치를 특정하려면, 짧은 근육을 포함하는 깊은 층의 근육군이 중요해지지만, 이것은 얕은 층의 긴 근섬유를 밀어젖히지 않으면 만져서 감지할 수 없다(▶ 8.11.1항, ▶ 8.11.2항)

▶ **그림 8.18** : 환자는 이완하여 엎드려 누운 자세가 된다. 치료사는 가쪽에서부터 근육의 끝 아래를, 또는 안쪽에서부터 가시돌기와 근복의 사이를 깊은 층으로 향하게 하여 촉진한다. 경직은 하나의 분절만의 경우도 있고, 여러 분절을 걸치는 경우도 있다. 해당하는 분절의 침해수용 자극의 세기를 나타내고 그 분절에 관여하는 근골격계나 내장의 힌트가 된다.

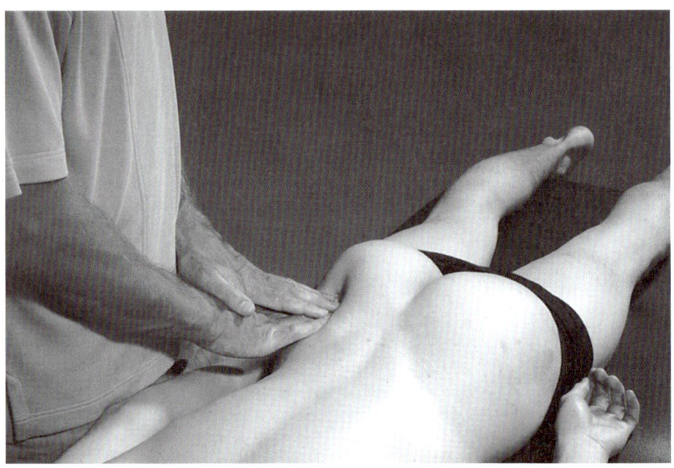

그림 8.18 궁둥구멍근의 촉진 [K325]

8.6 엎드려 누운 자세에서 허리뼈의 탄력성 검사

Federungsprüfung der Lendenwirbelsäule in Bauchlage

탄력성 검사에서 **진단 상 중요한** 것은 **과다 가동성의 분절을 확인**하는 것이다.

▶ **그림 8.19**, ▶ **그림 8.20** : 환자는 이완하여 엎드려 누운 자세가 되고 치료사는 옆쪽에 서서 머리 쪽을 향한다. 집게손가락과 가운데손가락의 손가락 끝을 아래쪽에서부터 척추의 가로돌기에 댄다(▶ **그림 8.19**). 이 손가락 끝에 또 한쪽 손의 자쪽(척측) 끝을 포갠다. 위쪽의 손으로 일정하게 하여 압력을 강화하면서 장벽(barrier) 긴장이 일어날 때까지 촉진하는 손가락을 유연하게 배 쪽으로 눌러간다. 자기의 어깨를 시작점으로 하여 가로돌기에 튀는 것 같은 압력을 가한다(▶ **그림 8.20**).

임상적인 조언

- 최종 긴장이 딱딱하고 탄력성이 느껴지지 않을 때는 낮은 가동성 기능장애를 나타내고 있다.
- 탄력성이 있을 때 통증이 있을 때는 분절이 낮은 가동성 또는 과다 가동성의 가능성이 있다.
- 장벽까지 통증 없이 가져갈 수 있으나 최종 탄력성에 통증이 있을 때는 **과다 가동성**의 결과이다. 탄력성을 시험한 척추의 위쪽 · 아래쪽의 분절도 과다 가동성의 가능성이 있다.

8.7 목표로 하는 허리뼈 · 엉치엉덩관절 검사

Gezielte Untersuchung der Lendenwirbelsäule und des Sakroiliakalgelenks

8.7.1 옆으로 누운 자세에서 허리뼈 (및 하부 등뼈)의 앞굽힘 검사

▶ **그림 8.21** : 환자는 치료대의 끝에 옆으로 누운 자세가 되고 팔을 굽혀서 머리의 앞쪽에 둔다. 치료사는 앞쪽에 서고 무릎관절과 엉덩관절을 굽힌 환자의 다리를 자기의 넓적다리로 지지한다. 허리뼈의 굽힘 운동을 다리에서부터 유도한다. 왼쪽으로 누운 자세에서는 오른팔의 팔꿈치로 환자의 흉부를 등쪽에서부터 고정한다. 네 손가락으로 머리 쪽의 파트너 척추를 지지하고 집게손가락이나 가운데손가락을 가시돌기 끝에 댄다. 척추세움근은 강력하기 때문에 고정지지가 필요하다. 왼쪽 손과 아래팔을 엉치뼈와 볼기뼈에 대고 이미 넓적다리에서부터 골반에서 시행되었던 굽힘 운동을 분절까지 유도한다. 머리 쪽 손의 집게손가락과 가운데손가락으로 가시돌기 사이의 최종 긴장과 최종 탄력성을 감지한다.

움직임은 근육과 인대의 긴장으로 제한된다. 관절에 장애가 없으면 최종 탄력성은 가시사이인대에 전달된다. 탄력성이 있을 때 갑작스런(딱딱한) 최종 긴장이 있을 때는 기능장애의 결과이다.

8

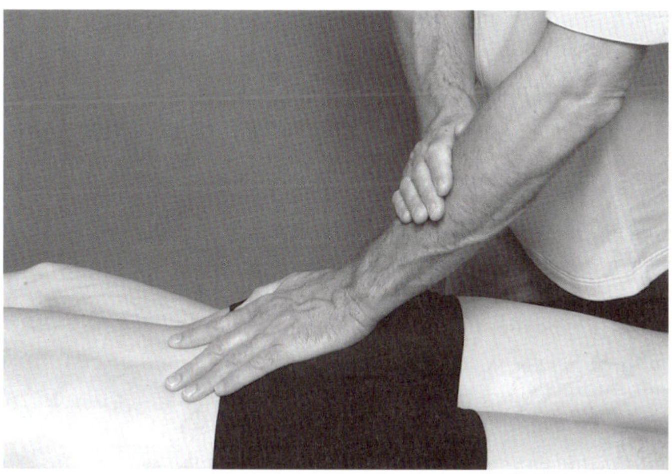

그림 8.19 허리뼈의 탄력성 검사.
1. 척추세움근, 하부허리뼈의 가로돌기에 손가락 끝을 댄다. [K325]

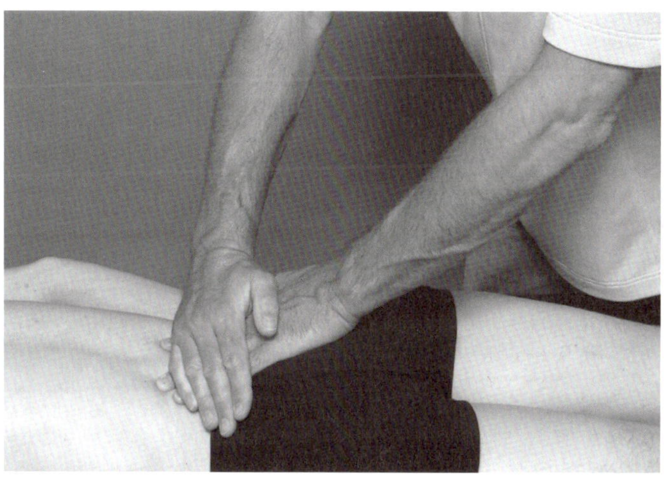

그림 8.20 허리뼈의 탄력성 검사.
2. 또 한쪽의 손의 자쪽(척측) 끝을 손가락 끝에 댄다. [K325]

실행적인 조언

머리 쪽의 **고정이 부족**하면, 긴장의 설정이 어려워지는 경우가 있다.

- 허리뼈 앞굽힘 때 필요한(상위의 가시돌기에 대한) 지지력은 매우 크다(척추세움근이 긴장하기 때문에). 따라서 머리 쪽에서 지지하는 촉진하는 손가락은 특히 주의하여 긴장 변화에 대응할 필요가 있다.
- 설정한 긴장은 최종 탄력성 시 상실되어서는 안 된다.

8.7.2 옆으로 누운 자세에서 허리뼈의 뒤굽힘 검사

▶ **그림 8.22** : 환자는 골반이 치료대에서부터 크게 나가도록 비스듬한 옆으로 누운 자세가 된다. 머리를 굽히고 밑에 쿠션을 넣는다. 치료사는 환자의 바로 앞쪽에서 샅고랑(서혜부)에 신체를 붙여서 선다. 넓적다리로 환자의 다리를 지지한다. 위에는 올려놓지 않는다. 환자의 다리는 엉덩관절에서 약간, 무릎관절에서 직각으로 굽혀서 치료대에서 나가게 한다. 왼쪽으로 누운 자세에서는 무릎이나 복사뼈를 앞쪽에서부터 왼손으로 잡는다. 자기의 왼쪽 넓적다리를 사용해서 환자의 넓적다리를 폄 운동으로 유도한다. 무릎이나 복사뼈에 댄 손으로 다리가 치료대 위를 등쪽으로 움직이는 것을 보조한다. 넓적다리(다리)를 뒤쪽으로 유도하면 허리뼈가 뒤로 굽는다. 오른손의 집게손가락이나 가운데손가락으로 상 · 하의 가시돌기 사이를 촉진하여 각각의 가시돌기가 접근하여 운동이 끝나는 상황을 감지한다.

평가

운동이 일어나지 않거나 갑자기 끝나거나 할 때는 기능장애의 결과이다.

실행적인 조언

환자는 반드시 골반을 치료대에서부터 크게 나가게 하여 길게 눕는다. 동시에 확고하게 지지되어 있을 필요가 있다. 검사운동을 효과적으로 유도하려면 이 양쪽이 필수적이다.

8.7.3 골반을 등쪽 이동을 한 하부허리뼈의 뒤굽힘 검사

▶ **그림 8.23** : 환자는 치료대의 끝에 옆으로 누운 자세가 된다. 엉덩관절은 중간정도로 굽히고 무릎관절은 비교적 크게 굽힌다.

왼쪽으로 누운 자세에서는 위쪽의 오른쪽무릎을 약간 머리 쪽으로 가져간다(무릎관절은 직각을 넘어서지 않을 정도의 각도를 유지한다). 앞쪽에 서는 치료사는 이것에 의해서 위쪽의 무릎에만 앞쪽에서부터 자기의 왼쪽 넓적다리로 접촉할 수 있다. 오른손을 머리 쪽의 파트너 척추에 대고 집게손가락이 척추뼈고리(추궁) 전체를 비스듬히 덮도록 가시돌기에 곁들인다. 왼손을 포개서 보조한다(새끼손가락을 오른쪽 집게손가락과 평행으로).

검사는 L5/S1에서부터 시작하고 다음으로 L4/L5로 진행한다. 환자의 무릎을 등쪽으로 밀고 환자의 하부 척추가 약간 등쪽 이동을 하는 움직임이 집게손가락에 느껴지는 곳까지 가져간다.

위쪽의 무릎을 등쪽 이동을 함으로써 같은 쪽의 관절을 검사한다. 기능장애가 있으면, 좌 · 우에 명백한 차이가 인지된다. 따라서 검사는 반드시 반대쪽의 누운 자세에서도 시행한다. 이러한 한쪽다리의 검사기법에서는 같은 자세 그대로 즉각 치료에 착수할 수 있다.

양 무릎을 사용해서 좌 · 우 대칭의 뒤굽힘으로서 허리뼈에 움직임을 전달할 수도 있다. 이 쪽이 기술적으로 어렵다.

실행적인 조언

- 보조로서 포갠 손은 분절에 전달되는 운동을 방해하지 않도록, 반드시 아래쪽의 손과 평행으로 하여 볼기뼈와 접촉시키지 않는다.
- 엉덩관절을 90°이상 굽히면 분절의 설정이 어려워진다.

8.7.4 옆으로 누운 자세에서 허리뼈의 옆굽힘 검사

▶ **그림 8.24** : 환자는 이완하여 치료대의 끝에 왼쪽 옆으로 누운 자세가 된다. 치료사는 앞쪽에 서서 발쪽을 향한다. 자기의 오른쪽을 치료대에 대고 같은 쪽의 다리를 1보 앞으로 낸다. 왼손으로 환자의 양 발목을 잡고 오른손으로 오금을 잡아 무릎관절과 엉덩관절이 90°로 굽을 때까지 다리를 움직여간다. 굽힌 양 다리를 약간 들어 올리고 앞에 내놓은 치료대 쪽 자기의 넓적다리에 올려놓는다(▶ **그림 8.24a**). 넓적다리를 치료대보다 높게 하면 미리 약간의 옆굽힘이 설정된다. 이것에 의해서 움직이는 거리는 짧아지고 최종 긴장은 신속하게 얻어져 유도에 필요한 힘은 크게 감소한다.

오른쪽 집게손가락이나 가운데손가락으로 위쪽에서부터 L5/S1 가시돌기의 간극을 촉진한다. 손목 또는 대립시킨 엄지손가락으로 옆쪽에서부터 허리부위를 지지한다. 왼손으로 종아리를 든 채로 자기 몸통을 뒤에 놓음으로써 환자의 종아리에 자체의 무게

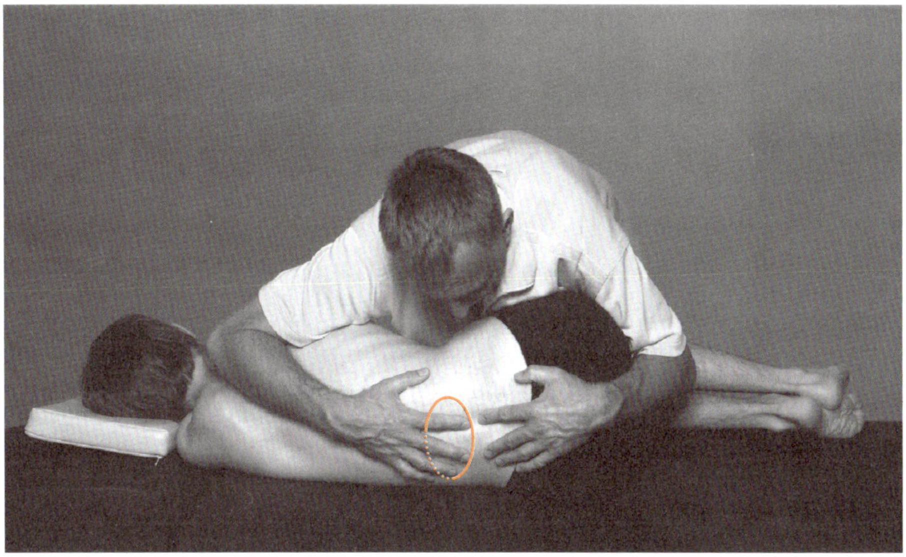

그림 8.21 옆으로 누운 자세에서 허리뼈를 앞으로 굽혀 분절을 검사한다. [K325]

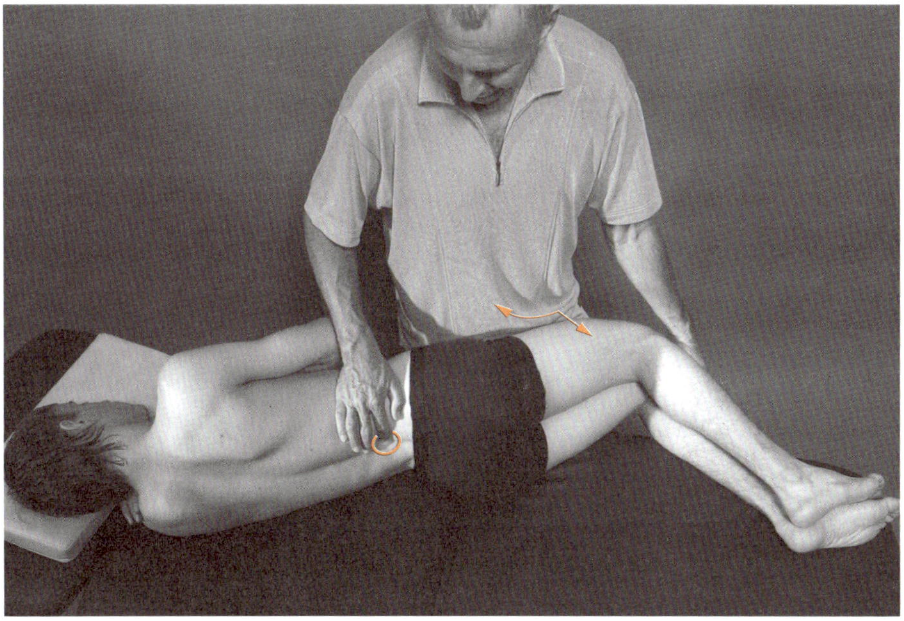

그림 8.22 옆으로 누운 자세에서 허리뼈를 뒤로 굽혀 분절을 검사한다.

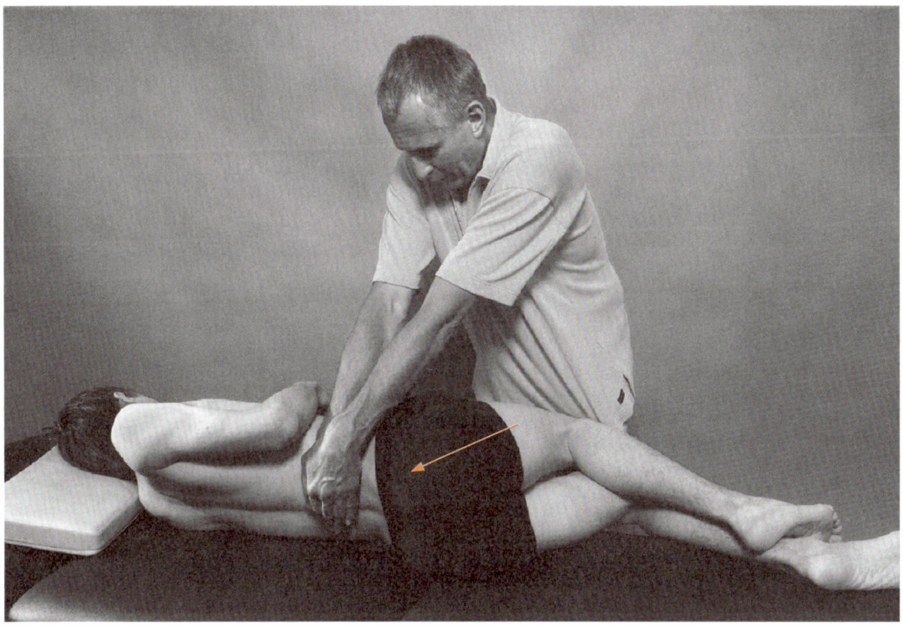

그림 8.23 위쪽의 넓적다리를 등쪽 이동을 하여 한쪽의 하부허리뼈를 검사할 때 시작 자세. [K325]

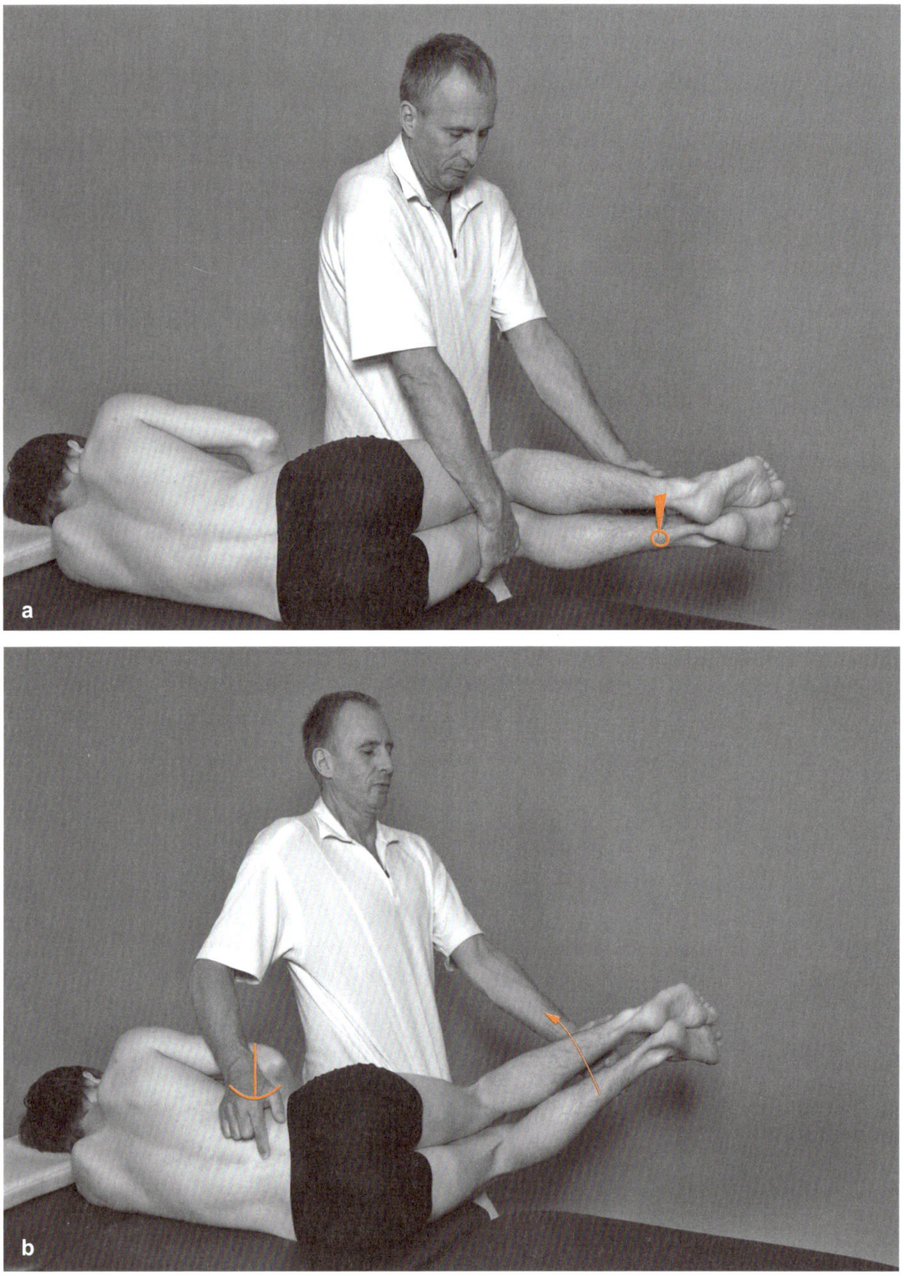

그림 8.24 옆으로 누운 자세에서 허리뼈를 옆으로 굽혀 분절을 검사한다(사진은 L4/5의 옆굽힘).
a) 다리와 골반을 설정하여 허리뼈 분절의 옆굽힘을 검사한다.
b) 검사운동. 오른손의 집게손가락으로 촉진하고 엄지손가락으로 허리부위를 지지한다. [K325]

를 가하고(▶ 8.24b) 넓적다리에 걸리는 부하를 유도해간다. 넓적다리의 축을 중심으로 다리가 지레의 작용을 함으로써 허리뼈가 옆으로 굽는다. 이를 위해서는 치료사가 자기의 체중을 더욱 뒤쪽으로 이동시키고 환자의 종아리도 함께 움직인다. 움직이지 않는 운동축은 항상 가시돌기 사이의 촉진부위에 있다. 촉진하는 오른손으로 각각의 가시돌기가 오목 쪽에서 접근하고 자유로운 가동성을 나타내는 것을 감지한다.

평가

상 · 하의 분절이나 반대쪽과 비교하여 가동범위에 문제가 있을 때는 기능장애를 나타낸다.

실행적인 조언

- 무릎관절이나 엉덩관절을 직각으로 굽혀있지 않으면 분절을 정확히 유도할 수 없을 우려가 있다.
- 운동 중에 넓적다리는 반드시 수평으로 해둔다. 무릎을 내려서는 안 된다.
- 환자의 다리를 치료대에서부터 먼 쪽의 넓적다리에 올려놓으면 부적절한 부하가 걸린다.

숙련된 치료사라면 경우에 따라서는 이 검사를 시행하지 않아도 된다. 방향성을 결정하는 선 자세의 옆굽힘 검사에서 볼 수 있는 회피운동을 분절의 앞굽힘 · 뒤굽힘 검사의 소견과 조합하면 어느 쪽에 장애가 있는지 확정할 수 있다(▶ 표 8.4).

8.7.5 엎드려 누운 자세에서 엉치엉덩관절의 탄력성 검사 — 반대쪽 끄덕임 운동 (엉치뼈의 기법)

▶ **그림 8.25** : 환자는 이완하여 치료대의 왼쪽 끝에 엎드려 누운 자세가 되고 발밑에 쿠션을 넣거나 치료대의 끝에서부터 밖으로 낸다. 얼굴은 옆쪽으로 돌린다. 치료사는 왼쪽에 선다. 왼손의 손목을 엉치뼈 끝에 대고 네 손가락은 발쪽으로 향하게 한다. 오른손은 방향을 반대로 하고 촉진하는 엄지손가락을 관절틈새의 오른쪽 위쪽에 대고 네 손가락은 골반에 놓는다. 왼쪽 손목은 유연하게 올려놓고 **달라붙은** 것처럼 움직일 수 없다. 양 팔꿈치는 이완하여 펴고 아래팔을 가볍게 교차시켜 어깨를 벌려둔다(등세모근 상부를 이완시킨다). 왼팔로 어깨에서부터 엉치뼈 끝의 접촉점으로 향하게 하여 힘을 주지 않고 튀기는 것 같은 압력을 가한다. 엉치뼈를 출발점으로 작은 탄력성운동이 일어나고 엉치뼈와 엉덩뼈 사이를 반대쪽 끄덕임 운동(counter-nutation) 방향으로 전달된다. 이것이 관절틈새에 댄 엄지손가락에서 느껴진다.

촉진하는 손을 반대쪽으로 가져가면, 그대로 위치에서 반대쪽의 관절도 검사할 수 있다. 이때는 집게손가락이나 가운데손가락으로 관절틈새를 촉진한다.

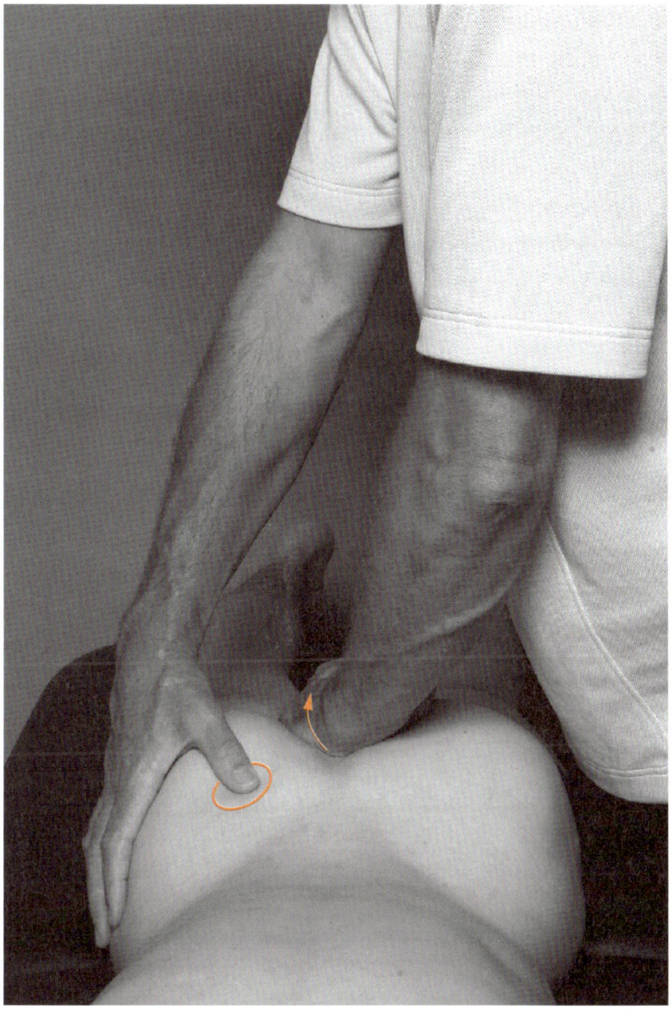

그림 8.25 엎드려 누운 자세에서 반대쪽 끄덕임 운동 방향의 탄력성을 검사한다. 엉치뼈 끝에 댄 손으로 엉치뼈를 최종 긴장으로 가져가고 엄지손가락으로 관절을 촉진한다. [K325]

평가

기능장애가 근소한 경우 탄력성은 없어지지 않지만, 좌 · 우 비교에서 비교적 강력한 저항이 관찰된다.

장애가 현저한 경우, 좌 · 우를 비교하지 않아도 저항의 항진이 인지되고 접촉점의 사이가 움직이지 않는 경우도 있다.

실행적인 조언

- 반대쪽 끄덕임 운동으로 향하는 탄력성에는 반드시 손을 직접 엉치뼈 끝에 댄다(천칭의 끝처럼).
- 그것보다도 머리 쪽에서 접촉하면 엉치뼈는 단지 배 쪽으로 눌린다.
- 탄력성 전의 접촉압력이 지나치게 강하면 관절이 잠겨(locking) 움직이지 않게 된다.

8

8.7.6 엎드려 누운 자세에서 엉치엉덩관절의 탄력성 검사 — 엉덩뼈의 가쪽회전

▶ **그림 8.26** : 왼쪽을 검사하려면 환자는 치료대의 오른쪽 끝에 엎드려 누운 자세가 되고 발밑에 쿠션을 넣거나 치료대 끝에서부터 밖으로 낸다. 얼굴은 옆쪽으로 향하게 한다. 치료사는 오른쪽에서 골반 주변에 선다. 왼손의 네 손가락으로 밑에서부터

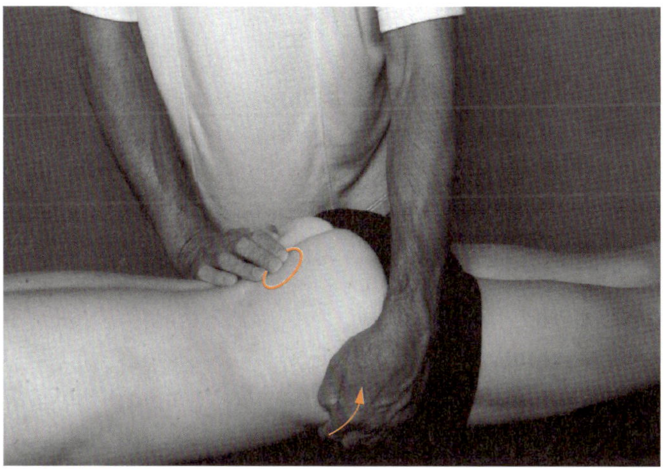

그림 8.26 엎드려 누운 자세에서 왼쪽 엉치엉덩관절의 탄력성을 검사한다(엉덩뼈의 가쪽회전). 엉덩뼈가시에 댄 손으로 볼기뼈를 움직이고 관절틈새에 댄 손으로 최종 긴장과 탄력성을 촉진한다. [K325]

걷져 올리는 것처럼 왼쪽 위앞엉덩뼈가시를 잡는다. 촉진하는 오른손의 네 손가락은 엉치뼈와 위뒤엉덩뼈가시 사이의 우묵한 곳, 왼쪽의 관절틈새에 댄다. 왼팔을 펴서 네 손가락으로 엉덩뼈를 등쪽으로 들어 올려 가쪽회전을 시키고 엉치엉덩관절에 댄 촉진하는 손가락이 최종 긴장을 느낄 수 있는 곳까지 가져간다.

평가

엉덩뼈 가쪽회전의 장벽에서 최종 탄력성을 만져서 감지할 수 있다면 기능에 문제가 없고, 탄력성이 없으면 가동범위 제한을 나타내고 있다.

실행적인 조언

- 위앞엉덩뼈가시를 만지는 손가락은 감수성이 높은 구조를 자극한다. 사전에 긴장시켜버리면 검사는 거짓 양성이 된다.
- 탄성 압력이 신속하게 강해지면 엉덩뼈의 움직임이 반대쪽으로 전달되는 것을 알 수 없다. 전체의 긴장이 검사하는 관절의 가동범위 제한으로 착각된다.

8.7.7 옆으로 누운 자세에서 엉치엉덩관절의 탄력성 검사 — 엉덩뼈의 안쪽회전

▶ **그림 8.27** : 오른쪽 관절의 검사에서는 환자는 왼쪽으로 누운 자세가 되고 머리 밑에 쿠션을 넣는다. 다리는 엉덩관절을 직각으로, 무릎관절을 약간 크게 굽혀서 치료대 위에 포개서 둔다. 치료사는 환자의 앞쪽에서 엉덩관절 주변에 선다. 환자의 오른쪽 다리를 움직여서 최대 5°를 추가로 굽히게 한다. 자기의 왼쪽 아래팔을 약 60°로 굽히고, 근육의 점진적인 부분을 **엉덩뼈날개(장골익)**의 앞 모서리, 위앞엉덩뼈가시 주변에 대고 손이 배꼽과 치료대 쪽으로 비스듬치 향하게 한다. 엉덩뼈에 대해서 점진적으로 압력을 가한다. 피부를 밀어젖히거나 움직이거나 하지 않는다 (▶ **그림 8.27a**). 이 누르는 압력으로 엉덩뼈가 안쪽회전을 하고 엉치엉덩관절의 등쪽이 열린다. 오른손의 손가락 끝은 안쪽에서부터 엉치뼈와 위뒤엉덩뼈가시 사이의 우묵한 곳에 댄다. 엉덩뼈에 의한 탄력성을 촉진한다(▶ **그림 8.27b**).

실행적인 조언

- 위쪽의 다리가 지나치게 가라앉으면 엉치엉덩관절이 잠기는(locking) 경우가 있다. 따라서 위쪽의 다리는 지나치게 굽혀서는 안 된다.
- 탄력성 검사의 방향은 아래팔의 방향이다.
- 탄력성을 일으키는 아래팔은 뼈와 접촉을 상실해서는 안 된다. 뼈에서부터 떨어지면 피부만이 밀려 움직여진다.

8.7.8 반듯이 누운 자세에서 엉치엉덩관절의 탄력성 검사 — 엉덩뼈의 안쪽회전

이 검사는 실제의 진료에서 널리 사용되고 있다. 그러나 엉덩관절근육군을 통해서 탄력성 압력을 전달하여 엉덩뼈에 직접 작용하지 않기 때문에 신뢰성은 안정되어 있다. 근육군에 통증과 경직이 있어 통증유발점을 동반할 때는 이 검사는 적응할 수 없다.

▶ **그림 8.28** : 환자는 이완하여 반듯이 누운 자세가 된다. 치료사는 왼쪽에 서서, 왼손을 무릎에 대고 환자의 오른쪽 넓적다리를 직각으로 굽힌다. 넓적다리를 자기 쪽으로 끌어당기고

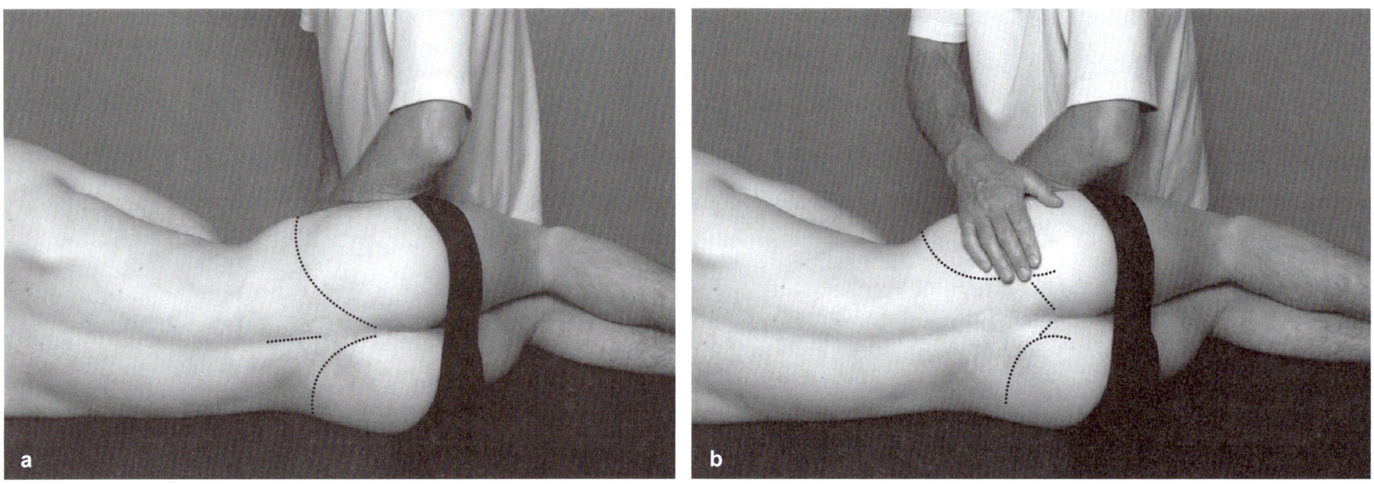

그림 8.27 옆으로 누운 자세에서 오른쪽 엉치엉덩관절의 탄력성을 검사한다.
a) 아래팔 근육의 부푼 곳을 위앞엉덩뼈가시와 접촉시켜 설정한다. b) 관절틈새에 댄 손가락 끝으로 위뒤엉덩뼈가시 안쪽을 촉진한다. [K325]

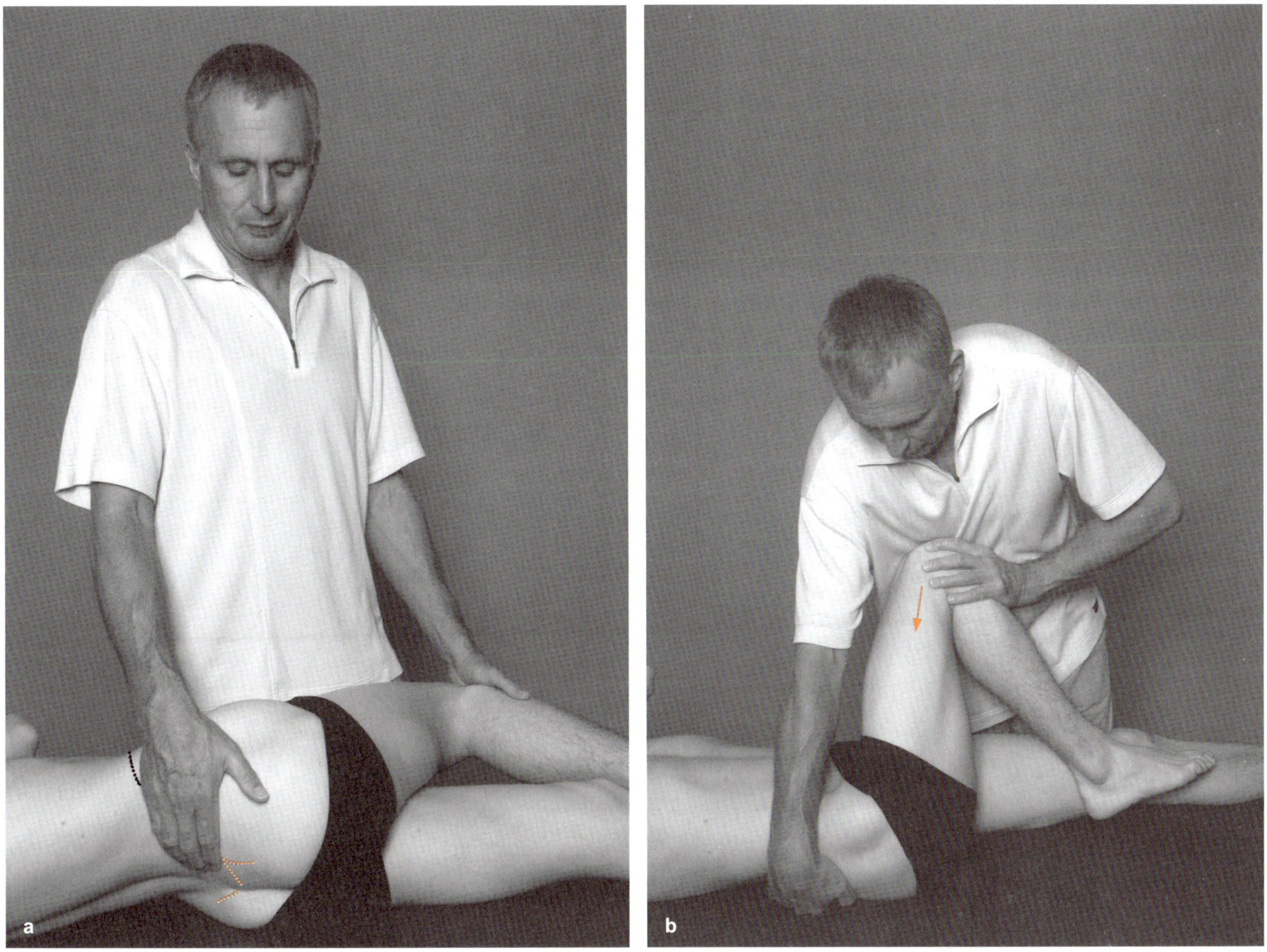

그림 8.28 반듯이 누운 자세에서 엉치엉덩관절 탄력성을 검사한다.
a) 접촉 : 촉진하는 손을 한쪽의 골반 밑에 넣고 손가락 끝을 위뒤엉덩뼈가시 안쪽으로 관절틈새에 댄다.
b) 검사자세 : 화살표는 넓적다리에 댄 손으로 탄력성 압력을 가하는 방향을 나타낸다. [K325]

오른손을 옆쪽에서부터 골반 밑에 넣는다(▶ **그림 8.28a**). 촉진하는 손가락 끝을 엉덩뼈 뒤모서리, 위뒤엉덩뼈가시와 안쪽으로 미끄러뜨리고 약간 안쪽 깊숙이 있는 관절틈새의 우묵한 곳까지 가져간다. 집게손가락이나 가운데손가락으로 촉진한다.

골반과 촉진하는 손을 치료대로 되돌린다. 이번에는 무릎에 약간의 저항이 느껴질 때까지 엉덩관절 모음근을 유도한다. 이 모음 긴장의 상태에서부터 왼손으로 무릎을 점진적으로 밀어 탄력성을 검사한다. 치료대를 향해서 미는 방향은 넓적다리의 장축에 맞춘다(▶ **그림 8.28b**). 이렇게 함으로써 힘이 최소가 된다. 엉덩뼈와 엉치뼈 사이에 탄력성이 느껴진다. 엉덩뼈의 탄력성 방향은 등쪽으로 미는 안쪽회전이 된다. 관절틈새의 등쪽이 벌어진다.

평가

아래의 경우, 기능장애를 나타낸다.

- 시작 자세에 도달하였을 때 반대쪽과 비교하여 저항이 강하다.
  굽힘 모음에서 관찰되는 징후와 같다(▶ 8.4.3항).
- 반대쪽과 비교하여 관절틈새의 탄력성이 적다.

관절의 가동성에 제한이 있을 때는 검사하는 탄력성이 다리이음뼈에 직접 전달되어 매우 약간의 탄력성으로도 흔들림이 발생한다.

실행적인 조언

- 촉진하는 손은 엉덩뼈 밑에 넣어서는 안 된다. 넣으면 엉치뼈에 대해서 움직이지 않게 된다.
- 시작 자세에서 일어나는 예비 긴장이 지나치게 강하지 않을 때만, 이 검사에서 정보가 얻어진다.
- 탄력성 압력이 지나치게 강해서는 안 된다. 통증 방어도 유발될 우려가 있다.
- 탄력성 압력은 엉덩관절을 통해서 엉덩뼈에 도달한다. 궁둥구멍근 등, 엉덩관절의 근육이 경직하여 있으면 장애라 착각되는 경우가 있다.

▶ 8.7.5항, ▶ 8.7.6항, ▶ 8.7.7항, ▶ 8.7.8항의 검사기법으로 명확한 소견이 얻어지지 않는데도, 증상이나 방향성을 결정하는 검사는 엉치엉덩관절을 시사하고 있는 경우, 옆으로 누운 자세에서 끄덕임 탄력성과 가쪽회전 탄력성의 검사를 시행한다. 이들 기법은 주로 치료로서 효과적이기 때문에 치료법 부분인 ▶ 8.10.4항, ▶ 8.10.5항에서 다루고 있다.

8.8 소견의 평가와 치료계획

Bewertung der Befunde und Behandlungsplanung

소견의 평가는 기능진단의 기본이다. 그리고 기능진단에 의해서 치료계획이 결정된다. 각 소견의 관련성 및 각각의 중요성을 반드시 질문할 필요가 있다. 하나의 기법으로 신속하게 치료할 수 있는 것 같은 급성의 국소적 기능장애에 조우하는 일은 매우 드물다. 예를 들어, 골반의 소견에서는 운동 상동성장애, 통증을 동반하는 각 근육의 경직, 가까운 영역의 관절기능장애에 의한 반사성 근육긴장, 다리이음뼈의 관절 자체의 가동성 장애에 의해서 다양한 긴장이 조합되어 있는 경우가 있다. 이러한 관련성은 치료에서 판명되는 일이 많다. 몇 가지 기능장애를 치료한 후에 또 다른 장애도 해명되는 것을 볼 수 있다. 마찬가지로 재발한 기능장애의 순서에 의해서 소견 패턴 내의 중요성이 결정되는 일도 많다. 허리뼈와 골반의 장애에는 보행주기의 흐름이 중요한 역할을 수행한다. 따라서 허리뼈와 골반의 소견 평가에는 선 자세(다리 – 골반 – 허리뼈 – 몸통 – 목뼈 – 머리)와 보행(입각기와 유각기)의 상동성의 평가도 포함된다.

- 처음에는 항상 허리뼈를 치료하는 것이 좋다(▶ 8.9항). 허리뼈의 기능장애에 의한 반사성 긴장은 주로 엉덩허리근과 허리네모근을 통해 골반에 전달된다. 이리하여 발생한 다리이음뼈의 긴장은 두덩뼈결합과 엉치엉덩관절에서 만져서 알 수 있다. 허리뼈의 기능장애를 치료하면 다리이음뼈의 긴장은 완화된다.
- 허리뼈를 치료해도 다리이음뼈의 긴장이 남는 경우, 먼저 두덩결합의 치료부터 시작하고(1) (▶ 8.10.1항), 다음으로 다양한 긴장 패턴을 동반하는 엉치엉덩관절의 탄력성 장애를 가동화하는 것이 좋다(2) (▶ 8.10.2항~). 근육긴장이 남을 때는 병의 증상에서 이 근육 독자적인 소견을 나타내고 있고 반사성 반응이라고는 이미 해석할 수 없다. 이것에 따른 이완 기법으로 치료한다(3) (▶ 8.11.5항).
- 활동성 통증유발점(trigger point)으로 인해 허리뼈와 골반에 기법을 시행할 수 없는 경우, 우선 통증유발점을 적절한 방법으로 치료한다(▶ 8.11.2항)
- 재발하는 경향이 현저한 경우, 이완 · 가동화 기법의 자가 운동(self-exercise)을 지도한다(▶ 8.12항).

실행적인 조언

치료의 순서

1. 허리뼈 기능장애의 치료
2. 골반장애/다리이음뼈 긴장의 치료
   - 먼저 두덩결합의 긴장
   - 다음으로 엉치엉덩관절의 긴장(가동범위 제한)
3. 통증을 동반하는 근육긴장의 치료(통증유발점, 각 근육). 단계 1과 2에서 잠재성으로 변화하지 않는 경우
4. 단계 1~3 후에 통증 증상에 골반인대의 관여가 인지되는 경우, 인대 본유의 기법을 시행할 필요가 있다.
5. 재발하는 경향이 인지되는 경우(수술 후 관리) 자가 운동을 지도한다.

활동성 통증유발점의 통증으로 PIR에서 준비한 가동화의 설정이 불가능한 경우는 첫째로 통증유발점을 치료한다(주사로 시급히 통증을 억제한다).

8.9 목표로 하는 허리뼈 가동화 – 분절에 의한

Gezielte Mobilisation der Lendenwirbelsäule – segmental

허리뼈의 관절역학에 의해서 장애가 있는(오른쪽이나 왼쪽의) 관절을 밝혀낼 수 있다. 이것은 문서화에도 치료 자세의 결정에도 중요하다. 장애가 있는 돌기사이관절을 확인하려면, 관절운동(수렴/신연)의 흐름으로부터 알 수 있는 장애방향의 조합을 이용해서 생각한다(▶ 표 8.3, ▶ 표 8.4).

임상적인 조언

장애가 있는 옆굽힘 방향으로부터 치료자세를 결정한다. 옆굽힘이 적은 쪽을 위쪽으로 한다.

- 운동분절에서 **뒤굽힘과 오른쪽 옆굽힘**이 억제되어 있는 경우. 뒤굽힘 장애가 있는 관절은 옆굽힘이 적은 쪽에 존재한다. 오른쪽 관절면이 정상으로 접근하지 않게 되어있다(수렴운동의 장애).
  왼쪽 옆으로 누운 자세(오른쪽이 위)의 중간 자세에서 치료한다.
- 운동분절에서 **앞굽힘과 오른쪽 옆굽힘**이 억제되어 있는 경우. 앞굽힘 장애가 있는 관절은 옆굽힘이 적은 쪽과 반대쪽에 존재한다. 왼쪽 관절면이 정상으로 떨어져 있지 않게 되어 있다(신연운동의 장애).
  왼쪽 옆으로 누운 자세(오른쪽이 위)의 중간자세 또는 앞굽힘 자세에서 치료한다.

표 8.3 앞굽힘, 뒤굽힘, 옆굽힘 시 관절면의 운동방향

기능운동	오른쪽 관절면의 운동	왼쪽 관절면의 운동
앞굽힘	신연	신연
뒤굽힘	수렴	수렴
오른쪽 옆굽힘	수렴	신연
왼쪽 옆굽힘	신연	수렴

표 8.4 방향성을 결정하는 검사와 목표로 한 검사의 소견을 조합시킴으로써 분절의 미끄럼 기능의 장애에 대해서 위치와 방향을 역추론할 수 있다.

장애가 있는 기능운동	방향성을 결정하는 선 자세 검사 시 회피운동	관절면의 장애
오른쪽 옆굽힘 + 앞굽힘	• 오른쪽 옆굽힘에서 뒤굽힘 • 앞굽힘에서 왼쪽 옆굽힘	왼쪽의 신연장애
왼쪽 옆굽힘 + 앞굽힘	• 왼쪽 옆굽힘에서 뒤굽힘 • 앞굽힘에서 오른쪽 옆굽힘	오른쪽의 신연장애
오른쪽 옆굽힘 + 뒤굽힘	• 오른쪽 옆굽힘에서 앞굽힘 • 뒤굽힘에서 왼쪽 옆굽힘	오른쪽의 수렴장애
왼쪽 옆굽힘 + 뒤굽힘	• 왼쪽 옆굽힘에서 앞굽힘 • 뒤굽힘에서 오른쪽 옆굽힘	왼쪽의 수렴장애

실행적인 조언

- 중간 자세에서 치료는 뒤굽힘 장애에서도 앞굽힘 장애에서도 최우선의 기법이다.
- 앞굽힘 자세에서 치료는 기능장애에 의해서 등쪽에 널리 근육근막 경직이 관찰되는 경우에 적응된다. 이때, 앞굽힘 장벽은 짧은 거리에서 설정 가능하며 준비로서 뒤굽힘 방향으로 수축 · 이완함으로써 경직된 펌근을 이완할 수 있다.

8.9.1 이완으로 준비한 중간 자세에서 가동화

적응

허리뼈 중간자세(옆굽힘의 공동운동이 없는 상태)에서 회전의 관절놀이를 이용하는 가동화는 **허리뼈의 기능장애에서 널리 사용되는 기법**이다.

실행적인 조언

치료하지 않는 분절은 머리 쪽과 꼬리 쪽을 회전시키면 공동운동을 봉쇄할 수 있다("locking"). 바르게 설정하면 치료대상의 분절에 일어나는 긴장은 최소가 된다.

8

분절의 설정

뒤굽힘이나 앞굽힘의 장애와 오른쪽 옆굽힘의 장애가 조합되어 있는 경우, 환자는 왼쪽으로 반듯이 누운 자세가 된다. 아래쪽의 다리는 엉덩관절과 무릎을 가볍게 굽히고, 허리뼈를 똑바로, 또는 앞굽힘을 가능한 적게 해둔다. 양 팔은 굽히고 위쪽의 아래팔은(천칭처럼) 흉부 옆쪽에 올려놓는다. 위쪽의 앞발부분은 종아리에 기대어 세우거나 올려놓는다. 치료사는 환자의 앞쪽에서 골반의 주면에 선다. 환자의 굽혀진 무릎을 자기의 넓적다리로 지지하면서 옆으로 누운 자세를 안정시킨다. 오른팔을 환자의 위쪽 팔 사이를 지나서 등을 잡는다. 척추 가까이의 연부조직을 쿠션으로 하여 오른손의 엄지손가락을 환자의 상부 척추의 가시돌기 오른쪽에 댄다. 아래팔은 지지하면서 유도하기 위해 비틀어 흉부에 댄다(▶ 그림 8.29a).

환자에게 천정을 보게 하여 머리를 회전시키고 머리 쪽의 분절을 회전하여 잠근다(locking). 흉부에 댄 아래팔로 유도하여 가시돌기에 긴장이 느껴질 때까지 움직여간다. 머리 쪽에 잠금의 긴장이 얻어지면, 그것에 대한 꼬리 쪽의 긴장을 만들 수 있다. 이를 위해서는 환자의 다리를 지지하고 있었던 힘의 가감을 **신중하게** 약화시켜간다. 그렇게 하면, 환자의 다리가 **천천히 내려간다.** 골반과 허리뼈가 회전하게 되고 위쪽에서부터 설정해둔 분절에 회전이 전달된다. 회전을 매우 약간이라도 강화하면(흉부를

뒤쪽 또는 골반(무릎)을 앞쪽으로) 분절의 긴장이 높아진다. 치료를 위해서는 상·하 분절을 확실하게 잠글 때 대상이 되는 예비 긴장이 근소하게 되도록 배려할 필요가 있다. 이러한 수동적인 설정은 대상이 되는 분절에 댄 손가락으로 시행한다.

이완으로 준비하는 아래의 방법에서는 통증이 없는 방향으로 근육을 등척성 수축을 시켜 분절의 긴장을 최적화한다.
이때, 분절에 댄 손가락은 수축력의 조절을 위해 정보를 수집하는 작용만을 한다.

위쪽에서부터의 중간자세 가동화

적응

상부허리뼈의 분절에 앞굽힘/뒤굽힘 방향의 기능장애가 있다. 또는 저가동성 기능장애가 있는 하부허리뼈 분절의 꼬리 쪽에 이전에 수술한 분절이나 과다가동성의 분절이 존재한다.

치료과정

▶ **그림 8.29** : 관절면과 오른쪽 옆굽힘의 장애가 조합되어 있는 경우.

환자는 왼쪽 옆으로 누운 자세가 된다. 치료사는 ▶ 8.9.1항에서 서술한 대로 분절의 긴장을 설정한다. 왼손을 환자의 하부 척추에 대고 지지하면서 촉진한다. 오른쪽 팔꿈치로 환자의 흉벽을 앞쪽에서부터 지지한다(▶ **그림 8.29a**).

앞쪽으로 신체를 굴리는 이미지가 되도록 지시를 내린다(▶ **그림 8.29a**). 이것에 의해서 가벼운 회전 수축이 충분히 일어난

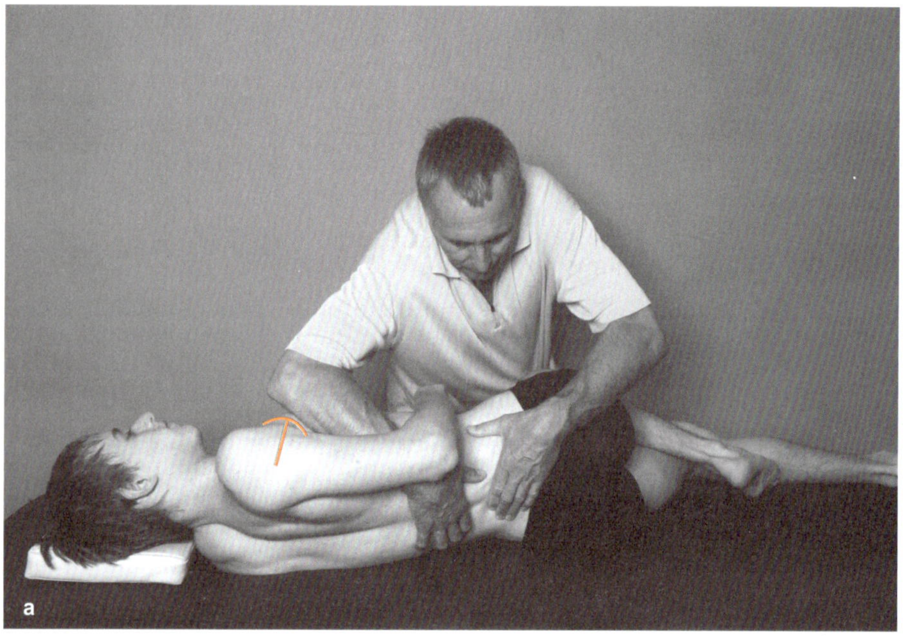

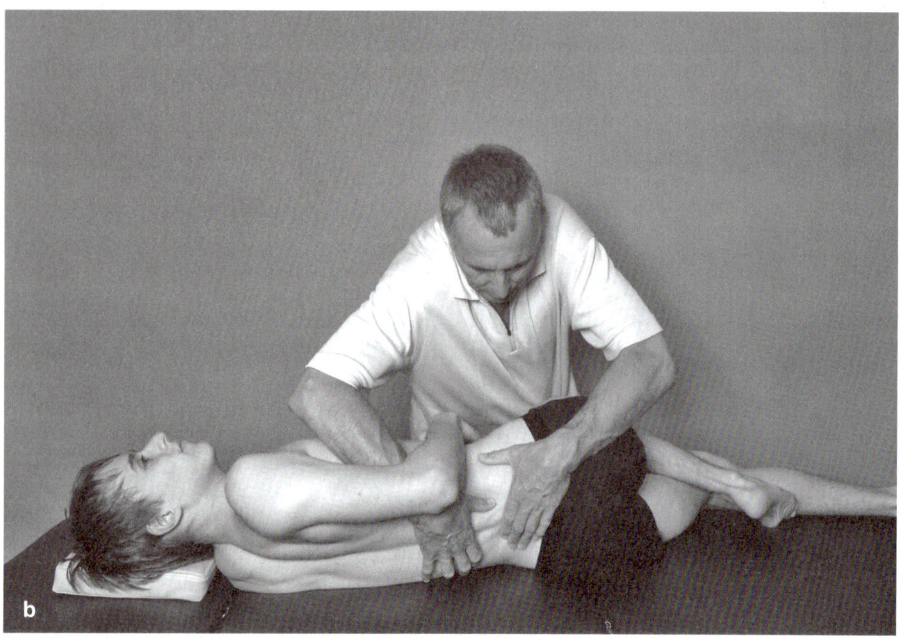

그림 8.29 오른쪽 옆굽힘과 앞굽힘/뒤굽힘의 장애가 있는 허리뼈 분절을 중간 자세에서 가동화한다.
a) 회전만을 시켜서 분절을 고정한다. 흉부 앞쪽에 댄 치료사의 팔에 대해서 수축시켜(앞쪽으로 구르는 것을 상상한다) 가동화의 준비를 한다.
b) PIR 후의 이완기. 흉부는 뒤쪽으로 가라앉는다. [k325]

다. 분절에 댄 손에 가벼운 근육수축이 느껴지면 방향과 힘은 올바르다. 수축을 5~7초 유지한 다음 조용히 깊게 숨을 들이쉬도록 지시한다. 그 후, 환자에게 앞쪽의 압력을 이완하여 숨을 내쉬게 한다. 흉부는 뒤쪽으로 가라앉는다(▶ **그림** 8.29b).
치료사가 흉부를 뒤쪽으로 밀어서는 안 된다.

응용

1. **안구운동 가동화** : 분절을 설정한 후 오른손을 상흉부의 앞쪽에 댄다. 이 손에 대한 수축 중에 환자는 천정으로 똑바로 시선을 돌린다(▶ **그림** 8.30a). 이완기에서는 더욱 뒤쪽으로 시선을 유도한다. 어느 경우도 분절에 긴장이 발생할 때까지 시선을 움직인다. 이것이 오른쪽 회전의 가동화를 보조한다(▶ **그림** 8.30b). 흉부에는 이제 손을 대지 않아도 된다.

움직이는 방법

근육을 수축시킨다, 흉부를 앞쪽으로 굴린다, 시선을 똑바로 천정으로 돌리다 — 숨을 들이쉰다/이완시키다 — 숨을 내쉰다, 시선을 더욱 뒤쪽으로 향해 이동하면 머리도 함께 움직인다 — 상체가 가라앉음으로써 가동화된다.

2. **능동적 반복적 가동화** : 환자의 하부 척추를 양손으로 지지해 두면 환자가 힘을 주지 않는 작은 능동운동을 천천히 반복하고 상체를 오른쪽으로 돌려서는 되돌려 가동화를 보완할 수 있다.

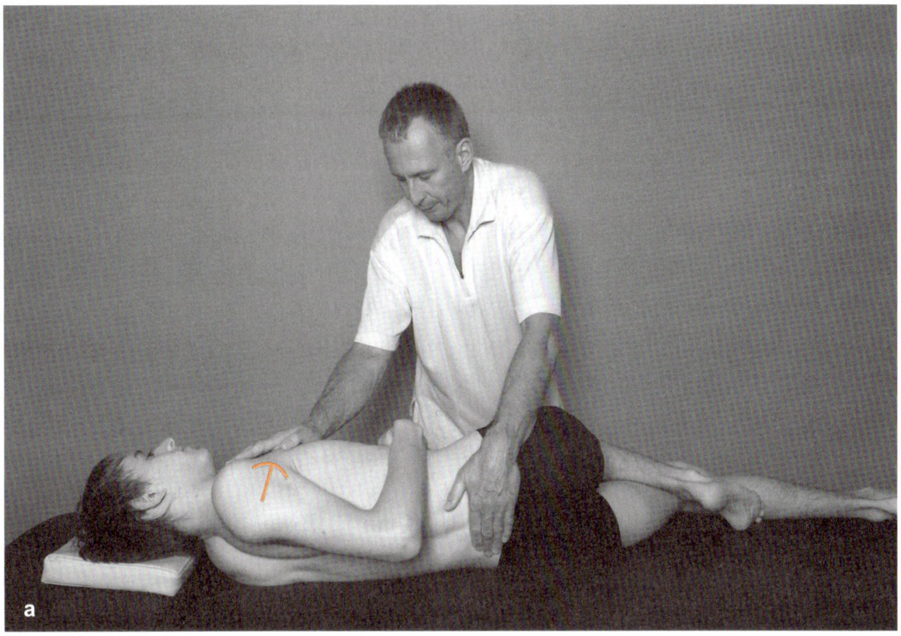

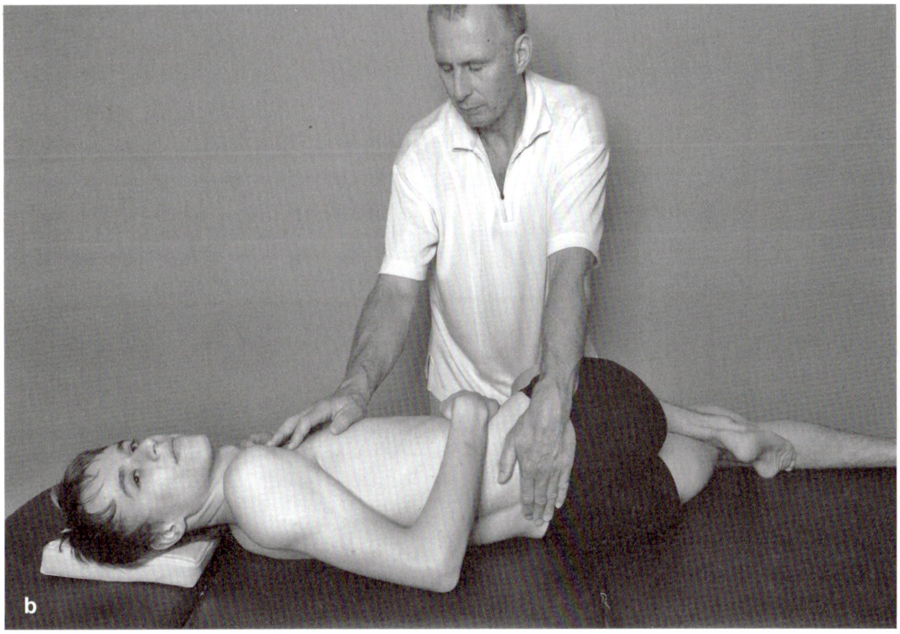

그림 8.30 허리뼈 분절에 앞굽힘/뒤굽힘과 오른쪽 옆굽힘의 장애가 있는 경우, 안구운동을 사용하여 중간 자세에서 위쪽에서부터 가동화를 시행한다. 회전만으로 분절을 설정한다.
a) 수축기 : 앞쪽에서 상흉부를 지지하는 치료사의 손에 대해서 몸통을 앞쪽으로 돌린다.
b) 이완기 : 환자는 오른쪽 먼 쪽을 본다. 몸통이 가라앉아 오른쪽 회전을 한다. K325]

8

실행적인 조언

- 목뼈에도 기능장애가 있어 머리를 돌리면 긴장하는 경우는, 이 가동화는 성공하지 못하는 경우가 많다. 이때는 허리뼈보다도 먼저 목뼈의 기능장애를 치료하는 것이 좋다.
- 가동성이 높은 환자의 경우, 시선을 뒤쪽으로 움직일 때 이마 쪽을 향하게 되어버리기 때문에 허리뼈의 전만으로 회피하는 일이 있다. 천정의 머릿속으로 상상하는 선("무지개")을 눈이 쫓아 뒤쪽으로 향하도록 하면 회피를 방해한다.

아래쪽에서부터의 중간 자세 가동화

적응

하부허리뼈의 분절에 앞굽힘/뒤굽힘 방향의 기능장애가 있다. 또는 낮은 가동성 기능장애의 머리 쪽에, 이전에 수술한 분절이나 과다 가동성의 분절이 존재한다.

치료과정

▶ **그림 8.31** : 관절면과 오른쪽 옆굽힘의 장애가 조합되어 있는 경우.

환자는 왼쪽으로 반듯이 누운 자세가 된다. 치료사는 ▶ 8.9.1 항에서 서술한 대로 분절의 긴장을 설정한다. 여기서는 촉진하면서 지지하는 손을 상위의 분절 파트너에 대고 팔로 흉부를 지지한다. 왼손을 환자의 하부 척추에 비스듬히 대고 손목을 등쪽에서부터 골반에 댄다.

준비로서 등척성 수축은 골반의 뒤쪽 회전으로부터 시작한다. 환자는 이 움직임을 상상하거나 지지하는 치료사의 넓적다리에

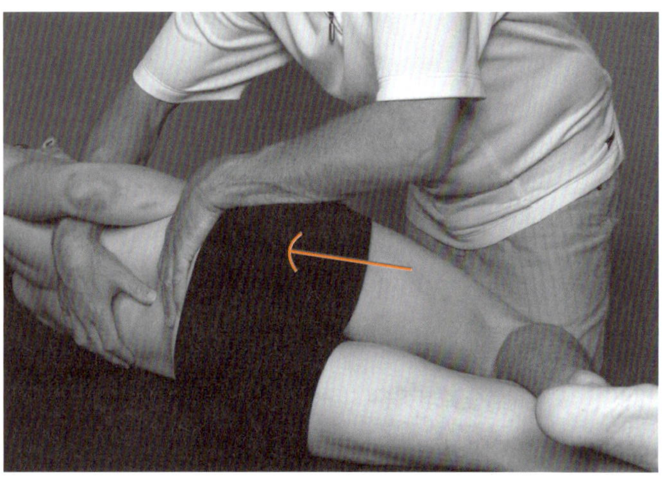

그림 8.31 중간 자세에서 회전을 설정하여 꼬리 쪽에서부터 가동화한다. 앞굽힘/뒤굽힘과 오른쪽 옆굽힘의 분절장애가 있는 경우, PIR로 가동화를 준비한다. 수축기에 환자가 위쪽의 넓적다리를 약간 뒤쪽으로 당기고(화살표), 치료사는 이 움직임을 일으키지 않게 한다. [K325]

대해서 무릎을 근소한 힘으로 들어 올리거나, 골반의 등쪽에 놓인 손에 대해서 넓적다리를 뒤쪽으로 당긴다(▶ **그림 8.3**). 정확히 등척성 수축이 가능한지는 힘이 아니라 정확한 분절의 설정으로 결정된다. 설정된 분절에 약간의 근육수축이 느껴지면서도 움직임이 일어나지 않으면 방향과 힘이 올바르다. 이 수축을 5~7초 유지한 다음에 푼다. 다리와 골반이 중력에 의해서 약간 앞쪽으로 가라앉는다. 분절에는 가벼운 긴장이 남는다. 필요하다면, 이 과정을 3~5회 반복한다.

움직이는 방법

넓적다리를 뒤쪽으로 당긴다, 또는 무릎을 천정을 향해 민다 (숨을 들이쉰다)/이완시킨다(숨을 내쉰다) — 골반과 다리가 가라앉음으로써 가동화된다.

8.9.2 등척성 수축 후 이완에 의한 앞굽힘에서 허리뼈 가동화

적응

- 허리뼈와 등뼈 · 허리뼈 이행부에 기능장애가 있고 허리의 폄근군과 근막이 강하게 경직하여 있다.
- 비교적 고령이고 신체가 딱딱한 환자(예비 긴장까지의 경로가 짧다)나 골다공증 환자(예비 설정과 관절면을 벌릴 때 힘의 유도를 신중하게 시행한다)에게는 특히 적합하다.
- 체질적 과다 가동성의 환자인 경우, 옆굽힘 자세에서 굽힘의 예비 긴장이 거의 얻어지지 않기 때문에 이 기법은 적합하지 않다.

▶ **그림 8.32** : 오른쪽 옆굽힘과 앞굽힘에 장애가 있을 때는 (▶ **표 8.4**) 왼쪽으로 반듯이 누운 자세가 된다.

예비 설정

예비 설정은 3단계로 시행한다.

1. 위쪽의 팔을 굽히고 힘을 빼서 흉부의 옆쪽에 천칭처럼 올려놓는다.
2. 골반의 설정 : 아래쪽 무릎과 엉덩관절을 중간 정도로 굽힌다. 위쪽의 다리는 확고하게 굽히고 엉덩관절을 약 90°로 한다. 발은 아래쪽의 다리에 올려놓는다. 무릎은 치료대에서부터 밖으로 내고 치료사의 넓적다리로 지지한다. 이 상태에서 골반을 앞쪽으로 돌려서 배 쪽으로 향하게 한다. 회전은 30° 이상으로 하고 치료하는 동안 이것을 유지한다. 이때문에 치료사는 왼손을 큰돌기에 놓고 고정과 조절을 시행한다.
3. **굽힘 예비 긴장과 왼쪽으로 옆굽힘의 설정** : 환자의 왼팔을

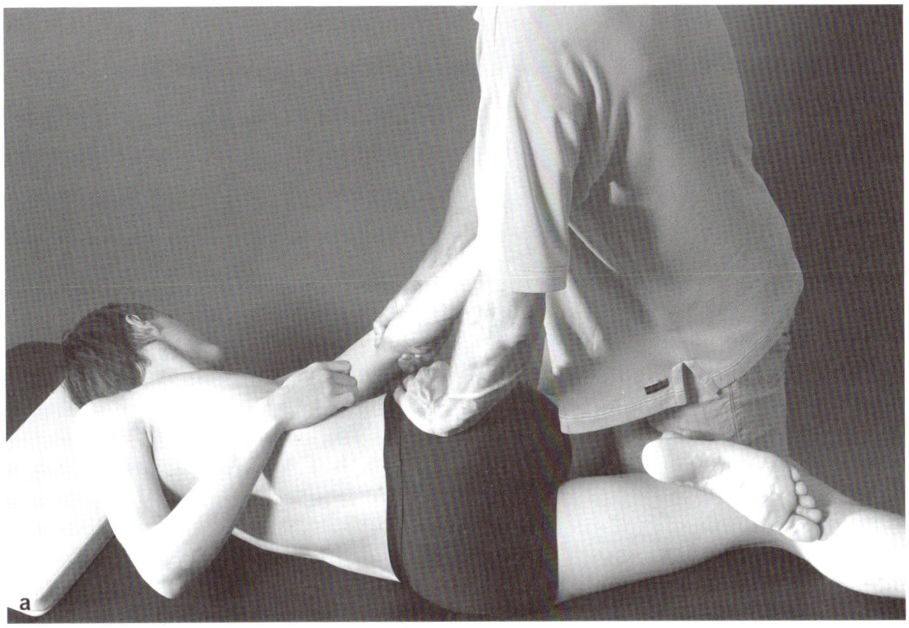

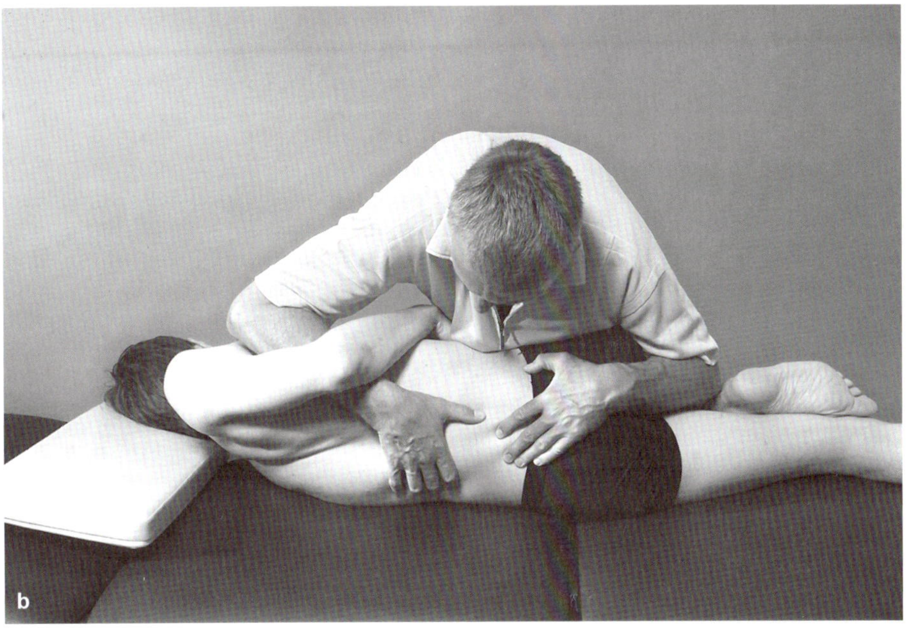

그림 8.32 앞굽힘으로 설정한 허리뼈 분절의 가동화. 오른쪽 옆굽힘에 장애가 있고 근육근막의 폄 긴장이 높은 경우.
a) 굽힘의 예비 긴장과 왼쪽 옆굽힘을 미리 설정한다. 몸통위치 : 골반을 30° 앞쪽으로 회전시키고 위쪽의 팔을 천칭처럼 올려놓는다. 아래쪽 어깨를 끌어낼 때, 설정한 골반위치를 무너뜨려서는 안 된다!
b) 꼬리 쪽에서부터의 앞굽힘으로 분절을 설정한다. 오른손의 엄지손가락을 환자의 상부 척추의 가시돌기에 오른쪽에서부터 대고 전혀 움직이지 않고 긴장의 과정을 조절한다. 왼손은 환자의 하부 척추에 비스듬히 댄다. [K325]

잡고 오른손으로 환자의 어깨를 신중하게 앞쪽 · 발쪽으로 끌어낸다(▶ **그림 8.32a**). 오른쪽 어깨가 뒤쪽으로 가라앉고 등뼈가 앞굽힘, 왼쪽 옆굽힘, 오른쪽 회전을 한다. 골반이 일어서는 것 같은 모양이 관찰되면, 위쪽에서부터의 굽힘 긴장은 허리뼈에 도달하여 있다. 팔을 당기는 것을 중단한다. 환자의 시선은 똑바르고 머리가 굽힘 위치가 된다.

분절의 설정

접촉(▶ **그림 8.32b**) : 오른손을 위쪽의 팔 사이를 지나서 허리뼈까지 가져가고, 척추 가까이의 연부조직을 쿠션으로 하여 대립시킨 엄지손가락을 상위 파트너 가시돌기 위쪽으로 진행시킨다. 아래팔은 비틀어 흉벽의 앞 옆쪽을 지지한다. 손바닥은 평탄하게 하여 아래쪽 등에 대고 네 손가락을 몸쪽을 향하게 해둔다. 이상으로 환자의 상부 척추가 지지된다. 그때까지 골반을 고정하고 있던 손을 평탄하게 하여 곁들인다. 촉진에 사용하는 집게손가락이나 가운데손가락을 연부조직의 쿠션을 통해 환자의 하부 척추의 가시돌기에 아래쪽에서부터 댄다. 손목과 아래팔을 엉치뼈와 골반에 붙이고 위쪽 큰돌기의 주변까지 곁들인다 (▶ **그림 8.32b**).

분절의 설정 : 손과 아래팔로 허리뼈와 골반을 당겨 더욱 굽히게 한다. 지지하고 있는 쪽의 다리도 더욱 굽히게 한다. 이상으로 분절에 필요한 굽힘 긴장이 초래된다. **치료 긴장의 미세조정**은 환자의 상부 척추를 네 손가락으로 천정으로 향해서 수직으로 당김으로써 시행한다(분절은 치료대로 향해서 옆굽힘을 한다. 이번

의 예에서는 왼쪽 옆굽힘). 이때, 가시돌기를 촉진하는 고정을 상실해서는 안 된다.

치료과정

등척성 수축으로 척추세움근을 활성화한다. 복부를 앞쪽으로 밀어내거나, 무릎으로 엉덩관절을 펴도록 지시를 내린다. 필요한 긴장을 얻으려면 "등에 주름이 지게 한다"고 상상하는 것이 가장 확실하다. 이 긴장을 5~7초 유지하고 과정을 3~5회 반복하여 분절이 이완하는 것이 느껴지면 다리와 골반의 굽힘을 천천히 강화한다. 이를 위해서는 환자의 하부 척추와 골반에 댄 왼손과 아래팔을 당겨 굽히게 한다.

움직이는 방법

"등에 주름을 넣고" 긴장을 유지하여 이완한다 — 가동화 : 꼬리쪽에서부터 허리뼈와 골반을 당겨서 굽히게 한다.

실행적인 조언

- 기본적으로 분절의 장벽에 이르는 경로는 앞굽힘 위치 쪽이 길다. 따라서 예비 설정을 확실하게 안정시킬 필요가 있다. 안정시킨 경우에만, 분절에서 치료 긴장(장벽)을 정확히 만들어 유지할 수 있다. 체질적으로 과다 가동성의 환자에게는 이 기법은 적합하지 않다.
- 사전에 팔을 천칭처럼 흉부에 올려놓지 않으면 긴장의 예비 설정이 성공되지 못한다. 환자는 힘을 빼지 않고 뒤쪽 회전을 하고 치료 치료대에서부터 앞쪽으로 당겨져 신체가 경직된다.
- 상체를 가능한 한 움직이지 않고 두려면 심호흡을 삼간다.
- 환자의 상부 척추를 수직으로 당겨서 치료하는 분절을 왼쪽 옆굽힘의 상태로 하는 것은 잠금(locking) 설정을 위해 필수적이다!

8

8.9.3 등척성 수축 후 이완을 사용한 등쪽 이동에 의한 하부허리뼈의 뒤굽힘 가동화

적응

- 뒤굽힘 · 옆굽힘에서 L4/5나 L5/S1분절에 특이적인 기능장애가 있고 반사성 반응은 적다.
- 동쪽 이동기법(▶ 8.7.3항)의 재검사 시에 장애가 남아있을 때는 계속해서 이 치료를 시행할 수 있다.

치료과정

▶ **그림 8.33** : 환자는 옆으로 누운 자세가 되고 무릎과 엉덩관절을 굽힌다. 위쪽의 다리(왼쪽 옆으로 누운 자세 때는 오른쪽 다리)는 약간 강하게 굽히지만 직각으로 하지 않는다. 오른쪽 무릎을 치료사는 앞쪽에서부터 자기의 왼쪽 넓적다리로 지지한다. 오른쪽 집게손가락의 끝을 장애가 있는 분절에서 환자의 상부 척추의 척추뼈고리에서부터 가시돌기에 걸쳐서 비스듬히 댄다. 왼손의 자쪽 끝을 그 위에 포개서 보조한다. 환자는 지지하는 치료사에 대해서 위쪽의 오른쪽 무릎을 매우 가볍게 앞쪽으로 밀어붙인다. 똑바른 굽힘 긴장이 촉진하는 손가락에 느껴지면, 방향과 힘이 올바르다. 5~7초 유지한 다음에 환자는 무릎을 미는 것을 중지한다. 긴장이 이완되는 것이 느껴지면, 치료사는 위쪽의 다리를 3~5회 등쪽 이동을 시키고 설정해둔 분절에서 관절놀이와 유사한 폄 운동을 일으킨다. 검사할 때와 마찬가지로 긴장이 발생하여서는 약화되어 차츰 부드러워지는 것을 촉진하는 손가락으로 감지한다.

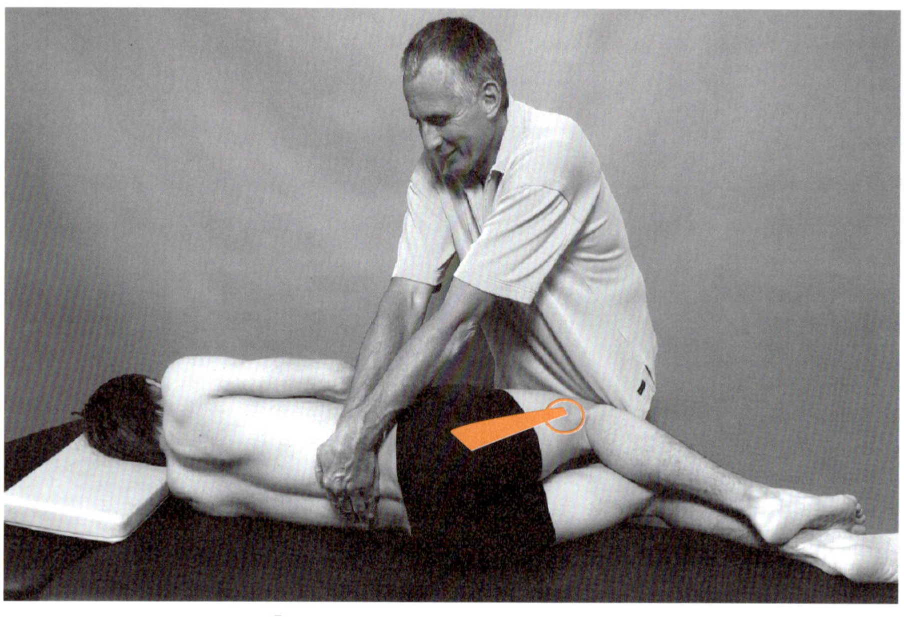

그림 8.33 위쪽 넓적다리를 등쪽 이동을 시켜 하부허리뼈의 분절을 가동화한다. 준비기는 지지하는 치료사에 대해서 위쪽 넓적다리를 앞쪽으로 밀어붙인다(등척성 수축). [K325]

임 상 사 례

급성 허리뼈 기능부전

60세 남성, 사무직이다. 무거운 세탁기를 들어 올릴 때 왼쪽 허리부위에 광범위하고 격심한 통증을 느꼈다. 당초에는 통증이 가라앉았지만 그 후 수일에서 악화되어갔다. 전체적인 신경학적 검사에서는 신경뿌리증후군을 나타내는 징후는 관찰되지 않는다(음성 증상이 없다). 방향성을 결정하는 **기능검사** : 골반점은 대칭이다. 오른쪽으로 선행과 선행현상이 있다. 몸통의 왼쪽 회전에 장애▶ T/L에서부터 T7로 이행한다. **근육근막 10단계 검사**는 1~3에서 오른쪽, 4 · 5에서 왼쪽, 7 · 8에서 오른쪽이다. **Patrick-Kubis**는 오른쪽, 굽힘 모음은 왼쪽이다. Derbolowski 검사는 왼쪽이 양성(선행현상, Patrick에 의한 교차한 긴장현상, 굽힘 모음, Derbolowski 검사 양성에서부터 골반 비틀림의 복합적인 긴장현상이 판명된다). **분절의 장애** : L4/5에서 앞굽힘과 왼쪽 옆굽힘, T/L에서 왼쪽 회전, 목뼈 · 등뼈 이행부에서 오른쪽 회전, 오른쪽의 갈비가로관절.

제1 잠정진단/기능진단 : 급성 허리뼈분절 기능부전.

치료법 : 앞굽힘 자세에서 L4/5의 가동화(▶ 8.9.2항), 큰허리근/작은허리근의 율동적 수축에 의한 T/L 가동화(▶ 9.4.6항), 나머지 관절요소의 가동화.

효과 체크 : 근육근막의 긴장현상 1~5와 골반 비틀림의 긴장이 완화하였다.

이상으로부터의 **제2 잠정진단** : 급성 허리뼈분절 기능부전에 목뼈 · 등뼈 이행부의 소견은 치료하지 않고 자기조절에 기대한다.

움직이는 방법

무릎을 앞쪽으로 밀어내고 긴장을 유지하여 이완한다 — 수동적 반복적 등쪽 이동으로 가동화한다.

이 기법으로 치료하는 것은 하부허리뼈뿐이다. 위쪽 다리를 밀어내면 주로 한쪽 관절에 움직임이 도달할 것이다. 양쪽의 저항이 증가할 때는 양쪽을 치료할 필요가 있다. 회전과 옆굽힘의 공동운동이 일어날 때는 아래쪽 관절이 가동화하여 있다고 생각된다.

실행적인 조언

- 엉덩관절은 신체의 장축에 대해서 90°로 굽히지 않는다. 굽힘 자세는 완전히 등쪽 이동을 하였을 때 대상이 되는 분절에 점진적인 탄력성이 남도록 조정한다.
- 손은 볼기뼈에 대지 않는다. 골반을 등쪽에서부터 고정해서는 안 된다.

8.10 골반장애와 엉치엉덩관절의 치료

Behandlung der Beckenstörungen und des Sakroiliakalgelenks

다리이음뼈(두덩결합과 엉치엉덩관절)에서 인지된 긴장이 허리뼈를 치료해도 남는 경우, 우선 두덩결합, 다음으로 엉치엉덩관절을 치료한다. 목표로 하는 검사와 치료에서 사용하는 엉치엉덩관절의 운동은 관절놀이운동이기 때문에 검사, 치료에 근본적인 차이는 없다. 몇 가지의 특별한 기법으로 치료효과를 얻기 쉬워진다.

8.10.1 능동적 근육수축에 의한 두덩결합 치료

적응

- 두덩결합이 이마면에서 비대칭이고 Patrick-Kubis 검사와 "굽힘 모음"(▶ 8.4.3항)도 비대칭이다.
- 벌림 · 모음으로 두덩결합(골반)에 작용하는 힘의 비대칭적인 긴장을 조화시키는 것이 이 기법의 첫째 목표이다.

치료과정

▶ **그림 8.34** : 환자는 반듯이 누운 자세에서 다리를 엉덩관절의 폭으로 벌려서 세워둔다. 치료사는 옆쪽에서 무릎의 주변에 선다. 머리 쪽 손을 주먹으로 하여 환자의 무릎 사이에 넣고 발쪽의 손은 먼 쪽 무릎에 옆쪽에서부터 댄다. 마찬가지로 흉부에서 가까운 쪽 무릎을 지지한다(▶ **그림 8.34a**).

치료사가 가하는 저항에 대해서 환자는 다리를 긴장시켜 모음과 벌림을 율동적으로 전환한다. 넓적다리에 각운동이 일어나지 않도록 힘을 가한다. 3~5회 율동적으로 모음 · 벌림을 한 다음에는 무릎을 벌리고 이번에는 주먹이 아니라 아래팔을 넣는다(▶ **그림 8.34b**). 여기서도 3~5회, 율동적으로 반복한다. 그 후 긴장이 대칭이 되었는지 두덩결합을 체크한다.

실행적인 조언

움직임이 겉보기에 나타나지 않는 경우에만(등척성 수축!) 수축하는 힘의 대부분이 골반의 뼈에 작용하여 목적으로 하는 조화효과를 얻을 수 있다.

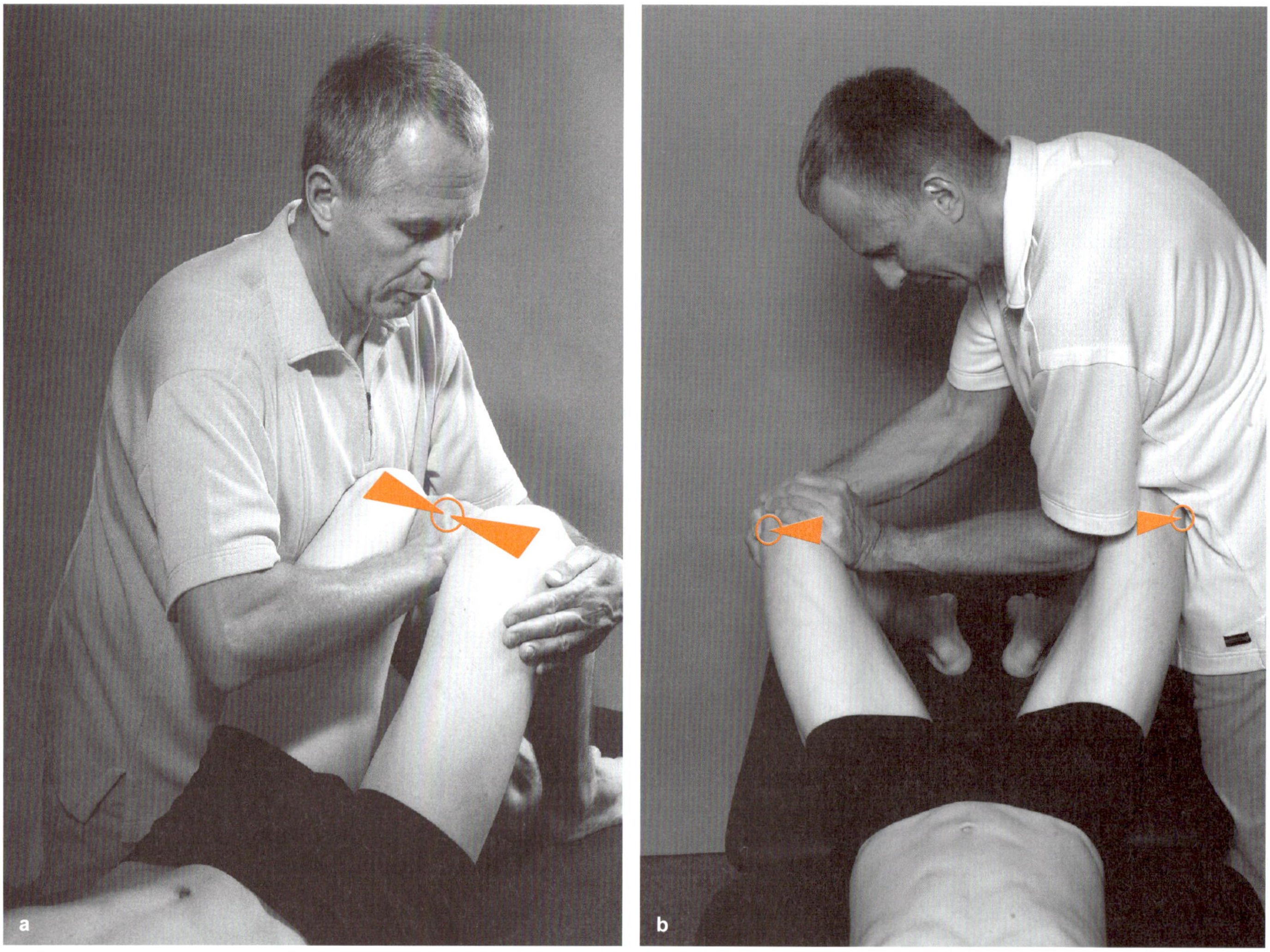

그림 8.34 두덩결합을 치료한다.
a) 무릎사이를 좁힌 상태에서 엉덩관절의 모음근과 벌림금의 긴장을 율동적으로 전환한다. 사진의 표식은 모음근이다.
b) 무릎을 벌린 상태에서 긴장을 전환한다. 표식은 벌림근이다. [K325]

8.10.2 엎드려 누운 자세에서 엉치엉덩관절의 탄력성 가동화 – 엉치뼈의 반대쪽끄덕임(엉치뼈의 기법)

적응

엉치뼈의 기법에 의한 가동화는 **탄력성 장애를 동반하는 엉치엉덩관절의 온갖 긴장상태에 대해 널리 사용되는 기법**이다.

치료과정

▶ **그림 8.35** : 환자는 치료대의 오른쪽 끝에 엎드려 누운 자세가 된다. 오른쪽 관절을 치료하려면(사진을 참조) 치료사는 치료대 오른쪽에 선다. 머리 쪽에서부터 가져온 오른손의 손목으로 엉치뼈 끝에 접촉하고, 꼬리 쪽에서부터 뻗은 왼손 손목으로 오른쪽 위뒤엉덩뼈가시에 접촉한다. 뻗은 양 팔을 시작점으로 하여 접촉점을 점진적으로 밀어 관절이 긴장하기 시작하는 곳까지 가져간다.

신속하고 완전하게 누르는 압력을 이완하고 만져서 감지할 수 있는 긴장도 약화되면, 다시 천천히 가볍게 긴장시킨다. 이 전환을 안정된 상태의 리듬으로 시행한다.

시작 자세와 시작 긴장은 같은 상태 그대로 호흡으로 움직이는 힘을 가동화에 이용할 수 있다. 들숨(흡기) 때 엉덩뼈가 등쪽으로 움직이면 엉덩뼈가시에 댄 손의 압력이 높아진다. 날숨(호기) 때는 골반이 기울어 엉치뼈를 지지하는 손의 압력이 높아진다. 관절의 긴장이 변화하지 않도록 양손을 유지한다.

실행적인 조언

- 위에서 서술한 대로 치료 쪽에 설 수도 있으나 반대쪽에서부터의 치료도 가능하다. 어느 경우에도 반드시 머리 쪽에서부터 손을 가져와 엉치뼈 끝에 접촉한다.
- "손목이 달라붙는" 이미지로 접촉하면 촉진이 용이해진다. 접촉하는 압력이 지나치게 강하면 관절의 긴장이 높아져 움직이지 않게 된다.
- 손을 엉치뼈 끝이 아니라 머리 쪽의 S3에 대면 반대쪽 끄덕임의 힘의 요소가 작동하지 않는다.

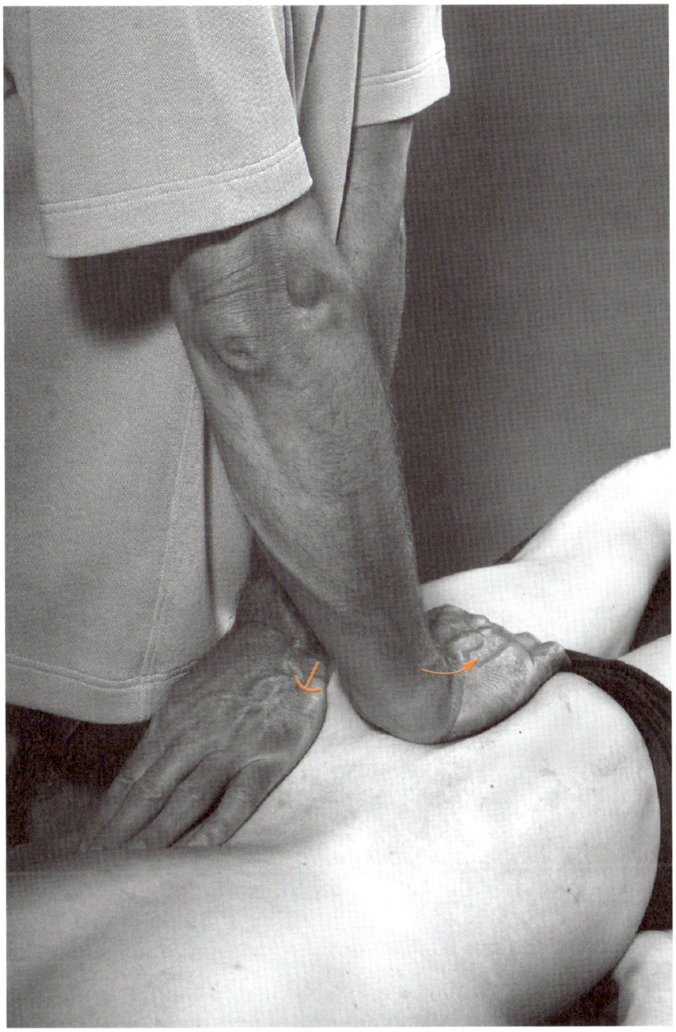

그림 8.35 엎드려 누운 자세에서 반대쪽 끄덕임 방향의 "엉치뼈 기법"을 사용해서 오른쪽 엉치엉덩관절을 가동화한다. [K325]

8.10.3 옆으로 누운 자세에서 엉치엉덩관절의 탄력성 가동화 – 엉덩뼈 안쪽회전

적응

엉치엉덩관절에 탄력성 장애가 있고 골반바닥과 골반인대의 긴장징후를 동반한다.

치료과정

▶ **그림 8.36** : 치료의 시작 자세는 검사 때와 마찬가지다(▶ 8.7.7항). 오른쪽 엉치엉덩관절을 치료하려면 환자는 왼쪽 옆으로 누운 자세에서 양 다리를 굽힌다. 치료사는 환자의 앞쪽에서 엉덩관절 주변에 선다. 등쪽으로 무릎을 미는 것처럼 하여 환자의 오른쪽 다리를 안정시킨다. 자기의 왼쪽 아래팔을 약 60° 굽히고 근육군의 점진적인 부분을 엉덩뼈날개의 앞 모서리, 위앞엉덩뼈가시 주변에 대고 아래팔과 손이 배꼽과 치료 치료대 쪽으로 비스듬히 향하도록 한다. 어깨에서부터 치료대로 향하도록 하여 엉덩뼈에 대해서 유연하게 탄력성이 있는 압력을 가한다. 골반은 움직이지 않는다. 오른쪽 엉치엉덩관절 위의 우묵한 곳이 긴장하기 시작하는 것을 오른손으로 감지한다.

긴장하기 시작하면 누르는 압력을 완전히 이완시키고 다시 긴장시키는 것을 안정된 리듬으로 몇 번인가 반복한다. 오른손으로 항상 촉진을 시행한다.

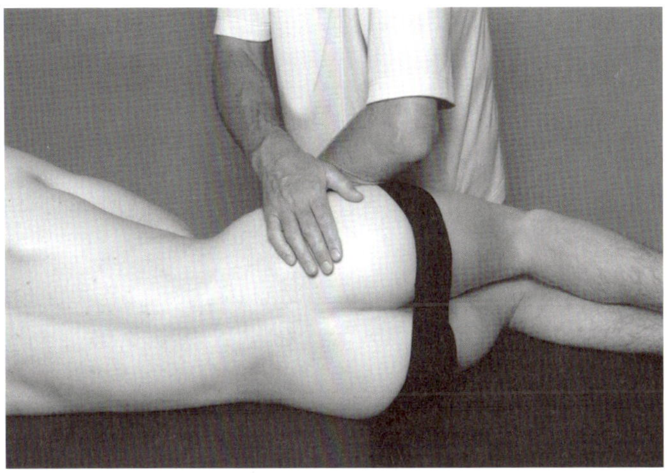

그림 8.36 엉덩뼈의 안쪽회전 탄력에 의해서 옆으로 누운 자세에서 오른쪽 엉치엉덩관절을 가동화한다. [K325]

8.10.4 엉치뼈 끄덕임 방향에서 검사와 치료를 위한 엉치엉덩관절 탄력성

반대쪽 끄덕임, 엉덩뼈의 가쪽회전 · 안쪽회전 탄력성 방향 검사(▶ 8.7.6항, ▶ 8.7.7항, ▶ 8.7.8항)에서 확실한 소견이 얻어지지 않는데도, 방향성을 결정하는 검사나 증상이 엉치엉덩관절을 시사하고 있는 경우, 옆으로 누운 자세의 끄덕임 탄력성이나 가쪽회전 탄력성에 좌 · 우 차이가 촉진되는 경우가 많다.

적응

온갖 유형의 엉치엉덩관절 검사(특히 끄덕임/반대쪽 끄덕임의 긴장에 대한 것의 모두)에서 최종 긴장이 딱딱하고 최종 탄력성이 없다.

검사 · 치료 과정

▶ **그림 8.37** : 오른쪽 엉치엉덩관절의 탄력성에는 환자는 왼쪽 옆으로 누운 자세가 되고 무릎과 엉덩관절을 거의 직각으로 굽혀서 포갠다. 치료사는 환자의 뒤쪽에서 골반 아래쪽에 앉아 머리 쪽을 향한다. 오른손을 엉덩뼈에 놓고 손목을 위앞엉덩뼈가시에 붙인다. 오른쪽 아래팔은 손의 연장선상에서 수평으로 유지한다. 왼손은 검사할 때는 엄지손가락으로 촉진하고 엉치뼈에 걸쳐놓아 엉치엉덩관절의 우묵한 곳의 위모서리에 댄다. 아래팔은 뒤쪽으로 뻗는다. 엉치뼈를 지지하면서 위앞엉덩뼈가시에 대해서 똑바로 시상면의 압력을 가볍게 가하면, 끄덕임 방향의 긴장이 발생한다. 이 긴장의 경과와 딱딱함을 좌 · 우 비교하여 감별 · 평가한다.

치료에는 엄지손가락이 아니라 손목의 노쪽(요측)을 위뒤엉덩뼈가시 머리 안쪽으로 엉치뼈에 댄다(▶ **그림 8.37**). 신속하고 완전히 누르는 압력을 이완하여 만져서 감지할 수 있는 긴장도 약화되면 다시 천천히 가볍게 긴장시킨다. 이 전환을 안정된 리듬으로 시행한다. 효과적인 가동화에는 긴장을 푸는 것이 매우 중요하다.

실행적인 조언

- 이 기법은 지지와 유도의 힘이 비교적 강하고 엉치엉덩관절을 만져서 알기 어려워지기 때문에 주로 **치료**로서 사용된다.
- 탄력성 있는 저항은 상부 관절을 촉진할 때가 크다. 만져서 감지할 수 있는 가동성도 하부 관절을 만져서 감지하는 아래의 기법보다 대체로 작다.

8.10.5 엉덩뼈 가쪽회전 방향에서 검사와 치료를 위한 엉치엉덩관절 탄력성

이 기법에도 ▶ 8.10.4항의 첫머리에서 언급한 것이 해당한다.

적응

온갖 유형의 엉치엉덩관절 검사(특히, 가쪽회전/안쪽회전의 긴장에 대한 것의 모두)에서 최종 긴장이 딱딱하고 최종 탄력성이 없다.

이 소견은 아래의 경직에 의한 골반 비틀림 때 흔히 관찰된다.

- 작은볼기근
- 다리 · 골반의 정역학이 불안정할 때 궁둥구멍근
- 하복부나 복부로부터의 내장 연쇄가 있을 때 속폐쇄근

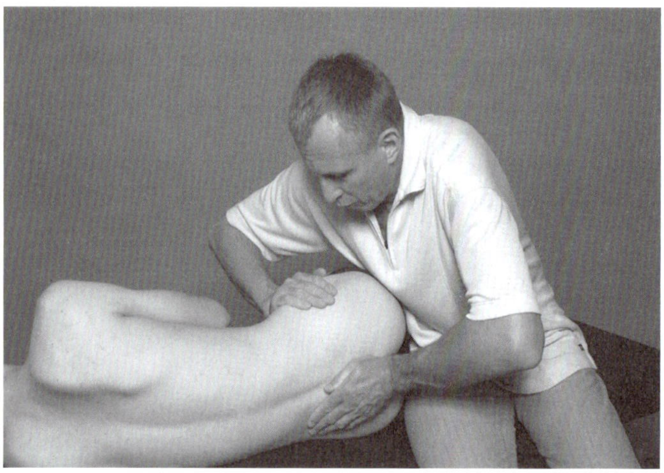

그림 8.37 관절 가까이에서 엉치뼈 바닥을 지지하면서 엉덩뼈날개를 등쪽 이동을 하여 오른쪽 엉치엉덩관절을 옆으로 누운 자세에서 가동화한다(끄덕임 방향). [K325]

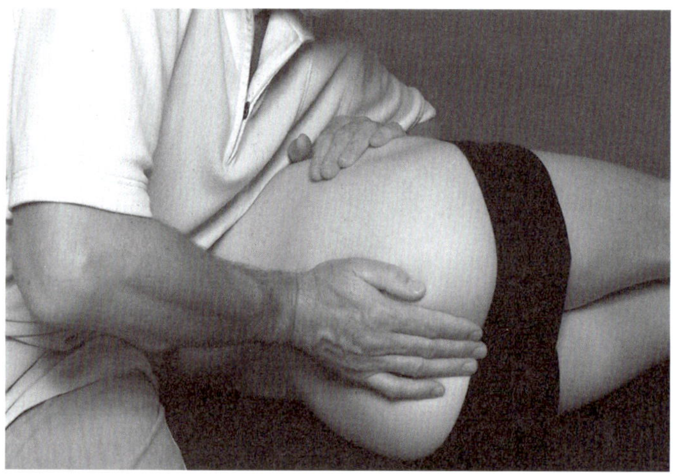

그림 8.38 가쪽회전을 시킨 엉덩뼈의 탄력성에 의해서 오른쪽 엉치엉덩관절을 옆으로 누운 자세에서 가동화한다. 관절틈새의 아래모서리로 엉치뼈를 지지한다. [K325]

치료과정

▶ **그림 8.38** : 오른쪽 관절의 탄력성에는 환자는 왼쪽으로 누운 자세가 되고 무릎과 엉덩관절을 굽혀서 포갠다. 치료사는 환자의 뒤쪽에서 허리부위의 주변에 앉아, 골반 쪽을 향한다. 허리부위의 옆쪽에 덮어 씌워지는 것처럼 신체를 구부리고 왼쪽 손목을 앞 안쪽에서부터 오른쪽 위앞엉덩뼈가시에 대고 팔꿈치를 치료대를 향해서 내린다. 검사할 때는 오른쪽 엄지손가락을 위뒤엉덩뼈가시 꼬리 쪽, 관절틈새의 아래모서리에 직접 댄다. 볼기뼈를 지지하면서 왼손으로 뒤 가쪽으로 향해서 가볍게 압력을 가한다. 긴장의 발생을 촉진하고 좌 · 우 비교로 평가한다. 관절틈새의 위모서리를 촉진하였을 때보다도 저항은 작고 만져서 감지할 수 있는 운동은 커진다.

치료에는 엄지손가락에 의한 촉진 · 지지에서부터 오른쪽 손목에 의한 지지 · 안정으로 바꾸고(▶ **그림 8.38**) 시작 긴장을 다시 설정한다. 안정된 리듬으로 누르는 압력과 긴장을 완전히 이완하고 또 긴장시켜간다. 압력을 가하는 것보다도 이완시키는 과정("장벽"에서부터 떨어진다) 쪽이 치료효과가 크다.

임상적인 조언

탄력성 장애에 통증증후군이 있을 때는, 임상적으로 가성 신경뿌리증상과 관련되는 경우가 많다(근육근막이나 내장근막에 의한 병원성).

8.10.6 다리이음뼈 긴장의 이완

다차원의 다리이음뼈 긴장은 방향성을 결정하는 검사에서 비대칭으로서 나타난다. 이것은 척추의 정역학이나 팔다리의 동역학에 장애가 있을 때 근육군이나 근육연결의 활동이 협응하고 있지 않음으로써 일어난다. 예를 들어, 보행동역학의 장애(꼬리–머리 쪽으로 진행), 허리뼈 또는 목뼈의 정역학 부전(머리–꼬리 쪽으로 진행)은 다리이음뼈 긴장의 원인이 될 수 있다.

- 척추의 기능장애는 골반의 긴장 소견을 바꾼다. 예를 들어, 머리관절을 치료하면 Patrrick–Kubis 징후에 영향을 준다. 이때문에 치료순서는 허리뼈가 먼저이고 골반이 다음이 된다(▶ 8.8항).
- 다리이음뼈 긴장이 비대칭이면, 엉치엉덩관절의 탄력성이 변화한다. 여기서는 반대로 엉치엉덩관절의 기능장애를 치료하여 다리이음뼈 긴장을 대칭화하는 것이 좋다. 성과가 나타나지 않는 경우는 근육 연결을 치료할 필요가 있다.
- 고정한 골반의 시작 자세를 바꾸면, (다리 연결의 등척성 수축에 의해서) 힘의 벡터(vector)를 바꿀 수 있다.

옆으로 누운 자세에서 다리이음뼈 긴장의 이완

적응

- 골반의 긴장징후가 가쪽이나 안쪽 다리 연결의 비대칭적인 긴장(정강뼈의 가쪽 또는 안쪽 병진운동 등)과 결부되어 있다(연쇄되어 있다). 근육근막 10단계 검사에서는 다리의 견인검사, 가쪽회전 긴장, 엉덩뼈가시 그네로 좌 · 우 차이가 두드러진다.
- 율동적으로 근육이 수축해도 (벌림/모음, ▶ 8.10.1항), 두덩결합의 긴장이 대칭이 되지 않는다.
- 엉치엉덩관절의 **반대쪽 끄덕임** 탄력성, 엉덩뼈의 **안쪽회전** 탄력성과 **등쪽 이동** 탄력성에 치료효과가 없다.

치료 과정

▶ **그림 8.39** : 환자는 골반 긴장이 적은 쪽을 아래로 하여 옆으로 누운 자세가 된다. 다리는 포개고 무릎관절과 엉덩관절을 직각으로 굽혀 무릎을 치료대에서부터 밖으로 낸다. 치료사는 환자의 넓적다리 앞쪽에서 치료대에 신체를 붙여 서서 발쪽을 향한다. 발목관절의 부근에서 종아리를 잡고 하중의 일부가 넓적다리에 걸리는 정도로 다리를 들어 올린다. 치료대에 가까운 쪽 손의 집게손가락과 가운데손가락을 엉치뼈 바닥에 대고 촉진한다. 촉진을 하면서 종아리를 들어 올려 다리와 골반을 회전시키고 촉진하는 손에 긴장이 느껴지는 곳까지 가져간다.

환자는 이 시작 자세에서부터 종아리를 치료대 쪽으로 밀고 5~10초 유지한다. 이때, 다리에 움직임이 발생해서는 안 된다. 이상으로 수축의 힘이 다리이음뼈에 집중한다. 긴장과 이완의

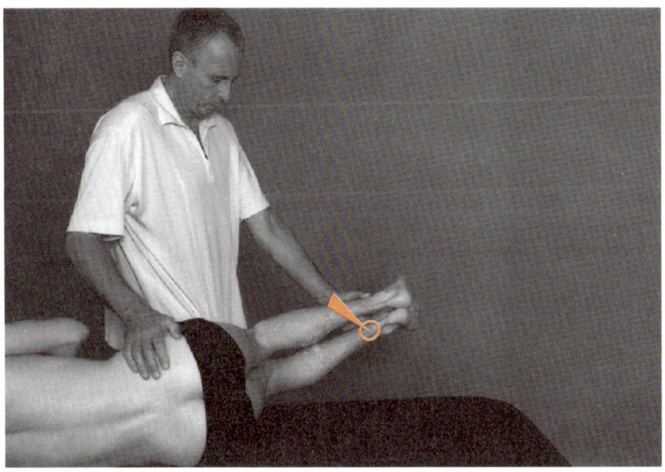

그림 8.39 안정기능이 있는 모음근, 궁둥구멍근, 긴장근, 속폐쇄근을 이완하고 옆으로 누운 자세에서 다리이음뼈 긴장을 이완시킨다. 사진은 치료대 쪽으로 향하는 수축기. [K325]

8

전환을 3~5회 반복한다. 그 후 엉치뼈 바닥의 새로운 긴장까지 다리를 유도한다. 거기서 또 긴장 · 이완의 반복을 시행해도 좋다. 긴장징후가 대칭으로 되면 치료는 성공이다.

인상적인 조언

수축 시에 볼기부위나 돌기(전자) 위에 통증이 발생할 때는 작은볼기근 또는 속폐쇄근에 잠재성 통증유발점의 존재가 의심된다. 이것은 양쪽 골반에 존재할 수 있다. 최초의 긴장단계 후에 통증이 소실되지 않으면 통증유발점의 위치를 특정하여 먼저 단독으로 치료할 필요가 있다.

8.11 허리뼈 · 골반의 임상적 통증증후군 – 검사 · 치료 기법

Klinische Schmerzsyndrome an LWS und Becken – Untersuchungs- und Behandlungstechniken

골반/허리뼈 영역의 급성 통증질환은 도수의학 진료의 대부분을 차지한다. 격렬한 통증에서 흔히 관찰되는 것은 체축이 이마면에서도 시상면에서도 수직선에서부터 벗어난 강제 자세이다.

8

통증은 척추옆근육군, 허리네모근 또는 큰허리근 · 작은허리근의 급성 통증유발점에서 일어나는 경우가 많다. 근육군에 통증과 경직이 있으면, 대부분의 경우 분절의 가동성 검사는 할 수 없다. 그러나 촉진으로 긴장과 통증점의 위치를 특정하는 것은 항상 가능하다. 통증이 지속하는 것이 관절기능장애의 반사성 경직에 의한 것인가, 활동성 통증유발점에 의한 것인지를 밝히는 것이 도수의학검사의 목적이다(▶ 8.11.1항, ▶ 8.11.2항). 경직의 분포 패턴을 알면, 통증의 원인에 관해서 최초의 감별진단을 추론할 수 있다. 추간판탈출증, 골절, 내장질환 등의 심각한 구조질환을 우선 진단에서 제외한 다음에 도수의학적 기법으로 이완시켜서 통증을 완화한다. **아래의 치료기법 중 어느 것이 적응이 되는가는 장애영역의 긴장 패턴으로 결정된다.** 추간판탈출증(신경뿌리증후군), 중증의 요통 등에서는 견인을 사용한다. 견인의 목표는 분절의 기능장애가 아니다. 각 운동 분절에는 작용하지 않고 근육을 이완시킴으로써, 또한 경우에 따라서는 척추 내나 척추사이원반(추간원판) 내의 압력을 줄임으로써 부위 전체의 격렬한 통증을 완화하는 것이다. 근육근막계로부터의 통증은 견인하는 것보다 구조를 접근시키는 것이 경감시키기 쉽다. 이러한 예에서 통증 긴장은 접근시켜 압박하는 자세에서 약화된다.

8.11.1 허리뼈 · 골반 통증점의 촉진

이 검사는 허리뼈와 골반의 침해반응을 대상으로 하고 있다. 이것은 기능장애의 발현으로서 평가할 수 있다. 해당 영역의 해부학적 구조, 또는 가까운 영역과 연결구조로 발생하는 긴장이다. 허리뼈의 주된 통증점은 가시돌기 위에 있다. 검사에는 옆쪽에서부터 배 쪽으로 촉진하는 손가락을 가시돌기 뿌리로 밀어붙인다. 이것에 의해서 뼈막(골막)과 심층의 자생적 근육군의 침해반응이 명백해진다. 관절틈새의 긴장상태가 **관절면**을 통해 전달된다.

엉덩뼈능선 등쪽의 위모서리에 통증점이 있을 때는 허리네모근, 두덩결합에 있으면 배곧은근, 두덩빗(치골즐)에 있으면 짧은모음근이 대부분 관계하고 허리뼈 영역의 불안정에 의한 근육 불균형을 나타내고 있다.

이러한 통증 촉진의 소견이 분절 1~2개로 얻어지는 경우, 원인은 척추분절에 할당되는 경우가 많다. **다분절의 소견**에서는 오히려 아래의 것을 나타낸다.

표 8.5 허리뼈 · 골반영역에서 통증점의 촉진

환자의 자세	촉진 부위	통증의 원인인 기능부전 긴장
엎드려 누운 자세	가시돌기 뿌리	심층의 자생적 근육군 (회전근, 뭇갈래근, 가슴가장긴근)
	가시사이	가시사이인대
	관절면 위	돌기사이관절 구조
	가쪽에서부터 가로돌기로	허리네모근(엉덩허리근, 허리갈비근) 아래뒤톱니근, 가로사이근
	엉덩뼈능선 위모서리	허리네모근
	엉치뼈바닥에서부터 S2	허리엉덩갈비근
	엉치뼈 바깥모서리	궁둥구멍근
	꼬리뼈 끝	큰볼기근, 골반바닥근육군
반듯이 누운 자세	두덩결합	배곧은근
	두덩빗	모음근(짧은근)
	작은돌기	엉덩허리근
	궁둥항문오목 (좌골직장와)	속폐쇄근
	폐쇄구멍	폐쇄막, 하복부 기관에 의한 내장 긴장
	돌기오목(전자와)	작은볼기근, 궁둥구멍근, 폐쇄근

- **보상부전의 정역학 장애** (뭇갈래근이 가로돌기사이근이나 널판근과 함께 척추인대의 경직을 촉구한다)
- 분절이나 영역의 근육근막 장애로부터 **등허리근막을 통해** 머리 쪽 또는 꼬리 쪽으로 전달되는 **연쇄반응**
- 내장에 의한 원인(내장에 상응하는 분절)

궁둥구멍근, 속폐쇄근에서 소견이 얻어지는 경우는 복부·하복부의 내장질환에 관해서 반드시 추가적으로 감별진단을 검토한다.

8.11.2 통증유발점에 의한 통증

앞의 항에서는 허리뼈/골반 영역의 직접적인 통증 촉진에 대해서 다루었으나 이 항에서는 영역의 통각을 다룬다. 통증이 발생하는 부위가 반드시 그 원인인 것은 아니다.

통증유발점에 의한 통증에서 전형적인 것은 연관통(referred pain)이다. 분절에 연속적으로 통증이 확산되는 진성의 **신경뿌리성 통증 방산과는 달리 통증유발점(TrP)의 통증**은 분절과 연관하여 확산되는 것 같아도 연속되지 않고 중단한다(질환의 진행으로 변화하는 경우도 있다). 따라서 **가성 신경뿌리증상**이라는 적절한 명칭이 있다. ▶ **표 8.6**에서는 Travell과 Simons에 의한 허리뼈·골반 영역에 통증을 전달하는 근육, 마치 신경뿌리가 아픈 것 같은 통증증후군의 원인이 되는 근육에서 중요한 것을 요약하고 있다.

적응

급성통증질환의 원인인 통증유발점이 인지되는 경우, 그 치료를 최우선으로 한다.

실행적인 조언

도수의학에는 통증유발점을 완화하는 다양한 대처방법이 있다. 아래의 조합을 잘 이용한다.
- 대상이 되는 근육근막 연쇄를 가능한 한 이완된 상태로 위치결정을 한다.
- 통증유발점이 있는 근육을 최소의 힘으로 활동시킨 다음에 이완시킨다.

이러한 치료법을 "접근위치의 PIR"이라 부른다.

표 8.6 허리뼈 · 골반 영역의 통증유발점에 의한 통증

통증영역	근육 통증유발점	분절에 관련되는 것처럼 확산되는 통증	Buchmann 등에 의한 도수의학적 증후군의 부분 소견
허리부위	• 가슴가장긴근 • 뭇갈래근, 회전근 • 배곧은근 • 가슴엉덩갈비근		• 등쪽의 허리엉치증후군 • 허리뼈골반증후군
엉치뼈 부위 볼기부위	• 허리근 • 엉덩근, • 넙다리네갈래근(안쪽넓은근, 넙다리곧은근)	L4	허리뼈골반증후군
	• 작은볼기근 • 넙다리근막긴장근, • 넙다리두갈래근(짧은근) • 넙다리네갈래근(가쪽넓은근) • 종아리근	L5	등쪽의 허리엉치증후군
	• 궁둥종아리근, 심층의 작은 가쪽회전근(특히 궁둥구멍근) • 장딴지근 • 가자미근	S1	등쪽의 허리엉치증후군

임 상 사 례

급성허리뼈 기능부전의 큰허리근 · 작은허리근증후군 – "급성요통"

문진

과거 수개월 또는 수년, 요통이 재발한다. 현재는 급성으로 격렬한 요통(급성요통)
- 통증정도와 방어자세가 강한 채로 지속하고 움직임이 부자유스럽게 되어있다.
- 반듯이 누운 자세에서 통증이 있다. 옆으로 누운 자세에서 다리를 굽히고 있으면 약화된다.
- 반듯이 누운 자세에서부터 옆으로 누운 자세로 몸 구르기를 할 때 격렬한 통증이 있다.
- 다리를 굽힌 앞굽힘에서 통증이 증가한다(바지나 신발을 착용할 때)
- 기침이나 재채기로 통증이 있다.

신경학적 기본검사
- 신경탈락증상은 없다(반사, 감각, 운동)
- 궁둥종아리근의 긴장검사 : 60° 대칭

임 상 사 례

(계속) 급성허리뼈 기능부전의 큰허리근 · 작은허리근증후군 – "급성요통"

방향성을 결정하는 검사에 의한 소견

선 자세

- 흉부가 앞쪽이나 옆쪽으로 이동하여 있는 불량자세
- 옆에서부터 본 수직선이 앞쪽으로 이동하여 있다.
- 완만하고 긴 허리뼈 전만
- 허리뼈의 능동적 가동성이 통증에 의해서 전체 방향에서 강하게 제한되어 있다.
- 비틀림 때문인지 골반점에 좌 · 우차이가 있다(검사 가능한 경우)

누운 자세

- Patriek–Kubis 검사가 한쪽 또는 양쪽에서 명백히 양성이다.
- 작은허리근 · 큰허리근의 TrP에 한쪽 또는 양쪽에서 압통이 있고 누르는 압력이나 능동적 수축(엉덩관절의 굽힘, 몸통의 회전)으로 통증이 강화되는 관련되는 기능장애.
- T/L의 회전 장애.
- 가로막, 허리네모근의 경직

치료

- 통증이 없는 자세잡기
- 온열치료(습윤)
- 견인기법(▶8.11.6항)
- 접근자세의 PIR에 의한 TrP 치료(▶8.11.2항, ▶8.12.4항)
- 관련되는 장애영역을 포함하여 수동적으로 기능운동을 시키고 얻어진 이완을 기능적으로 정착시킨다.
- 그 후 능동적으로 기능운동이 가능해지면 관련되는 T/L 가동범위 제한을 즉각 가동화(도수조작)할 수 있다(▶8.9.1항, ▶9.4.6항).
- 이완을 정착시키기 위해 경구 진통제(3일간).

자가 운동

- 옆으로 누운 자세에서 큰허리근 · 작은허리근 이완(▶8.12.4항)
- 엉덩관절을 굽혀 일시적으로 부하를 줄이는 자세잡기("계단 자세" ▶8.11.6항)
- 자세기능을 가진 근육연결을 정착시키기 위해 반듯이 누운 자세에서 고유수용성 감각운동 촉진(facilitation)에 의한 지지훈련 (▶8.12.11항)

8

8.11.3 만성 과부하의 골반인대에 의한 통증

골반과 허리뼈의 안정은 근육, 결합조직, 신경계가 협동함으로써 얻어진다. 근육군에 계속해서 부하가 걸려 있으면 인대와 근막이 경직하고 이들의 구조로부터 침해자극이 발생한다. 결합조직 구조에 의한 통증 부위는 사전에 근육긴장을 치료로 최소화한 경우에만 특정할 수 있다.

몸통 안정성의 향상에 의해서 분절이나 근막의 기능장애가 경감해도 정역학의 부하통증이 바뀌지 않고 격렬한 경우, "인대통증"을 나타내고 있다. 이것은 체질적으로 과다 가동성의 환자에서 특히 빈번하지만, 과다 가동성이 없는 만성 근육근막성 통증 증후군에서도 관찰된다. 방향성을 결정하는 골반인대 촉진 (▶ 8.4.3항)에 의해서 인대의 긴장이 항진하고 있는지를 알 수 있다.

통증이 있는 인대의 유발검사

끄덕임(nutation)을 억제하는 인대를 검사한다(엉덩허리인대, 엉치엉덩인대, 엉치결절인대).

실행적인 조언

이 검사는 골반인대와 근육군을 구별하여 조사하는 것이 절대조건이다. 근육이 검사운동으로 긴장이 항진하지 않고 방어(통증)가 일어나지 않을 때 비로소 유의미한 검사가 가능해진다.

▶ **그림 8.40**, ▶ **그림 8.41**, ▶ **그림 8.42** : 검사와정은 굽힘 모음의 최종 자세로부터 시작한다(▶ 8.4.3항). 인대를 감별하려면, 각각의 인대에 상응한 긴장 방향을 설정한다. 모음 긴장을 방어가 없도록 약간 높이고 20초 유지한다(▶ **그림 8.40**). 그 후, 넓적다리를 모음 긴장에서부터 다시 유도하여 약간 강하게 굽혀 반대쪽 근육의 방향으로(▶ **그림 8.41**), 다음으로 같은 쪽의 어깨 방향(▶ **그림 8.42**)으로 설정한다. 각각 20초 유지한다. 각각의 단계에 10~20° 움직이고 긴장 설정과 통증 유발을 체크한다("인대의 부채꼴").

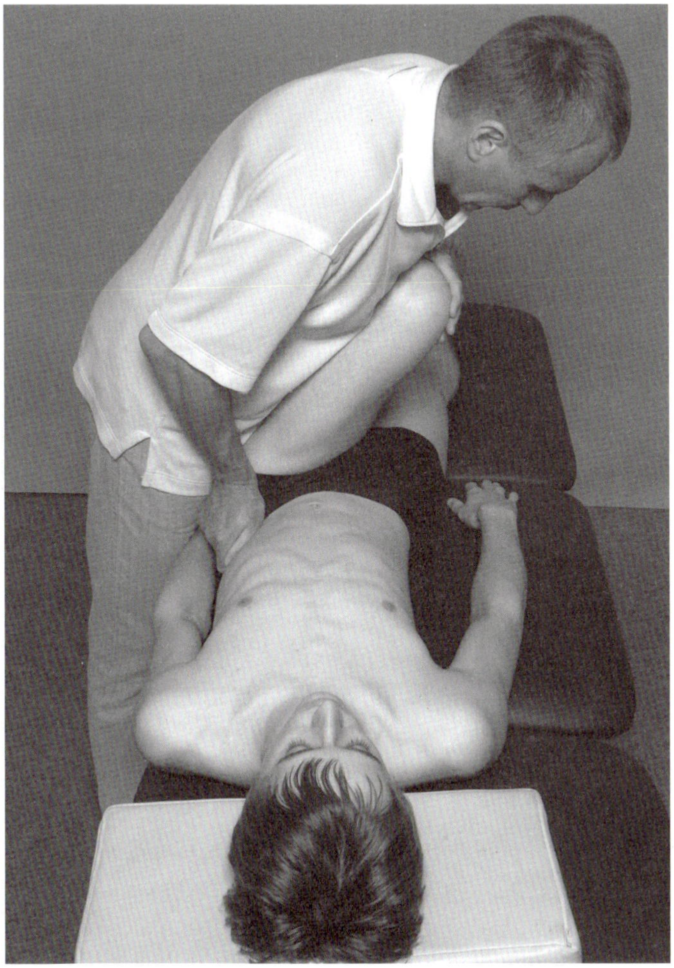

그림 8.40 엉덩관절의 중간위치 II에서부터 모음을 하여 골반인대의 통증을 검사한다. 최종 자세 전에 근육의 저항이 높아지지 않으면 엉덩허리인대에 접근할 수 있다. [K325]

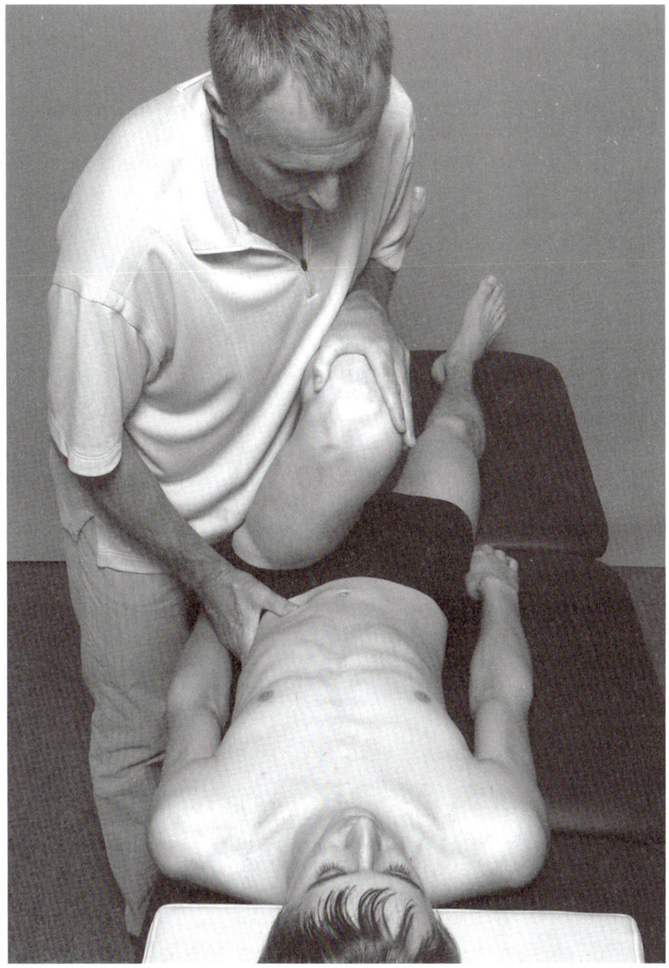

그림 8.41 반대쪽 어깨로 무릎을 향하게 한 비스듬한 모음 굽힘 위치에서 골반인대의 통증을 검사한다. 사전에 최종 저항이 높아지지 않으면 엉치엉덩인대에 접근할 수 있다. [K325]

임상적인 조언

최종 운동에서 저항이 높아져 가동성이 제한될 때는 근섬유의 경직을 나타내고 이완을 필요로 한다. 장벽에 도달한 다음에 수초 후에 일어나는 통증을 인대통증의 힌트로서 평가한다.

- 굽힘 모음만을 하였을 때 샅고랑이 아프다 → 엉덩허리인대
- 반대쪽 어깨를 향해서 비스듬히 모음을 하였을 때 위뒤엉덩뼈가시 영역이 아프다 → 엉치엉덩인대
- 같은 쪽의 어깨로 향해서 굽힘을 강화하였을 때 불기부분에서부터 넓적다리가 아프다 → 엉치결절인대

8.11.4 급성의 격렬한 통증이 있는 경우 치료기법

허리뼈 · 등뼈 이행부 핵심영역의 근육근막이 불균형으로 큰허리근 · 작은허리근이 경직하여 있을 때는 아래의 장애가 일어날 수 있다.

- 엉치엉덩관절의 기능장애
- 다리이음뼈의 경직(골반 비틀림)에 엉덩관절 통증을 동반한다(허리근, 궁둥구멍근, 속폐쇄근, 넙다리근막긴장근, 짧은모음근)
- 꼬리 쪽으로 연쇄
  - 무릎통증(거위발근, 정강뼈의 가쪽 병진)
  - 아킬레스힘줄통증(등쪽의 긴장 연쇄)

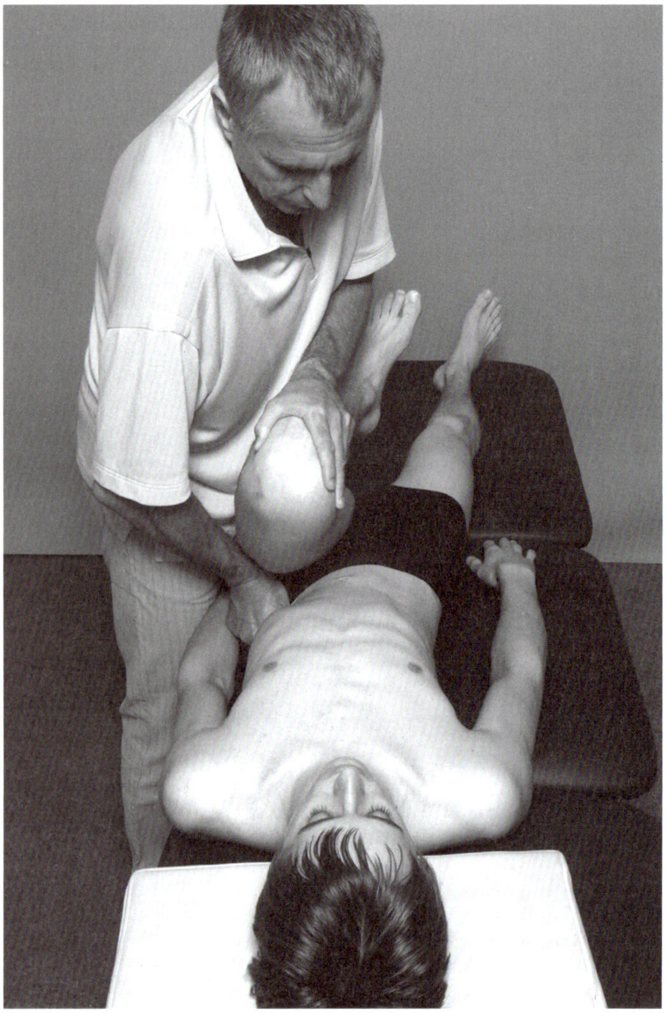

그림 8.42 같은 쪽 어깨에 무릎을 향한 엉덩관절의 완전 굽힘 자세에서 골반인대의 통증검사를 한다. 사전에 최종 저항이 높아지지 않으면 엉치결절인대에 접근할 수 있다. [K325]

- 가로막을 통한 내장 연쇄
  - 제7~9갈비뼈
  - 상복부 기관
  - 세로칸(종격, mediastinum)
  - 흉곽상구
- 내장질환 시 증상의 증가
  - 콩팥/요관 질환 시 연쇄증후군

연부조직 기법과 마사지

매우 조용히 시행하는 고전적 마사지 기법은 통증이 있을 때 도수치료 도입으로서 효과적이다. 특히 효과적인 것은 등허리근막 위의 피부 · 피하층을 이동시키고, 또한 가시돌기의 배열로부터 안쪽 근육을 밀어내는 기법이다. 마사지기법은 무리하게 율동적으로 움직일 필요는 없다. 조직저항이나 경직을 완화하려면 조직을 움직여서 멈춰 긴장시키면 충분한 경우가 많다.

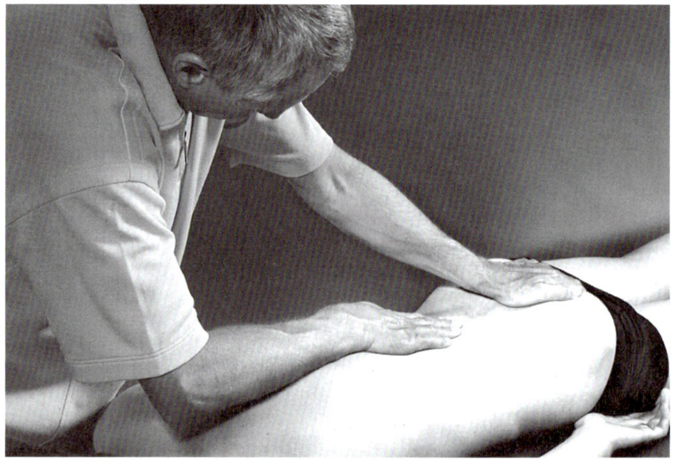

그림 8.43 세로로 뻗치는 긴장 소견에서 등허리근막을 이완시킨다. [K325]

실행적인 조언

- 등쪽의 근막과 척추세움근은 주로 엎드려 누운 자세에서 치료한다.
- 통증이 있는 증상에서는 허리뼈를 후만시켜서 골반을 직립시키기 때문에 쿠션을 사용하면 효과적인 경우가 있다.
- 통증으로 엎드려 누운 자세가 될 수 없을 때는 앞서 서술한 옆으로 누운 자세의 기법이 적합하다.

엎드려 누운 자세의 근막이완술 (myofascial release)

적응

등허리근막의 긴장이 강하면 비교적 심층의 구조를 대상으로 한 치료효과가 나오지 않는 경우가 있다. 따라서 준비로서 이 근막을 우선 이완시킨다.

치료과정

▶ 그림 8.43, ▶ 그림 8.44 : 환자는 엎드려 누운 자세가 되고 치료사는 옆쪽에 선다.

치료대로부터 먼쪽의 손목을 엉치뼈의 S2 위에 대고 또 한쪽의 손목을 T11/12 위에 붙인다. 이 경우 치료 긴장은 등허리근막의 세로섬유(longitudinal fiber)가 대상이다.

긴장 소견이 비스듬한 경우는 양 손을 넓게 엉덩뼈능선에 댄다.

근막을 양손으로 세로로 견인하여 긴장시킨다. 긴장은 7~10회 호흡 이상을 유지한다. 들숨 때는 길게 뻗는 후만의 움직임을 따르고, 날숨 때는 전만의 움직임에 반해서 유지한다.

8

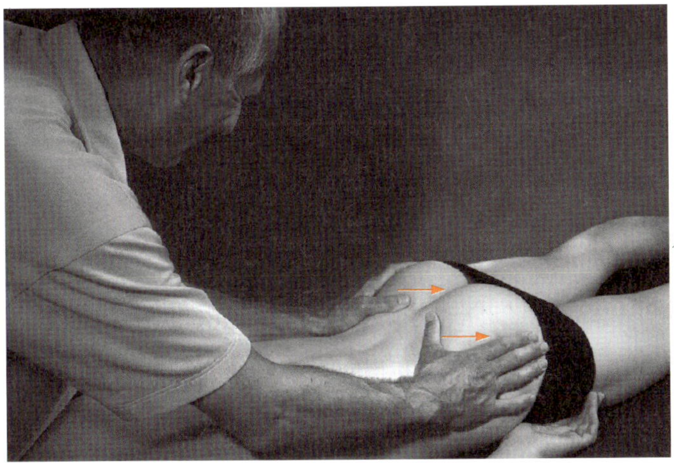

그림 8.44 세로로 뻗는 긴장 소견에서 등허리근막을 이완시킨다. [K325]

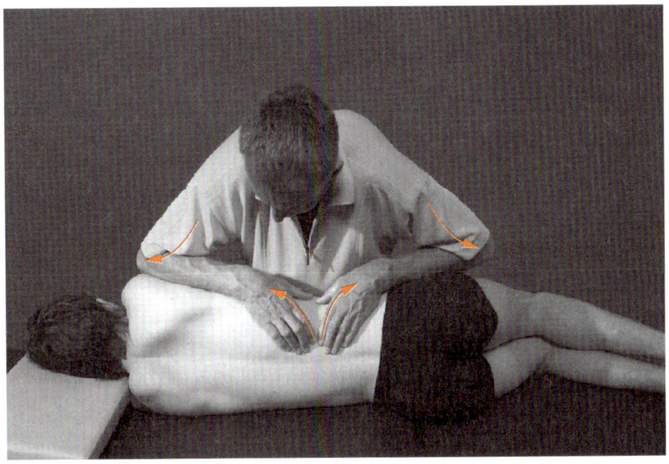

그림 8.45 척추세움근의 연부조직을 치료하여 비특이적 옆굽힘 가동화를 시행한다. [K325]

허리뼈의 옆굽힘 가동화를 동반하는 허리부위 척추세움근의 연부조직 기법

적응

척추옆근육군의 통증과 경직이 있고 허리뼈 분절에 기능장애가 있다.

치료과정

▶ **그림 8.45** : 환자는 왼쪽 옆으로 누운 자세가 되고 양 다리를 직각으로 굽힌다. 치료사는 앞쪽에 선다. 팔꿈치를 벌려서 각각 흉부, 골반의 돌기 앞쪽에 댄다. 이때, 아래팔로 환자의 옆으로 누운 자세를 안정시킨다. 가시돌기의 배열에서부터 오른쪽 허리부위의 척추세움근의 안쪽모서리에 걸쳐서 양손의 손가락 끝으로 촉진한다. 팔꿈치를 벌리는 압력으로 어깨와 골반을 떼도록 밀고 그 움직임에 맞춰서 허리뼈를 왼쪽 옆굽힘을 시킨다.
이 동작을 하면서 손가락 끝으로 근육을 가시돌기에서부터 떼어 놓고 약간 연장한다. 팔꿈치와 손가락 끝의 움직임을 완화한다. 양 단계의 전환을 여러 번 반복한다.

이 시작 자세는 허리네모근의 PIR에도 사용할 수 있다. 긴장을 일으키는 방법 : 환자에게 양 팔꿈치를 되밀게 한다("허리부위를 짧게 하는" 이미지). 5~7초 동안 긴장시킨 다음에 이완하고 이완된 근육을 위에서 언급한 방법으로 연장한다.

실행적인 조언

- 어깨와 골반에 대한 압력으로 허리부위를 넓힌다. 압력을 치료대로 향해서는 안 된다.
- 팔꿈치와 손은 반드시 동시에 움직인다. 손가락 끝은 유연하게 근복(venter)에 댄 채로도 한다.

8.11.5 통증과 경직이 있는 근육 · 인대의 이완

이완 후의 연장하는 힘을 바로 수동운동에 이용하는 근육군 기법에서는 장벽 긴장을 통증 없이 설정하는 것이 절대조건이다.

통증을 동반하는 긴장의 굽힘 모음 위치에서 이완

적응

허리뼈, 엉치뼈, 볼기뼈, 꼬리뼈, 넓적다리를 결합하고 골반을 다리 위에서 안정시키는 근육에 통증과 경직이 있다. 근육이 뻗는 방향의 연장선상으로 다리를 움직였을 때 저항의 증가를 만져서 감지할 수 있음으로써 장애를 알 수 있다(▶ 8.11.2항, ▶ 8.11.3항).

치료과정

▶ **그림 8.46** : 환자는 반듯이 누운 자세가 된다. 왼쪽 엉덩관절을 모음을 시켰을 때 긴장항진이나 통증을 치료하려면 굽힘 모음 검사(▶ 8.4.3항)와 같이 우선 왼쪽 엉덩관절을 직각으로 굽히고 다음으로 모음을 시킨다. 촉진하면서 다리를 유도하고 모음과 굽힘을 작게 움직여 저항이 최대가 되는 최종 자세를 찾는다. 자세가 바뀔 때마다 경직된 근육의 다른 섬유에 접근할 수 있다. 서로 마주보는 방향으로 능동적으로 수축하면 섬유에 더욱 더 잘 접근할 수 있다. 이상으로 그 자세가 치료에 가장 적합한 시작 자세가 된다. 이 설정은 골반인대 검사의 설정과 유사하다(▶ **그림 8.40**, ▶ **그림 8.41**, ▶ **그림 8.42**).

가로방향만의 모음이 설정되었을 때는 환자는 무릎을 점진적인 힘으로 균등하게 치료사가 지지하는 손에 5~7초 밀어붙여 벌림을 시킨다. 엉덩관절이 직각 이상으로 굽어있는 경우는 폄의

8

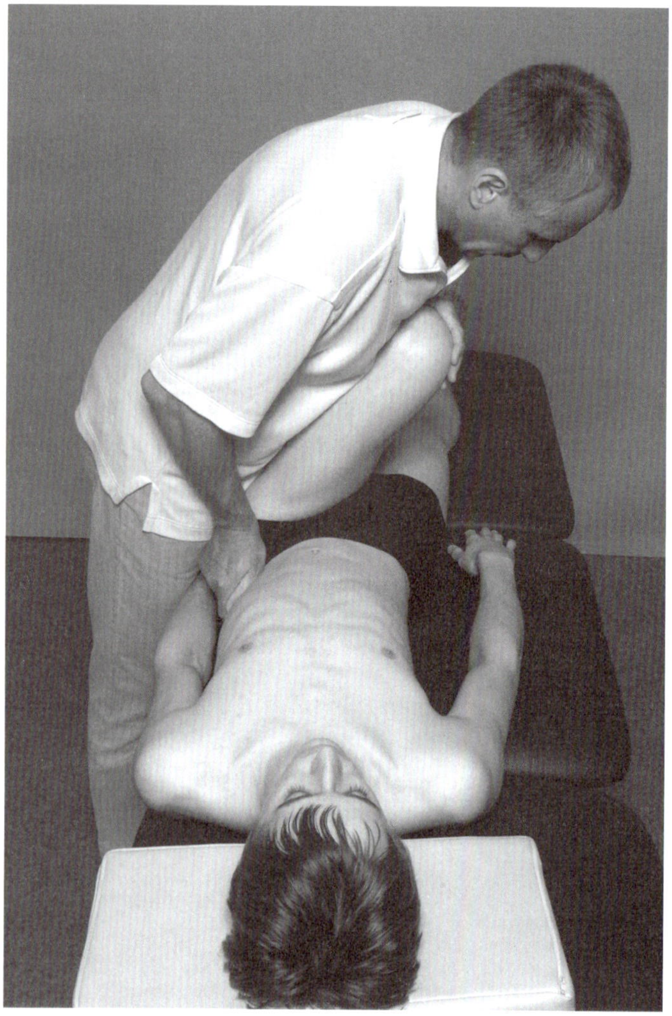

그림 8.46 굽힘 모음 자세에서 긴장이 항진할 때 이완치료의 시작 자세. [K325]

요소를 더한다. 넓적다리의 설정으로 긴장방향의 각도가 결정된다. 긴장을 풀면, 무릎이 신체 쪽으로 가라앉는다.

실행적인 조언

- 이 기법은 자가 운동(self-exercise)으로서 사용할 수 있다.
- 자가 운동의 지도는 조기에, 대개 최초의 이완기 후에 치료사가 촉진하면서 시행한다(▶ 8.12.6항).
- 기능을 향상시키는 치료에서는 근육의 긴장 · 이완 기법(PIR 등)과 인대 긴장의 지속적 자세잡기를 조합하여 결합조직 이완(release)을 시행한다.
- "부채꼴의 움직임" 중에서 가장 긴장이 높은 자세에서 반드시 치료한다.

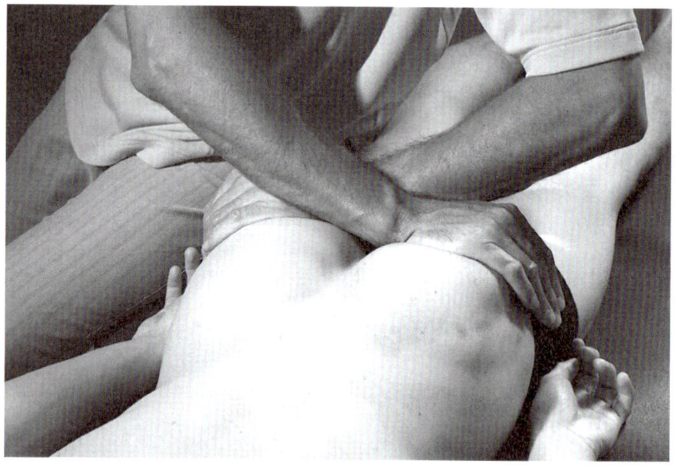

그림 8.47 꼬리뼈 통증이 있을 때 골반바닥근육군과 큰볼기근 하부섬유를 이완으로 치료한다. [K325]

등척성 수축 후 이완에 의한 꼬리뼈 통증의 치료

적응

꼬리뼈에 통증이 있고 큰볼기근, 항문올림근, 꼬리근(미골근)의 주로 꼬리 쪽 섬유가 경직하여 있다. 근육경직에 의해서 앉은 자세 등에서 꼬리뼈 통증이 발생한다.

치료과정

▶ **그림 8.47** : 환자는 이완하여 엎드려 누운 자세가 되고 치료사는 옆쪽에서 무릎 주변에 서서 머리 쪽을 향한다. 양 손을 교차하여 좌 · 우 볼기부분 내 아래 1/4에 대고 약간 가쪽으로 민다.

환자는 "항문을 들어 올리는" 이미지로 볼기부위를 5~7초 매우 가볍게 수축시킨다. 볼기부위를 "가쪽으로 흘리는" 이미지로 이완한다. 치료사는 손을 이 이완의 움직임에 맞춘다. 자칫 경직되기 쉬운 큰볼기근의 꼬리 쪽 섬유를 이완시키면 근육이 연장한다. 그 후, 환자가 자기의 손으로 마찬가지의 움직임을 시행하여 긴장 · 이완의 전환을 만져서 감지한다(▶ 8.12.7항).

통증과 경직이 있는 속폐쇄근의 치료

적응

옆으로 누운 자세나 비교적 긴 시간의 앉은 자세에서 골반바닥이나 엉덩관절에 통증이 있다.

치료과정

▶ **그림 8.48** : **기법 1** : 환자는 반듯이 누운 자세가 된다. 오른쪽 근육을 치료하려면 치료사는 오른쪽에 앉아 머리 쪽을 향한

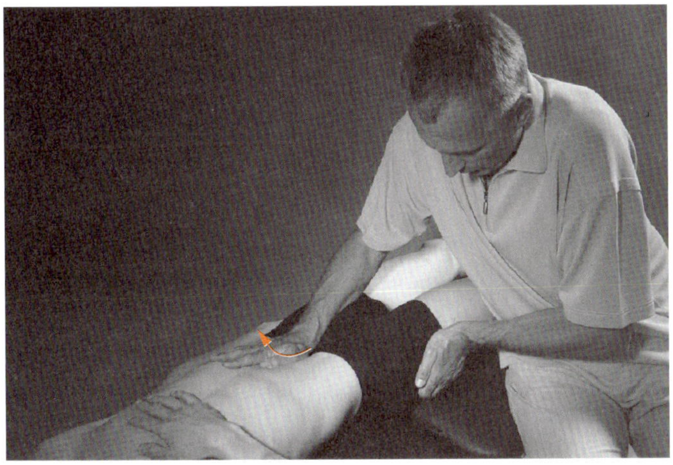

그림 8.48 반듯이 누운 자세의 속폐쇄근을 이완으로 치료한다. 두덩결합의 위쪽에 댄 손을 심층과 가쪽으로 점진적으로 밀어간다. 다른 쪽 손으로 돌기 뒤 모서리의 근육긴장을 촉진한다. [K325]

다. 환자는 오른다리를 안쪽회전시킨다. 이 안쪽회전을 치료사는 자기의 골반으로 지지한다. 왼손의 네 손가락으로 뒤쪽에서부터 돌기(속폐쇄근의 부착부)를 잡는다. 오른쪽 손목은 두덩결합의 바로 위쪽에서 하복부의 중앙에 대고 심층과 왼쪽 위앞엉덩뼈가시를 향해서 점진적으로 민다.

환자는 5~7초, 다리를 가쪽회전 방향으로 긴장시킨다. 긴장이 돌기를 촉진하는 손가락에 도달하면 충분하다. 이완 후, 치료사는 양손을 조직의 긴장이 풀리는 움직임에 맞춰서 서로 떼어 놓는다(돌기를 당기고 복근막을 지지한다). 3~5회 반복하면 충분한 이완이 얻어진다.

기법 2 : 환자는 통증이 있는 쪽을 위로 하여 옆으로 누운 자세가 된다. 치료사는 뒤쪽에 서서 한쪽 손을 뒤침(회외)을 시켜 볼기부위에 대고 집게손가락과 가운데손가락을 궁둥뼈결절에서부 터 골반을 따라 머리 안쪽으로 가져간다. 그 다음에 먼쪽손가락사이관절을 굽히고 가쪽으로 향해서 폐쇄구멍의 방향을 촉진한다.

환자는 골반바닥을 조금만 수축시킨다(꼬리뼈를 배꼽 쪽으로 뭉쳐 넣는다). 골반바닥을 촉진하는 손가락에 긴장이 느껴지기 시작하면 좋다. 환자는 몇 번이나 조용히 호흡을 반복한다. 골반바닥근육군의 긴장은 들숨 때 저하하기(out · in 상태의 변화, ▶ 4.4.3항) 때문에 날숨 때는 최소 긴장을 조절하여 협응시킨다. 치료사도 골반바닥을 눌러둔다. 이완 시 조직의 움직임에 맞춰서 손가락을 심층으로 진행시킨다.

8.11.6 견인 및 견인 · 압박의 반복에 의한 이완

반듯이 누운 자세에서 다리를 세운 견인/압박

적응

후만의 방어 자세를 동반하는 급성요통과 흉부가 돌출한 방어 자세를 동반하는 신경뿌리증후군.

처음에 견인이나 압박으로 침해자극이 감소하는지 감별진단을 한다.

한쪽의 방향으로 방어긴장이나 통증이 발생할 때는 긴장도 통증도 없는 방향만을 시행한다. 반복해가는 동안에 또 한쪽의 방향으로도 문제가 없어진다.

치료과정

▶ **그림 8.49** : 환자는 반듯이 누운 자세가 되고 다리를 세워둔다. 치료사는 발쪽에 서서 넓적다리로 환자의 발을 지지하거나, 앞발부분 위에 옆을 향해서 앉는다. 네 손가락으로 오금을 잡고 엄지손가락을 정강뼈머리의 앞쪽에 댄다.

신체를 뒤쪽으로 이동하면, 점진적인 견인이 일어나 허리뼈가 전만으로 긴장한다(▶ **그림 8.49**). 천천히 견인 긴장을 이완하고 넓적다리를 압박하면서 엉덩관절 쪽으로 밀어가면(한쪽다리의 경우와 마찬가지다 ▶ **그림 8.50b**) 허리뼈에 후만 긴장이 발생한다. 천천히 펴거나 밀거나 하면서 율동적으로 반복하고 적합성에 따라서 견인/압박 방향으로 가볍게 흔들어 움직임을 강화한다.

실행적인 조언

견인과 압박을 검사한 다음에 치료로서 재차 시행하는 경우, 환자가 항상 쾌적하고 통증이 감소하였다고 느끼고 있을 필요가 있다.

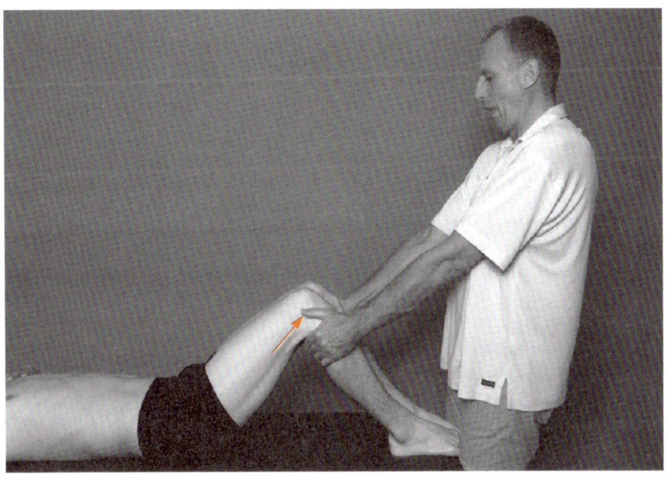

그림 8.49 반듯이 누운 자세에서 굽힌 다리를 통해 허리뼈의 견인 · 압박을 교체한다. 사진은 견인단계. [K325]

8

반듯이 누운 자세에서 한쪽다리의 견인/압박

적응

흉부가 돌출한 방어 자세를 동반하는 급성허리신경뿌리증후군.

치료과정

▶ **그림 8.50** : 환자는 반듯이 누운 자세가 되고 통증이 있는 오른쪽 다리를 세워둔다. 치료사는 오른쪽에서 발의 주변에 앉는다. 네 손가락으로 오금을 잡고 엄지손가락을 정강뼈머리에 댄다.

위에서 언급한 양쪽 다리 때와 마찬가지로 견인(▶ **그림 8.50a**)과 압박(▶ **그림 8.50b**)의 요소를 율동적으로 전환한다.

8

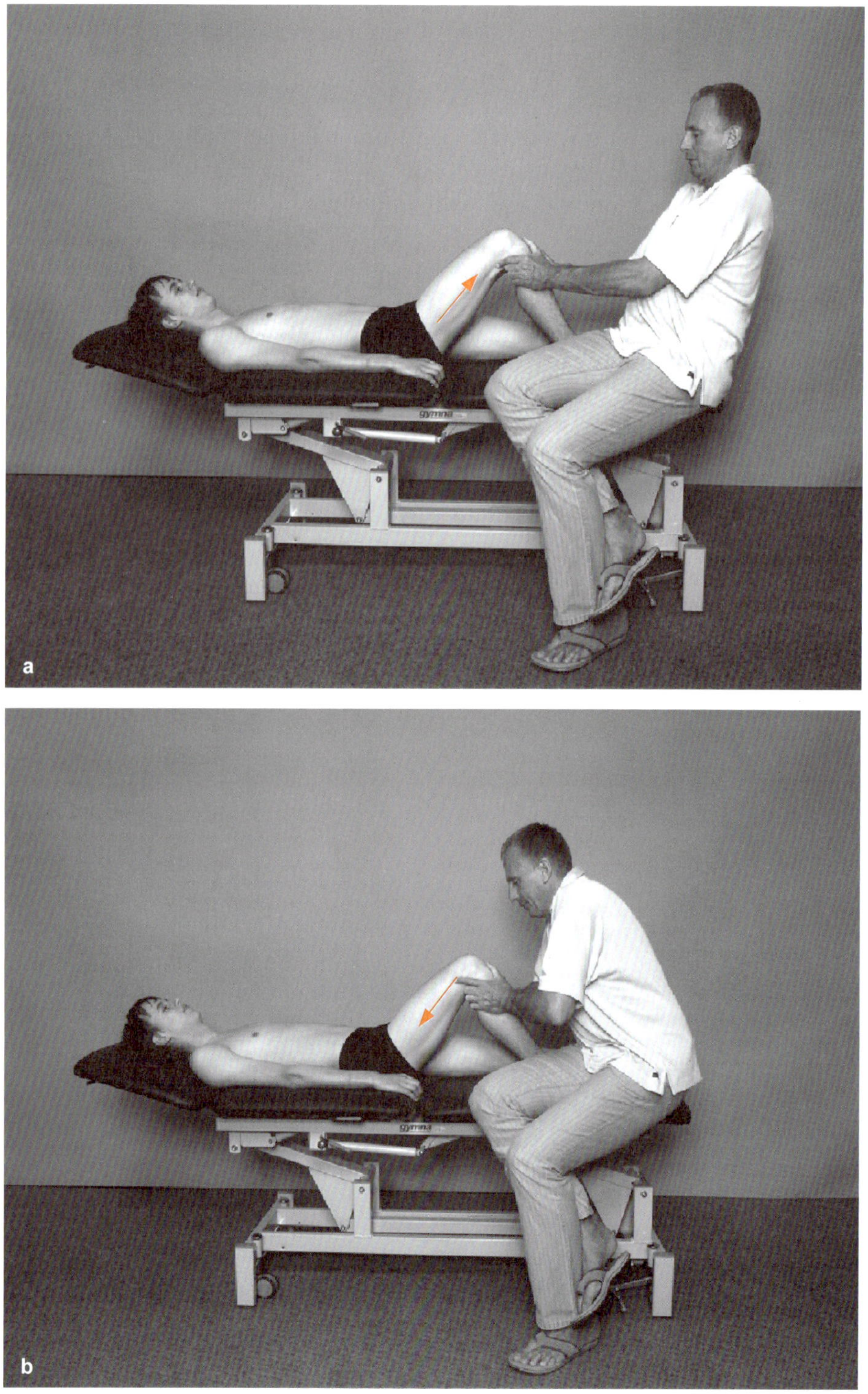

그림 8.50 허리뼈의 견인 · 압박을 반복한다.
a) 한쪽다리의 견인요소를 강화한다.
b) 한쪽다리의 압박요소를 강화한다. [K325]

엉덩관절과 무릎관절을 직각으로 굽힌 견인

적응

반듯이 누운 자세 그대로, 기계견인을 위한 적합성 검사를 시행한다. 견인으로 통증이 발생하면 기계견인은 적응되지 않는다.

급성요통. Lasègue 검사와 전만화 때 교차한 통증이 발생하지 않을 때 허리부위 신경뿌리증후군.

치료과정

▶ **그림 8.51** : 환자는 반듯이 누운 자세가 되고 치료사는 발쪽에 선다. 가쪽에서부터 환자의 종아리를 껴안고 엉덩관절과 무릎관절을 직각으로 굽힌다. 치료사는 신체를 일으켜 체중을 뒤쪽으로 이동한다. 점진적으로 잡아당기는 힘이 발생하여 볼기부위가 치료대에서부터 뜨고 허리뼈가 당겨진다. 가능한 오랜 시간 유지한다.

추가로 견인방향으로 점진적으로 흔들 수도 있다. 이 기법에는 약간 힘을 필요로 하게 된다.

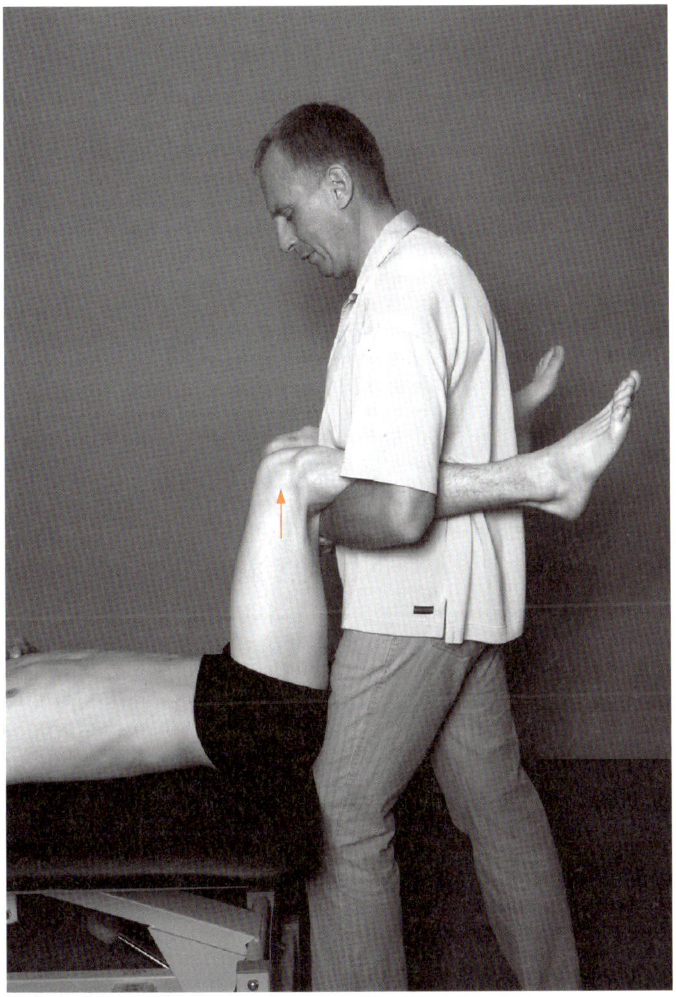

그림 8.51 엉덩관절을 직각으로 굽혀서 허리뼈를 견인으로 치료한다. 기계견인 진동을 위한 검사상황. [K325]

실행적인 조언

강제 자세가 있을 때는 허리뼈를 똑바로 해서는 안 된다. 종아리위치와 상체가 강제 자세의 돌출한 방향에서 서로 달라야한다. 이것은 기계견인의 설정에서도 마찬가지다.

엎드려 누운 자세에서 다리를 당기는 견인

적응

이제까지 서술해 온 치료의 이완결과로 적응이 판명된다. 환자는 통증 없이 엎드려 누운 자세가 될 수 있을 것.

▶ **그림 8.52** : 환자는 엎드려 누운 자세가 되고(이 자세에서 통증이 없이 이완할 수 있는 조건), 양손을 치료대의 머리 쪽 끝에 둔다. 치료사는 다리를 앞 · 뒤로 벌린 돌진하는(lunge) 자세로 발쪽에 서서 환자의 복사뼈를 잡는다. 신체를 뒤쪽으로 이동시켜서 체중을 뒤쪽 발에 가하면 견인 긴장이 발생하여 허리뼈에 전달된다. 이후의 치료에는 두 가지 방법이 있다.

1. 율동적인 견인 진동을 사용하는 치료과정

대상이 되는 허리뼈영역에 대해서 설정한 예비 긴장에서부터 다리의 견인을 율동적으로 강화하거나 약화하거나 한다. 리듬은 환자의 신체 각각에서 고유의 진동에 맞춘다. 다음의 견인은 골반이 완전히 되돌아오기 전에 시행한다. 예로, 사전에 영역에 설정한 예비 긴장을 상실해서는 안 된다. 환자에 의한 고유의 리듬은 그때마다 확인할 필요가 있다.

2. 몸통근육의 PIR을 사용한 치료과정

편 다리를 약간 신체에 끌어들이도록 환자에게 지시를 내린다. 이 이미지에 의해서 허리부위의 몸통근육을 수축시키고 5~7초

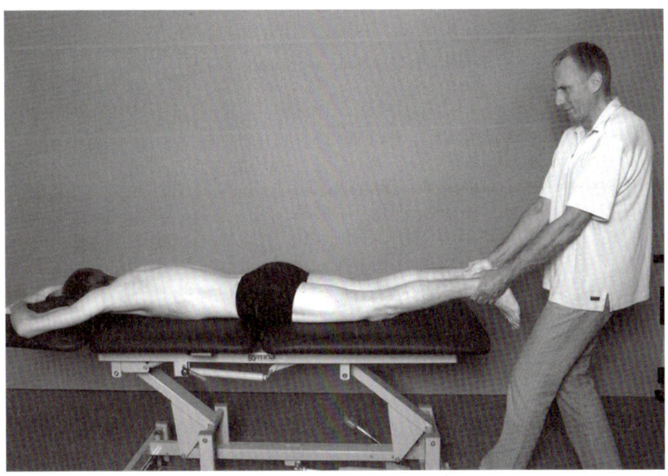

그림 8.52 엎드려 누운 자세에서 허리뼈의 세로 축 견인. [K325]

8

유지한다. 긴장을 푼 후에 느껴지는 이완에 맞춰서 점진적으로 견인한다.

실행적인 조언

- 통증이 있는 다리를 반듯이 누운 자세에서 펴지게 한 경우에만, 엎드려 누운 자세의 견인기법을 시도할 수 있다.
- 다리를 지나치게 올리면, 허리뼈 전만이 강화된다. 통증유발에 주의한다.
- 환자의 고유 리듬과 맞지 않는 진동 리듬을 사용하면 급격한 운동 임펄스로 허리뼈를 압축하여 통증을 일으키는 경우가 있다.

엉덩뼈능선을 미는 엎드려 누운 자세에서 견인

적응

허리네모근 등의 허리등근막이 경직하여 있다.
분절을 겨냥한 가동화 준비.

▶ **그림 8.53** : 환자는 이완하여 엎드려 누운 자세가 된다. 치료사는 옆쪽에 서서 발쪽을 향한다. 팔을 뻗어 환자의 엉덩뼈능선에 머리 쪽에서부터 손을 놓고 꼬리 쪽으로 민다. 허리등근막과 허리뼈에 견인 긴장이 작용한다.

치료과정

골반은 호흡운동에 따라서 움직인다. 호흡을 지시함으로써 이 움직임은 강화된다. 들숨의 움직임에 맞춰서 엉덩뼈능선을 민다. 날숨의 움직임은 억제하여 견인 긴장을 높인다. 이것에 의해서 피부로부터 근막이 이동하는 층도 긴장 · 이완한다.

또한, 날숨 때 지지는 허리부위 척추세움근의 등척성 수축으로서 작용하고 들숨 때 이완을 촉구하는 역할을 수행한다.

양손을 넓게 엉덩뼈능선에 대어둠으로써 주로 허리등근막과 허리네모근상의 이동하는 층에 접근할 수 있다. 양손을 엉치뼈 바닥에 두면 허리부위의 척추세움근상의 이동하는 층 안쪽에 접근할 수 있다.

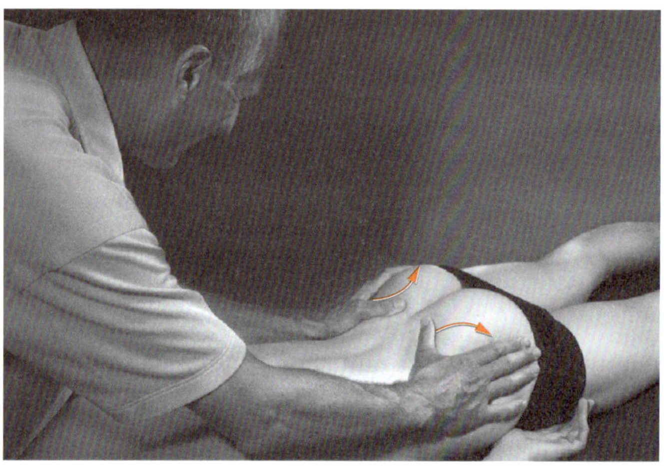

그림 8.53 호흡 중의 골반 등쪽을 지지하고 견인 긴장으로 허리뼈를 직립(굽힘)시킨다. [K325]

실행적인 조언

- 엉덩뼈능선은 반드시 꼬리 쪽으로 향해서 민다. 배 쪽으로 밀면 호흡으로 이완하는 골반의 공동운동이 방해된다.
- 날숨 단계의 골반 지지는 위에서 서술한 신장 · 이완 기전이 효과적으로 될 정도로 강화한다.

8.12 반복성 기능장애에서 치료기법

Behandlungstechniken bei rezidivierenden Funktionsstörungen

기능장애는 근골격계의 구조질환이 있을 때도 이미 알고 있는 내장질환의 내장 · 척추반응으로서도 재발한다. 만성질환 환자의 삶의 질을 향상 · 하려면 이 치료가 중요하다.

임상적인 조언

기능장애의 재발에서 가장 많은 원인은 일이나 일상생활에서 근골격계의 불량한 부하이다. 재발은 안정근(stabilizing muscle)을 충분히 단련해도 일어난다. 따라서 효과적인 자가 운동을 지도해서 보조하는 것이 중요하다.

통증으로 고생하는 환자는 편안해지는 자세를 자기 자신이 발견하는 경우가 많다. 환자의 이러한 완화동작에서부터 생긴 운동에서는 최적으로 시행하는 방법을 치료사가 지도한다. 이것에는 ▶ 8.12.1항, ▶ 8.12.2항, ▶ 8.12.3항, ▶ 8.12.4항, ▶ 8.12.5항의 기법이 있다. ▶ 8.12.6항 이후의 운동은 치료기법을 자택에서 할 수 있도록 응용한 것으로 진료에서 시행한 후에 환자 자신이 실행할 수 있다. 장애의 출현이나 재발경향에 따라서 자가 운동의 빈도를 바꾼다(매일 또는 1주일에 1~2회 등).

8.12.1 등허리의 연부조직을 선 자세에서 가까이 접근시키는 이완의 자가 운동 – 위쪽에서부터의 고정

적응

신체가 매우 딱딱한 환자에서 허리뼈 영역에 긴장감각과 통증이 있고 상부허리뼈 분절이나 등뼈 · 허리뼈 이행부에 국소적인 과다 가동성이 인지된다.

운동과정

▶ **그림 8.54** : 환자는 선 자세가 되고 뒤침(회외)을 시킨 양손으로 환자의 상부 척추를 고정하여 집게손가락 끝을 가시돌기의 좌 · 우에 댄다. 엄지손가락은 앞쪽으로 향하게 하고 하부갈비뼈의 옆쪽을 지지한다. 팔꿈치는 가능한 범위에서 뒤쪽으로 가져간다.

이 시작 자세에서부터 환자는 신체의 앞쪽을 내려다보고 양손을 밀어서 허리뼈를 앞쪽으로 밀어낸다. 지지한 허리뼈의 아래쪽에 뒤굽힘 긴장을 만져서 감지할 수 있으므로 힘을 조절한다.

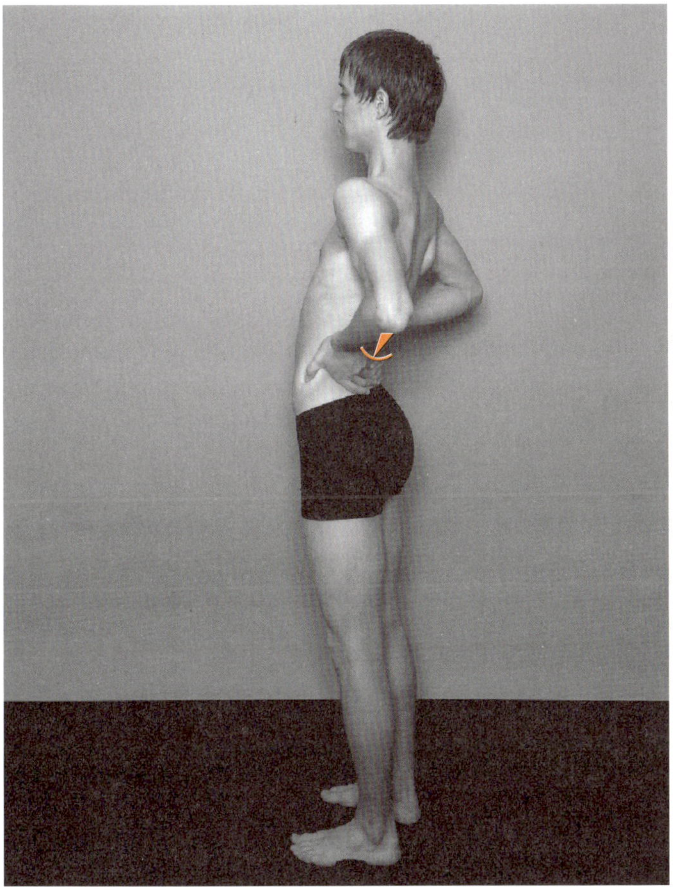

그림 8.54 머리 쪽에서부터 고정하는 선 자세 뒤굽힘의 자가 운동. 시선을 아래로 향하게 한다. [K325]

천천히 시간을 들여서 숨을 내쉰다. 이때, 분절은 능동적으로 힘을 주지 않아도 전만으로 가라앉는다.

8.12.2 등허리의 연부조직을 선 자세에서 가까이 접근시키는 이완의 자가 운동 – 아래쪽에서부터의 고정

적응

신체가 매우 딱딱한 환자에서 허리뼈 영역에 긴장감각과 통증이 있고, 꼬리 쪽에 국소적인 과다 가동성이 인지된다(예 : L4/5가 딱딱한 경향이 있고 L5/S1이 과다 가동성이다).

운동과정

▶ **그림 8.55** : 환자는 엎침(회내)을 시킨 양손의 엄지손가락을 꼬리 쪽에서부터 가져와서, L5 등 환자의 하부 척추 가시돌기의 좌 · 우에 대고 심층의 가로돌기를 지지한다. 네 손가락은 앞쪽으로 향하게 하여 엉덩뼈능선에 댄다.

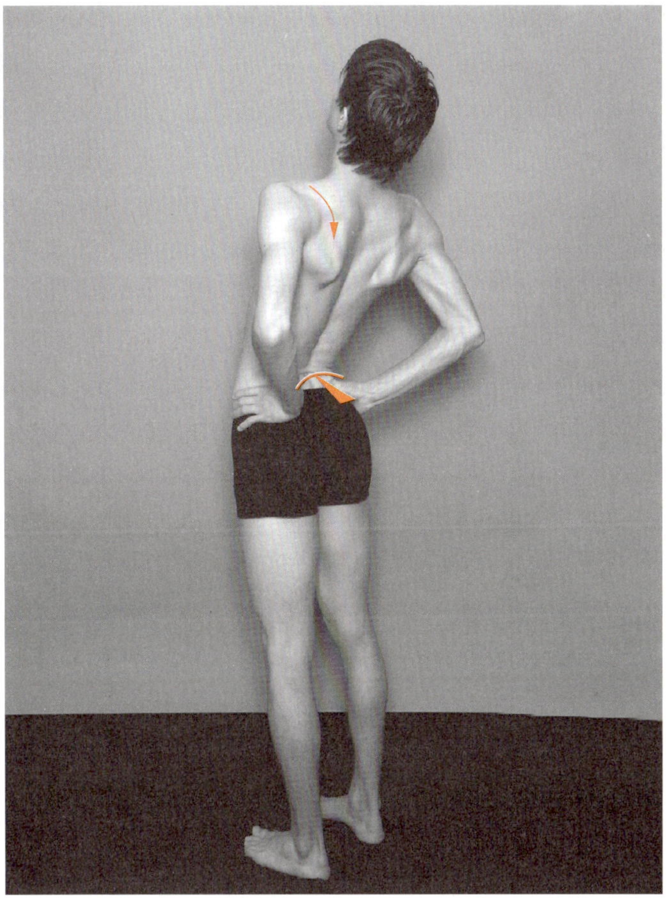

그림 8.55 환자의 하부 척추 가로돌기를 엄지손가락으로 지지하여 꼬리 쪽의 분절을 고정하는 뒤굽힘의 자가 운동. 시선을 위로 향하게 한다. [K325]

환자는 천장을 올려다보고 분절에 긴장이 느껴지기 시작할 때까지 뒤로 굽힌다. 천천히 시간을 들여서 숨을 들이마신다. 조용히 숨을 내쉬면서 시선은 움직이지 않도록 한다. 분절은 수동적으로 전만으로 가라앉는다. 이 움직임을 절대로 능동적으로 강화해서는 안 된다. 통증이 발생하면 운동을 중지한다.

8.12.3 엎드려 누운 자세에서 견인 자세잡기의 자가 운동

운동과정

▶ **그림 8.56** : 운동의 습득을 위해 환자는 구르지 않도록 안정시킨 균형 볼(balance ball) 위에 길게 눕는다. 다리를 볼의 한쪽에 늘어뜨리고 팔과 몸통은 균형을 잡기 위해 반대쪽으로 가져간다(▶ **그림 8.56**).

복부를 가볍게 볼에 밀어붙이는 것처럼 상상하면 허리부위의 척추세움근에 등척성 수축이 일어난다. 5~7초 유지하면 이완한다. 다리가 가라앉아 허리뼈가 견인된다. 환자가 긴장과 이완의 전환을 습득할 수 없는 경우, 자세잡기(positioning)를 몇 분 계속함으로써 이완이 작용한다.

자택에서는 소파의 등받이 등에 쿠션을 포개서 길게 누워 다리를 늘어뜨린다.

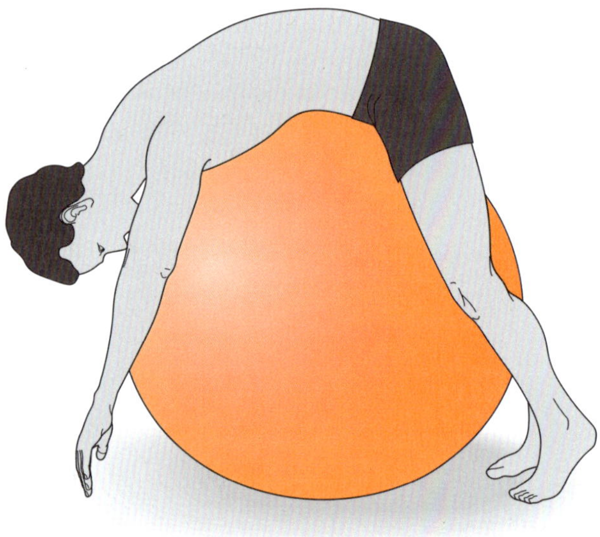

그림 8.56 큰 균형 볼(balance ball)에 길게 눕는 등등, 자택에서 견인 자세잡기를 나타내는 그림. [L106]

8.12.4 격렬한 통증과 활동성 통증유발점이 있는 경우 큰볼기근 · 작은볼기근 이완의 자가 운동

운동과정

▶ **그림 8.57** : 환자는 통증이 없는 쪽을 아래로 하여 옆으로 누운 자세가 되고, 엉덩관절과 무릎관절을 거의 직각으로 굽힌다. 아래쪽 손을 넓적다리 사이에 바짝 대고(뒤침) 맞서게 한(대립시킨) 엄지손가락을 앞쪽에서부터 위쪽 넓적다리에 붙인다. 이 엄지손가락으로 엉덩관절 굽힘 방향의 수축을 만져서 감지한다.

"무릎을 코로"라 상상하면 수축이 지나치게 강해지지 않는다. 5~7초 유지한다. 이완은 수축기의 2배 이상 시간을 필요로 한다.

실행적인 조언

통증이 없어도 반드시 반대쪽의 운동도 시행한다(누운 자세를 바꾼다). 게다가, 배꼽을 허리뼈로 움직이는 상상을 하여 배가로근과 뭇갈래근을 활동시키면 효과가 있다.

8.12.5 "끈으로 묶은 소포" — 허리부위의 척추세움근이 경직하여 있는 경우 자가 운동

운동과정

▶ **그림 8.58** : 환자는 엉치뼈와 골반 밑에 딱딱한 쿠션을 깔고 반듯이 누운 자세가 된다. 이것으로 허리뼈가 굽힘 위치로 예비 설정된다. 굽힌 다리를 양 팔로 껴안고 복부로 끌어당김으로써 이 굽힘을 안정시킨다("끈으로 묶는다"). 허리부위 척추세움근의 긴장에 따라서 굽힘의 강도를 조절한다.

이완의 준비로서 엉치뼈를 쿠션에 5~7초 바짝 댄다. 운동감각이나 운동경험이 적은 환자는 지지하는 팔에 대해서 무릎을 긴장시키면 좋다. 이완 후에 거듭 굽힘 위치로 움직이거나(연장하거나) 또는 몇 번인가 이완시켜도 연장하지 않는가는 경직이나 통증의 정도에 좌우된다. 그 후, 연장한 자세를 20초 이상 유지한다.

실행적인 조언

이 운동은 하위교차증후군에서 수동적 신장을 시행한 후에 특히 적합하다.

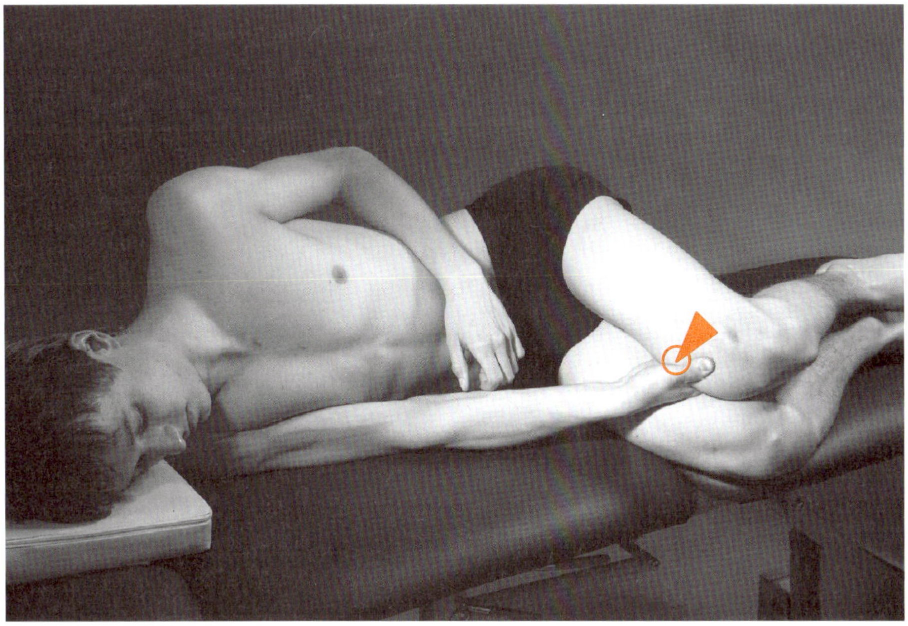

그림 8.57 큰허리근 · 작은허리근의 경직이 재발하는 경우 자가 운동(몸을 뒤척였을 때 야간의 통증이나 엉치뼈로 뻗치는 아침의 통증 등). [K325]

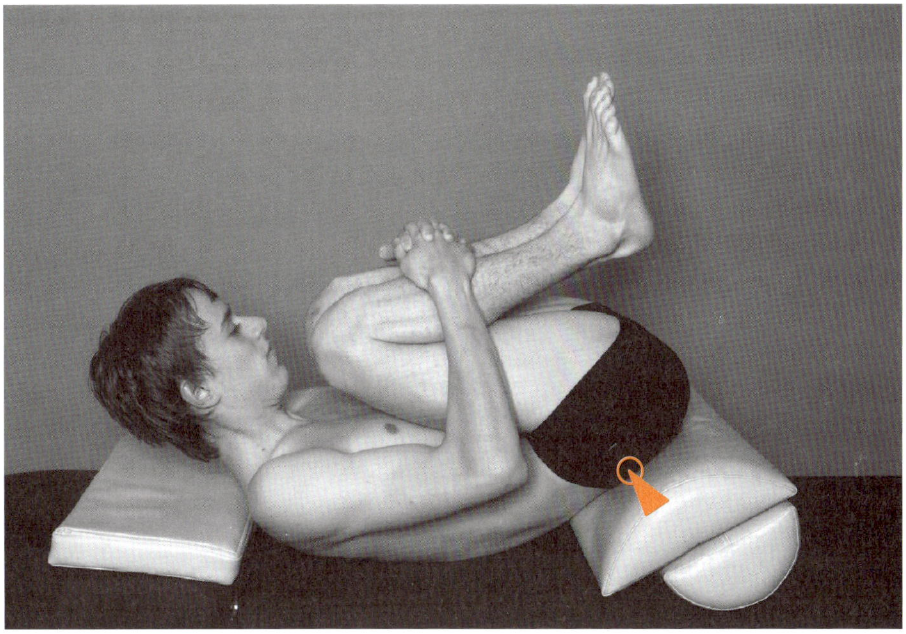

그림 8.58 등허리의 인대 · 근육 구조에서 치료로 얻어진 연장성을 유지하는 자가 운동.

8.12.6 엉덩관절의 굽힘 · 모음에 의한 작은볼기근 이완의 자가 운동

적응

궁둥구멍근과 속폐쇄근에서부터 연관통이 있고 보행동역학과 다리/골반 정역학이 통합하여 있지 않기 때문에 골반 비틀림이 재발한다.

운동과정

▶ **그림 8.59** : 지도를 받은 다음에 환자는 자택에서 반듯이 누운 자세로 운동을 한다. 오른다리를 굽힘 · 모음을 시켜서 긴장이 높아지는 곳까지 가져간다(통증을 동반하는 일이 있다). 무릎 가쪽에 왼손을 대고 네 손가락으로 미약한 등척성 수축에 대한 저항을 준다. 대개 비스듬히 향하는 수축이 된다(엉덩관절의 폄과 벌림을 조합한다). 5~7초 유지한 다음에 의식적으로 천천히 긴장을 풀고 약 15초 이완한다. 수축과 이완을 일정한 리듬으로 3~5회 반복한다. 이완된 반대방향(엉덩관절의 굽힘 · 모음 방향)으로 다리가 중력으로 가라앉지 않는 경우에만 수축 후의 다리를 점진적으로 설정방향으로 유도한다.

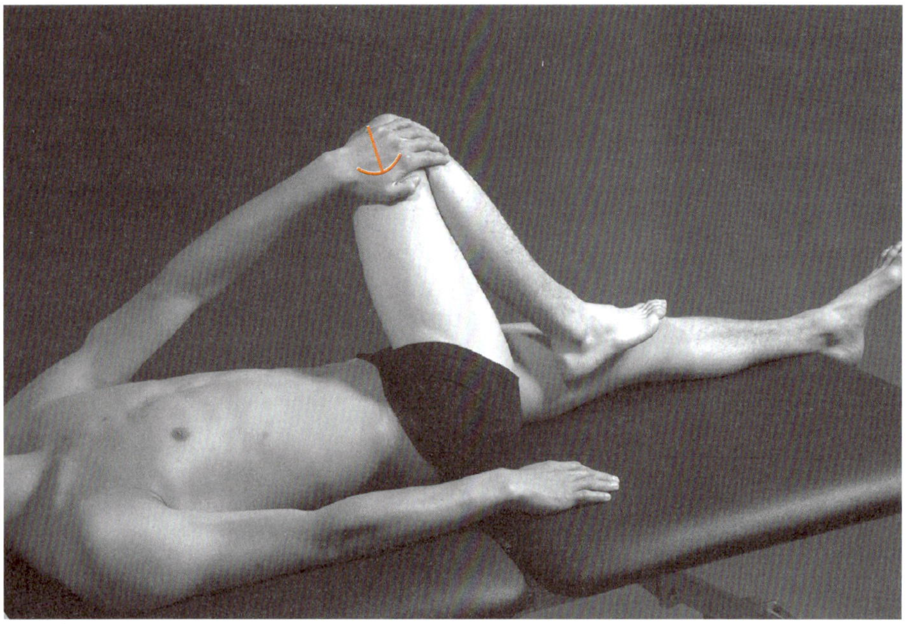

그림 8.59 굽힘 모음위치의 PIR로 얻어진 연장성을 유지하는 자가 운동. [K325]

8.12.7 꼬리뼈 통증이 있는 경우의 자가 운동

적응

큰볼기근과 골반바닥근군의 경직이 재발한다.

운동과정

▶ **그림 8.60** : 엎드려 누운 자세에서 치료를 받은 다음에 (▶ 8.11.5항), 환자는 자기 자신이 운동을 시행한다. 양손을 좌 · 우 볼기부분의 안 아래쪽에 대고 손가락 끝을 항문틈새(둔열, anal cleft)로 향해서 약간 가쪽으로 당긴다.

이 시작 자세에서부터 볼기부위를(손가락 끝에 대해서) 매우 가볍게 수축시키고 골반바닥을 약간 끌어들인다. 5~7초 유지한 다음에 볼기부위의 연부가 "넓어져 흐르는" 이미지로 이완시킨다. 환자가 이 수축 · 이완을 느끼면 반듯이 누운 자세에서 이 운동을 시행할 수 있다. 이것에는 다리를 세우거나 무릎 밑에 원통형 쿠션을 넣는다. 이 자세 쪽이 등쪽의 근육군이 이완한다.

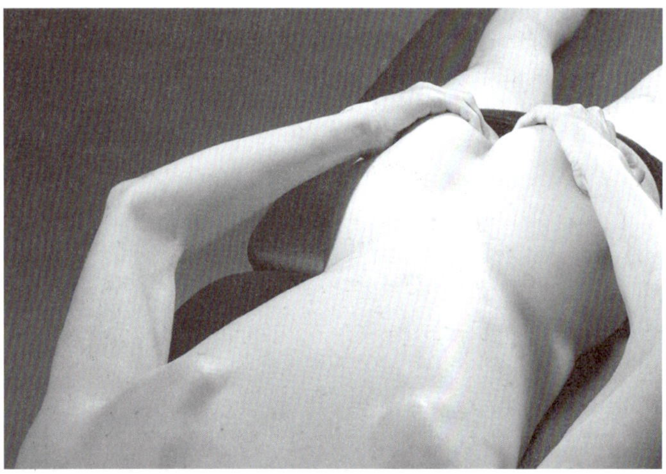

그림 8.60 이 자세에서 통증이 있는 꼬리뼈에 부착하는 근육의 이완을 습득한다. [K325]

8.12.8 옆으로 누운 자세에서 엉치엉덩관절 탄력성의 자가 운동

적응

다리이음뼈의 경직이 재발하여 엉치엉덩관절에 자극이 있다.

운동과정

▶ **그림 8.61** : 오른쪽 엉치엉덩관절의 자가 운동을 하려면 왼쪽 옆으로 누운 자세가 된다. 아래쪽 다리는 가볍게 굽히고 위쪽은 비교적 강하게 굽혀 무릎을 쿠션에 올려놓고 지지한다. 오른손을 위쪽(가쪽)에서부터 볼기뼈 위모서리, 위앞엉덩뼈가시 주변에 댄다. 왼손은 앞 아래쪽에서부터 오른손에 포개고 엄지손가락과 집게손가락으로 오른쪽 손목관절을 잡는다.

왼손으로 오른손을 당기고 위앞엉덩뼈가시를 안 앞쪽으로 누르는 압력을 율동적으로 높인 다음에 완전히 이완시킨다. 치료사는 엉치뼈에서 긴장과정을 체크한다. 긴장의 전환이 엉치뼈에 바르게 전달되어 있으면 이 운동을 자택에서 시행할 수 있다. 근육성 장애가 심한 경우에는 준비로서 볼기근을 5~7초 수축시키는 것을 상상한 다음에 이완함으로써(▶ 8.12.7항과 같다) 반복적 가동화가 가능해진다.

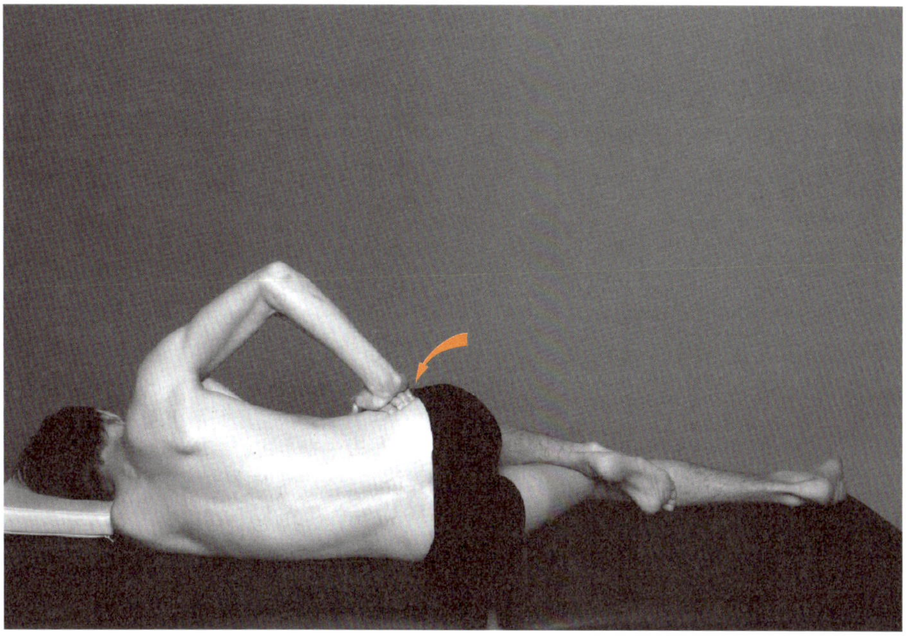

그림 8.61 옆으로 누운 자세에서 오른쪽 엉치엉덩관절의 자가 운동(엉덩뼈의 안쪽회전). [K325]

8.12.9 등척성 수축 후 이완에 의한 옆으로 누운 자세의 허리뼈 앞굽힘의 자가 운동

적응

이 기법은 허리뼈의 앞굽힘성을 향상시키고 허리부위의 척추세움근을 이완시킨다. **통증을 동반하는 척추사이의 경직 완화**에 특히, 적합하다(가시돌기사이 관절형성증 등).

운동과정

▶ **그림 8.62** : 환자는 치료사의 지도와 체크 하에서 운동을 습득한다. 오른쪽 옆으로 누운 자세가 되고 골반을 어깨보다도 치료대 끝에 바싹 대고 머리를 쿠션에 올려놓는다. 아래쪽 무릎과 엉덩관절을 약간 굽힌다. 위쪽의 엉덩관절은 골반이 함께 움직여 허리뼈가 뒤쪽으로 둥글게 될 때까지 굽힌다. 동시에 무릎을 치료대에서부터 내리고 치료의 설정과 마찬가지로(▶ 8.9.2항) 골반을 앞쪽으로 기울여 넓적다리를 치료대 끝에 대어 지지한다.

위쪽의 팔을 굽히고 손을 흉부 쪽에 놓는다. 아래쪽 어깨를 약간 앞쪽 · 발쪽으로 돌출시켜 척추의 앞굽힘과 옆굽힘을 강화한다. 상체는 뒤쪽 회전을 한다. 머리는 굽힌 채로 쿠션에 올려놓는다(회전하지 않는다). 이것이 운동의 시작 자세가 된다. 시선은 앞쪽으로 향하고 수축 · 이완할 때도 그대로 유지한다.

이 운동에서는 무릎의 무게를 이용한다. 환자는 다리를 움직이지 않고 약간 구부린 무릎을 뒤로 당기는 것을 상상한다. 7초 유지한 다음에 긴장을 풀면, 무릎이 약간 가라앉는다. 골반과 척추

8

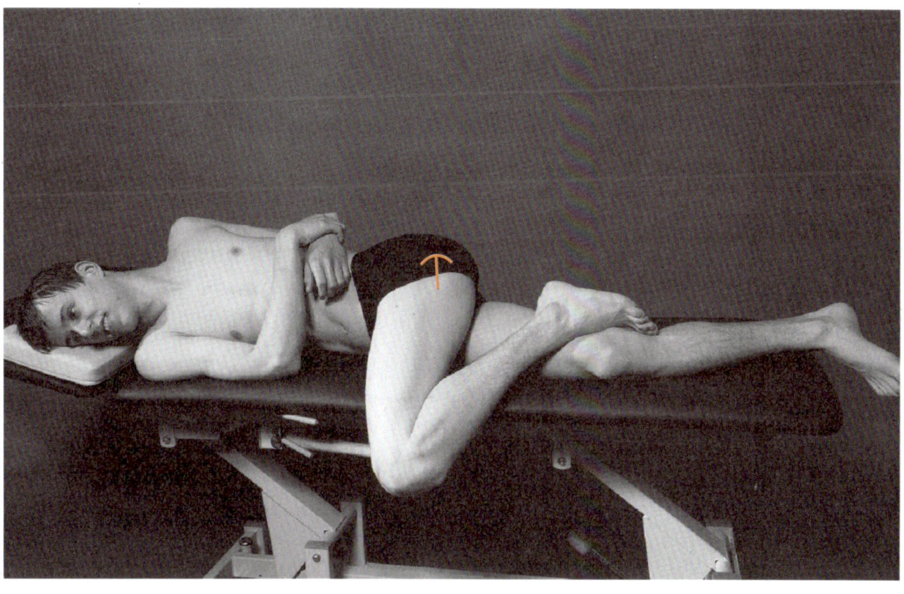

그림 8.62 등척성 수축 후 이완을 사용한 허리뼈 앞굽힘의 자가 운동 (여기서는 항중력 이완: AGR). 수축기는 내린 무릎을 중력에 대항해서 가볍게 되돌리고(그림의 화살표) 7초 후에 긴장을 푼다. [K325]

를 이 움직임에 따르게 하여 앞굽힘을 강화한다.

8.12.10 등척성 수축 후 이완에 의한 옆으로 누운 자세에서 회전의 자가 운동

적응

허리 · 골반 · 다리의 정역학에서 근육근막이 통합되어 있지 않은 경우, 등허리 이행부의 회전 장애가 재발하는 일이 많다. 근육의 안정이 충분하지 않은 동안은 이 자가 운동이 필요하게 된다.

자가 운동

▶ **그림 8.63** : 시작 자세는 옆으로 누운 자세에서 중간위치이다. 시작 자세에서 위쪽 팔을 굽혀서 흉부 쪽에 대는 것이 중요하다

환자는 치료사의 지도와 체크에 따라서 긴장의 설정을 습득한다. 자가 운동에는 반드시 위쪽에서부터 시작한다. 시선을 천장으로 향해서 약간 뒤쪽까지 가져가고 머리도 그 움직임에 맞춘다. 팔이음뼈도 함께 내려간다. 치료사가 재발한 분절을 촉진함으로써 어느 정도 움직이는가를 유도한다. 위쪽 무릎을 굽혀서 치료대에 붙이고 다리이음뼈는 조금 앞쪽으로 돌린다. 앞쪽에 둔 무릎에 아래쪽 손을 댄다.

8

천천히 숨을 들이쉬면서 환자는 무릎을 매우 가볍게 손으로 누른다(▶ **그림 8.63a**). 누른 압력을 풀고 조용히 숨을 내쉰다. 무릎은 치료대를 향해서 가라앉기 때문에 거기서 유지한다. 시선은 뒤쪽으로 향한 채로이다. 긴장이 완화함으로써 상체가 더욱 뒤쪽으로 가라앉는다(▶ **그림 8.63b**).

실행적인 조언

환자가 재발한 분절에 초점을 맞춰서 위쪽에서부터 긴장시키고 아래쪽에서부터는 능동적으로 수축을 하게 되면 자택에서 운동이 가능하다. 자가 운동에서 정확히 분절을 설정하는 것은 어렵기 때문에 자기 가동화(self-mobilization)라는 말은 사용하지 않는다.

8.12.11 자세에 의한 근육연결의 활성화를 촉진하는 자가 운동

적응

근골격계의 기능장애 모두에서 가장 많은 원인은 근육근막이 불균형으로 되어있고, 자세와 호흡의 정역학 · 동역학의 감각운동이 통합되어 있지 않다는 것이다. 따라서 다음의 자가 운동은 각각의 자가 운동 프로그램에 표준훈련으로서 특정 연구대상 운동이 이에 포함되어야 한다.

운동과정(▶ 그림 8.64)

1단계 : 반듯이 누운 자세에서 다리를 세우고 양 발을 치료대에 밀어붙인다. 발꿈치와 발허리발가락관절(중족지절관절)

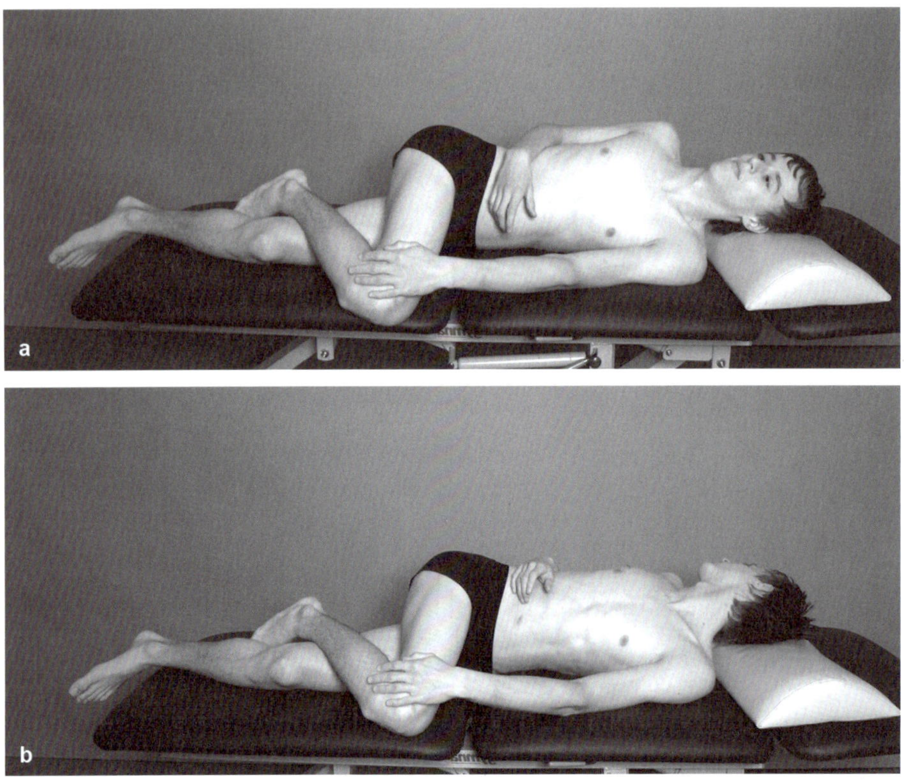

그림 8.63 허리뼈의 반복성 오른쪽 옆굽힘 장애를 중간위치에서 가동화하는 자가 운동.
a) 무릎을 움직이지 않고 손으로 꽉 눌러서 긴장을 설정한다.
b) 이완기. 무릎은 치료대에 올려놓은 채로 상체는 시선과 함께 오른쪽 회전을 한다.
[K325]

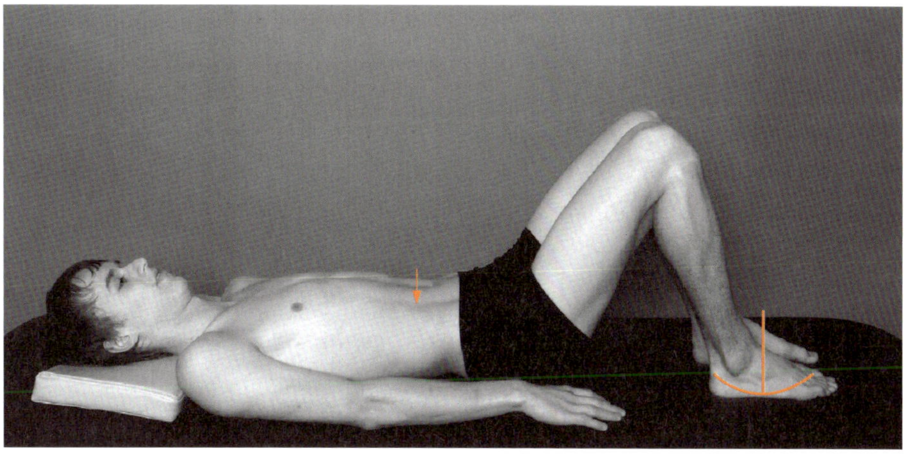

그림 8.64 다리를 세운 반듯이 누운 자세에서 몸통 · 골반의 안정근을 활성화시키는 자가 운동. [K325]

(특히 엄지발가락)을 의식하여 붙인다. 협응하여 활성화하고 골반이 움직이지 않게 된다. 활성화의 자극이 연동하여 있으면 척추 전체에 폄의 자극(직립)이 전달된다.

2단계 : 배가로근을 수축시킨다. 이것에는 배꼽을 신중하게 3~5㎜, 허리뼈 쪽으로 가까이 끌어당기는 것을 상상한다("복근을 끌어들이는" 것은 아니다). 게다가 좋은 것은 위앞엉덩뼈가시를 "전조등처럼 천장으로 향하게 하는" 것을 상상한다. 여기서도 골반에 움직임이 생겨서는 안 된다. 복부가 죄이는 것이 관찰되고 허리부위에 긴장을 촉진할 수 있다. 이 긴장을 10~20초 유지한 다음에 푼다. 마찬가지로 10~20초 쉰 다음에 운동을 몇 번인가 반복한다.

단계 : 누운 자세에서 운동을 습득하였으면 앉은 자세나 선 자세에서 시행한다.

실행적인 조언

앉은 자세나 선 자세에서 운동은 일상의 자세의 필요한 조건으로 적합하다. 게다가 이것은 식탁, 책상, 전철, 자동차, 극장 등에서 항상 필요하다.

8

임 상 사 례

34세 남성. 작업에서는 컴퓨터 앞에 앉아있는 일이 많다. 취미는 트라이애슬론(triathlon)과 클라리넷이다. 아래의 통증을 호소하고 있다.

- 사이클링(cycling) 훈련 때 왼쪽에 반복성 아킬레스힘줄 통증이 있다.
- 3주일 전부터 비교적 오래 잠을 잔 후에 어깨뼈 사이에 통증이 있다.
- 기상 시 통증(옆쪽, 귀의 위쪽)이 있다. 최근 몇 개월은 훈련시간이 줄어있기 때문에 별로 수영을 하지 않았다.

방향성을 결정하는 포괄적 검사로부터의 소견

▶ 표 8.7에 **선 자세**의 검사결과를 기재하였다.

▶ 표 8.8에 **앉은 자세**의 검사결과를 기재하였다.

표 8.7 선 자세의 검사

검사형식	소견			검사형식	소견		
표층 촉진	긴장항진 : 목뼈의 척추옆, 목뼈 · 등뼈 이행부, 왼쪽 볼기부위 · 장딴지 영역			호흡운동의 촉진	정상		
허리뼈/등뼈 (능동운동)	대칭	우	좌	골반점의 촉진	대칭	우	좌
앞굽힘	√			엉덩뼈능선	√		
뒤굽힘	√			위뒤엉덩뼈가시	√		
옆굽힘			이상 있음	위앞엉덩뼈가시	√		
초기 공동운동			없음	초기 선행			+
말기 공동운동			없음	선행현상			+

표 8.8 앉은 자세의 검사

검사형식	소견			검사형식	소견		
등뼈의 능동적 회전	대칭	우	좌		대칭	우	좌
좌 · 우 비교	√			초기 선행		음성	
회전분절		T7/8	T7/8	팔의 가쪽회전 (동시에 팔을 굽힘)		√	√
목뼈/머리관절/목뼈 · 등뼈 이행부							
능동적 앞굽힘	√						
수동적 최종 탄력성	목덜미인대의 단축						
회전(중간위치)	√						
특수한 긴장현상							
• "비튼 옆굽힘"	√			목뿔뼈의 긴장 촉진	√		
• 중간위치의 옆굽힘	√			목근막의 긴장 "비스듬한 뒤굽힘"	√		
• "비스듬한 앞굽힘"			+				

▶그림 8.65와 ▶표 8.9에 누운 자세의 검사결과를 기재하였다.

표 8.9 누운 자세의 검사

검사형식	소견		
등뼈/갈비뼈의 가동성	대칭	우	좌
엎드려 누운 자세의 호흡파동	앞굽힘(들숨) T9~T7		
흉부의 대칭성			높다
방향성을 결정하는 확장검사			
호흡의 상동성 (stereotype) (▶7.10.4항)			
반듯이 누운 자세의 관찰	약간 어깨호흡		
구심로 강화와 비교	Sachse법으로 개선		

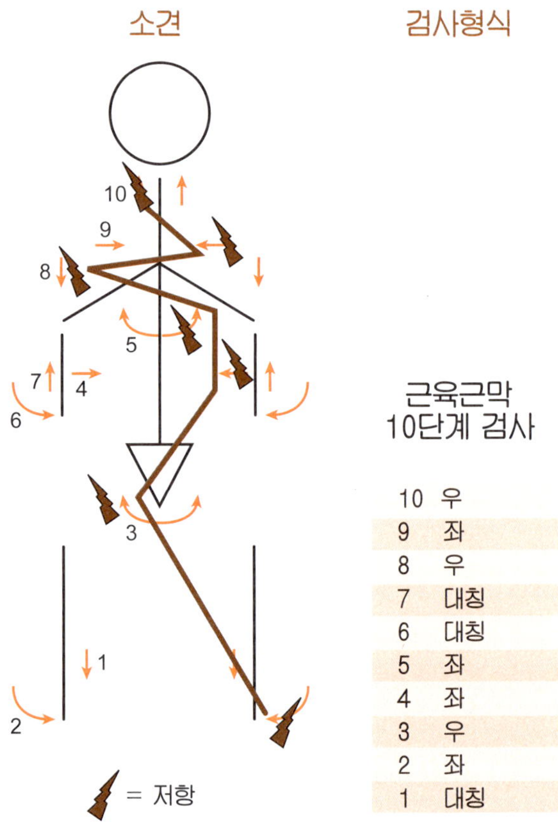

그림 8.65 근육근막 10단계 검사와 소견. [L106]

소견의 평가 (▶표 8.10)

표 8.10 문진결과와 아울러서 방향성을 결정하는 포괄적 검사소견을 평가

소견	평가
자세성 긴장이 비교적 균형 잡혀 있다.	등뼈 · 허리뼈 이행부/가로막 영역의 한쪽에 부하 (10단계 검사를 참조할 것)
• 초기 공동운동이 없다. • T/L의 회전이 T6/7에 이동하여 있다.	등뼈 · 허리뼈 이행부에 가동범위 제한의 의심이 있다.
• 몸통회전이 머리 쪽으로 이동 (T6/7) • 등뼈의 굽힘장애 • 흉부가 비대칭, 가벼운 어깨호흡 • "비스듬한 앞굽힘"에서 비대칭	• 가로막 경직의 의심이 있다. 중부등뼈에 회전 · 굽힘의 가동범위 제한 • 목뼈 · 등뼈 이행부에 기능장애가 있다.
아침에 귀 위쪽에 통증이 있다.	목빗근에 경직과 TrP가 있다.

다음의 검사로 향한 추론 (▶표 8.11)

표 8.11 영역검사 또는 목표로 하는 검사를 향한 추론

다리, 골반, 허리뼈의 긴장현상	
• Gaymans 검사 • Patrick-Kubis 검사 • 굽힘 모음	• 좌 양성 • 좌 양성 • 우 양성
근육긴장의 촉진	경직 통증유발점
• 큰허리근 · 작은허리근 • 가로막 • 종아리세갈래근 • 목갈비근군 • 목빗근	• 우 • 좌 • 좌 〉 우 • 우 〉 좌 • 양쪽
분절검사 (척추의 핵심영역)	
• 등뼈 · 허리뼈 이행부 • 허리뼈 · 엉치뼈 이행부 • 중부등뼈 • 목뼈 · 등뼈 이행부, 상부갈비뼈	• 양쪽의 회전 • 왼쪽 엉치엉덩관절 • T9/10의 앞굽힘 • 목뼈 · 등뼈 이행부의 뒤굽힘, 오른쪽 회전 • 오른쪽의 제1갈비가로돌기관절, 왼쪽의 제2갈비가로돌기관절

기능진단(제1 잠정진단)

큰허리근 · 작은허리근 경직을 동반하는 등뼈 · 허리뼈 이행부의 기능장애에 의한 **머리 꼬리 쪽의 연쇄반응** — 아킬레스힘줄 통증.

가로막 경직을 통한 꼬리 머리 쪽의 연쇄반응, 등뼈의 기능장애로부터 목뼈 · 등뼈 이행부의 기능장애 — 주로 관절에서 전달되는 머리 · 얼굴통증증후군.

초기치료의 처치 (▶표 8.12)

표 8.12 초기치료

소견	요법	효과 체크
• T/L의 가동범위 제한 • 양쪽의 회전 • 오른쪽 큰허리근 · 작은허리근 경직	• **큰허리근 · 작은허리근을 활성화하여 T/L을 가동화한다** (▶ 9.4.6항) 오른쪽 회전부터 시작한다(왼쪽 허리근은 경직하여 있지 않다!). 그 후, 왼쪽 회전 (오른쪽의 경직된 허리근에 통증을 일으키지 않고 시행할 수 있는 경우) • **잔존하는 가동범위 제한의 도수조작** : 오른쪽 옆으로 누운 자세에서 허리뼈를 중간위치에서 잠금 (locking)	가로막의 긴장을 체크한다 → 대칭화
T9/10 앞굽힘의 가동범위 제한	• **임펄스를 사용한 도수조작.** 허리근육과 가로막의 반사성 근육긴장이 T/L의 기법으로 바로 완화되고 있는 경우 • **또는 옆으로 누운 자세에서 호흡을 유도하는 가동화** (▶ 9.4.3항)	머리 쪽으로 연쇄반응을 체크해도 목갈비근과 목빗근의 긴장에 변화가 없다. TrP는 없다.
C7/T11 뒤굽힘의 가동범위 제한, 오른쪽 회전	• 앉은 자세에서 "펌프의 손잡이"를 사용한 가동화 (하부의 어깨뼈 고정근을 활성화시킨다) ▶10.3.2항 • **평의 장벽에서 팔을 올려 회전의 가동화** (가슴근 · 빗장밑근 연쇄의 PIR, ▶ 9.4.7항) (어느 기법도 팔이음뼈근군의 협응조절을 가동화하고 개선한다. 반드시 양쪽을 시행할 것!)	"비스듬한 앞굽힘"의 긴장현상을 체크 : 비대칭이 지속한다.
오른쪽의 제1 갈비가로돌기 관절, 왼쪽의 제2 갈비가로돌기 관절	**앉은 자세에서 반복적으로 목갈비근을 수축시키는 가동화** (▶ 9.6.2항) • 효과 : 오른쪽 목갈비근의 가동화와 활성화 후의 억제, 왼쪽 길항근 억제 • **반듯이 누운 자세에서 도수 조작을 시행하기 쉽게 한다.**	호흡 정형화의 체크 → 어깨호흡이 더욱 가벼운 정도로.
상동성 어깨호흡	"Sachse법"에 의해서 치료가 끝난 핵심영역과 근육을 **재통합**하고 호흡과 자세를 협응시킨다.	"Sachse법"의 자가 운동을 지도한다.

14일 후의 재진 — 소견 체크 (▶표 8.13)

표 8.13 14일 후의 소견 체크

현 상황의 통증에 대한 상세	발꿈치에 통증이 있다. 흉부, 어깨, 머리의 통증은 관찰할 수 없게 되어있다.
근육근막 10단계 검사의 **변화**	2(다리)와 3(골반)에서 왼쪽 4(흉곽하구)에서 오른쪽 5(흉곽상구)에서 왼쪽
허리뼈/등뼈	
앞굽힘	왼쪽으로 선행현상
옆굽힘	왼쪽의 말기 공동운동이 없다.
Patrick–Kubis 검사	왼쪽이 양성
굽힘 모음	오른쪽이 양성
목표로 하는 골반/허리뼈 검사	왼쪽 엉치엉덩관절에 가동범위 제한

기능진단 (제2 잠정진단, ▶표 8.14)

보행동역학(입각기)의 감각운동장애와 골반 비틀림

표 8.14 기능진단

소견	요법	효과 체크
골반 비틀림	다리이음뼈의 이완 (▶ 8.10.6항)	• Patrick–Kubis 검사에서 대칭 • 굽힘 모음에서 대칭
왼쪽 엉치엉덩관절에서 탄력성 장애가 남아있다.	엉치뼈 기법에서 가동화 / 도수조작 (▶ 8.10.2항)	선 자세의 옆굽힘 : 옆굽힘 공동운동이 조화
보행동역학의 협응운동	Janda에 의한 고유수용성 감각운동촉진법 (PSF) 등 (▶8.12.11항)	

재발 예방에 대한 조언 : 수영훈련을 트라이애슬론의 다른 2종목과 같은 비율로 시행한다. 사무계통의 일은 충분한 인자로서 주의한다.

요약

초기 소견 : 근육근막 10단계 검사에서 보상부전의 영역(등뼈 · 허리뼈 이행부)을 나타내고 있다. 이 보상부전 영역을 고려하여 각 영역의 운동 · 긴장 소견을 보면, 꼬리머리 쪽의 연쇄(등뼈, 목뼈 · 등뼈 이행부, 상부갈비뼈, 목의 굽힘근)라 생각된다.

꼬리 쪽의 소견은 독립된 기원(genesis)이라 생각된다.

이상의 고찰에 의해 **요법을 결정**하였다(**제1 잠정진단**).

- 등뼈 · 허리뼈 이행부를 치료한다. 머리 쪽으로 연쇄에 의한 소견이 남는다.
- 긴장징후의 반사성 변화에 따라서 단계적으로 진행시킨다.
  - 기능연쇄의 근육긴장에 가동화
  - 분절에 한정된 약간의 근육긴장에 도수조작

재진할 때 **소견 체크** : 치료한 영역에 재발은 없다. 이것으로 제1 잠정진단이 증명되었다.

꼬리 쪽에 남은 기능장애에 골반과 허리뼈가 **순응**하였기 때문에 **제2 잠정진단**으로 요법을 계획하였다.

- 골반 비틀림을 치료한다.
- 몸통과 골반의 안정에 주의한 다음에 보행동역학의 협응운동 개선을 지도한다.

환자의 협력태세로부터 생각할 수 있는 **예후** : 기능의 개선은 빠르다. 재진의 필요는 없다.

8

제 9 장

9 흉부 · 등뼈의 검사와 치료

Untersuchung und Behandlung des Thorax und der Brustwirbelsäule

9.1 기능해부학에 대한 머리말

Vorbemerkungen zur funktionellen Anatomie

갈비뼈, 척추, 복장뼈(흉골)가 결합하여 바구니와 같은 가슴우리(흉곽)의 구조를 만들고 있다. 앞쪽은 복장뼈로 안정되어 있다. 등쪽은 등뼈(흉추)가 관여하여 움직일 수 있게 한다. 갈비뼈는 다양한 인대로 연결되어 있다. 이것에 의해서 조직을 보호하면서 긴 지레의 팔로서 팔을 움직이거나 움직임을 제한할 수 있다. 등뼈와 흉부는 몸통의 움직임을 안정시키는 중추이다. 상 · 하의 부위와 팔은 흉부와 연결로 움직인다.

제1~7갈비뼈는 앞 끝부분이 연골로 되어있고 확고하게 탄력적으로 복장뼈와 결합하여 상 · 하로 나란히 줄지어 있다. 따라서 등뼈의 가동성은 크게 제한된다. 제8~10갈비뼈는 연골의 갈비활(늑골궁)을 통해 간접적으로 복장뼈와 연결되어 있다. 하위로 향할수록 등뼈의 운동은 억제되지 않게 된다. 제11 · 12갈비뼈는 짧고 복벽의 등 · 가쪽의 조직 내에서 끝난다. 등뼈 하위 3개의 운동분절은 갈비뼈에 의해서 거의 움직임이 억제되지 않기 때문에 가장 회전력이 높다. 그러나 몸통을 억제하여 회전시킬 때는 허리뼈를 포함한 모든 분절이 동등하게 관여한다.

9.1.1 등뼈의 해부학적 특성과 운동

등뼈에는 12개의 척추와 이것에 속하는 운동 분절이 있고 척추에서 가장 긴 부위이다(▶ **그림 7.1**). 다른 부위보다도 척추사이원반의 두께가 얇고(척추뼈몸통과 비율은 1 : 5) 대부분의 분절에서 가동성이 낮다. 가시돌기는 길고 비스듬히 아래쪽으로 향해 있다. 촉진하기 쉬운 그 끝은 하나의 하위척추와 같은 높이에 있다. 관절은 척추세움근의 심층에 있다. 관절틈새는 대략 이마면에 위치하고 약간 앞쪽으로 기울어 있다. 척추뼈몸통 윗면에 대한 경사각도는 T12에서 80°, T1에서 60°이다. 경사는 하위에서부터 상위로 향해 커지고 목뼈의 상태로 접근해간다. 관절틈새는 앞쪽으로 열린 척추뼈고리(척추궁)의 위쪽에 위치한다. 관절틈새 등쪽의 열림은 T2~T11에서 약 220°가 된다. 이 관절의 배치에 의해서 온갖 운동방향이 가능해지고 배 쪽으로 향하는 전단력(shearing force)만이 억제된다.

각각의 기능 특징에 따라서 등뼈는 3개 부위로 나눌 수 있다.

목뼈에서부터 등뼈에의 이행부에서는 몇 개의 분절이 뻗어있음으로써 기능이 변화한다. 상부 등뼈가 회전하는 것은 목뼈가 회전운동을 한 경우뿐이고 T3 주변까지 전달된다. 이 부위는 **목뼈 · 등뼈 이행부**라고도 불린다.

팔이음뼈 운동의 힘은 주로 T6까지의 **상부 등뼈**에 영향을 준다. 이것에 의해서 목뼈의 운동부하가 상부 등뼈까지 분산된다.

중부등뼈(T4~T9)는 복장뼈와 연결되어 있음으로써 흉곽의 "바구니"로서 특징을 가장 강력하게 나타내고 있다. 척추분절의 기능장애는 이 부위에서는 분절에 걸쳐서 일어나는 경우가 많다. 이때는 내장–척추의 반사성 반응을 항상 의심하는 것이 좋다.

등뼈에서부터 허리뼈의 기능동작은 급격히 전환된다. 이행척추는 대개 T12, 드물게 L1이다. 이 척추의 관절은 머리 쪽이 등뼈의 형상을 하고 꼬리 쪽이 허리뼈의 형상을 하고 있다. 많은 경우, 분절 T12/L1은 허리뼈의 움직임을 한다. 이 부위는 등뼈 · 허리뼈 이행부라고도 불린다.

각 등뼈분절의 최대 가동범위에 대한 검사는 아직 알려져 있지 않다. **앞굽힘 · 뒤굽힘**의 총계는 Kapandji의 서술에서는 70°로 산출되어 있다. 하부 등뼈에는 허리뼈의 폄 운동이 전달되지만, 굽힘은 별로 관찰되지 않는다. 임상검사에서는 T1에서부터 아래쪽으로 갈수록 가동범위가 감소하고 T6~T8에서 최소가 되는 것을 만져서 감지할 수 있다. 가동범위는 그 다음에 커지고 T12에서 최대가 되며 제1허리뼈 분절에서 급격히 작아진다. 이것에 의해서 이행분절을 임상적으로 식별할 수 있다.

등뼈의 회전 가동성은 합계하여 35°라 한다. 옆굽힘의 공동운동을 동반하는 몸통 회전에서는 하부 등뼈와 허리뼈가 조화하여 호를 그린다. 보행 중의 회전운동을 분절단위로 측정하면, 가장 회전범위가 큰 것은 T7~T12의 영역이다. 마찬가지로 임상검사에서도 하부 등뼈의 회전이 최대라는 것을 알 수 있다. 다만, 보행 시에는 옆굽힘을 동반하는 공동운동을 측정하고 있기 때문에,

이것이 최대 회전이라고는 말할 수 없을 것이다. 몸통 전체의 회전 가동성은 젊은 성인에서 각각의 쪽에 60~80°이다. 고령으로 신체가 굳어져 있으면 30~40°까지 저하하는 일이 있다.

등뼈의 옆굽힘 운동은 전체에서 각각의 쪽에 20°라 한다. 따라서 긴 등뼈가 옆굽힘 때 그리는 호는 단지 5개의 분절에서 같은 정도의 각도가 굽는 허리뼈보다 훨씬 완만해진다. 옆굽힘과 회전은 서로 공동운동의 관계에 있다. 허리뼈의 경우와 마찬가지로 옆굽힘 쪽의 관절면이 한데 모여들어 반대쪽 관절면이 떨어진다(▶ 8.9항).

수동적으로 설정한 옆굽힘에서는 상부와 중부의 등뼈 분절에서 호흡단계에 따라서 긴장이 전환되는 것이 관찰된다(▶ 9.7.4항).

9.1.2 흉곽의 해부학적 기능 특징과 운동

흉부의 운동은 아래의 힘으로 일어난다.

- 수동 구조의 탄력성으로 특정 정지 자세를 취한다.
- 근력이 흉곽을 변형시키면서 그 반발력을 억제하여 움직임을 초래한다. 근력은 영역, 흉부 전체 등 다양한 방향으로 작용한다.

12개의 등뼈에는 12쌍의 갈비뼈가 연결되어 있고 각 갈비뼈에는 관절이 2개 있다. 갈비가로돌기관절은 갈비뼈와 가로돌기를 연결한다. 제1 · 11 · 12갈비뼈의 뼈머리는 **갈비뼈머리관절**에서 같은 숫자의 척추뼈몸통과 결합하고 있다. 나머지 갈비뼈머리는 상위의 척추사이공간(추간강)에 붙고 상 · 하의 척추뼈몸통의 끝에서 각각 관절 결합하여 척추사이원반에 인대로 고정되어 있다. 이것에 의해서 갈비뼈머리관절은 2실로 나뉘어 있다. 갈비뼈의 운동축은 갈비뼈머리와 갈비가로돌기관절을 지난다. 이 축은 앞 안쪽에서부터 뒤 가쪽으로 비스듬히 뻗기 때문에 들숨 때 갈비뼈는 앞쪽으로 올라간다. 하부갈비뼈의 축은 별로 신연하지 않고 옆쪽으로 향해서 날개와 같은 움직임을 한다. 갈비뼈와 복장뼈의 결합(복장갈비연결)에는 관절은 없으나 틈새가 생기는 일이 있다. 이 영역의 통증은 근육근막이 원인인 경우가 가장 많다.

앞쪽의 흉벽근과 길항하여 작용하는 것이 어깨뼈 사이의 **근육군**이고 등뼈의 기립 시에 패드(pad)의 역할을 한다. 팔을 가쪽 회전하면 등뼈가 펴져 호흡에 영향을 준다.

흉부의 운동은 호흡의 구성요소의 일부이고 이제까지 서술해 온 등뼈의 움직임에 보조하여 시행된다. 어느 쪽의 움직임도 서로 조합되어 서로 영향을 준다. 따라서 호흡을 검사하려면, 몸통에 특정 시작 자세를 취하게 할 필요가 있다(▶ 9.6.2항). 흉부의 호흡운동은 들숨 때 흉곽을 확대하고 날숨 때 수축시킨다. 들숨 때는 흉벽의 근력으로 가로막이 안쪽으로 당겨져 복벽근군이 그것을 지지해야 한다. 흉부의 운동에는 호흡이 매우 중요하기 때문에 흉벽의 근육은 날숨근(호기근) · 들숨근(흡기근)으로도 분류된다.

흉곽은 들숨 때 옆쪽, 뒤쪽, 앞쪽으로 넓어진다. 위 1/2은 주로 앞 · 뒤로, 아래 1/2은 옆쪽으로 확대한다. 등뼈의 만곡이 완만하다면 호흡 시에 흉곽이 크게 확대하고 등뼈의 후만이 크면 흉곽의 가동성은 낮다고 생각된다. 흉부운동의 유형은 체위에 좌우된다. 엎드려 누운 자세에서는 들숨에 의한 확대로 등뼈가 더욱 후만(앞굽힘)한다. 방향성을 결정하는 가동성 검사("호흡파동")(▶ 7.6항)에서는 이것을 이용한다.

갈비뼈의 운동에서 바람직한 것은 운동이 대칭이고 갈비사이공간이 들숨 때 넓어지고 날숨 때 좁아지는 것이다. 갈비뼈 가동성의 검사법은 이것을 기초로 하여 만들어져 있다. 명백한 척추측만증에서는 대칭이 되지 않는다.

9.1.3 인접부위와 기능관계

허리뼈와 관계

등허리근막은 하부 등뼈와 허리뼈에서 매우 딱딱한 힘줄막판을 만들고 있다. 양 척추부위의 뒷부분과 함께 뼈섬유관을 형성하고 이 영역의 자소성(autochthonous) 등근육군이 효율적으로 작용하는 것을 돕는다.

허리뼈는 뒤굽힘 위치에서 등뼈보다도 가동성이 있다. 등뼈의 폄에 장애가 있으면 폄은 등뼈로 옮겨간다. 하부 등뼈가 전만을 한 중간자세로 되면, 허리뼈의 전만이 연장 또는 이동한다. 이것은 상부 복벽근군에 대해서 등허리의 척추세움근이 강한 경우에 발생한다. 호흡장애에도 관계한다(흉부의 어깨호흡).

하부갈비뼈는 아래뒤톱니근과 허리네모근을 통해 허리뼈와 연결되고 등뼈와 허리뼈의 기능관계를 중재한다.

호흡의 중심근육인 가로막은 흉부와 복부의 내장을 공간적으로 나누면서 이들 기능을 지지하여 연결할 수 있는 기관이 지나는 장으로도 되어 있다(동맥 · 정맥, 식도, 가슴림프관 [흉관; thoracic duct] 등의 림프관 등).

목뼈와 관계

목뼈의 운동은 상부 등뼈에 전달되고 호흡운동은 목뼈 · 등뼈 이행부에 영향을 준다. 호흡이 비효율적인 경우, 이 영향이 특히 관찰된다. 예를 들어, 흉부에서 어깨호흡이 시행되고 있으면 목갈비근에 의해서 제1 · 2 갈비뼈가 올라간다. 흉부에서부터 머리부위로 뻗는 근육도 움직임을 전달하지만, 이들은 목뼈의 정역학에도 중요한 근육이다. 이상으로부터, 목뼈, 등뼈, 갈비뼈, 호흡에 장애가 있을 때는 C2~T4의 영역에 항상 주목할 필요가 있다.

팔이음뼈와 관계

팔이음뼈나 팔과 관계를 만드는 것은 어깨의 근육군이다. 팔이음뼈근육은 팔과 어깨뼈를 연결하여 안정시킨다. 흉부는 팔이음뼈의 운동을 지지하는 이상적인 토대이다. 또한, 어깨뼈사이근육이 패드가 되어 등뼈를 기립시켜 흉부 앞쪽의 곡선을 만든다.

9.1.4 내장과 기능관계

척수뿌리의 영영에서 분절로 갈라져 있음으로써 근골격계와 내장은 신경생리학적으로 결부되어 있다. 구심성 자극에 대한 반응(반사성통증성질환징후)은 자극이 일어난 분절 내에서 발생한다. 내장으로부터의 반응성통증성질환징후의 위치는 그 신경지배와 일치하고 이것도 또한 분절로 갈라져 있다. 근골격계에서 내장의 반사성 반응의 분류는 Hansen과 Schliack이 실증적으로 요약하고 있다. ▶ **표 9.1**에는 흉부의 조직(피부, 근육, 골막, 척추분절)에서 반사성 반응을 나타내는 내장을 열거하고 있다.

Köberle는 폐색성 호흡기질환에서 주로 T7~T10에 기능장애를 발견하고 있다.

임상적인 조언

내장의 통증이나 장애가 국소나 원격 작용으로 일어나는 기능장애, 근골격계의 반사성통증성 징후와 관계하고 있는 경우는 모두 연쇄증후군이라 불린다.

표 9.1 내장질환에 의한 반사성 징후

내장	분절
심장	T3~T6
흉막	T3~T10
간/쓸개(간담)	T7~T9와 T11~L1 오른쪽
위	T4~T5와 T7~T8 왼쪽
십이지장	T4~T5와 T7~T8 오른쪽
콩팥	T10~T12

실행적인 조언

- 진단에서는 반응의 원인이 내장영역에 있는가, 근골격계에 있는가, 또는 양쪽인가를 반드시 판단한다.
- 진단에서는 우선 내장질환이 현존하는가, 나타나고 있는가를 해명하고 이것을 평가한 다음에 반사성 징후의 치료를 언제 시작하는가를 반드시 판단한다.

9.2 방향성을 결정하는 등뼈 · 갈비뼈의 영역검사

Regionale orientierende Untersuchung der BWS und der Rippen

포괄적 검사에서 아래의 징후가 나타난 경우에는 등뼈의 영역에서 방향성을 결정하는 확장검사를 시행한다.

- 보행과 앉은 자세에서 주된 회전이 하부 등뼈의 분절에서부터 머리 쪽으로 이동하고 있다(▶ 7.2.1항, ▶ 7.5.1항).
- 몸통의 옆굽힘 시, 한쪽 또는 양쪽에서 초기 공동운동이 관찰되지 않는다(▶ 7.4.2항).
- "비스듬한 앞굽힘"에서 긴장징후가 비대칭으로 또는 양쪽 모두에 높아진다(▶ 7.5.3항).
- 엎드려 누운 자세의 호흡파동(▶ 7.6항).
  - 들숨 때 등뼈가 움직이지 않고 굽힘 장애가 예상되고 날숨 때 가시돌기가 접근하지 않고 뒤굽힘 장애가 예상된다.
  - 몸통을 능동적으로 굽힘 · 뒤굽힘을 해도 마찬가지로 운동 억제가 관찰되었다(▶ 8.3.2항, ▶ 8.3.3항).
- 흉부에 비대칭의 인상이 있고 갈비뼈의 운동장애 가능성을 나타내고 있다(▶ 9.5.2항).
- 근육근막 10단계 검사에서 검사 3~5에 문제가 관찰된다. 검사 7~9가 비대칭인 경우도 등뼈의 힌트에 포함된다(▶ 7.7항).

임상적인 조언

척추의 연부조직 손상이나 구조질환이 의심될 때는 수동적 검사나 분절검사 전에 등척성 수축을 시행한다.

실행적인 조언

▶9.2.1~4항의 방향성을 결정하는 검사 모두에서 시작 자세는 치료대의 끝에 앉는 승마자세이다. 골반을 고정함으로써 움직임이 등뼈에 강하게 전달된다. 승마자세를 취할 수 없는 엉덩관절 질환의 환자는 다리를 좁히고 앉아서 무릎끼리를 밀어붙인다.

▶ **표 9.2**에 방향성을 결정하는 등뼈 · 갈비뼈의 영역검사를 요약하고 있다.

9

표 9.2 방향성을 결정하는 등뼈 · 갈비뼈의 영역검사

방향성을 결정하는 누운 자세와 선 자세의 영역검사	기능장애의 가능성이 있는 위치
등척성 통증검사	T3~T6
전체 방향에서 통증	안정성 상실의 가능성
하나/여러 방향에서 통증	통증을 동반하는 근육경직
앉은 자세의 몸통회전 검사*	T4~T5와 T7~T8 왼쪽
회전 가동성의 대칭성	등뼈 전체
회전 긴장의 대칭성	등뼈 전체
회전 분절	등뼈 · 허리뼈 이행부 또는 더 머리 쪽?
"비스듬한 앞굽힘"*	목뼈 · 등뼈 이행부
승마자세의 능동적 뒤굽힘	상부, 중부 및 하부 등뼈에 문제 있다.
승마자세의 앞굽힘, 능동적 및 수동적	상부, 중부 및 하부 등뼈에 문제 있다.
"엎드려 누운 자세의 호흡파동"*	
옆쪽에서부터 수평으로 관찰	올림 영역에 문제 있음 → 굽힘 장애의 의심, 아래쪽 이동영역에 문제 있음 → 폄 장애의 의심
머리 쪽 또는 꼬리 쪽에서부터 관찰	흉부가 비대칭
호흡 시 흉부운동의 좌 · 우 비교촉진	아래쪽 이동 장애인지 올림 장애인지를 감별
옆쪽에서부터 관찰	호흡유형
가로막 긴장의 촉진	• 없다/경직/통증을 동반하는 경직 • 대칭/비대칭
엎드려 누운 자세의 탄력성 검사	• **방향성을 나타내는 소견의 분절을 압축한다.** • 국소적 과다 가동성의 임상 감별

*로 표시한 검사는 방향성을 결정하는 포괄적 검사에 포함된다.

9

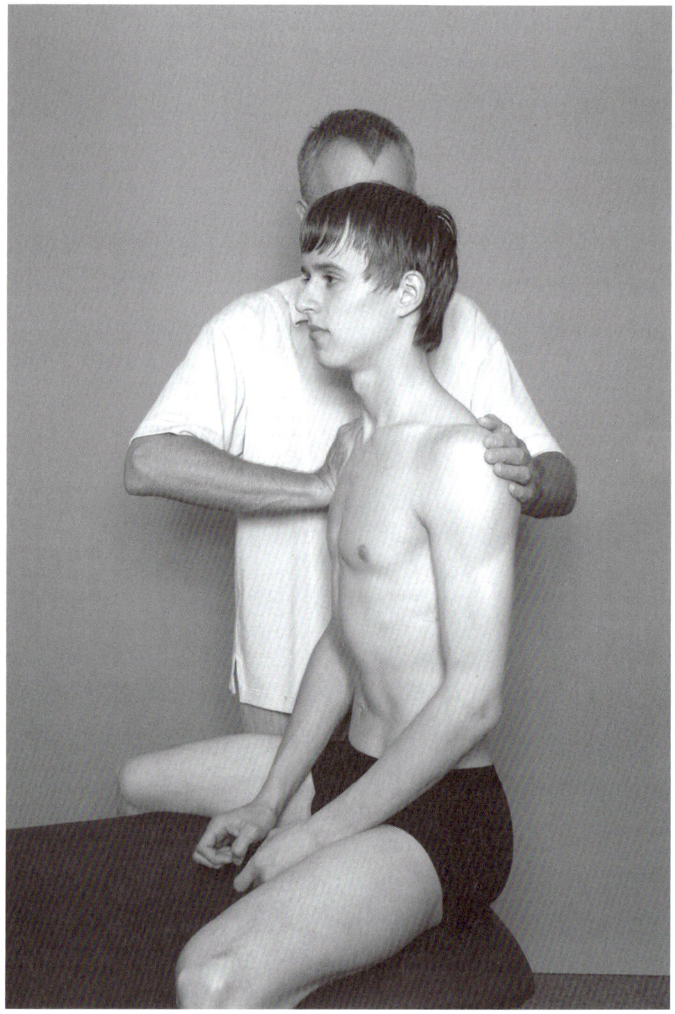

그림 9.1 저항에 대한 왼쪽 회전의 등척성 수축. [K325]

9.2.1 모든 운동방향에서 등척성 수축

회전방향에 대한 저항을 양 어깨에 동시에 가한다. 회전방향의 어깨에서는 뒤쪽에서부터 저항을 가하고 반대쪽에서는 앞쪽에서부터 저항을 가한다(▶ **그림 9.1**).

뒤굽힘 긴장에 대한 저항은 한쪽 손을 상흉부에 뒤쪽에서부터 대고 또 한쪽의 손으로 하부복장뼈를 지지하여 가한다(▶ **그림 9.2**).

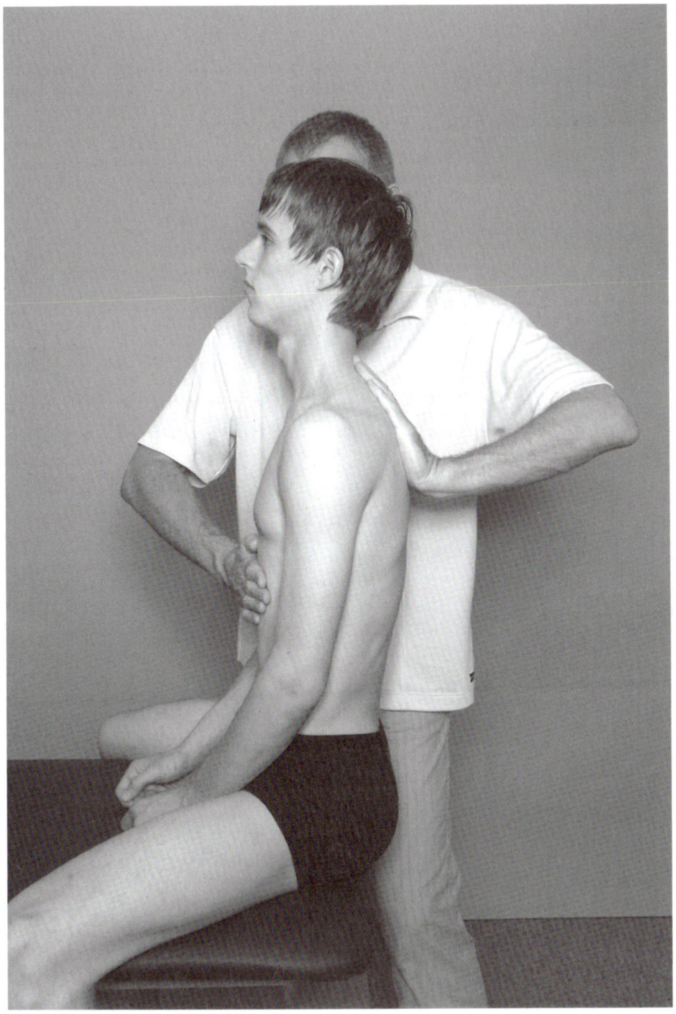

그림 9.2 저항에 대한 뒤굽힘의 등척성 수축. [K325]

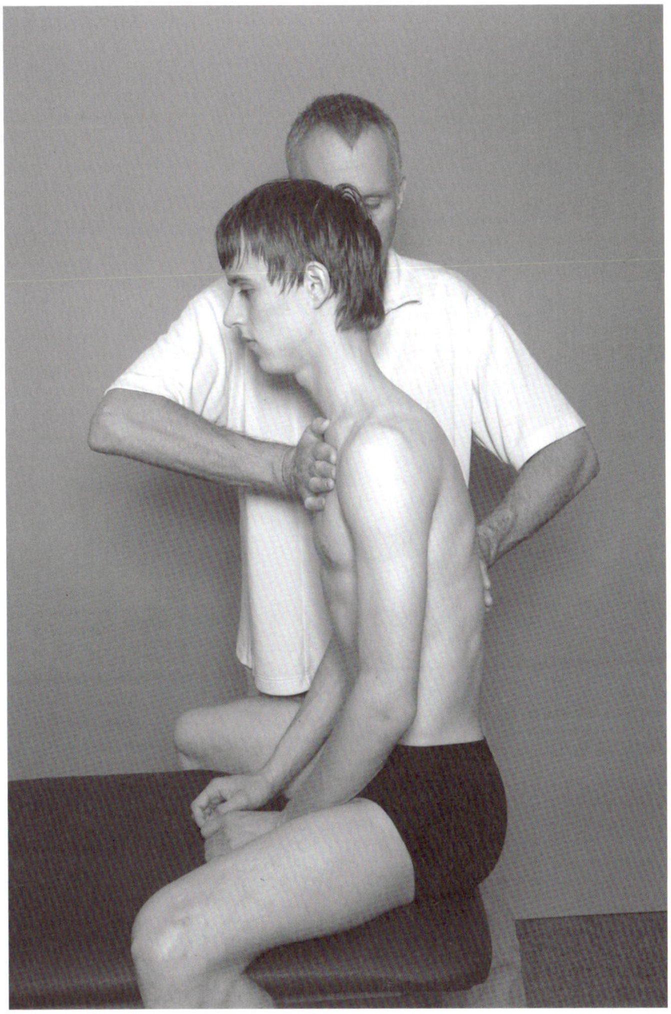

그림 9.3 저항에 대한 앞굽힘의 등척성 수축. [K325]

앞굽힘 검사에서는 한쪽 손을 상부복장뼈에 대고 또 한쪽의 손으로 하부 등뼈를 지지하여 저항을 가한다(▶ **그림 9.3**).

옆굽힘의 등척성 수축에는 한쪽 손을 옆굽힘 쪽의 어깨에 대고 또 한쪽의 손으로 엉덩뼈능선을 지지하여 저항을 가한다(▶ **그림 9.4**).

임상적인 조언

- 하나의 방향에서 통증이 있을 때는 그 방향에서 활성화하여 있는 근육을 나타낸다.
- (거의) 모든 방향에서 통증이 있을 때는 등뼈의 안정성이 없어져 있다는(골다공증에 의한 골절, 외상, 전위 등) 것을 나타내기 때문에 의사의 감별진단으로 반드시 해명한다!

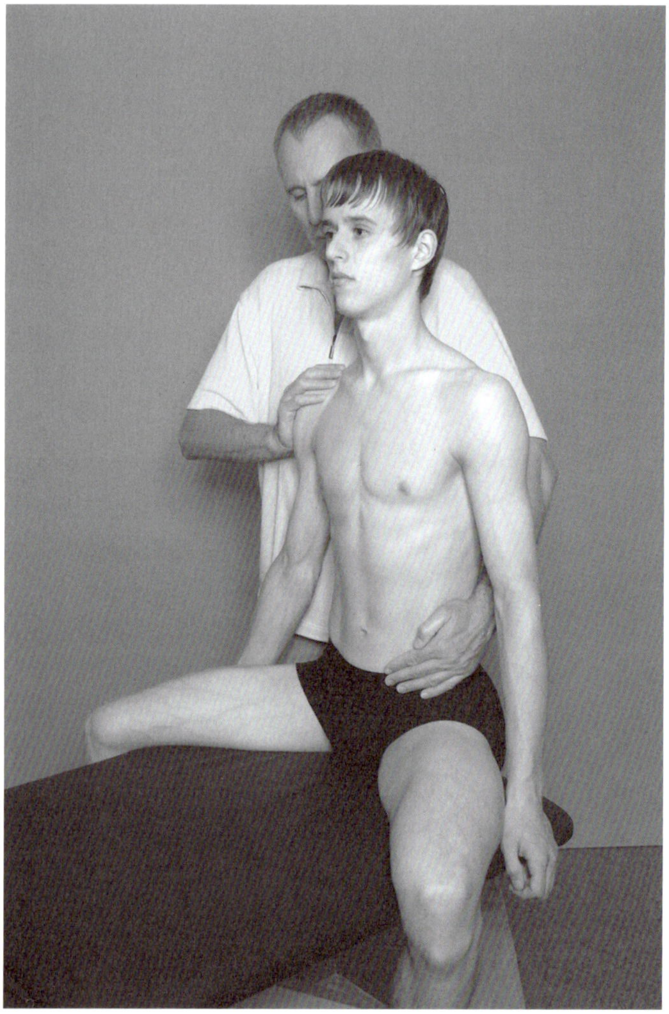

그림 9.4 저항에 대한 오른쪽 옆굽힘의 등척성 수축. [K325]

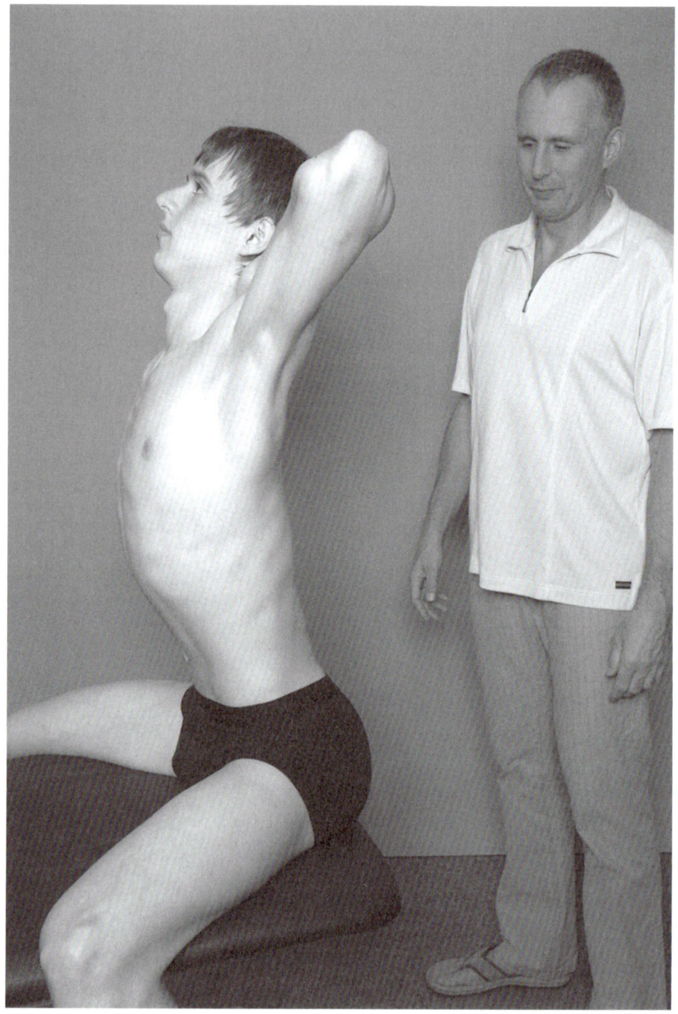

그림 9.5 치료대 끝에 앉은 승마자세에서 능동적 뒤굽힘. 팔이음뼈를 안정시키기 위해 팔꿈치를 옆쪽으로 벌려둔다. [K325]

9.2.2 승마자세에서 뒤굽힘

▶ **그림 9.5** : 환자는 양손을 목덜미에 댄다. 등뼈의 뒤굽힘에서는 허리뼈에 회전운동이 일어나기 쉽다. 따라서 팔꿈치는 옆쪽으로 벌린다. 이것에 의해서 목뼈와 팔이음뼈가 안정하여 주로 등뼈를 움직일 수 있다. 게다가, 양손으로 목뼈를 안정시켜둠으로써 현기증이 있는 환자도 뒤굽힘을 시행할 수 있게 된다.
치료사는 뒤쪽에 서고 환자가 능동적으로 뒤굽힘을 한다.

임상적인 조언

척추는 뒤굽힘의 움직임에 따라서 조화를 이룬 호를 그린다.
조화되지 않고 별로 굽지 않은 채로 영역은 기능장애를 나타낸다.

9.2.3 승마자세에서 앞굽힘

▶ **그림 9.6** : 환자는 양손을 목덜미에 대고 팔꿈치를 앞쪽으로 향하게 한다. 팔꿈치를 배꼽 쪽으로 가져가서 주로 등뼈를 둥글게 한다.

평가

등뼈가 조화로운 호를 그린다. 등뼈 · 허리뼈 이행부는 보통 평탄한 곡선이 되고 목뼈 · 등뼈 이행부는 약간 앞쪽으로 둥글게 된다. 그다지 굽지 않은 영역은 기능장애를 나타낸다.

치료사는 옆쪽에 서서 환자의 팔꿈치를 위쪽에서부터 잡는다. 능동적으로 얻어진 앞굽힘 자세가 수동적으로 확대하는지 체크한다(▶ **그림 9.6**). 확대하지 않는 경우는 능동적이거나 수동적

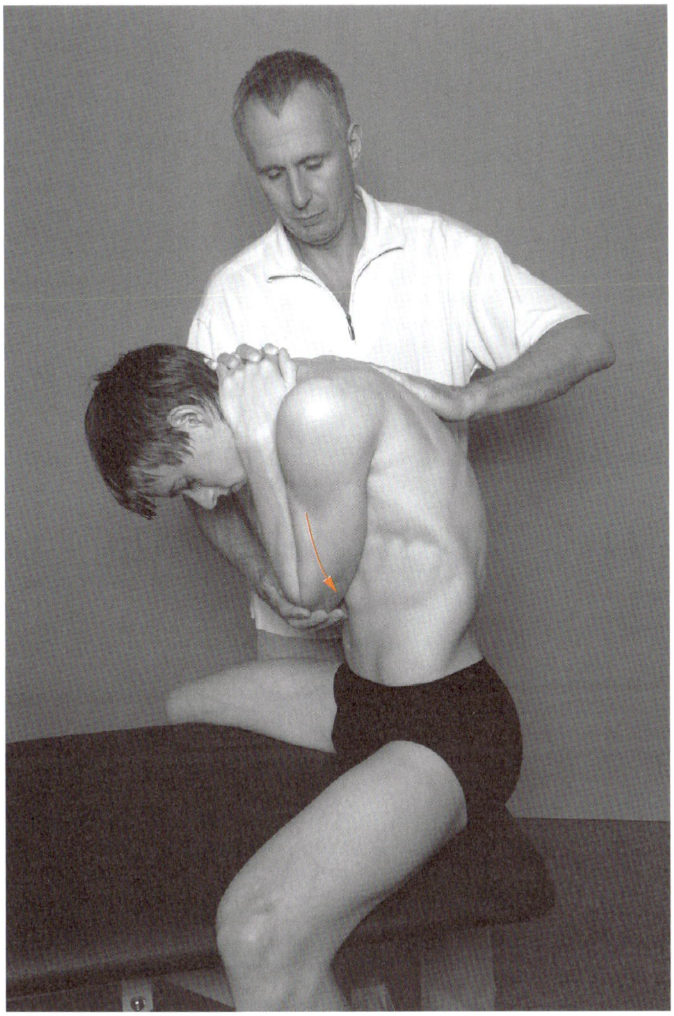

그림 9.6 앉은 자세에서 등뼈의 능동적 앞굽힘. 수동적으로 거듭 유도한다. [K325]

인 구조에 원인이 있을 수 있다. 그대로 가시사이인대의 자극 상태를 촉진하여 감별할 수 있다(▶ 9.7.1항).

9.2.4 승마자세에서 능동적 · 수동적 회전의 좌 · 우 비교

능동적 회전의 좌 · 우 비교는 방향성을 결정하는 포괄적 검사의 일부이다. 검사할 때는 능동검사가 대칭인가, 그리고 움직임은 조화하여 등뼈 · 허리뼈 이행부까지 전달되어 있는가에 주목한다(▶ 7.5.1항). 이러한 정보는 영역검사에서 능동적 가동성과 수동적 탄력성을 관찰함으로써 확장된다.

▶ **그림 9.7** : 환자는 양손을 목덜미에서 깍지를 끼고 팔꿈치를 앞쪽으로 향하게 한다. 치료사는 뒤쪽에 선다.

1. 환자는 천천히 좌 · 우 번갈아 **상체를 능동적으로 회전시키고** 최종 운동까지 가져간다. 얻어진 회전 각도를 치료사는 눈으로 측정한다. 운동범위가 대칭이고 약 50~60° 있는 것이 좋다.
2. 치료사는 뒤쪽에 서서, 환자의 좁혀진 팔꿈치에 손을 대고 **수동적으로 회전**을 유도하여 최종 운동까지 가져간다. 좌 · 우의 운동범위를 비교하고 얻어진 최종 운동에서 저항의 딱딱한 정도("충돌감각")를 알아낸다.

임상적인 조언

승마자세에서 회전이 비대칭이거나 최종 저항이 딱딱할 때는 등뼈 또는 갈비뼈의 기능장애나 근육경직을 나타낸다. 매우 비대칭이고 한쪽의 제한이 명백할 때는 기능장애가 등뼈 · 허리뼈 이행부의 여러 분절에 걸치고 있다는 것, 경우에 따라서는 병리형태학에 기인한다는 것을 나타낸다(초기의 M. Bechterew 징후).

9

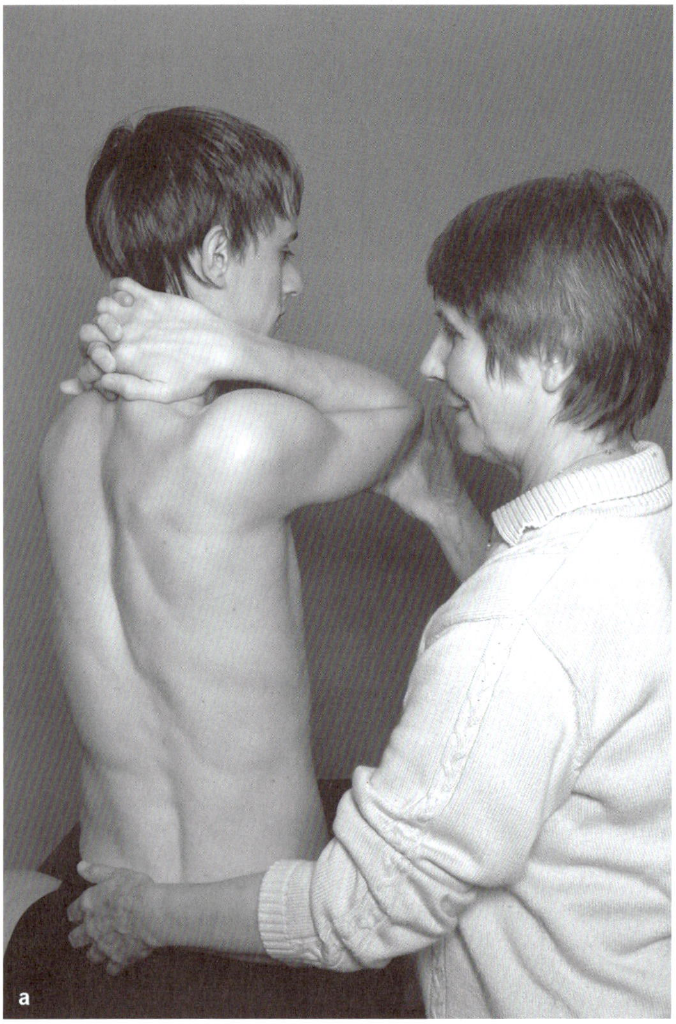

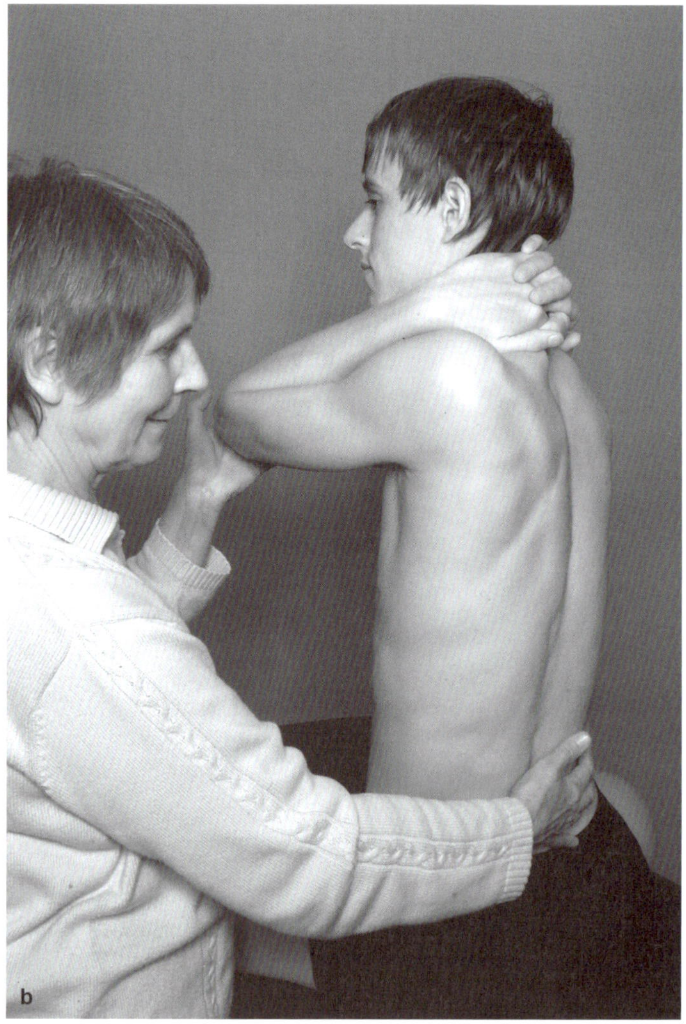

그림 9.7 방향성을 결정하는 등뼈의 전체 회전검사.
a) 오른쪽으로 능동운동. 등뼈 · 허리뼈 이행부에서 긴 거리의 장애, T4 주변에서 짧은 곡선의 장애가 관찰된다.
b) 왼쪽으로 능동운동을 오른쪽과 비교한다. 회전곡선은 오른쪽보다도 조화되어 있다.[K325]

9.2.5 엎드려 누운 자세에서 흉부 형상의 관찰에 의한 검사와 흉부 운동의 촉진

머리 쪽 또는 발쪽에서부터 관찰하면 흉부의 형상으로부터 갈비뼈의 운동을 추론할 수 있다. 여기서 관찰해야 할 것은 운동이 아니라 형상에 대한 인상이다. 좌 · 우의 흉부가 대칭적인 것이 좋다. 한쪽이 평탄한, 또는 높아져 비대칭일 때는 갈비뼈 운동장애를 나타내고 있다. 평탄하게 보이는 쪽이 호흡운동에서 충분히 올라가지 않거나 높은 쪽이 완전히 내려가지 않거나 하는지 어떤지는 이 소견으로부터는 알 수 없다. 이것에는 촉진으로 아래의 검사를 시행할 필요가 있다.

실행적인 조언

방향성을 나타내는 것은 명확한 소견뿐이다. 머리위치(오른쪽 회전인가 왼쪽 회전인가)는 소견에는 관계가 없다. 척추측만증 등, 흉부의 형상이 크게 변화하여 있는 경우는 이 검사는 효과적이지 않다.

▶ **그림 9.8** : 환자는 이완하여 엎드려 누운 자세가 된다. 치료사는 옆쪽에 서고 양손을 평탄하게 하여 흉부에 댄다. 양손을 좌 · 우 흉부의 움직임에 맞춰서 호흡 시 운동 과정과 범위를 감지한다. 넓어져 가라앉는 움직임이 좌 · 우에서 같은 것이 좋다. 올림의 초기 또는 말기에서 비대칭일 때는 1개 이상의 갈비뼈

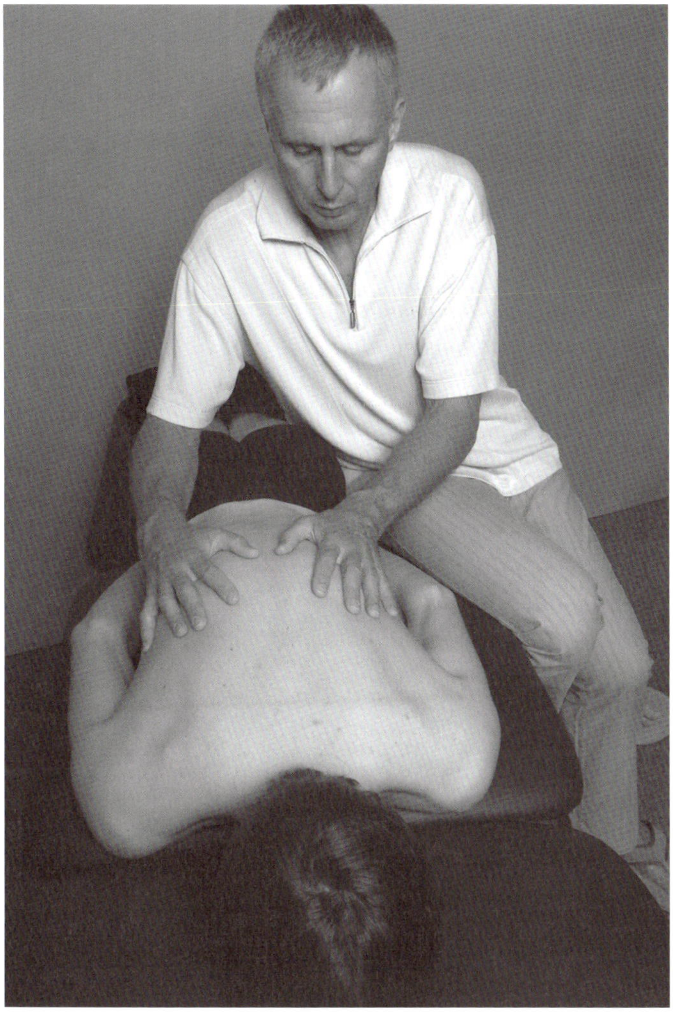

그림 9.8 방향성을 결정하는 흉부의 호흡운동검사. 촉진의 표식 : 한쪽의 들숨 또는 날숨의 운동이 먼저 끝난다. [K325]

운동장애를 나타낸다. 한쪽의 올림이 지체되거나 먼저 끝나거나 할 때는 날숨 장애를 나타낸다. 이 경우, 갈비뼈 관절의 기능장애만이 문제가 아닐 가능성이 높다. 내장이 유발요인으로 되어있을 가능성도 항상 고려한다(▶ 9.2.6항).

임상적인 조언

- 1개의 갈비뼈에 장애가 있으면, 같은 쪽 흉부 전체의 운동이 변화할 수 있다. 흉부운동이 비대칭인 경우는 "핵심 갈비뼈"에 대해서 목표로 하는 검사를 시행한다.
- 여러 갈비뼈에 운동장애가 있는 경우는 내장질환의 가능성을 고려하여 감별진단을 시행할 필요가 있다.

9.2.6 반듯이 누운 자세에서 호흡운동에서 운동과정의 관찰

등뼈와 갈비뼈의 기능장애는 호흡과 밀접하게 관계하고 있다. 방향성을 결정하는 검사에서는 **척추-갈비뼈** 운동을 판단하는 데 호흡운동을 이용하는 한편(호흡파동, ▶ 7.6항), 운동장애가 있을 때는 호흡운동의 질에 주목한다.

호흡운동의 과정에 대해서 방향성을 구하려면 옆쪽에서부터 복벽, 몸쪽, 복장뼈, 어깨, 등(back)을 관찰한다(▶ **표 9.3**). 반듯이 누운 자세에서는 복벽 · 복장뼈의 운동이 알기 쉽다. 가쪽의 복벽이 끌어들여질 때는 가로막과 복근군의 공동작용 장애를 나타낸다. 가장 중요하고 동시에 빈번하게 관찰되는 장애는 흉부의 어깨호흡이고 많은 경우에서 몸쪽 호흡이 명백히 억제되어 복장뼈의 올림이 강화된다. 극심한 경우는 복벽이 가라앉고 기이호흡(paradoxical breathing)이라 불린다.

임상적인 조언

호흡운동을 관찰하여 방향성을 앎으로써 감별진단의 검토, 그리고 도수치료 금기의 결정에 중요한 소견을 얻을 수 있다. 호흡운동 장애에는 아래의 원인을 생각할 수 있다.

- 내장질환
- 근골격계 장애
- 심인성

표 9.3 안정 시 호흡의 관찰. 흉식호흡과 복식호흡의 비율에 대해서 평가하고 방향성을 결정한다. [L106]

검사자세	관찰방향
앉은 자세와 선 자세	• 전체 방향에서부터
엎드려 누운 자세	• 머리 쪽(발쪽)에서부터 • 옆쪽에서부터
반듯이 누운 자세	• 주로 옆쪽에서부터 • 머리 쪽에서부터, 발 쪽에서부터

반듯이 누운 자세의 호흡 유형	옆쪽에서부터 관찰한 상태
1. 복식호흡만 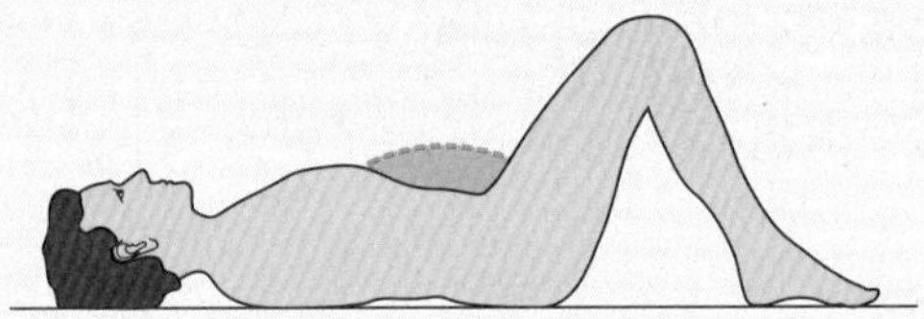	• 복벽이 호흡으로 크게 움직인다. • 복장뼈가 움직이지 않는다.
2. 복식호흡이 많다. 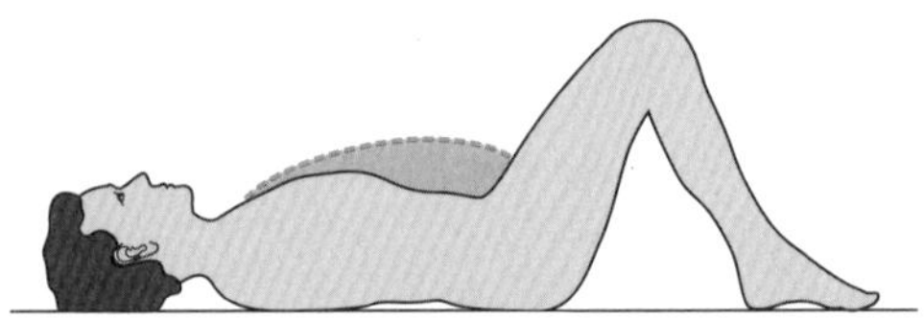	• 복벽이 크게 움직인다. • 복장뼈가 배 쪽으로 가볍게 움직인다.
3. 복식호흡과 흉식호흡이 같은 정도 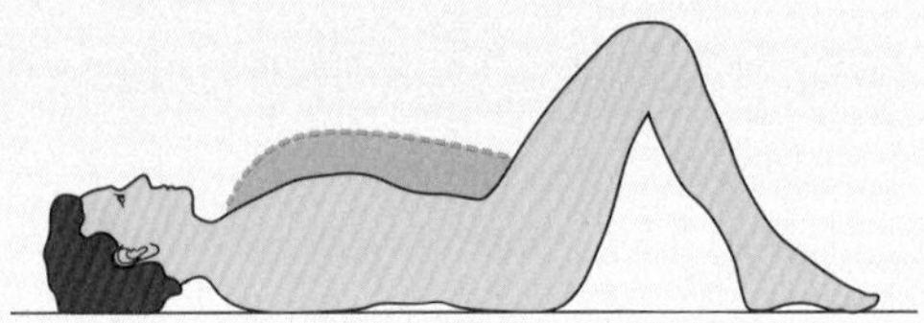	• 복벽이 움직이는 것을 분명히 알 수 있다. • 복장뼈도 같은 정도로 배 쪽이나 배머리 쪽으로 움직인다.
4. 흉식호흡이 많다 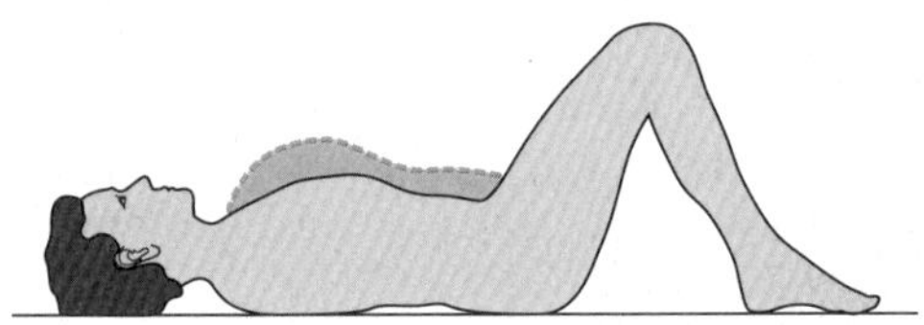	• 복벽이 가볍게 움직인다. • 흉부가 배머리 쪽으로 크게 움직인다.
5. 흉식호흡만 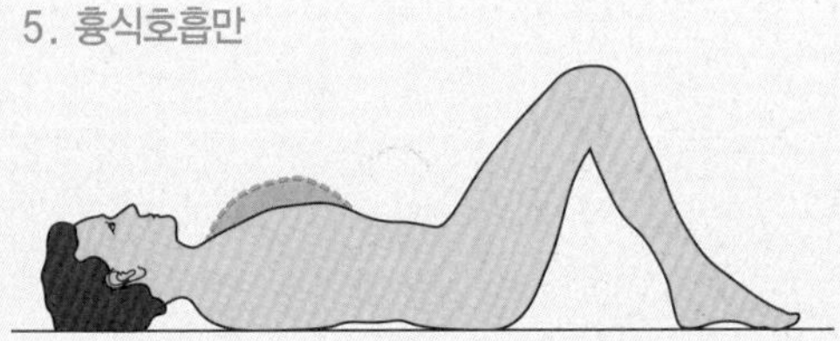	• 복벽이 움직이지 않는다. • 복장뼈가 배머리 쪽 또는 머리 쪽에만 크게 움직인다(흉부의 어깨호흡) • 극단적인 경우 "기이호흡" (복벽이 역방향으로 향한다)

9.2.7 반듯이 누운 자세에서 가로막 긴장의 촉진

방향성을 결정하는 포괄적 검사의 소견(호흡운동의 과정 [▶ 7.6항]과 흉곽상구의 긴장[▶ 7.5.3항])은 가로막의 긴장을 촉진함으로써 보완된다. 전체의 근육근막 긴장검사에서 하흉부의 긴장이 비대칭이었던 경우는 이 촉진을 반드시 시행한다.

▶ **그림 9.9** : 환자는 반듯이 누운 자세가 된다. 복벽을 이완시키기 위해 양 다리는 세워둔다. 오른쪽 흉곽하구를 검사하려면 치료사는 오른쪽에서 배꼽 주변에 선다. 오른손의 노쪽 끝을 하부갈비뼈활에 대고 손을 평탄하게 하여 복부에 올려놓는다. 왼손은 하부갈비뼈 위에 놓는다. 왼손으로 흉부를 오른손 위로 움직이면서 오른손을 점진적으로 갈비뼈 밑에 미끄러져 들어가게 하여 가로막의 부착부를 촉진한다.

왼쪽의 검사에는 치료사는 치료대의 반대쪽으로 돌아 좌 · 우의 손을 교대한다.

임상적인 조언

- 아래의 것은 장애의 징후이다.
  - 한쪽 또는 양쪽의 긴장이 높아진다.
  - 전체의 긴장이 높아진다.
  - 조직 층이 별로/거의 움직이지 않는다.
- 양쪽의 긴장이 항진하여 가쪽의 복벽이 끌어들여지고(양쪽의 배바깥빗근[외복사근]), 제7~9갈비뼈의 운동이 감소할 때는 상동성 "호흡의 자세성 기능"이 불균형이고 가로막이 경직하여 있다는 것을 나타낸다.
- 양쪽의 긴장이 항진하여 흉부의 어깨호흡(▶ 9.2.6항)이 관찰될 때는 내장, 특히 흉부의 내장에 의한 긴장요소를 나타낸다.
- 한쪽의 긴장이 항진할 때는 가로막에 접하는 내장구조의 긴장을 나타낸다.
  - 오른쪽 : 간(liver), 오른결장굽이, 오른쪽 콩팥, 오른쪽 흉막
  - 왼쪽 : 위(stomach), 지라(비장), 왼결장굽이, 왼쪽 콩팥, 왼쪽 흉막

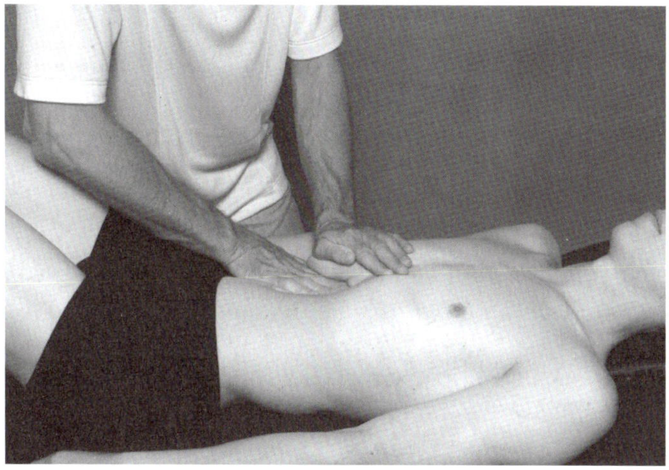

그림 9.9 오른쪽 가로막의 긴장을 촉진한다. 촉진하는 쪽의 손을 점진적으로 갈비활(늑골궁) 밑에 넣고 왼손을 그 위에서 움직인다. [K325]

실행적인 조언

통증 · 긴장 양상에 내장의 관여가 의심되는 경우는 반드시 먼저 내장질환의 진단을 내리고 그 후에 근육근막 구조에 동반하는 기능장애의 치료를 검토한다.
내장질환이 이미 인지되고 내과의 규칙으로 치료되어 있는 경우는 이미 알고 있는 관련 기능장애를 치료하고 거듭 기능을 개선하는 것이 효과적으로 된다. 의사의 감별진단으로 적응인가 금기인가를 결정한다.

9.2.8 탄력성 검사

등뼈의 탄력성 검사는 허리뼈 때와 마찬가지로 시행한다 (▶ 8.6항). 일상의 진료에서는 대부분의 경우에서 허리뼈와 등뼈를 일련의 흐름으로 검사, 평가한다. 탄력성 검사는 T4 주변에서 시행한다.

임상적인 조언

- 최종 긴장이 딱딱하고 탄력성이 없을 때는 낮은 가동성 기능장애의 징후이다.
- 장벽까지 긴장이 없이 가져갈 수 있는데 최종 탄력성에 통증이 있을 때는 과다 가동성 기능장애가 의심된다.
- 탄력성을 검사한 부위의 상 · 하 분절도 같은 상태의 가능성이 있다.

9

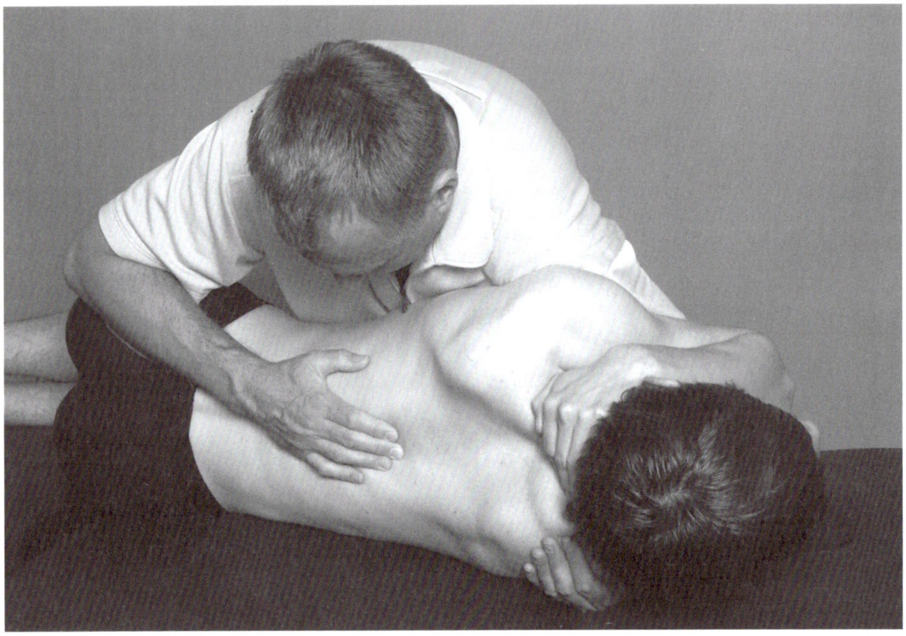

그림 9.10 옆으로 누운 자세에서 등뼈 뒤굽힘의 분절검사. 엉덩관절을 직각으로 굽혀두고 허리뼈의 공동운동을 억제한다. [K325]

9.3 등뼈 · 갈비뼈의 분절 검사

Segmentale Untersuchung der BWS und der Rippen

등뼈는 그 기능 특징에 따라서 3개의 영역으로 나눌 수 있다 (▶ 9.1.1항). 각각의 영역에서 검사 · 치료의 기법이 부분적으로 다르다.

9

9.3.1 옆으로 누운 자세 및 승마자세에서 뒤굽힘 검사

옆으로 누운 자세의 시작 자세에서는 환자가 이완하기 쉬워 치료사와 환자의 체격차이가 문제가 되지 않는다(▶ **그림 9.10**).

앉은 자세의 검사는 별로 사용하지 않고 환자가 이미 앉은 자세에서 분절의 체크가 필요한 경우에만 선택하는 것이 좋다 (▶ **그림 9.11**).

옆으로 누운 자세의 검사

▶ **그림 9.10** : 환자는 이완하여 옆으로 누운 자세가 되고 양 다리를 굽혀둔다. 양손을 목덜미에서 깍지를 끼고 팔꿈치는 앞쪽으로 좁힌다. 치료사는 앞쪽에서 가슴 주변에 선다. 머리 쪽의 팔로 환자의 위팔을 꼬리 쪽에서부터 껴안고 손으로 아래쪽 어깨를 잡는다. 팔이음뼈와 머리를 손과 아래팔로 떠맡는다. 또 한쪽의 손과 아래팔로 환자를 뒤쪽에서부터 지지하여 옆으로 누운 자세를 안정시킨다. 촉진하는 손가락을 2개의 가시돌기 사이에 댄다. 아래쪽의 아래팔로 환자의 흉부를 등쪽으로 움직이고 분절에

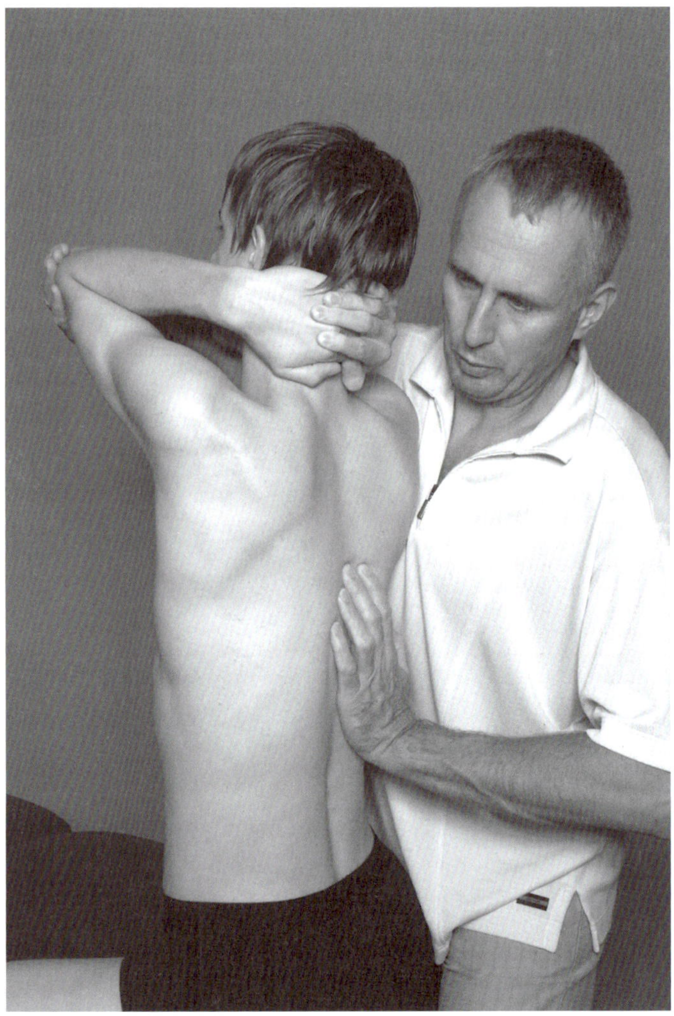

그림 9.11 승마자세에서 등뼈 뒤굽힘의 분절검사. [K325]

움직임이 전달될 때까지 유도한다.

임상적인 조언

- 분절에 움직임이 없는, 또는 최종 운동이 딱딱할 때는 가동범위 제한을 나타낸다.
- 과다 가동성의 분절에서는 통증방어가 가동범위 제한으로 착각되는 일이 있다. 이러한 소견에서는 최종 운동 이전에서 약간 움직임을 멈추고 그 다음에 다시 뒤굽힘으로 서서히 유도해간다.

승마자세의 검사

▶ **그림 9.11** : 환자는 양손을 목덜미에 대고 팔꿈치를 앞쪽으로 좁힌다. 치료사는 바로 옆에 선다. 한쪽 손으로 환자의 위팔을 팔꿈치의 가까이에서 잡고 팔을 손 위에서 "쉬게 한다". 다른 쪽 손목으로 등을 지지한다. 촉진하는 손가락을 2개의 가시돌기 사이에 댄다. 앞쪽 손으로 상체의 뒤굽힘 운동을 유도하고 분절까지 전달한다. 촉진하는 손가락으로 가시돌기끼리 가까이 접근하는 것을 느끼고 최종 탄력성 때 긴장경과를 판단한다.

임상적인 조언

아래의 것은 분절의 기능장애를 나타낸다.

- 가시돌기가 가까이 접근하지 않는다.
- 최종 긴장이 갑자기 시작된다.
- 최종 탄력성이 없다.

실행적인 조언

운동을 직접 척추에 전달하여 어깨를 올리지 않게 하기 위해 반드시 팔꿈치를 앞쪽으로 좁혀둔다. 이것은 특히 과다 가동성의 환자에서 주의한다. 이 기법은 검사에만 사용한다!

9.3.2 옆으로 누운 자세에서 앞굽힘 검사

앞굽힘의 검사에는 허리뼈를 후만시킨 옆으로 누운 자세를 선택한다. 검사와정에서 분절을 위쪽에서부터 아래쪽으로 하나씩 설정한다. 분절 T10~11에서는 허리뼈 때와 마찬가지로 꼬리 쪽에서부터 머리 쪽에서 앞굽힘을 검사한다(▶ 8.7.1항). 이 기법은 긴장의 설정을 하기 쉽기 때문에 과다 가동성의 환자에서 권장된다.

승마자세에서 앞굽힘 검사는 권장할 수 없다. 뒤굽힘 때처럼 소견 체크의 시간절약을 위해 승마자세를 사용할 수는 없다. 신체의 유도가 불완전해지기 때문에 유도하는 팔의 힘의 소비가 크고 분절 소견의 재현성이 없다.

옆으로 누운 자세의 검사

▶ **그림 9.12, 중부 · 하부의 등뼈** : 환자는 이완하여 옆으로 누운 자세가 되고 양손을 목덜미에서 깍지를 끼어 팔꿈치를 앞쪽에서 좁힌다. 무릎관절과 엉덩관절은 굽혀둔다. 허리뼈를 굽혀서 안정시킨다. 이것으로 등뼈를 예비 긴장시키기 쉬워진다. 치료사는 앞쪽에서 가슴 주변에 서고, 머리 쪽 손으로 아래쪽 어깨를 어깨뼈까지 포함하여 껴안는다. 위팔은 머리 쪽에서부터 환자의 팔꿈치에 댄다. 발쪽의 아래팔과 손목을 점진적으로 등에 붙여 안정시키고 촉진하는 손가락을 2개의 가시돌기 사이에 둔다. 껴안은 어깨를 상흉부와 함께 앞쪽으로 당겨서 등뼈를 앞굽힘의 예비 긴장으로 가져간다.

위팔로 거듭 둥그스름한 모양을 만들어가고(등쪽으로 향해서 민다) 최대의 긴장이 촉진하는 분절에 오도록 한다. 가시돌기가 넓어져 분절이 벌어지는 움직임, 그리고 가시사이인대를 통해 전

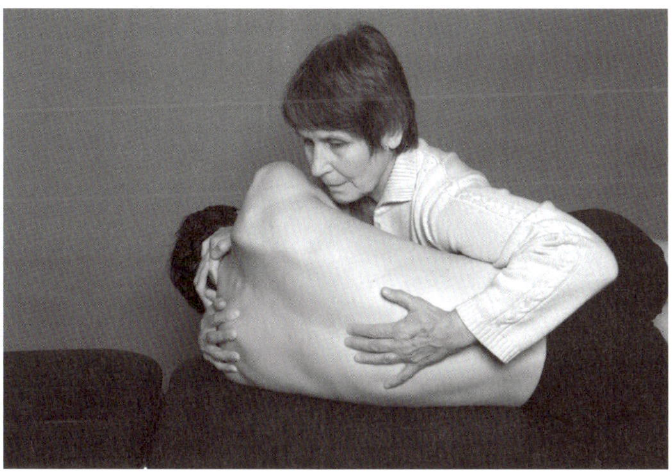

그림 9.12 옆으로 누운 자세에서 하부 등뼈 앞굽힘의 분절검사. 손을 팔이음뼈에 대고 유도한다. [K325]

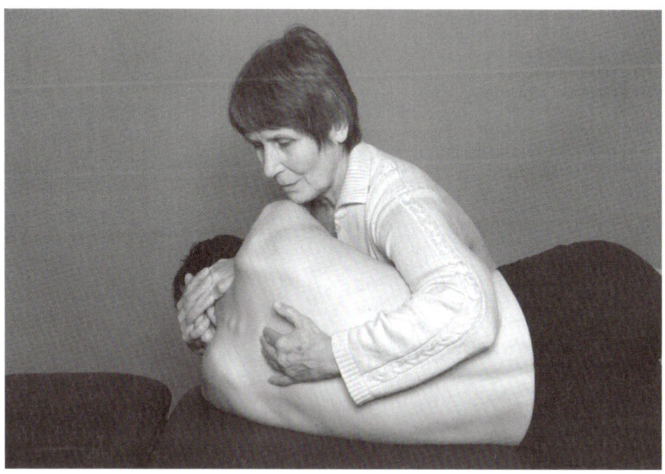

그림 9.13 옆으로 누운 자세에서 상부 등뼈 앞굽힘의 분절검사. 손으로 목뼈를 지지하여 유도한다. [K325]

9

달되는 긴장과정과 최종 탄력성을 손가락으로 촉진한다.

▶ **그림 9.13, 상부 등뼈 :** 상부 등뼈를 옆으로 누운 자세에서 검사할 때는 유도하는 손을 어깨가 아니라 목덜미의 양손에 둔다. 거기서부터(즉, 머리와 목뼈를 통해) 움직임을 유도한다.

임상적인 조언

아래의 것은 분절의 **기능장애**를 나타낸다.

- 가시돌기가 넓어지지 않는다.
- 최종 긴장이 갑자기 시작된다.
- 최종 탄력성이 없다.

실행적인 조언

- 등뼈의 앞굽힘 예비 긴장은 여러 분절을 최종 긴장으로 가져갈 만큼 강하게 해서는 안 된다. 이 경우, 분절단위의 설정은 불가능해지고 기능장애로 착각된다.
- 대상을 정하지 않고 밀어붙이면 별개의 분절 여러 개가 움직인다.

옆으로 누운 자세에서 아래쪽으로부터의 검사

이 검사는 허리뼈의 앞굽힘 검사(▶ 8.7.1항, ▶ **그림 8.21**)에 이어서 시행한다. 이것으로 하부 등뼈까지 접근한다.

9.3.3 초기 회전검사(능동) — 승마자세에서 중부 · 하부 등뼈

9

척추의 오른쪽 회전에서는 가시돌기가 왼쪽으로 향하고 왼쪽 회전에서는 오른쪽으로 향한다. 회전은 위쪽에서부터 아래쪽으로 진행한다. 따라서 가시돌기의 운동은 분절의 상위 파트너에서 항상 빨리 시작한다. 이 움직임은 가시돌기의 끝에 가볍게 댄 손가락 끝이 운반될 때 선행으로서 느껴진다.

▶ **그림 9.14 :** 환자는 양손을 가시돌기에 대고 팔꿈치를 앞쪽에서 닫아둔다. 치료사는 옆쪽에 선다. 환자는 안정된 리듬 동시에 작은 움직임으로 상체를 좌 · 우로 회전하고 이것을 몇 번인가 반복한다. 처음에는 치료사가 한쪽 손을 환자의 팔꿈치에 대고 운동의 리듬과 범위를 지도한다. 환자가 올바른 운동과정을 습득하면 유도를 중지한다.

치료사는 가볍게 편 집게손가락과 가운데손가락을 상 · 하의 가시돌기에 댄다. 오른쪽에 서 있는 경우, 왼손의 손가락으로 촉진한다(▶ **그림 9.14**). 이것은 별로 없는 형태의 촉진이므로, 운동을 감지하는 데는 집중력을 필요로 한다. 이 기법이라면 환자도 치료사도 거의 힘을 사용하지 않고 중부 · 하부 등뼈의 전체회전을 **양 방향에 대해서 동시에** 그대로 검사할 수 있다. 촉진하는 손가락만을 분절에서 분절로 이동해간다.

임상적인 조언

- 위쪽의 손가락이 선행하는 경우, 분절의 기능에 문제가 없다.
- 기능장애가 있는 경우, 아래쪽의 척추 파트너가 끌려서 당겨지기 때문에 상 · 하의 가시돌기와 그것에 접촉하는 손가락이 동시에 움직인다.

실행적인 조언

- 유도는 검사의 처음만으로 하고 촉진하는 손가락에 의식을 집중시킨다.
- 환자의 움직임이 지나치게 빠르면, 시간 차이가 있는 가시돌기의 추종운동이 일어나지 않는다.
- 운동은 그다지 크지 않아도 된다. 소견은 운동을 시작할 때 기록되어야 한다(초기 회전).

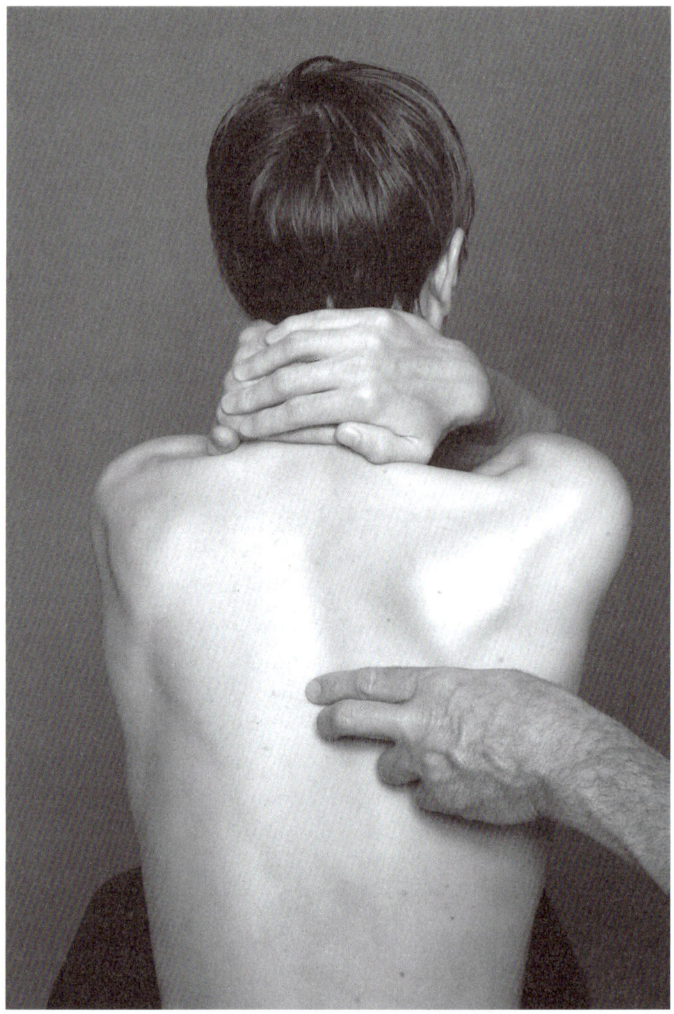

그림 9.14 중간위치에서부터 작게 좌 · 우로 움직여서(초기 회전) 중부 · 하부 등뼈 분절의 능동적 회전을 검사한다. 사진에서는 머리 쪽 척추의 선행이 인지되고 그 위쪽에서 여러 분절에 회전 장애가 관찰된다. [K325]

- 손가락을 지나치게 강하게 대면, 초기 운동이 방해되거나 가시돌기와 함께 움직이지 않는다.

9.3.4 승마자세에서 중부 · 하부 등뼈의 최종 탄력성을 포함하는 회전검사

▶ **그림 9.15** : 환자는 승마자세에서 치료대의 맨 끝에 앉고 궁둥뼈결절을 똑바로 세워둔다. 치료사는 환자의 바로 직후에 선다. 환자는 양손을 목덜미에 대고 팔꿈치를 앞쪽에서 좁힌다.

오른쪽 회전의 검사에는 왼손을 환자의 하부 척추에 접촉시킨다. 촉진하는 왼쪽 엄지손가락으로 환자의 하부 척추에 대해서 연부조직을 민다. 엄지손가락 끝으로 분절 파트너 사이의 긴장을 감지한다. 네 손가락은 비스듬히 아래쪽으로 향해서 가시돌기보다 하위의 갈비뼈에 댄다(**그림 9.15a**). 팔꿈치는 벌린다. 이 팔꿈치에 의해서 엄지손가락에 압력이 걸림으로써 하위분절 파트너와 접촉이 안정한다. 뒤쪽에 선 채로 오른손이 환자의 오른쪽 겨드랑이를 지나가게 한다. 팔로 앞쪽의 상흉부를 껴안고 반대쪽 어깨로 팔이음뼈를 지지한다. 양자의 체형에 따라서 팔꿈치를 든다. 여기서 비로소 목적으로 하는 오른쪽 회전을 향해서 자기의 오른쪽 다리를 가볍게 가쪽회전을 시켜 약간 뒤쪽으로 가져간다. 거기서부터 팔이음뼈와 몸통에 의한 접촉을 통해 등뼈를 회전시켜가고 분절까지 전달한다(▶ **그림 9.15b**). 운동과 최종 탄력성을 촉진한다.

이 검사는 연속검사로서 분절에서부터 분절로 시행한다. 운동이 증대하거나 하지 않거나 할 때는 기능평가에 포함시킨다.

실행적인 조언

이 기법을 습득하려면 항상 같은 순서로 훈련하는 것이 가장 좋다. 아래의 점이 중요해진다.

- 뒤쪽에서부터 환자를 계속해서 지지한다.
- 먼저 촉진 · 고정하는 손을 확실하게 설정한 다음에 몸통 유도를 향해서 접촉한다.

오른팔로 오른쪽 회전을 시키면서 왼손으로는 반드시 촉진 · 고정을 시행한다. 이것은 왼쪽 아래팔을 오른쪽으로 병진운동을 시키는 이미지로 시행하면 가장 잘 진행된다. 숙련된 검사자라면 이 방법으로 분절의 예비 긴장이 최대가 되기 직전을 설정한다. 이렇게 함으로써 회전경로가 단축하고 최종 탄력성의 요소가 분명해진다.

- 촉진하는 손도 회전방향으로 움직이면 분절의 긴장이 감지되지 않는다. 운동이 해당하는 분절을 넘어서 전달된다.
- 옆쪽으로 일탈하거나 전만으로 설정되거나 하여 회전축으로부터 떨어지면 기능장애라 착각하여 후만을 간과할 우려가 있다.

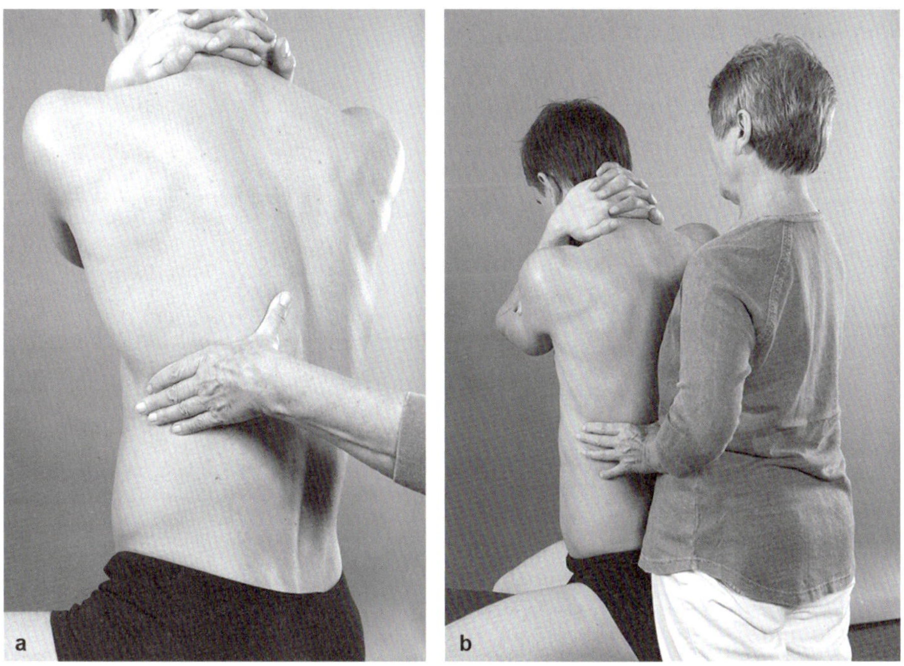

그림 9.15 오른쪽 회전 방향에서 하부 등뼈 최종 운동의 분절검사.
a) 상체 : 하위 분절 파트너에 접촉하여 촉진 · 고정한다. 실제는 촉진하는 엄지손가락은 치료사의 신체에서 보이지 않는다.
b) 하부 등뼈 분절의 회전검사에서 최종 자세.
[K325]

9.3.5 승마자세에서 상부 등뼈의 최종 탄력성을 포함하는 회전검사

앞에서 서술한 검사에서는 닫힌 팔을 유도함으로써 중부와 하부의 등뼈를 회전시킨다. 상부 등뼈(T3–T6)의 경우, 기법이 다르다.

▶ **그림 9.16** : 환자는 승마자세로 치료대의 맨 끝에 앉는다. 오른쪽 회전 검사에는 올린 오른팔의 손을 목뼈 · 등뼈 이행부에 대고 손가락 끝을 왼쪽 어깨뼈 아래각으로 향한다. 치료사는 골반과 몸통으로 지지하도록 하여 환자의 바로 뒤에 선다. 환자가 올린 팔 사이에 오른손을 앞쪽에서부터 지나가게 하고 손가락 끝을 환자의 손가락 방향에 맞춘다. 손의 자쪽(척측) 끝에서 환자의의 손을 고정한다. 집게손가락이나 가운데손가락을 접촉시키기 위해 환자의 상부 척추의 가시돌기에 댄다. 팔꿈치는 환자가 올린 팔에 앞쪽에서부터 접촉시킨다. 왼쪽의 촉진하는 손의 엄지손가락은 가쪽에서부터 연부조직을 밀어서 환자의 하부 분절 가시돌기에 댄다. 네 손가락은 왼쪽 어깨뼈 위에 놓고 아래팔은 엄지손가락의 연장선 위에 설정한다.

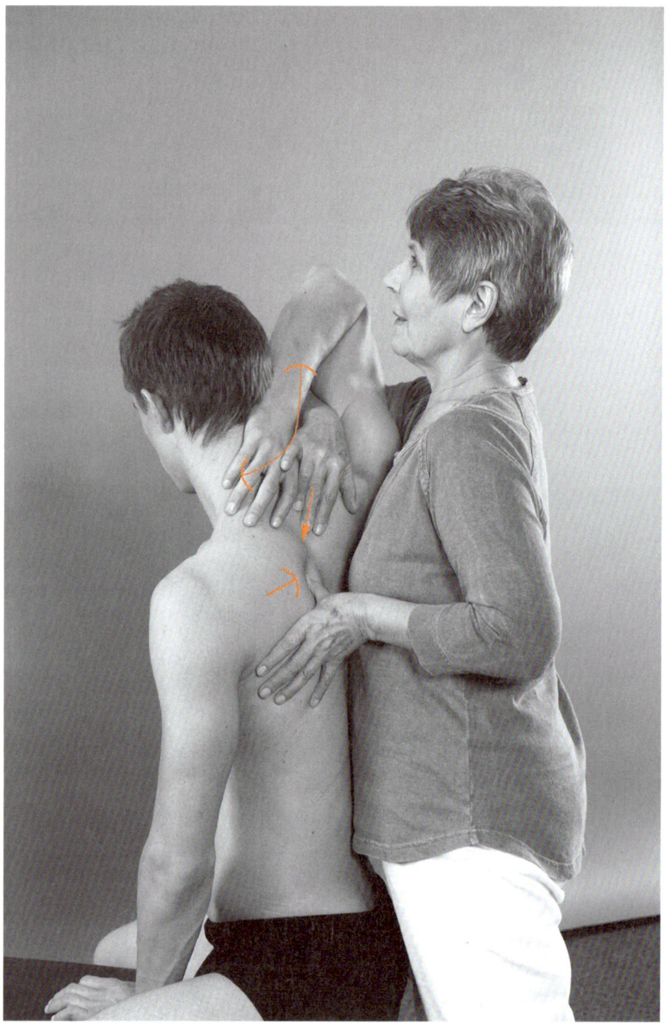

그림 9.16 환자의 오른팔을 통해 상부 등뼈를 오른쪽 회전을 시키는 분절검사. 오른쪽손가락의 화살표는 최종 탄력성 검사의 방향을 나타낸다. [K325]

위쪽에서부터 상부 등뼈를 긴장시켜간다. 치료사는 직립하여 시선을 위쪽으로 향한다. 팔이 지렛대가 되어 공동운동식으로 환자의 팔이 더욱 올라가고 가슴근육이 긴장하여 갈비뼈에 예비 긴장이 야기되고 운동 분절에 전달된다. 이 운동 연쇄로 목뼈 · 등뼈 이행부에서 환자의 손을 지지하고 있었던 손에 견인 · 폄의 요소가 발생한다(배 쪽 이동). 가슴근육 긴장, 견인, 폄의 3개 요소에 의해서 상부 등뼈의 분절이 잠긴다(locking).

이때, 환자의 상부 척추의 가시돌기가 옆쪽 이동함으로써 오른쪽 회전의 진단 탄력성이 발생한다. 왼쪽 엄지손가락이 소견을 기록한다.

임상적인 조언

아래는 분절기능 장애를 나타낸다.

- 최종 긴장이 딱딱하고 갑자기 시작된다.
- 최종 탄력성이 없다.

9.4 분절을 목표로 하는 등뼈 가동화

Segmental gezielte Mobilisation der Brustwirbelsäule

9.4.1 등척성 수축 후 이완에 의한 옆으로 누운 자세에서 뒤굽힘 가동화

적응

중부 · 하부 등뼈에 수렴장애가 있다. 특히, 앞쪽의 흉벽근육군과 배근육군의 근육성 긴장 소견과 연관성이 있는 경우.

치료과정

▶ **그림 9.17** : 뒤굽힘 장애의 치료에는 환자는 옆으로 누운 자세가 되고 다리를 굽혀 둔다. 양손을 목덜미에서 깍지 끼고 팔꿈치를 앞쪽에서 좁힌다. 치료사는 앞쪽에 서고 중부 · 하부 등뼈를 치료하는 경우, 머리 쪽의 손(왼쪽 옆으로 누운 자세 때는 오른손)으로 아래쪽어깨를 껴안는다. 상부 등뼈를 치료하려면 환자의 머리를 껴안는다. 아래팔은 꼬리 쪽에서부터 환자의 아래팔의 팔꿈치 가까이에 댄다. 또 한쪽의 팔은 등에 대고 손으로 촉진하면서 환자의 하부 척추의 가시돌기를 지지한다. 팔이음뼈를 통해 몸통을 등쪽으로 이동하고 분절에 가벼운 뒤굽힘 긴장을 초래한다.

9

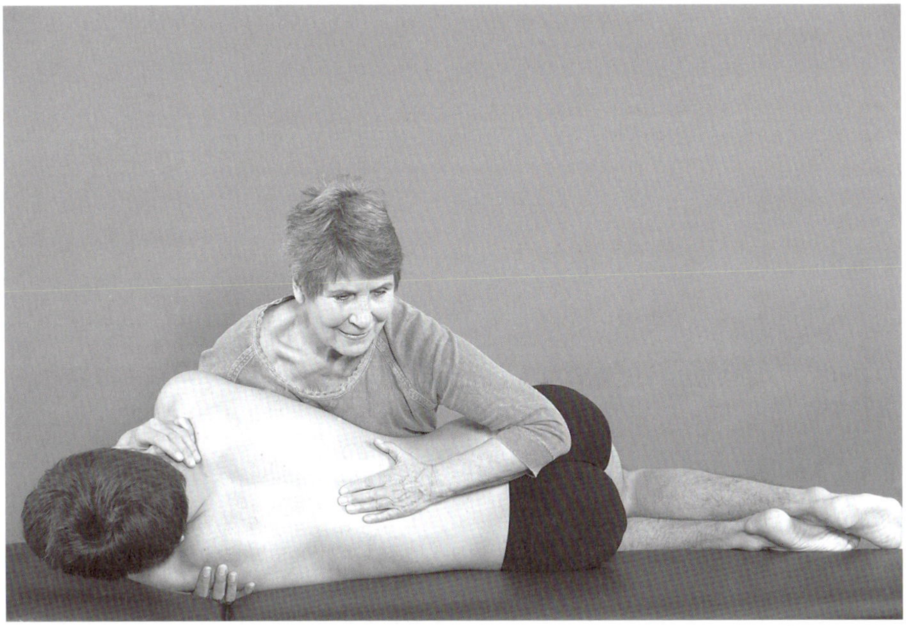

그림 9.17 분절을 목표로 한 중부등뼈의 뒤굽힘 가동화. 엉덩관절은 직각 이상으로 굽혀둔다. [K325]

환자에게 팔꿈치를 배꼽 쪽으로(치료사의 팔에 대해서) 밀도록 지시한다. 분절이 열리는 긴장이 도달하면, 추구하는 최소의 힘에 도달하여 있다. 5초 유지한 후에 환자는 숨을 들이쉬고 긴장을 풀면서 숨을 내쉰다. 긴장과 이완의 단계를, 분명하게 이완이 느껴질 때까지 3회에서 최대 5회 반복한다. 그 후 비로소 팔이음뼈의 등쪽 이동으로 분절의 새로운 뒤굽힘 긴장까지 가져간다.

실행적인 조언

- 긴장의 지시 : "팔꿈치를 배꼽으로 향해서 밀고, 숨을 들이쉰다". 호흡에 의해서 긴장의 세기와 시간이 증가한다.
- 긴장을 이완시킨다 : "미는 것을 중지하고 숨을 내쉰다".
- 3~5회, 단계를 반복한 다음에 수동적으로 등쪽 이동을 하여 새로운 가동범위를 설정한다. 배 쪽의 몸통근육군이 명백히 경직하여 있을 때는 뒤굽힘 요소를 강조시킨다.

9.4.2 등척성 수축 후 이완에 의한 옆으로 누운 자세에서 상부 등뼈의 앞굽힘 가동화

치료과정

▶ **그림 9.18** : 환자는 이완하여 옆으로 누운 자세가 되고 양손을 목덜미에서 깍지 끼어 팔꿈치를 앞쪽에서 좁힌다. 무릎관절과 엉덩관절은 굽혀두고 허리뼈를 안정시킨다. 치료사는 앞쪽에 선다. 머리 쪽 손을 머리와 목의 밑에 넣고 환자의 손까지 가져가 손가락을 등쪽에 댄다. 위팔을 사용하여 머리 쪽에서부터 환자의 팔꿈치를 신체에 가까이 접근시켜간다. 발쪽의 아래팔은 지지물로서 환자의 등에 댄다. 2개의 손가락으로 환자의 하부 척추의 가로돌기나 가시돌기를 떠받쳐서 촉진한다. 이것은 ▶ 9.3.2항의 검사자세와 같다.

환자에게 치료사의 팔을 머리 쪽으로 밀도록 지시한다. 분절에서 근육긴장이 촉진되기 시작되면 추구하는 최소의 힘에 도달하여 있다. 5~7초 유지한 후에 긴장을 풀도록 지시한다. 호흡에 대해서는 지시하지 않는다. 3~5회, 긴장 · 이완을 반복하여 분절이 확실하게 이완하는 것이 촉진하는 손가락에 느껴지면 분절의 새로운 긴장까지 앞굽힘을 유도해간다. 설정한 분절로 향해서 몇 번인가 숨을 들이쉬도록 지시한다. 필요한 경우는 이 예비 긴장의 설정에서부터 등척성의 압력을 가하여 추가의 치료를 시작할 수 있다.

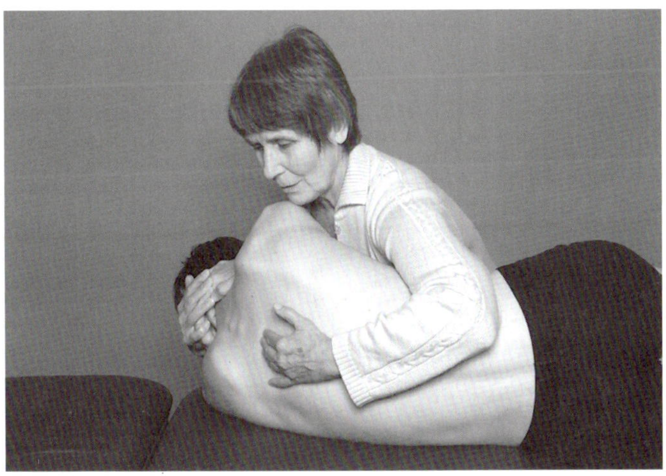

그림 9.18 분절을 목표로 한 상부 등뼈의 앞굽힘 가동화(앞굽힘에서 가장 장애가 관찰되는 분절은 이 부위에 있다). [K325]

실행적인 조언

- 준비로서 뒤굽힘 방향으로 수축시킨다. 등뼈의 들숨 운동이 굽힘 운동이 되므로 긴장단계에는 호흡의 지시를 하지 않는다.
- 가동화 단계에서는 들숨의 굽히는 힘을 이용할 수 있다.

9.4.3 옆으로 누운 자세에서 하부 등뼈의 앞굽힘 가동화

이 기법은 치료사에 의한 가동화(▶ 8.9.2항, **그림 8.32**), 자가 운동(▶ 8.12.9항, ▶ **그림 8.62**)의 어느 쪽의 경우도 허리뼈의 기법과 같다. 분절은 아래쪽에서부터 설정한다.

9.4.4 안구운동을 이용한 중부 · 하부 등뼈의 회전 가동화

적응

이 영역에 회전 장애가 있는 경우 이 기법을 먼저 선택한다. 또한 회전위치 밖에 설정할 수 없는 옆굽힘 장애에도 사용한다.

치료과정

▶ **그림 9.19** : 환자는 승마자세에서 치료대의 맨 끝에 앉는다. 양손을 목덜미에 대고 팔꿈치를 앞쪽에서 좁혀 아래팔을 얼굴머리뼈(facial cranium)에 댄다. 치료사는 지지하는 것처럼 하여 바로 뒤에 선다.

오른쪽 회전의 치료에는 왼쪽 엄지손가락으로 연부조직을 밀어서 환자의 하부 척추의 가시돌기에 왼쪽에서부터 접촉한다. 아래팔을 왼쪽에서부터 움직여서 엄지손가락의 연장선 위로 가져온다. 이 자세는 치료과정 동안 계속 바꾸지 않고 그대로 둔다. 그 후 오른손을 환자의 어깨 밑으로 지나가게 하고 팔을 지지하면서 팔이음뼈를 통해 운동을 조절한다. 이것은 중부 · 하부 등뼈의 검사를 할 때와 같다(▶ 9.3.4항, ▶ **그림 9.15**). 환자의 상체를 천천히 오른쪽으로 돌리고, 설정한 분절에 가벼운 가시사이 긴장이 느껴질 때까지 움직인다. 설정한 예비 긴장이 검사 자세가 된다.

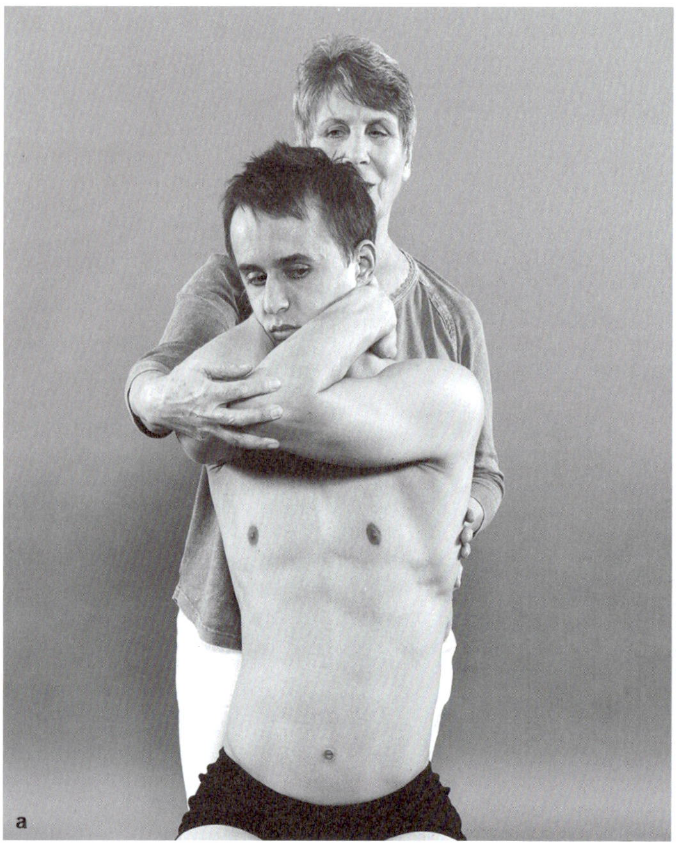

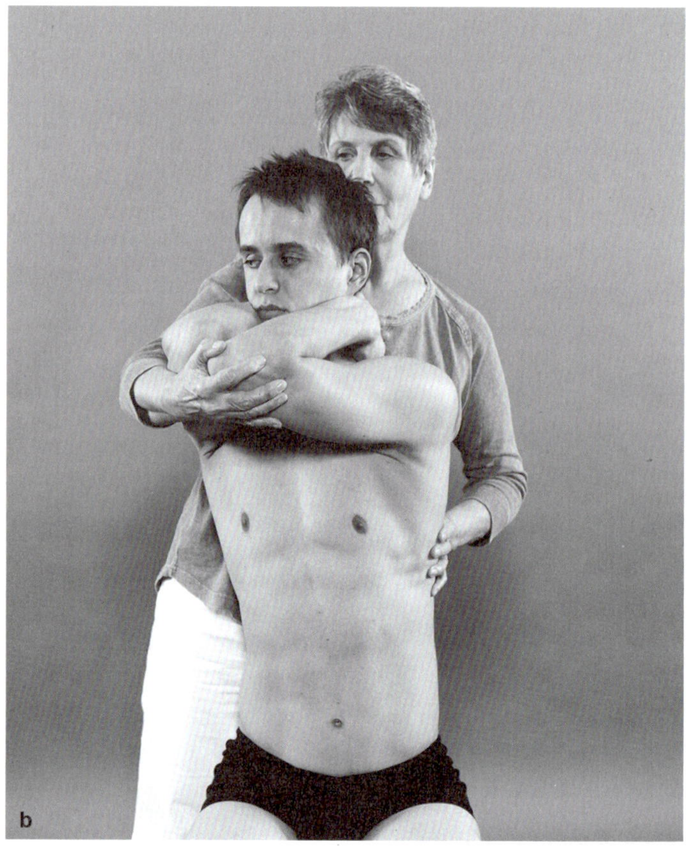

그림 9.19 안구운동을 이용하여 분절을 목표로 하는 하부 등뼈의 오른쪽 회전 가동화.

a) 오른쪽 회전으로 분절 긴장을 설정해둔다. 분절에 긴장이 느껴질 때까지 시선을 왼쪽으로 움직이게 한다. 팔을 아래턱에 대어둠으로써 머리의 회전이 억제된다.

b) 가동화 단계. 환자는 시선을 정면으로 되돌려서 오른쪽으로 향한다. 안구운동과 함께 몸통이 움직인다. 새로이 얻어진 긴장자세가 몇 번의 호흡으로 유지된다. [K325]

가동화 방향에 대한 수축에는 왼쪽으로 안구운동을 지시한다(▶ 그림 9.19a). 시선추종운동의 긴장이 환자의 팔의 회전 임펄스로서 느껴진다. 촉진 · 지지하는 왼쪽 엄지손가락으로 하위 척추 파트너의 근육수축을 감지한다. 5초를 유지하였으면 조금 깊숙이 숨을 들이쉰다. 숨을 내쉬면서 시선을 중앙으로 되돌리게 한다. 조금 멈춘 후에 시선을 오른쪽으로 움직이도록 지시한다(▶ 그림 9.19b). 이때 치료사는 환자의 팔만을 지지하고 몸통이 오른쪽으로 향하는 시선추종운동에 맞춰서 새로운 분절 긴장까지 가져간다. 몸통은 수동적으로 돌리지 않는다.

실행적인 조언

- 긴장을 유도하여 가동화를 시행하는 힘이 되는 것은 시선과 호흡이다. 따라서 지시를 내려 들숨 · 날숨을 조절한다.
- 얼굴머리뼈에 팔을 곁들임으로써 머리의 회전을 억제하고 시선-회전의 긴장을 등뼈에 전달한다.
- 시선이 올라가지 않도록 방의 벽에 머릿속으로 상상하는 수평선을 그려서 시선 유도를 하면 좋다.

9.4.5 등척성 수축 후 이완에 의한 중부 · 하부 등뼈의 회전 가동화

적응

이 영역의 회전 · 옆굽힘 장애. 시선을 움직이면 일어나는 회전 긴장을 억제하는 환자에게 적합하다.

치료과정

▶ 그림 9.20 : 환자는 승마자세로 치료대의 맨 끝에 앉는다. 양손을 목덜미에 대고 팔꿈치를 앞쪽에서 가까이 접근시킨다. 치료사는 지지하는 것처럼 하여 뒤쪽에 선다. ▶ 9.4.4항과 마찬가지로 접촉한다.

환자에게 치료사의 지지에 대해서 작은 힘으로 왼쪽(반대쪽)으로 회전하도록 시킨다(▶ 그림 9.20a). 촉진하는 엄지손가락에 근육긴장이 느껴지면서도 운동이 일어나지 않는다면, 올바르게 수축하고 있다. 5초 유지한 다음에 숨을 들이쉬도록 지시를 내려 긴장을 강화한다. 그 후, 수축을 풀게 하여 날숨으로 촉진시킨

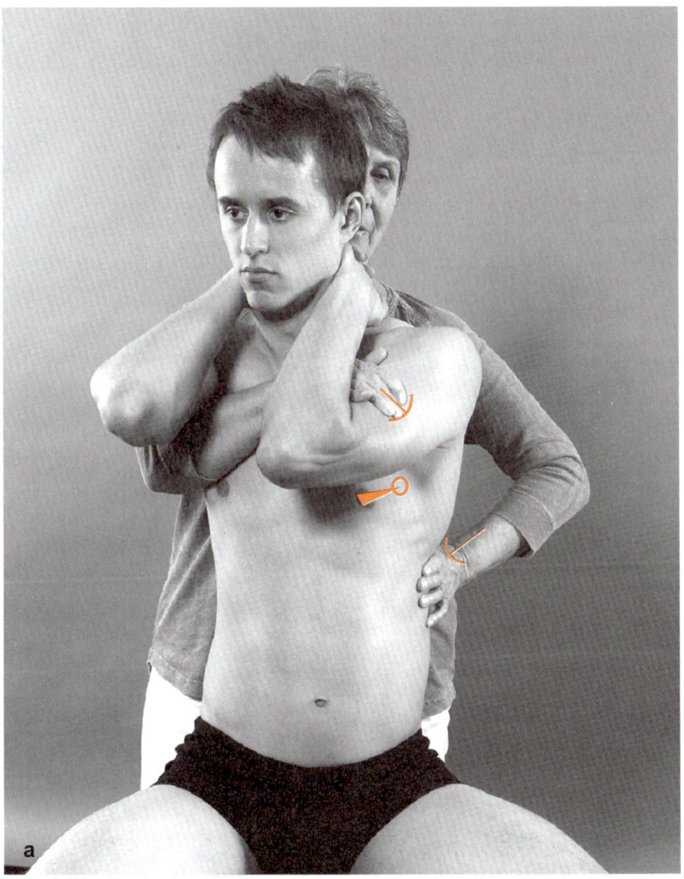

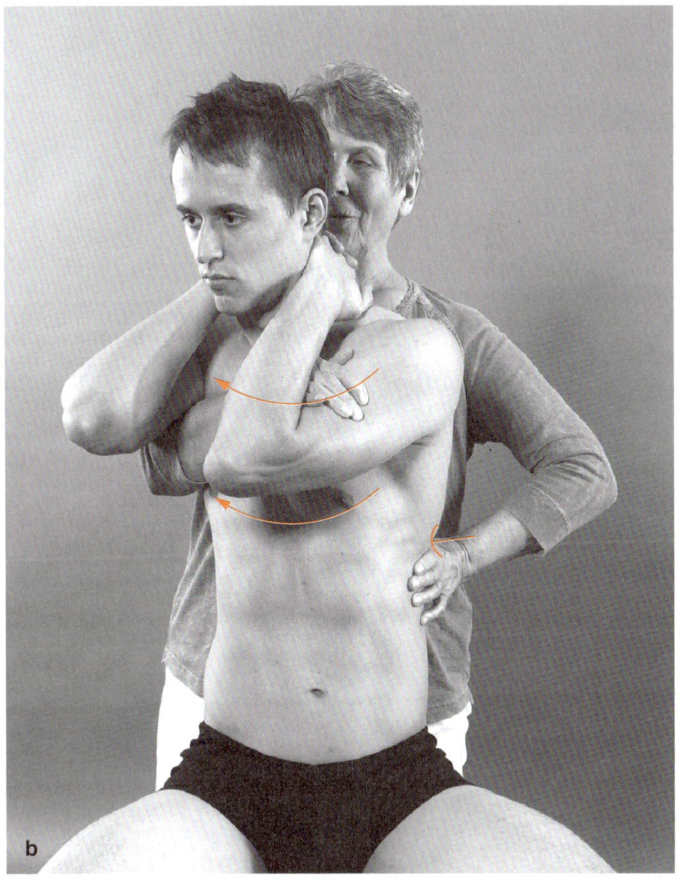

그림 9.20 분절을 목표로 한 하부 등뼈의 오른쪽 회전 가동화.
a) 촉진하면서 오른쪽 회전으로 분절 긴장을 설정한다. 가동화의 준비를 위해 분절에 근육긴장이 느껴질 때까지 왼쪽으로(몸통의 화살표를 참조) 회전하게 한다.
b) 정확히 이완이 얻어지면, 이것을 이용하여 새로운 오른쪽 회전 장벽으로 유도한다(몸통의 화살표를 참조). [K325]

다. 분절에 이완이 느껴지면 다시 오른쪽 회전으로 유도하여 새로운 분절 긴장까지 가져간다(▶ 그림 9.20b).

몇 번인가 조용히 호흡을 한 후, 반대방향으로 수축시켜 다음의 사이클을 시작한다.

실행적인 조언

- 먼저, 긴장 다음으로 들숨을 지시하고 이완과 날숨은 동시에 지시를 내린다.
- 3~5회, 긴장 · 이완을 반복한 다음에 새로운 운동 장벽으로 유도하면 치료효과가 높아진다.

9.4.6 등뼈 · 허리뼈 이행부의 가동화

등뼈 · 허리뼈 이행부에서 기법은 이곳을 시작부위로 하는 큰 · 작은허리근을 가동화/고정의 힘으로서 사용한다. 아래에 회전 가동화의 예를 두 가지 든다.

큰 · 작은허리근 고정을 이용한 옆으로 누운 자세에서 하부 등뼈의 회전 가동화

적응

회전/옆굽힘과 앞굽힘에서 허리뼈 · 등뼈 이행부의 분절 가동성 장애. 주로 호흡장애 때 허리근육의 기능부전이 원인으로 일어나는 가동범위 제한.

9

치료과정

▶ **그림 9.21** : T12의 오른쪽 회전에 가동범위 제한이 있을 때 환자는 왼쪽 옆으로 누운 자세가 되고 오른팔을 굽혀 몸쪽에 둔다. 오른쪽 무릎과 엉덩관절을 굽히고 발은 거의 편, 왼쪽다리의 무릎에 올려놓는다. 치료사는 환자의 골반 바로 앞쪽에 서거나 앉아서 굽힌 오른쪽 무릎을 지지한다. 환자의 넓적다리를 등에 확실히 붙인다. 왼손으로 등뼈 · 허리뼈 이행부 분절의 긴장 경과를 체크한다.

환자는 오른쪽 넓적다리를 엉덩관절 굽힘 방향으로 강하게 긴장시켜 치료사에게 밀어붙인다. 넓적다리를 줄곧 꽉 누르면서 (큰 · 작은허리근의 긴장으로 허리뼈를 고정한다) 시선을 천천히 오른쪽으로 돌리면서 천장의 마음속으로 상상하는 선에 곁들여서 움직인다. 머리와 상체가 따라가서 오른쪽으로 회전한다. 시선을 오른쪽으로 돌려둠으로써 분절의 설정이 위쪽에서부터 안정하고 아래쪽은 허리근육의 긴장으로 안정한다. 조용히 천천히 호흡을 반복한다. 숨을 내쉴 때 엉덩관절의 굽힘을 의식한다. 가동화의 효과는 상체가 뒤쪽으로 가라앉아가는 형태로 나타난다.

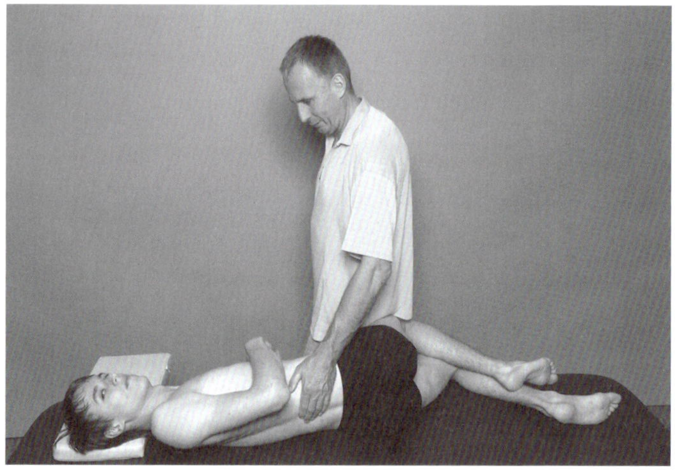

그림 9.21 큰 · 작은허리근으로 고정한 하부 등뼈 분절의 회전 가동화. 위쪽 다리의 굽힘 압력은 두절시키지 않고 시선을 오른쪽(뒤쪽)으로 돌린다. [K325]

실행적인 조언

- T12 위쪽의 분절이 가동화된다.
- 넓적다리를 치료사에게 밀어붙임으로써 아래쪽에서부터 고정한다. 따라서 날숨 때 큰 · 작은허리근의 긴장을 이완해서는 안 된다.
- 시선을 뒤쪽으로 돌려서 가동화의 회전방향을 유도한다.

큰 · 작은허리근의 율동적 수축에 의한 하부 등뼈의 회전 가동화

적응

회전/옆굽힘과 앞굽힘에서 등뼈 · 허리뼈 이행부의 분절 가동성 장애. 주로, 몸통 정역학 장애 때 큰 · 작은허리근 기능부전이 원인으로 발생하는 가동범위 제한.

등뼈 · 허리뼈 이행부의 가동범위 제한과 허리근육에 의한 통증유발점 증상의 조합.

치료과정

▶ **그림 9.22** : 이 기법의 시작 자세는 앞에서 언급한 허리근육 고정기법과 같다. 분절의 설정은 위쪽은 오른쪽으로 향한 시선으로, 아래쪽은 허리근육의 긴장으로 안정시킨다. 앞에서 서술한 기법에서는 호흡 시 긴장 변화만으로 가동화의 힘을 얻었으나 이 기법에서는 날숨의 마지막에 치료사가 환자의 넓적다리에 대한 지지압력을 높이고 이것을 율동적으로 반복한다. 이것에 의해서 꼬리 쪽에서부터 추가적인 반복적 가동화의 효과가 만들어진다.

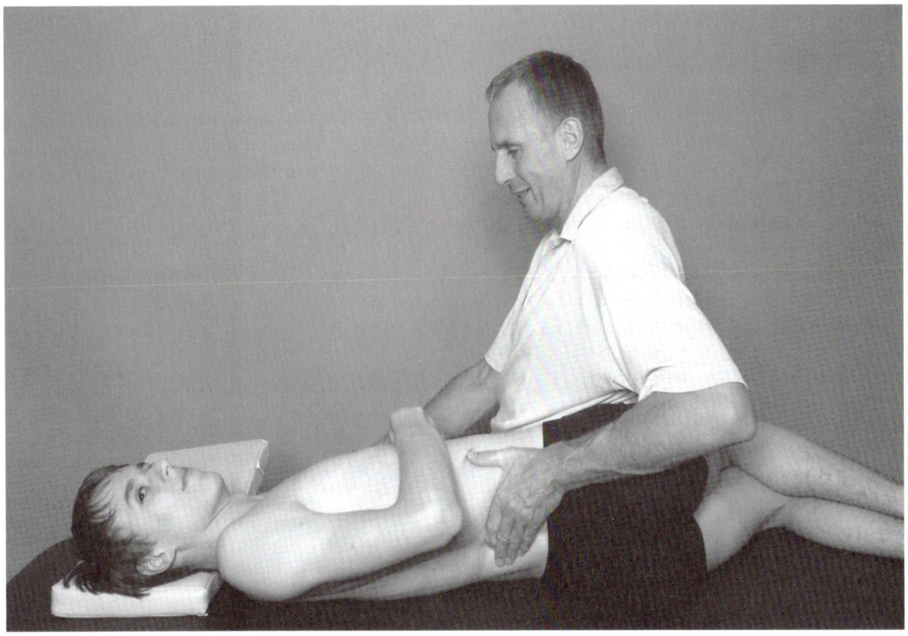

그림 9.22 큰 · 작은허리근을 율동적으로 수축시킨 하부 등뼈의 회전 가동화. 시선으로 설정을 위쪽에서부터 안정시킨다. 넓적다리에서부터 율동적으로 긴장 · 이완을 반복한다. [K325]

실행적인 조언

이 기법의 이점 : 통증유발점을 완화함으로써 큰 · 작은 허리근육을 재활성화하고 동시에 분절의 가동화를 시행한다.

9.4.7 등척성 수축 후 이완에 의한 상부 등뼈의 회전 가동화

적응

상부 등뼈 분절에 회전 · 뒤굽힘 장애가 있고 흉근과 위뒤톱니근이 경직될 가능성이 높으며 갈비가로돌기관절과 복장갈비(흉늑) 연결에도 기능장애가 있다.

치료과정

▶ **그림 9.23** : 시작 자세와 분절 긴장의 설정은 이 분절의 검 사 때와 같다(▶ 9.3.5항, ▶ **그림 9.16**).

환자는 팔꿈치를 작은 힘으로 앞 아래쪽, 배꼽의 방향으로 긴장시킨다(▶ **그림 9.23a**). 촉진하는 손가락에 근육긴장이 느껴지기 시작하면 올바르게 수축하고 있는 것이다. 5초 유지한 다음에 천천히 숨을 들이쉰다. 이완과 날숨은 동시에 시행한다. 그 후, 환자의 팔을 통해 새로운 회전을 설정한다 (▶ **그림 9.23b**).

실행적인 조언

시작 자세

- 환자는 승마자세에서 치료대의 맨 끝에 앉고 치료사는 뒤쪽에 서서 직립한 체축을 안정시킨다.
- 환자의 손은 목뼈 · 등뼈 이행부에 비스듬히 대고(네 손가락의 끝은 반대쪽 어깨뼈 아래각으로 향하게 한다) 치료사의 유도하는 손도 비스듬히 대어 안정시킨다.

가동화

- 먼저, 긴장 다음으로 들숨을 지시하고 이완과 날숨은 동시에 지시를 내린다.
- 먼저, 완전히 이완한 다음에 환자의 상부 척추의 가시돌기에서 옆쪽 이동을 시행하고 새로운 회전 긴장까지 움직인다.

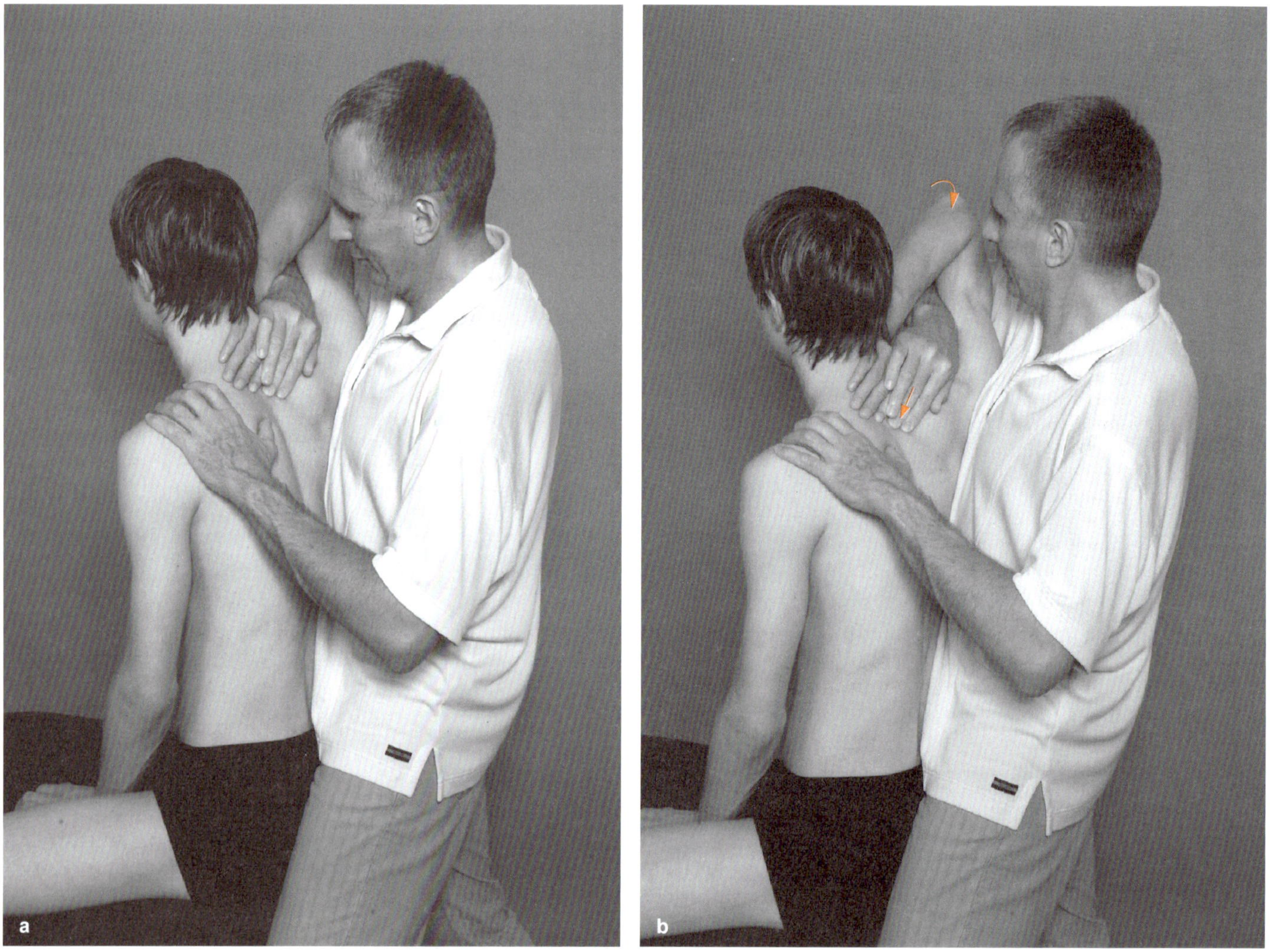

그림 9.23 분절을 목표로 하는 상부 등뼈의 회전 가동화. PIR로 준비하고 회전하는 쪽의 팔을 통해 시행한다.
a) 수축기 : 환자는 자기의 배꼽 쪽으로 향해서 치료사의 팔을 가볍게 되민다.
b) 가동화기 : 완전히 이완한 후, 팔을 올리게 하여 상위의 가시돌기를 왼쪽으로 미는(회전요소) 것에 의해서 거듭 유도한다. [K325]

9.5 갈비뼈의 검사

Untersuchung der Rippen

임상경험으로부터 대부분의 갈비뼈 기능장애는 척추기능장애와 연관성이 있다는 것을 알게 되었다. 등뼈의 분절을 치료하면 조화로운 갈비뼈 운동이 저절로 좋아진다. 따라서 우선 등뼈를 치료하고 그리고 목뼈와 허리뼈에의 이행부를 치료한 다음에 거듭 갈비뼈의 가동성을 검사 · 치료한다. 이것은 결국 등뼈의 치료 후에 방향성을 결정하는 흉부 · 갈비뼈 검사를 반복한다는 것도 의미한다(▶ 표 9.2). 갈비뼈 장애가 남는 경우, 또 다른 기능장애와 결부되어 있다는 것이 의심된다. 대개 가로막, 흉곽상구 구조, 팔이음뼈의 경직이나 호흡운동의 변화가 관찰된다.
내장-척추의 연쇄도 항상 고려할 필요가 있다.

9.5.1 목표로 하는 갈비뼈 검사에 대한 적응

- "비스듬한 앞굽힘"에서 비대칭 또는 양쪽에서 항진하는 긴장징후가 관찰된다(▶ 7.5.3항).
- 근육근막 10단계 검사에서 검사 4, 5, 8, 9에 문제가 남는다(▶ 7.7항).
- 엎드려 누운 자세에서 흉부의 인상이 비대칭인 채이다(▶ 9.2.5항).
- 척추의 치료 후, 능동적인 몸통 운동에 억제가 남을 때는 갈비뼈의 운동장애 가능성이 있다(▶ 8.3항)

임상적인 조언

- 1개의 갈비뼈에서 흉부의 한쪽에 운동억제가 발생하는 일이 있다. 이것을 주도적인 "핵심 갈비뼈"라 부른다.
- 들숨의 억제에서는 대개 상부의 갈비뼈에 문제가 있고, 날숨의 억제에서는 하부의 갈비뼈에 문제가 있다.
- 제1갈비뼈는 어느 쪽 기능장애의 경우도 "핵심 갈비뼈"가 될 수 있다.
- 주도적인 갈비뼈를 치료하면 흉부운동이 대칭이 되는 경우가 많다.

9.5.2 제1갈비뼈의 탄력성 검사

제1갈비뼈는 기능, 기능병리학, 검사, 치료세서 매우 특수하다. 흉부만이 아니라 목뼈와도 기능적, 병인론적으로 밀접하게 관계하고 있다. 따라서 진료에서는 제1갈비뼈의 검사와 치료는 항상 목뼈의 검사 · 치료와 결부되어 있다.

▶ **그림 9.24** : 환자는 직립한 앉은 자세가 된다. 치료사는 뒤쪽에 서서 신체로 환자를 지지한다. 가볍게 굽힌 오른쪽 집게손가락의 노쪽 끝을 등의 안쪽모서리에서부터 오른쪽 제1갈비뼈에 댄다. 아래팔은 집게손가락의 연장선상으로 가져간다. 대개 거의 수직이 된다. 왼쪽 팔꿈치는 환자의 왼쪽 어깨에 붙이고 아래팔과 손으로 목과 머리의 옆쪽을 지지한다. 네 손가락은 머리마루(두정)에 놓고 머리를 약간 오른쪽으로 돌려서 기울인다.

오른쪽 팔꿈치와 팔이음뼈에서부터 점진적인 탄력성을 꼬리쪽으로, 대략 반대쪽의 엉덩관절 방향으로 가하면 탄력성이 집게손가락의 끝에서부터 갈비뼈로 전달되어 소멸한다.

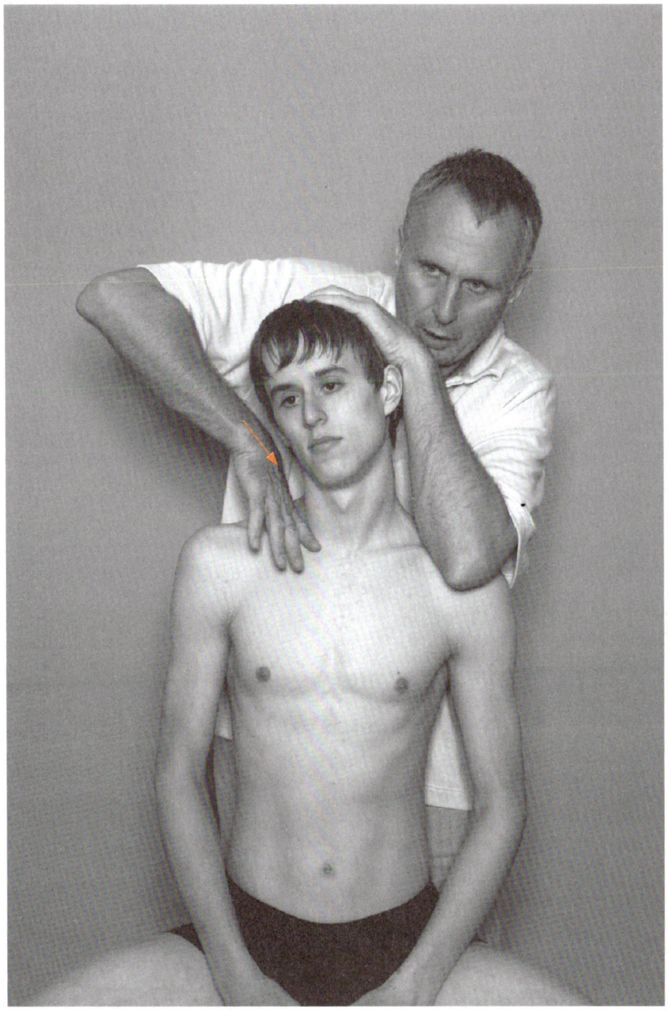

그림 9.24 오른쪽 제1갈비뼈의 탄력성 검사. 집게손가락을 갈비뼈의 등 안쪽모서리에 대고 촉진한다. 아래팔은 탄력성 임펄스를 주기 위해 집게손가락 축의 연장선 상(화살표를 참조)에 설정한다. [K325]

임상적인 조언

- 구조의 딱딱한 저항이 집게손가락에 느껴지고 탄력성의 저하가 없을 때는 기능장애를 나타낸다.
- 탄력성을 주는 것이 지나치게 강하면 하부목뼈가 옆으로 굽어 소견이 달라진다.
- 영역의 근육에 압통점이 있으면 검사가 어려워지는 경우가 있다.

9.5.3 옆으로 누운 자세에서 제2~5갈비뼈의 탄력성 검사

이 검사는 옆으로 누운 자세와 앉은 자세(▶ 9.5.4항)에서 가능하다. 등뼈 장애의 치료와 재검사 후에 남는 독립된 갈비뼈 기능장애가 발견되고 즉각 치료로 이행한 경우는 옆으로 누운 자세에서 검사한다.

▶ **그림 9.25** : 환자는 이완하여 왼쪽 옆으로 누운 자세가 된다. 무릎관절과 엉덩관절을 굽혀서 허리뼈를 안정시킨다. 오른쪽 팔을 최대로 올려서 손과 아래팔을 머리의 위쪽으로 늘어뜨린다. 치료사는 앞쪽에 서서 오른손을 앞쪽에서부터 환자의 팔꿈치 사이에 넣고 팔을 지지한다. 엄지두덩을 안쪽위관절융기(내측상과)에 댄다. 왼손의 촉진하는 손가락을 오른쪽의 갈비뼈각(늑골각)에 놓는다. 손과 아래팔을 등쪽에서부터 유연하게 흉부에 곁들인다. 환자의 팔꿈치를 등쪽으로 유도하면서 네 손가락으로 긴장을 만져서 감지한다. 긴장의 시작에서부터 최종 탄력성을 평가한다.

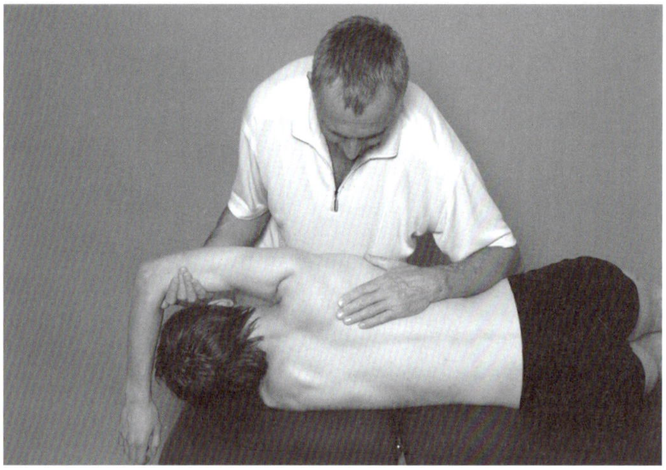

그림 9.25 옆으로 누운 자세에서 오른쪽 제2~5갈비뼈의 탄력성 검사. [K325]

임상적인 조언

아래의 것은 기능장애의 징후이다.

- 팔의 저항이 딱딱하다.
- 탄력감이 없다(상 · 하를 비교하면 꼬리 쪽에서는 약간 또는 약한 탄력성이 느껴진다).

9.5.4 승마자세에서 제2~5갈비뼈의 탄력성 검사

▶ **그림 9.26** : 환자는 승마자세에서 치료대 끝에 앉는다. 엉덩관절에 장애가 있을 때는 보통의 앉은 자세라도 좋다. 오른쪽 아래팔을 머리에 올려놓고 위팔을 올리게 한다. 치료사는 반대의 왼쪽에서 어깨의 앞에 서서, 신체로 가볍게 환자를 지지한다. 왼손을 앞 아래쪽에서부터 환자의 팔꿈치에 대고 아래팔을 시상면에 맞춘다. 또 한쪽 손의 손바닥을 척추와 흉부에 붙이고 뒤쪽에서부터 지지한다. 촉진하는 손가락은 검사대상인 오른쪽 갈비뼈에서 갈비뼈각의 주변에 댄다.

환자의 위팔을 시상면에서 등쪽 이동을 하면서 거듭 올리게 한다. 이것에 의해서 어깨뼈가 움직이고 흉근(특히, 작은가슴근)의 상부섬유가 긴장하여 상부 등뼈가 가볍게 펴진다. 상부의 갈비가로돌기관절이 최종 긴장에 도달한다.

여기서부터 팔꿈치를 거듭 유연하게 밀어 갈비뼈에 움직임을 전달하면 정상이라면 탄력성을 동반하면서 휜다. 제2-5갈비뼈에서(경우에 따라서는 더욱 하위까지) 하나씩 상 · 하 비교를 시행하고 팔을 밀면 꼬리 쪽으로 향해서 천천히 작게 휘는 탄력성이 발생하는지 촉진한다.

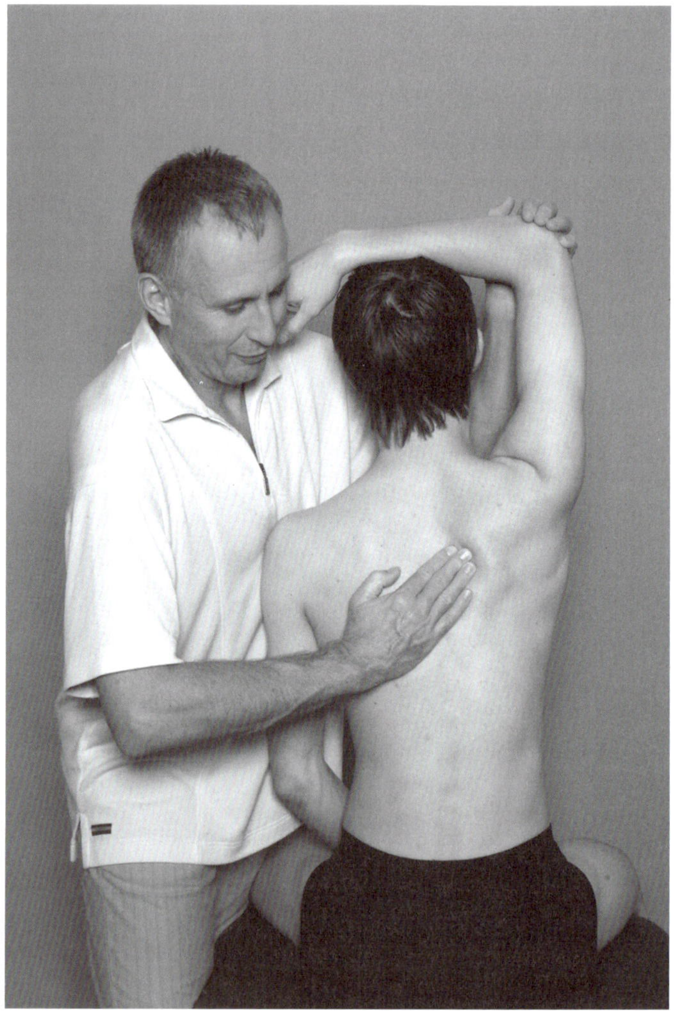

그림 9.26 승마자세에서 오른쪽 제2~5갈비뼈의 탄력성 검사. [K325]

임상적인 조언

- 최종 운동이 딱딱하고 탄력성 임펄스에 대해서 갑자기 저항이 발생할 때는 기능장애를 나타낸다.
- 이 자세에서는 어깨뼈 모서리가 각 갈비뼈각을 덮는다. 그럼에도 긴장과정은 만져서 감지할 수 있다. 긴장은 어깨뼈의 구조에 의해서 전달된다.
- 몸통은 절대로 회전시키지 않는다. 따라서 등쪽 이동과 탄력성의 방향은 엄밀하게 시상면으로 한다.

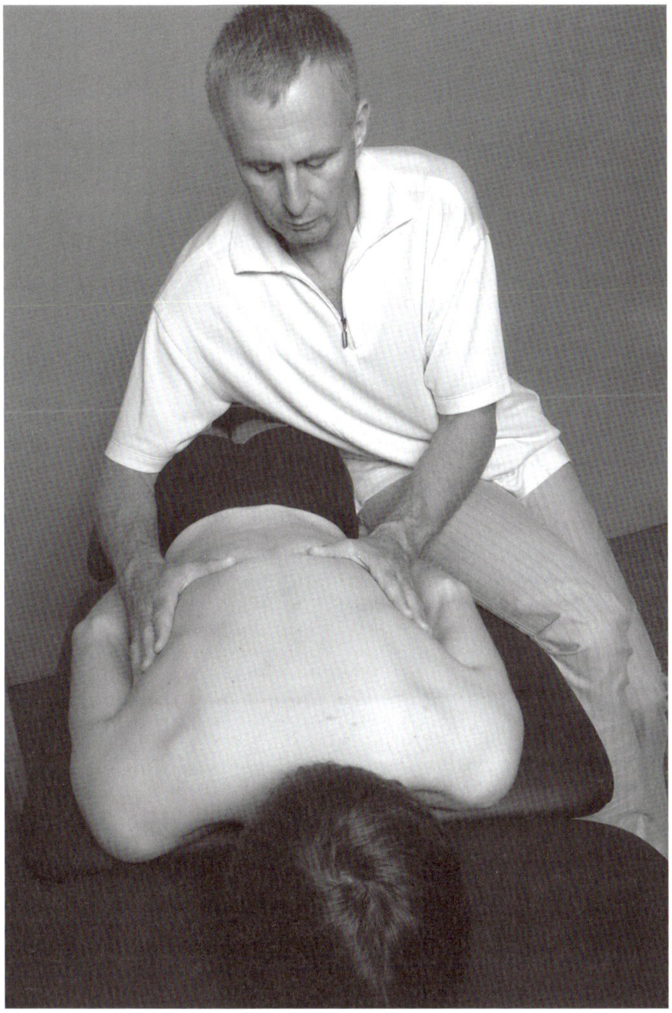

그림 9.27 갈비뼈 공간을 촉진하여 호흡 시 2개의 갈비뼈 운동을 비교하여 검사한다.[K325]

9.5.5 엎드려 누운 자세에서 하부갈비뼈의 검사

▶ **그림 9.27** : 엎드려 누운 자세에서 엄지손가락을 등쪽의 좌·우 같은 위치의 갈비뼈 공간(늑간강)에 두고 갈비뼈 모서리에 댄다. 갈비뼈가 "호흡파동"으로 오르내리는 동안 갈비뼈 공간의 확대·축소가 시간적으로 대칭인지 감지한다. 치료사가 머리쪽에 서 있는 경우는 갈비뼈 공간의 2개의 갈비뼈의 운동을 위쪽에서부터 차례로 비교하여 검사한다(갈비뼈 공간 6/7부터 시작한다). 발쪽에 있는 경우는 갈비뼈 공간 11/12에서부터 시작하여 아래쪽에서부터 차례로 검사한다.

임상적인 조언

갈비뼈의 운동과정이 시간적으로 비대칭이라면 기능장애를 나타낸다(▶ 9.6.4항).

9.6 갈비뼈의 가동화 Mobilisation der Rippen

9.6.1 제1갈비뼈의 수동 반복적 탄력성 가동화

적응

제1갈비뼈에 탄력성 장애가 있으나 목갈비근(사각근)에 통증성 경직이 없다.

치료

제1갈비뼈의 검사와 마찬가지로 (▶ 9.5.2항, ▶ **그림 9.24**) 긴장을 설정한다. 그 후, 탄력성을 가하여 긴장을 가볍게 높이고 이완시키며, 또 긴장시킨다. 몇 번이나 반복함으로써 가동화가 된다.

실행적인 조언

- 오른쪽 팔꿈치에서부터 집게손가락 끝을 통해 제1갈비뼈에 탄력성을 가하는 방향은 반대쪽 엉덩관절의 방향이다. 치료 중에 손·아래팔의 설정을 바꿔서는 안 된다.
- 긴장을 이완하는 것이 최종 긴장의 설정과 같은 정도로 중요하다.

9.6.2 앉은 자세에서 제1갈비뼈의 율동적 근육수축 치료

적응

- 제1갈비뼈에 탄력성 장애가 있고 통증유발점(trigger point)이나 경직의 이완 후도 목갈비근에 통증성 경직이 있다.
- 이완시킨 근육군을 재활성화시키면서 갈비뼈의 관절을 가동화한다.

치료과정

▶ **그림 9.28** : 환자는 직립 선 자세가 된다. 치료사는 뒤쪽에 서서 환자의 몸통과 머리를 신체로 지지한다. 오른쪽 제1갈비뼈의 가동화는 오른쪽 손목을 C7의 높이에서 등 가쪽에서부터 목의 부착부에 댄다. 네 손가락을 벌려서 머리와 목을 지지한다. 왼손은 환자의 왼쪽 어깨의 옆쪽에 대고 흉부를 안정시킨다.

치료사가 오른쪽에서부터 적절하게 가하는 압력에 대해서 같은 정도의 힘으로 저항하도록 지시한다. 치료사는 이 압력을 천천히 중간정도의 힘까지 높인다. 이것으로 목뼈가 안정한다. 운동이 일어나서는 안 된다는 것을 전달한 다음에 머리와 목에 대해서 왼쪽으로 향해 가하는 압력을 3~5회 율동적으로 강화하고는 약화

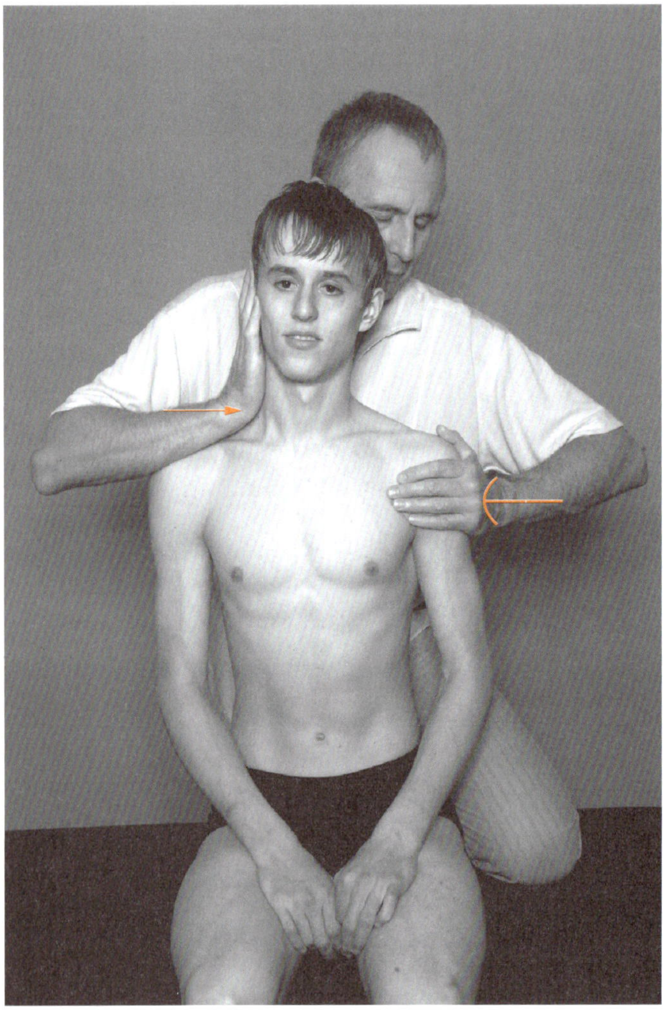

그림 9.28 제1갈비뼈의 가동화. 치료사가 목의 옆쪽에 율동적으로 압력을 가하고 환자는 지지로 저항한다(직접적인 근육수축에 의한 가동화). [K325]

시킨다. 안정의 기능이 있는 목갈비근을 긴장시킴으로써 제1갈비뼈를 머리 쪽으로 향해서 율동적으로 가동화한다.

실행적인 조언

- 불필요한 머리운동을 일으키지 않기 위해 사전에 환자에게 과정을 설명하고 압력은 천천히 가한다.
- 환자가 치료사의 리듬에 맞춰지지 않는 경우, 환자 자신이 리듬을 정하여 치료사의 지지저항에 대해서 옆굽힘의 압력을 가하게 한다.
- 한쪽의 수축 시에는 대항근 억제에 의해서 반대쪽이 이완한다. 따라서 한쪽에만 갈비뼈의 가동범위 제한이 있는 경우에도 이 기법은 대개 양쪽에서 시행한다.

9.6.3 등척성 수축 후 이완에 의한 옆으로 누운 자세에서 제2~5 갈비뼈 가동화

적응

상부갈비뼈의 기능장애. 아래의 원인이 많다.

- 목뼈의 정역학 장애
- 팔 · 팔이음뼈의 동역학 장애
- 어깨호흡
- 상위 교차증후군으로서 근육 불균형

치료과정

▶ **그림 9.29** : 오른쪽 갈비뼈 기능장애에서는 환자는 왼쪽 옆으로 누운 자세가 된다. 오른팔을 머리 위쪽으로 올리고 아래팔을 치료대의 위 끝에서부터 내밀어 늘어뜨린다. 치료사는 앞쪽에 서서 올린 팔의 팔꿈치를 오른손으로 지지한다. 왼손과 아래팔로 흉부를 등쪽에서부터 안정시키고 장애가 있는 갈비뼈의 갈비뼈각을 네 손가락으로 촉진한다. 환자의 오른팔을 등쪽으로 유도하고 갈비뼈가 긴장하기 시작하는 것이 느껴질 때까지 가져간다. 이상이 치료 자세가 된다.

환자는 오른쪽 팔꿈치를 치료사의 손으로 향해서 똑바로 앞쪽으로 밀고 천천히 압력을 증가시킨다. 갈비뼈각에 댄 촉진하는 손가락에 후만의 긴장이 느껴진다. 이 압력을 바꾸지 않고 5~7초 유지한다. 압력을 풀고 깊이 숨을 들이쉰다. 날숨과 그 후의 호흡은 자연스럽게 시행한다. 날숨 때 거듭 유도가 가능하다면 숨을 내쉴 때마다 아래팔을 등쪽으로 밀고 갈비뼈각에 새로운 긴장을 설정한다. 그 후, 환자가 팔을 미는 것에 의해서 새로운 사이클이 시작된다.

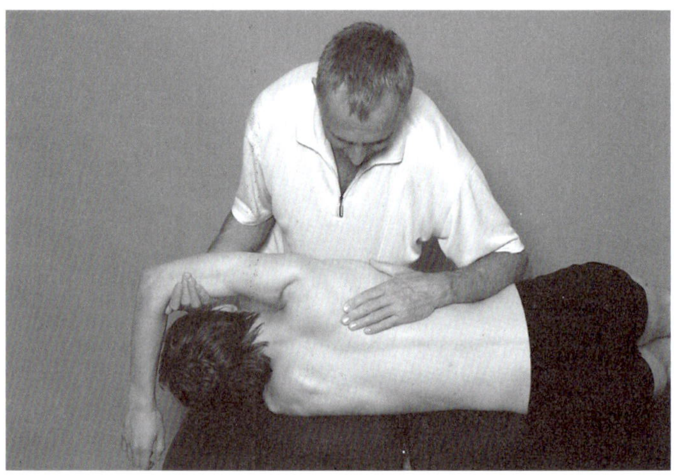

그림 9.29 PIR로 준비한 다음에 목표로 하는 오른쪽 상부갈비뼈를 가동화한다. 환자는 힘을 빼고 팔을 치료사의 손에 맡긴다. 치료사는 팔을 등쪽으로 유도한다. [K325]

실행적인 조언

- 등척성 수축에는 호흡의 지시는 내리지 않는다.
- 먼저 이완시킨 다음에 호흡에 의해서 긴장의 전환을 보강한다.
- 날숨, 등뼈의 폄, 이완을 조합함으로써 설정한 갈비가로돌기관절을 가동화한다.
- 갈비뼈 위에 최종 긴장이 느껴지지 않을 때는 팔을 더욱 등쪽으로 이동시키면 등뼈의 전만으로 회피한다.

9.6.4 엎드려 누운 자세에서 하부갈비뼈의 압박 기법

적응

아래의 것이 원인으로 일어나는 갈비뼈 기능장애.

- 호흡기능 장애
- 내장근막의 긴장부하에 의한 가로막 기능부전
  - 심내막염, 흉막염, 간염의 발병 후
  - 복부 · 등의 근육 약화에 의한 복강의 처짐
  - 복강 · 흉강 수술 후의 흉터 수축

치료과정

하부갈비뼈의 호흡운동이 감소하여 있는 경우, 환자는 이완하여 엎드려 누운 자세가 된다. 이 자세에서 사전에 갈비사이공간(늑간강)의 능동적 호흡운동을 검사한다(▶ 9.3.5항). 치료사는 옆쪽에 선다.

▶ **그림 9.30** : 1개의 갈비뼈의 들숨운동이 먼저 끝나는 경우(들숨 장애), 치료사는 반대쪽에서 장애의 아래쪽에 선다. 양쪽 엄지손가락을 갈비뼈각의 가쪽에서 갈비뼈 하단에 점진적으로 대고 머리 쪽으로 민다. 날숨 때는 갈비뼈의 아래쪽 이동에 대한 등척성 수축으로서 미는 압력을 강화한다. 들숨 때는 갈비뼈의 올림에 따른다.

▶ **그림 9.31** : 날숨운동이 먼저 끝나는 경우(날숨 장애), 치료사는 같은 쪽에서 장애의 위쪽에 서고 양쪽 엄지손가락을 갈비뼈각의 가쪽에서 갈비뼈 상단에 점진적으로 댄다. 꼬리 쪽으로 향해서 밀고 들숨 운동에 대해서 저항을 주고 날숨 운동에는 움직임을 맞춘다.

9.6.5 옆으로 누운 자세에서 흉부 가동화

적응

아래의 일련의 소견으로부터 적응이 판명된다.

- 기왕력(장기 또는 현시점)에서 환자가 흉부나 상복부의 내장질환이 있었다는 것을 보고하고 있거나 약제에 의한 장기적 부하(간, 콩팥)가 발생하고 있다.
- 근육근막 긴장검사에서 흉부에 문제가 있다(▶ 7.7항).
- 엎드려 누운 자세에서 흉부운동을 관찰하고(▶ 7.6항) 호흡운동을 촉진하면(▶ 9.2.5항) 비대칭이다.
- 초기회전의 검사에서 여러 분절에 장애가 관찰되고(4개 이상) 관련되는 갈비뼈 기능장애가 있다(▶ 9.3.3항).
- 전형적인 내장의 패턴에서 여러 분절에 반사성통증성질환징후가 관찰된다. 근골격계의 소견과 함께 연쇄증후군을 나타내고 있다(▶ 9.1.4항)
- 가로막의 경직과 상흉부의 긴장이 양쪽에 나타난다. 또는 내장의 관여로 한쪽이 강조되어 있다(▶ 7.4.3항, ▶ 7.5.3항, ▶ 9.2.7항).

9

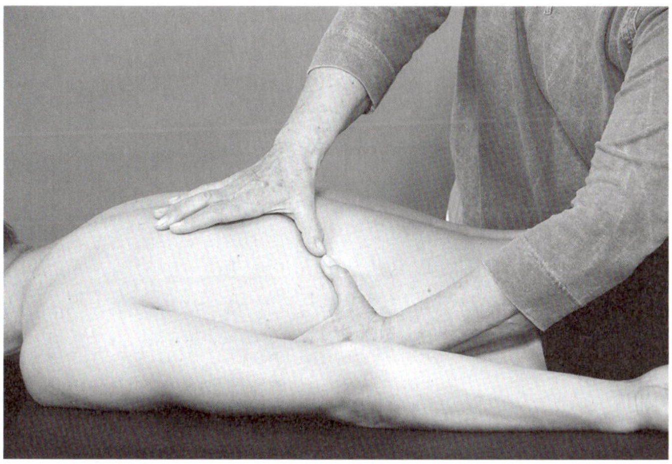

그림 9.30 하부갈비뼈를 머리 쪽으로 수동적으로 밀어서 가동화한다. 치료사는 반대쪽에 서서 양쪽 엄지손가락을 꼬리 쪽의 갈비사이공간에 댄다. [K325]

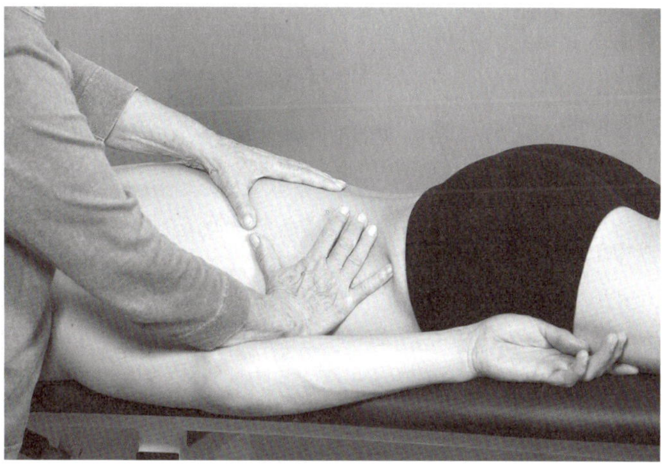

그림 9.31 하부갈비뼈를 꼬리 쪽으로 수동적으로 밀어서 가동화한다. 치료사는 같은 쪽에 서서 양쪽 엄지손가락을 머리 쪽의 갈비사이공간에 댄다. [K325]

가쪽 축의 가동화

내장요소를 동반하는 들숨장애가 인지되는 경우, 이 기법은 도입치료로서 매우 효과적이다. 이것은 준비로서 온갖 장애요소에 대응한다.

치료과정

▶ **그림 9.32** : 환자는 장애가 있는 쪽을 위로 하여 옆으로 누운 자세가 된다. 치료사는 앞쪽에 선다. 머리 쪽의 손목을 갈비뼈각의 등 · 안쪽에서 핵심 갈비뼈(▶ 9.5.1항)에 대고, 네 손가락을 하흉부에 댄다. 발쪽의 손을 마주보게 하여 자쪽 끝을 흉부 배쪽에 댄다. 양손으로 흉부를 압축하고 접선에서 밀어 추가의 긴장요소를 가한다. 환자가 몇 번인가 깊이 호흡을 하고 있는 동안 그대로 긴장을 유지하고 천천히 이완시킨다. 또는 다시 숨을 들이쉬기 시작하였을 때 갑자기 풀어준다(한숨 돌리다). 그 후, "핵심 갈비뼈"의 기능성을 체크한다.

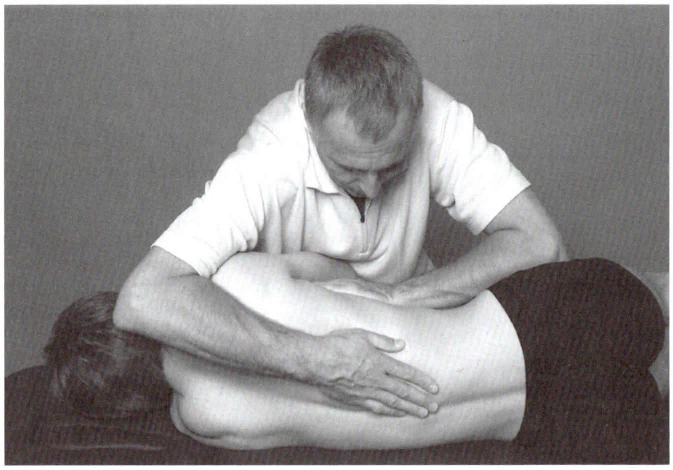

그림 9.32 내장요소를 동반하는 들숨장애 때 옆으로 누운 자세에서 흉부를 가동화한다. 압축과 접선의 힘으로 흉부와 가로막에 치료 긴장을 발생시킨다. [K325]

머리꼬리 쪽 축의 가동화

갈비뼈 기능장애와 가로막 경직이 내장에 기인하고 게다가 허리뼈 또는 목뼈의 정역학 장애도 원인인 경우에 이 기법은 특히 적합하다.

치료과정

9

▶ **그림 9.33** : 환자는 장애 쪽을 위로 하여 옆으로 누운 자세가 된다. 치료사는 앞쪽에 선다. 머리 쪽의 손을 등 · 가쪽에서부터 가져와서 집게손가락 · 엄지손가락의 곡선을 제7갈비뼈에 댄다. 발쪽의 집게손가락 · 엄지손가락은 앞 · 가쪽에서부터 제8갈비뼈에 댄다. 양손으로 흉부를 압축하면서 동시에 서로 충돌시킨다. 환자가 몇 번인가 깊이 호흡을 하고 있는 동안 그대로 긴장을 유지하고 천천히 이완시킨다. 다시 한 번 숨을 들이쉬기 시작하였을 때 갑자기 풀어주어 한숨 돌려도 된다. 그 후 가로막의 소견을 체크한다(▶ 9.2.7항).

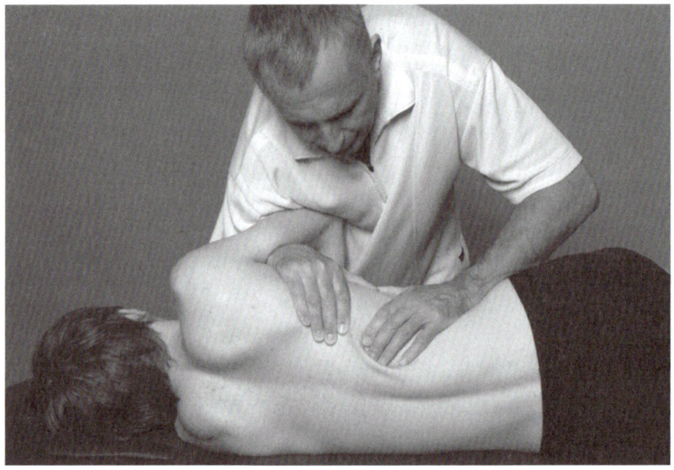

그림 9.33 가로막 경직을 동반하는 갈비뼈 기능장애에 옆으로 누운 자세에서 흉부를 가동화한다. 양손으로 흉부를 비틂으로써 가로막에 치료 긴장을 발생시킨다. [K325]

임 상 사 례

흉벽통증

문진: 61세 여성. 가구를 움직일 때 회전하면서 들어 올림으로써 강한 부하를 받아, 오른쪽 하흉부의 등쪽에 통증이 발생하였다. 애초에는 오른쪽 척추 곁에 국한되고 흉곽 뒤쪽에도 약간 통증이 있었다. 가볍게 문지르는, 온찜질을 하는 등 자기치료를 시행하고 있었으나, 2주일 정도 전부터 통증이 심해지고 확산되었다(오른쪽 하흉부의 앞쪽까지). 호흡과 관련성은 느껴지지 않는다. 의자의 등받이나 반듯이 누운 자세에서 통증이 강화되는 것처럼 느낀다.

통증으로부터 관찰되는 임상상황: 폐의 타진과 청진에 이상은 없다. 심음은 정상이다. 혈압은 연령평균이다. 맥박은 율동적이다. 척추와 흉부에 압축에 의한 통증은 없다.

기능소견

- **방향성을 결정하는 검사:** 몸통의 오른쪽 회전에 제한이 있다. T5~T8 오른쪽에 척추 옆의 침해반응(피부, 피하, 분절의 근육군에서 긴장항진, 피부묘기증 [dermographism]의 항진)이 있고 T7이

임 상 사 례
(계속) 흉 벽 통 증

최대 점으로 되어있다. 엎드려 누운 자세에서 흉부가 비대칭인 것이 관찰된다.

- **분절검사 :** T7/8의 왼쪽 회전, T/L의 오른쪽 회전, C/T의 양쪽 폄 · 회전에 제한이 있다. 오른쪽의 제7 · 8갈비뼈의 아래쪽 이동에 장애가 있다. 오른쪽 배 쪽의 가로막이 경직하여 있다.

잠정 진단/기능 진단 : 급성 분절성 흉부 기능부전

요법(처치의 순서로) : 도수에 의한 직접적인 가로막 유리(release), 등척성 수축을 사용하여 T7/8의 회전 가동화, T/L의 도수조작, 흉근을 이완(▶9.4.7항)시켜 가동화 준비를 한 다음에 C/T의 도수조작, 하부의 어깨뼈 고정근의 활성화(▶10.3.2항, 통칭 "pump lever").

효과 체크 : 분절의 반사성통증성질환징후가 바로 없어졌다. 몸통의 회전이 양쪽에서 T/L까지 전달되고 최종 긴장이 대칭으로 되어있다. 갈비뼈는 양쪽 모두 아래쪽으로 이동하고 흉부의 비대칭이 없어졌다.

평가 : 잠정진단이 증명되었다. 갈비뼈장애는 독립된 것이 아니라 분절 기능장애의 일부였다. 경과를 관찰하고 기능진단의 확인 · 수정을 시행한다.

14일 후의 재진 : 통증은 없어져 있다. 재검사에서 기능장애의 재발은 관찰되지 않는다.

추론 : 통증은 기능장애의 결과로 간주된다. 현시점에서는 이것 이상의 구조진단은 필요 없다.

9.7 흉부에 격통이 있는 경우 검사 · 치료 기법

Untersuchungs- und Behandlungstechniken bei heftigem Thoraxschmerz

흉부에 격통이 있는 경우, 병리형태학적 질환에 대해서 이제까지 서술하여 온 도수의학의 감별진단 조건은 전혀 다른 것이 된다. 심근경색, 폐색전증 등 급성의 생명의 위험 가능성이 있기 때문에 이러한 원인이 없다는 것을 확인한 다음에 도수치료로 치료한다.

급성흉통의 임상증상은 다양하다. 이때, 등뼈/흉부나 등뼈 · 허리뼈 이행부가 돌출하거나 뒤틀리거나 하여 있는 불량자세, 척추 전체의 자세 경직이 관찰된다. 머리 또는 허리뼈를 굽히면, 통증이 두피나 엉치뼈(등허리근막)까지 뻗치고 수막(meninx) 자극과 유사한 소견을 나타낸다.

갈비뼈 장애나 가로막의 관여가 심한 경우, 불량호흡(어깨호흡) 또는 호흡운동 시 흉부 한쪽의 억제가 보다 분명히 관찰된다.

도수의학적 검사에서는 통증의 원인이 관절기능장애를 동반하는 반사성 경직에 의하거나, 활동성 통증유발점에 의한 것인가를 명백히 한다(▶ 9.7.1항, ▶ 9.7.2항, ▶ 9.7.3항). 아래에 서술하는 치료기법 중 어느 것을 사용하는가는 장애영역의 긴장 패턴으로 결정된다. 갈비뼈를 조금 미는 것만으로 격통이 발생하는 일도 많다. 이러한 경우, 옆으로 누운 자세에서 기법은 시행하지 않는다.

9.7.1 척추 통증점의 촉진

척추세움근 안쪽부위에서 분절의 침해반응은 각각의 분절의 돌기사이관절 장애를 나타낸다고 생각된다. 회전근, 가시사이근, 가로돌기사이근은 분절적으로는 척수신경 뒤가지의 지배를 받고 있다. 회전근은 척추고리뼈관절(추궁관절)의 미세조정을 조절한다. 여러 관절에 통증성 긴장항진이 있을 때는 오히려 정역학 장애의 보상부전을 나타내고 있다. 뭇갈래근은 척추세움근의 가쪽부위인 가로돌기사이관절이나 널판근(판상근)과 함께 척추인대의 경직을 촉진한다(facilitation). 등허리근막을 통해서 분절 · 영역의 근육근막장애가 머리 쪽 · 꼬리 쪽의 연쇄반응을 야기하는 일이 있다. 반대로, 목뼈나 허리뼈 장애가 등허리근막을 통해 등뼈에 영향을 주는 일도 있다. 분절 T4와 T7에는 목뼈, T/L과 T7에는 허리뼈가 관계한다.

가시돌기의 옆쪽에서 돌기사이관절 위를 촉진하면 위에서 서술한 장애에 대해서 많은 정보를 얻을 수 있다.

각각의 가시돌기에서 좌 · 우의 가쪽에서부터 점진적으로 가시돌기뿌리를 향해서 촉진하고 긴장을 비교하여 통증 출현을 기록한다. 시작 자세는 어느 것이든 좋다. 가장 통증이 없이 접근할 수 있는 자세를 선택한다.

가시사이공간(극간강)의 압박 민감도 검사

▶ **그림 9.34 :** 하나의 분절에 통증이 있고 운동제한이 없을 때 가시사이공간을 검사한다.

환자는 승마자세에서 치료대의 끝에 앉고 신체의 앞쪽에서 팔짱을 낀다. 치료사는 옆쪽에 서서 환자의 팔을 껴안고 반대쪽의 팔꿈치를 위 가쪽에서부터 잡는다. 팔꿈치를 밀어 척추를 최대로 굽히게 하고 그대로 유지한다. 이 자세에서는 가시돌기가 벌어져

9

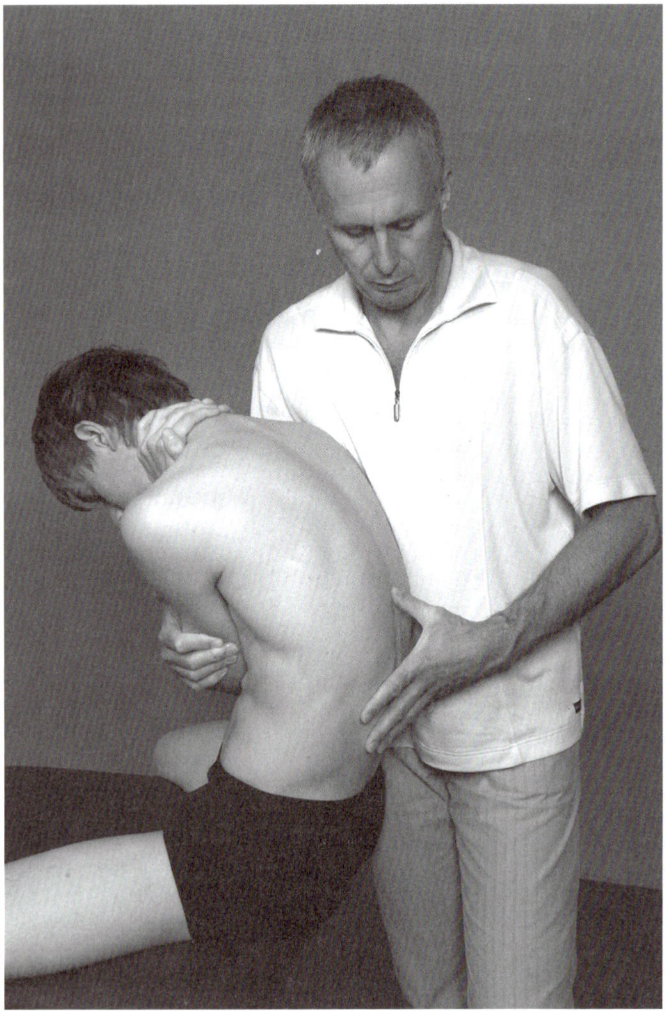

그림 9.34 앞굽힘에 의한 예비 긴장으로 가시사이를 촉진하여 통증을 검사한다. [K325]

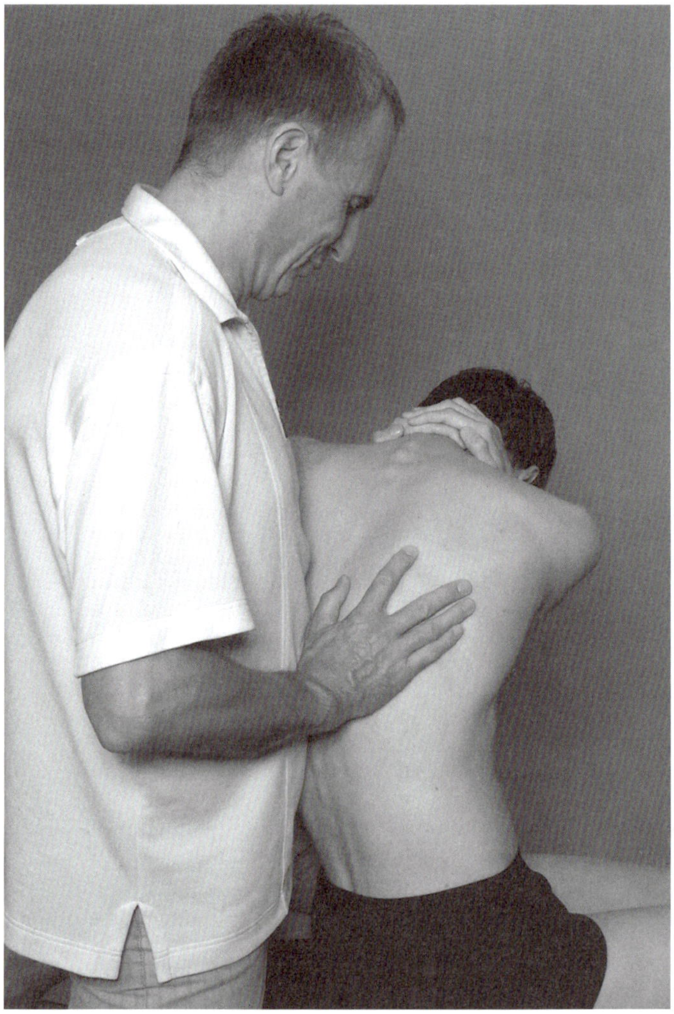

그림 9.35 갈비뼈각(엉덩갈비근의 부착부)의 최대 통증점을 촉진한다. [K325]

가시사이의 근육과 인대의 섬유가 긴장하여 있다.
엄지손가락을 뒤쪽에서부터 가져와서 비스듬히 아래쪽에서부터 가시돌기 사이에 진행시킨다.

실행적인 조언

촉진하는 손가락은 수직으로 대서는 안 된다. 수직으로 하면 손가락은 가시사이의 연부조직이 아니라, 꼬리 쪽 가시돌기의 뼈막에 닿아버린다.

임상적인 조언

- 보통, 긴장된 가시사이 조직을 미는 엄지손가락의 압력이 적절하다면 통증은 일어나지 않는다.
- 통증은 검사하는 분절의 가시사이 공간에 자극이 있다는 것을 나타내기 때문에 장애가 있는 분절과 상 · 하 분절의 가동성을 온화하고 동시에 치밀하게 검사할 필요가 있다.

9.7.2 갈비뼈각의 최대 통증점 촉진

▶ **그림 9.35** : 환자는 앉은 자세가 되고 오른쪽 검사인 경우 오른손을 왼쪽 어깨에 올려놓는다. 치료사는 뒤쪽에 서서 왼손을 앞쪽으로 돌려서 환자의 오른쪽 위팔 상부를 잡는다. 그대로 어깨를 앞쪽으로 당기고 환자를 최대로 왼쪽 회전을 시킨다. 노출된 갈비뼈각을 오른손으로 촉진할 수 있다(▶ 표 9.4).

실행적인 조언

점진적으로 촉진하면 반사의 변화를 "조직의 구조물"이나 근육경직으로서 만져서 감지할 수 있다. 누르는 압력을 강화하면 통증이 유발된다.

임상적인 조언

통증과 경직의 원인은 주로 엉덩갈비근(장늑근)의 경직과 통증유발점이다. 갈비뼈 기능장애가 관계되는 일도 있다.

표 9.4 등뼈 · 흉부 통증점의 촉진

자세	촉진 부위	통증의 원인인 기능부전 긴장
선 자세 앉은 자세 옆으로 누운 자세 엎드려 누운 자세	가시돌기뿌리	심층의 자소성 근육군(회전근, 뭇갈래근, 가시사이근, 가로돌기사이근)
	관절면 위	돌기사이관절 구조
	T5~T7의 척추옆	등허리근막(목뼈, 목뼈 · 등뼈 이행부에서부터의 연쇄반응)
	T7~T12의 척추옆	등허리근막(허리뼈, 골반에서부터의 연쇄반응)
승마자세	• 가시사이 • 갈비뼈각	• 가시사이인대 • 가로돌기사이근 • 갈비사이근 • 엉덩갈비근
반듯이 누운 자세	복장갈비(흉늑)	부수적인 갈비뼈 장애
	빗장뼈밑을 제1갈비뼈공간까지	• 빗장밑근 • 척추앞근막 • 척추 · 내장 또는 내장 · 척추의 연쇄반응의 의심
	왼쪽의 복장뼈 연결 2, 4, 7 왼쪽의 제7갈비뼈의 뼈막점	심장이 관여하는 의심

9.7.3 활동성 통증유발점에 의한 통증

등뼈와 흉부의 기능장애는 호흡과 자세의 기능, 상 · 하로 접하는 목뼈와 허리뼈 그리고 팔이음뼈와 밀접하게 관계하면서 발전한다. 통증유발점은 현재의 식견으로는 분절의 기능장애 발현이거나(뭇갈래근 등) 근육근막 연쇄 속에서 발전한다고 생각되고 있다. ▶ **표 9.5**에 Travell과 Simons이 제안한 통증유발점의 흉부 통증전달 패턴에서 흔히 관찰되는 것을 요약하고 있다.

정형적인 예는 목갈비근군의 연관통(referred pain) 패턴이다(▶ **그림 10.45**).

치료

TrP가 급성 통증질환의 원인이라고 인지되었을 때는 그 치료를 최우선한다. 도수의학에는 TrP 완화를 위해 다양한 방법이 있다. 권장되는 것은 **대상이 되는 근육근막 연쇄를 위치 결정하여**(positioning) 최대로 이완하면서 **최소의 힘으로 활성화시킨 후에 이완**을 시행한다는 기법의 조합이다. 이것을 "**접근위치의 PIR**"이라 부른다. 잠재성 통증유발점에는 목표로 한 치료는 거의 필요가 없다. 도수의학적 치료과정에서 가동성을 개선하여 근육연결을 활성화시키면 완화된다.

9.7.4 앉은 자세에서 호흡기법을 이용한 통증장애 분절의 이완과 가동화

신체의 기본 긴장은 호흡단계에서 변화한다. 들숨 때 긴장은 높아지고 날숨 때 약화된다. 척추, 그 중에서도 등뼈에서는 호흡에 의한 또 다른 긴장의 전환을 촉진할 수 있다. 전신과 마찬가지로 전환되는 분절 이외에 날숨 쪽이 긴장이 높아지는 분절이 관찰된다. 자세의 안정성이 우수한 척추에서는 호흡 거동이 전환되는 순서(sequence)를 만져서 감지할 수 있다.

적응

급성의 격렬한 통증 증상에서는 방향성을 결정하는 검사는 능동적, 수동적 모두 불가능한 경우가 많다. 이에 반해서 분절의 긴장검사는 옆쪽 이동에서 최소의 옆굽힘을 설정하면, 통증이 가장 큰 영역에서 대부분 가능하다.

실행적인 조언

예를 들어, 왼쪽으로 옆쪽 이동을 하면 꼭지점의 분절이 약간 오른쪽 옆굽힘을 한다. 이 분절설정에 의해서 현시점의 긴장거동을 확인하기 쉬워진다.

9

표 9.5 근육근막 TrP에 의한 등뼈 · 흉부 영역의 통증

통증영역	근육 통증유발점	도수의학적 증후군의 부분소견 (Buchman 등에 의한)	연관통(신경뿌리성으로 보인다)
앞 흉벽			
주로 목뼈	목갈비근군	상부의 가슴문증후군(TOS)	• 위팔 가쪽, 특히 노쪽
	목빗근	상부의 TOS, 조건적이다	• 손등(C6)
어깨의 배 쪽	빗장밑근	중부의 TOS	• 위팔 배 쪽 • 아래팔 가쪽 • 제1~3손가락(C6)
어깨의 배 쪽과 상흉부	• 큰가슴근 • 작은가슴근	하부의 TOS	• 위팔 자쪽(척측) • 아래팔 자쪽
	• 복장근 • 목엉덩갈비근 • 배바깥빗근	완전한 통증유발점 연관통	• 제4 · 5손가락(C8)
흉부 등쪽			
상흉부	• 어깨올림근 • 목갈비근군 • 영역의 뭇갈래근 • 목널판근 • 마름모근 • 등세모근 • 위팔두갈래근 • 위팔세갈래근		
중흉부	• 큰원근 • 작은원근 • 어깨세모근 • 가시위근	→ 등쪽의 어깨뼈증후군(DSS)에서는 절대적이다.	
	• 넓은등근 • 위뒤톱니근 • 위팔세갈래근 • 어깨밑근		
하흉부	• 영역의 뭇갈래근 • 등엉덩갈비근 • 아래뒤톱니근 • 배곧은근 • 넓은등근		

9

호흡 시 분절긴장 거동의 촉진(승마자세로 설정)

▶ **그림 9.36** : 환자는 승마자세에서 치료대의 끝에 앉고 힘을 빼어 팔을 늘어뜨려 아래팔을 깍지 낀다. 신체를 뒤쪽으로 서는 치료사에게 맡긴다. 치료사는 양손으로 환자의 몸통을 안정시킨다. 왼손은 왼쪽 어깨의 옆쪽에 댄다(▶ **그림 9.36a**). 오른쪽 네 손가락은 분절과 같은 높이에서 오른쪽에서부터 대고 흉부를 지지한다. 엄지손가락은 등쪽으로 향하고 갈비뼈의 안쪽에 붙인다(**그림 9.36b**). 이 손으로 몸통을 약간 왼쪽으로 이동하면 위쪽 등뼈가 유연하게 오른쪽 옆굽힘 방향으로 가라앉는다. 설정한 분절의 아래쪽에서는 몸통은 직립을 유지한다. 이 설정에서 환자는 천천히 깊이 숨을 쉬도록 지시를 내린다.

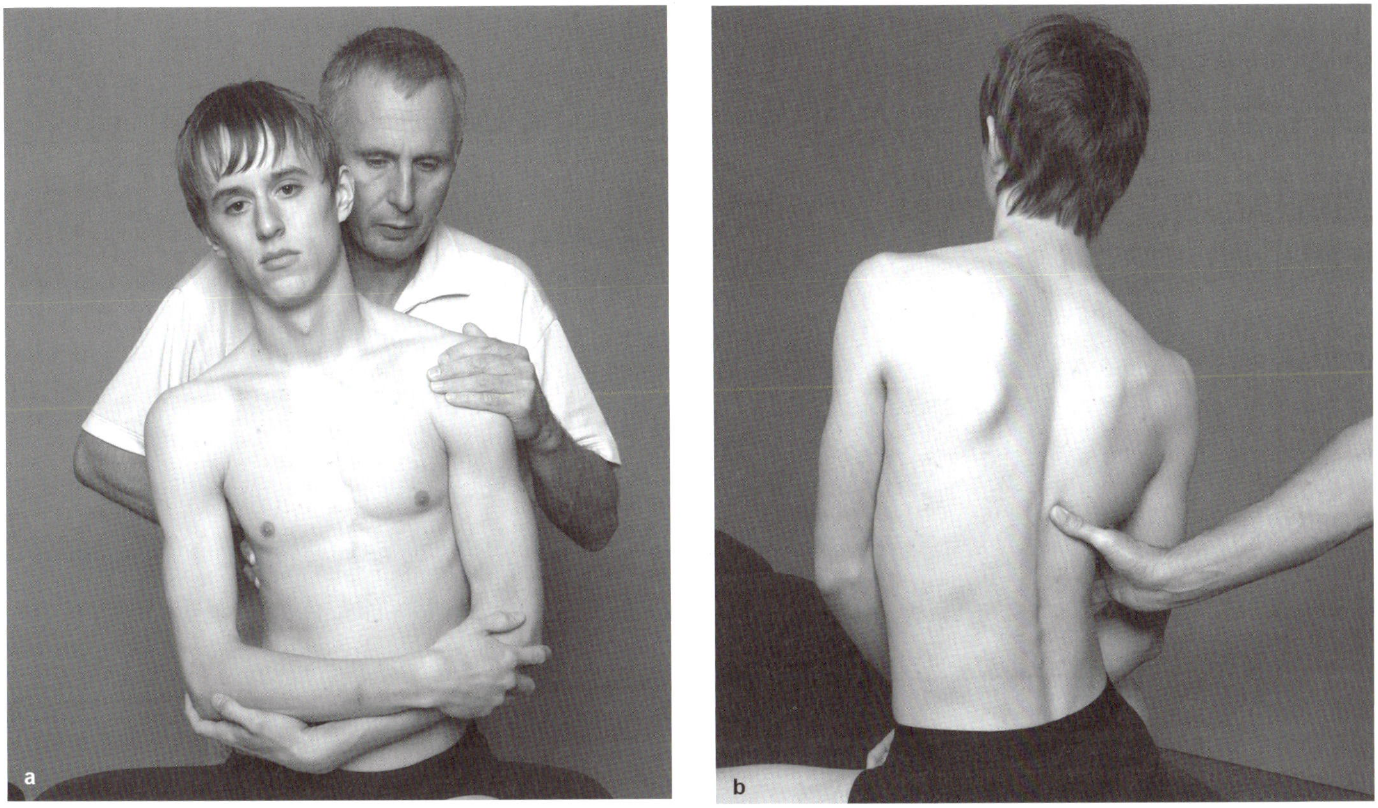

그림 9.36 호흡단계에서 분절의 긴장거동을 촉진한다.
a) 분절을 옆굽힘에서 설정한다.
b) 상세: 신체를 지지하는 쪽의 손을 떼어 분절에서 손의 설정을 나타내고 있다. 엄지손가락은 척추세움근의 가쪽 모서리에서 환자의 상부 척추의 가시돌기와 같은 높이에 댄다. 즉, 꼬리 쪽의 파트너 척추뼈고리(추궁)의 주변에서 갈비뼈각의 안쪽. [K325]

실행적인 조언

- 촉진하는 손의 네 손가락은 갈비뼈의 움직임에 맞춰서 아래쪽으로 향하게 하여 위쪽 갈비뼈의 움직임을 방해하지 않도록 한다.
- 엄지손가락과 집게손가락 노쪽 끝에서 분절의 긴장이 들숨 · 날숨에서 어떻게 전환되는가를 촉진한다.
- 여기서부터 치료를 향해서 “in–out”분절과 ”out–in”분절을 분할한다.

임상적인 조언

- 기능장애가 있으면, 원활한 옆굽힘을 할 수 없어 분절은 “닫혀” 있다.
- 긴장이 항진하면, 분절이 국소적으로 기립하는 것처럼 느껴진다. 들숨 때 이것이 느껴지면 그 분절은 “in–out”분절, 날숨인 경우는 ”out–in”분절이라 한다.
- 통증이 있어 움직이지 않는 분절은 ”out–in” 거동을 나타내는 일이 많다. 이것은 특히 여러 분절에 장애가 있을 때 관찰된다.

“in · out” 분절에 대한 앉은 자세의 이완 기법

치료과정

▶ **그림 9.37**: “in · out”이라 인식된 분절을 치료하려면 옆굽힘 장애가 있는 등뼈분절의 호흡거동 검사와 마찬가지로 정한다(앞 페이지를 참조).

환자에게 지시를 내려, 위쪽으로 시선을 돌리고 천천히 깊고 길게 숨을 들이쉬게 한다(▶ **그림 9.37a**). 그 후 시선을 바닥 쪽으로 내려 조용히 소리를 내지 않고 숨을 내쉬게 한다. 지지하는 쪽의 손에 환자의 몸통이 가라앉아 이완하는 것이 느껴진다(▶ **그림 9.37b**). 이 움직임은 수동적으로 촉구해서는 안 된다. 중력으로만 가동화한다. 치료사는 앞쪽이나 뒤쪽으로 회피하지 않도록 어깨만 유도한다.

9

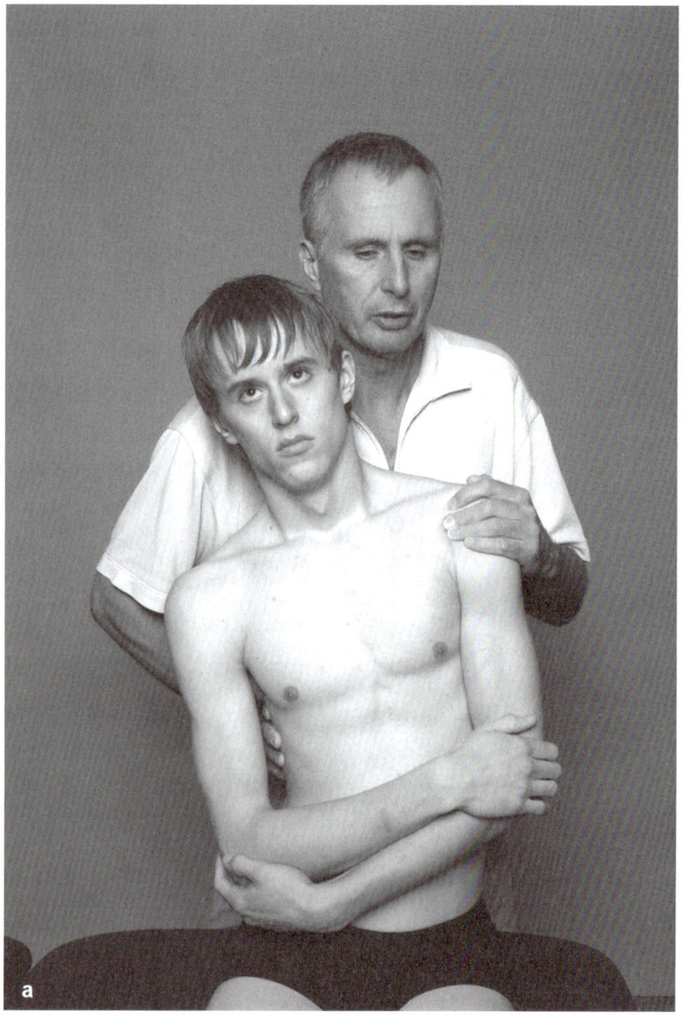

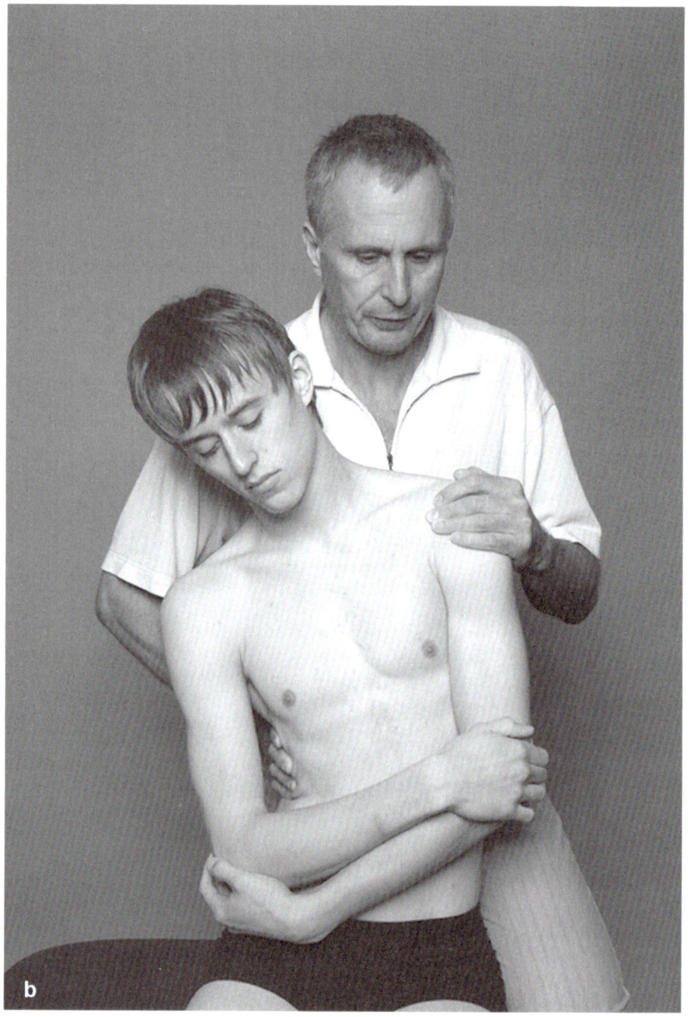

그림 9.37 in · out 거동의 중부등뼈 분절을 옆굽힘으로 설정하고 분절을 목표로 하여 이완한다.
a) 수축기 : 환자는 위쪽으로 시선을 돌려서 길게 숨을 들이쉰다.
b) 가동화기 : 날숨 중에는 아래쪽을 본다. [K325]

실행적인 조언

- 가동화의 준비에서는 수축기의 들숨을 강화하여 시간을 길게 잡는다. 위쪽을 보고 긴장을 높인 다음에 숨을 들이쉬고 들숨이 최대의 부분에서 약간 유지한다.
- 지시 순서가 틀리면 안구운동의 작용시간이 짧아진다. 따라서 항상 먼저 안구운동, 그 다음에 호흡의 지시를 내린다.
- 아래쪽을 봄으로써 이완이 시작되고 저절로 날숨으로 이행한다. 이때 분절은 가라앉고 계속해서 옆굽힘을 한다(주머니칼의 움직임).

"out · in" 분절에 대한 앉은 자세의 이완 기법

치료과정

▶ 그림 9.38 : "out · in"이라 인식된 분절을 치료하려면 옆굽힘 장애가 있는 등뼈분절의 호흡거동 검사와 마찬가지로 설정한다(앞 페이지를 참조).

환자에게 천천히 길게 숨을 내쉬도록 지시를 내린다. 그 후, 조용히 보통의 속도로 숨을 들이쉬게 하면 지지하는 쪽의 손에 환자의 흉부가 가라앉는다. 이완과 함께 중력으로 가동화한다. 결과로서 일어나는 움직임은 치료사가 유도하지만 움직임은 강화하지 않는다.

실행적인 조언

- 가동화의 준비에서는 수축기의 날숨을 강화하여 시간을 길게 잡는다. 이를 위해서는 치료사는 날숨단계 동안에 몇 번이나 말로 지시를 전달한다.
- 들숨은 저절로 시행된다.
- "out · in" 분절의 경우, 안구운동의 지시는 방해가 된다.

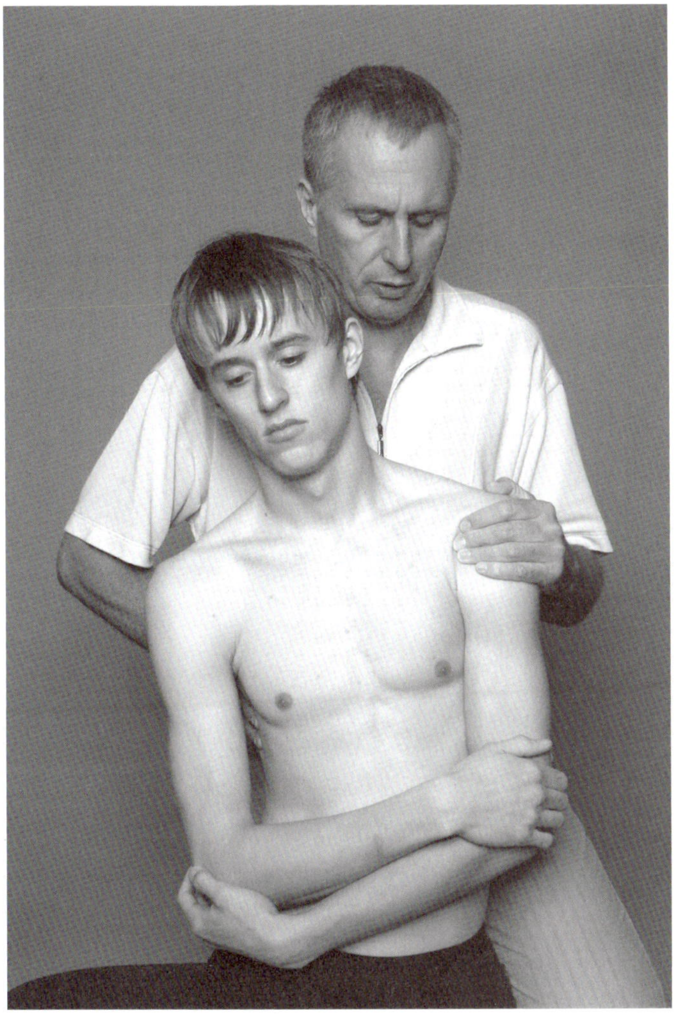

그림 9.38 out · in 거동의 중부등뼈 분절을 옆굽힘으로 설정하고 분절을 목표로 하여 이완한다. 시선의 지시는 내리지 않고 날숨단계의 시간을 길게 잡는다. [K325]

9.7.5 가로막으로 향한 이완 기법

적응

아래 기법의 적응은 소견인 내장 또는 체벽의 특징으로부터 그다지 판명되는 것은 아니고 경직이 한쪽/양쪽에서 얼마만큼 확장되어 있는지에 따라 결정된다. 경직이 심하고 비교적 오래 지속되고 있는 경우, 긴장이 상복부에까지 확산되어 있는 것을 만져서 감지할 수 있다. 집게손가락과 가운데손가락의 끝을 점진적으로 대고 이 긴장을 상복부에서 등쪽으로 향해서 촉진한다.

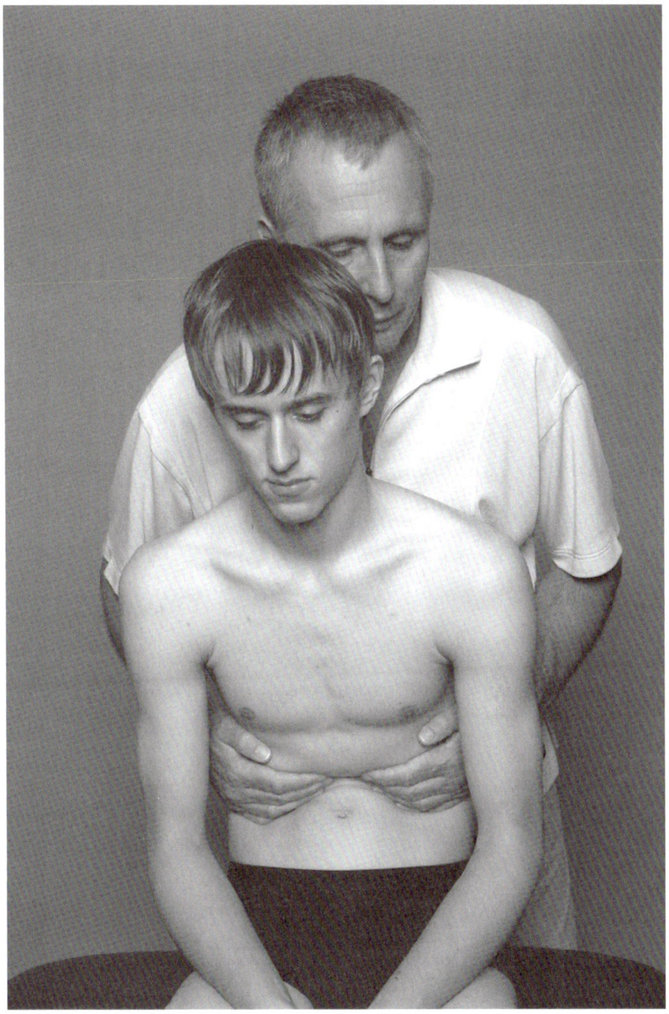

그림 9.39 가로막의 양쪽에 접촉한 갈비뼈 밑 이완 기법. [K325]

앉은 자세에서 양쪽 갈비뼈아래 이완 기법 — 등/배 쪽 축의 흉부 가동화

치료과정

▶ **그림 9.39** : 환자는 팔을 늘어뜨리고 치료대에 앉는다. 치료사는 뒤쪽에 서서, 한쪽 무릎을 치료대에 올려놓고 버팀으로 한다. 환자의 팔 아래에서 앞쪽에서부터 흉부를 껴안고 몸통을 지지한다. 양손은 흉곽 하단에서 복부에 댄다. 새끼손가락 끝을 갈비활(늑골궁)의 바로 아래에 댄다. 날숨단계를 강화하면 허리뼈 후만으로 가라앉고 치료사의 손이 복부로 가라앉는다. 이 움직임과 거의 동시에 치료사는 앞쪽으로 몸을 구부리고 환자의 몸통을 이완된 후만으로 가져온다. 양손을 가볍게 뒤침(회외)을 시키면 갈비활 밑에서 가로막에 접촉한다.

치료사는 흉곽을 좌 · 우로 이동시키고 가장 긴장이 적은 자세에서 몇 호흡 고정한다. 이완에 맞춰서 흉부를 통증이 없는 방향으로 가져간다(다차원적으로).

실행적인 조언

- 환자가 허리뼈를 후만시켰을 때 촉진하는 손을 밀지 않고 깊은 층으로 가라앉힌다.
- 허리뼈의 후만은 치료사가 수동적으로 설정한다. 이리하여 더욱 이완시킴으로써 근방호 없이 가로막에 접촉할 수 있다.

앉은 자세에서 한쪽 갈비뼈 밑 이완 기법

치료과정

▶ **그림 9.40** : 환자와 치료사의 시작 자세는 위에서 서술한 것과 같다. 오른쪽을 치료하려면 치료사는 오른쪽 흉부에서 갈비활의 앞 아래쪽을 껴안는다. 왼팔은 환자의 왼쪽어깨의 위쪽에서부터 돌리고 오른손에 포개서 보조한다. 이번에도 날숨단계를 강화함으로써 환자는 이완한 후만으로 가라앉는다.

양쪽의 기법과 마찬가지로 흉부를 이동시켜서 가장 긴장이 적은 시작 자세를 찾는다. 조용한 호흡을 계속하면 이완이 얻어지므로 이것에 맞춰 움직인다.

긴장이 상복부로 확산되어 있는 경우의 이완 기법

가로막의 긴장이 적절하다는 것은 복합적인 도수의학적 치료 프로그램에서 효과를 내는 데에 최고의 조건이라 할 수 있다. 환자가 누운 자세를 취할 수 있는 경우, 이 기법이 도수치료의 기본 · 도입 기법이다.

치료과정

▶ **그림 9.41** : 환자는 이완하여 반듯이 누운 자세가 되고 치료사는 옆쪽에서 하부갈비뼈의 주변에 앉는다. 발쪽의 손은 등뼈 · 허리뼈 이행부에 옆으로 대고(가로막 등쪽의 부착부), 머리 쪽 손은 복부의 상단에 평탄하게 놓는다.

배쪽에서부터 압박하여 양손 사이에 긴장을 일으켜 가로막에 전달한다. 이 긴장을 몇 호흡 유지한다. 이완하여 있는 양손으로 촉진한다.

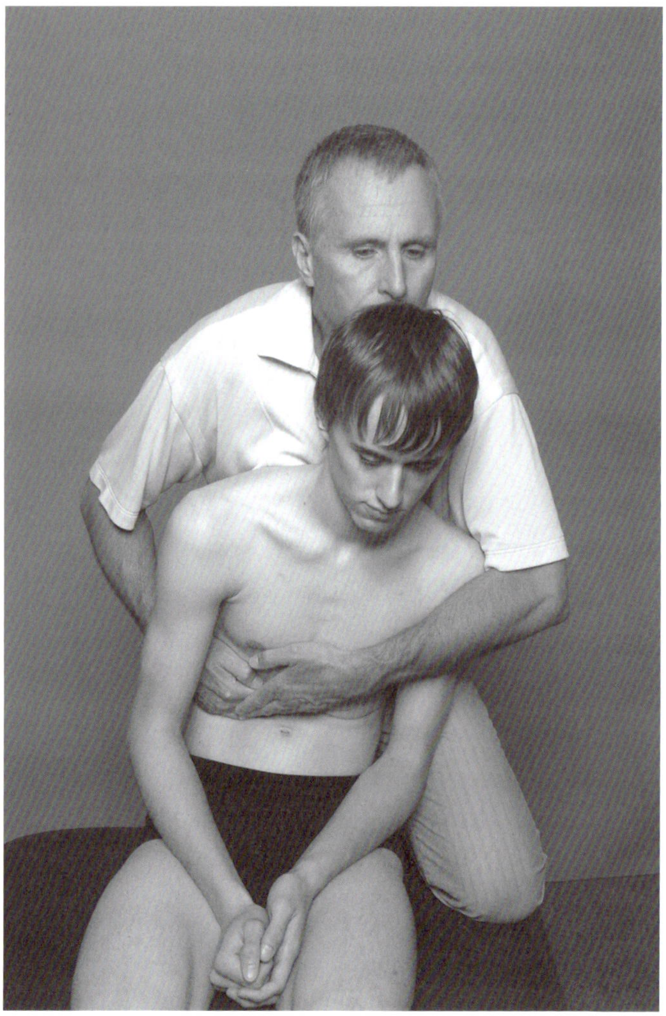

그림 9.40 가로막의 한쪽에 접촉한 갈비뼈 밑 이완 기법. [K325]

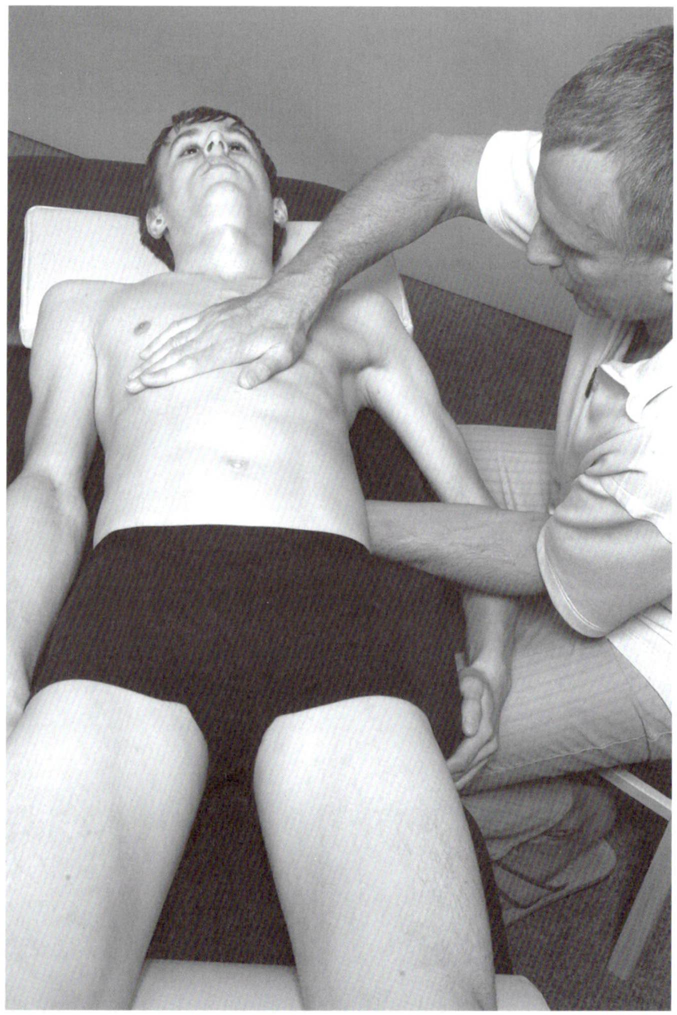

그림 9.41 복장뼈 끝과 등뼈 · 허리뼈 이행부 사이에서 흉부의 압박을 유지하여 가로막을 이완하는 기법. [K325]

9

실행적인 조언

- 앞쪽 손은 복장뼈와 제7~9갈비뼈에 접촉하여 있고 뒤쪽은 T11~L1의 주변에 접촉하여 있다. 따라서 배쪽 손의 압박은 반드시 등 · 꼬리 쪽으로 향하게 한다.
- 앞쪽 손을 너무 아래쪽에 두면 흉부가 아니라 복부가 압박된다. 복부에의 자극은 오히려 가로막의 긴장을 높일 우려가 있다.

9.7.6 통증과 경직이 있는 흉부영역의 견인과 호흡에 의한 이완

적응

흉부에 격렬한 통증이 있으며 견인으로 약화된다.

기대어 앉은 자세에서 견인

치료과정

▶ 그림 9.42, ▶ 그림 9.43 : 치료사는 작게 앞 · 뒤로 다리를 벌려서 뒤쪽에 선다. 환자는 이완하여 앉고 치료사에게 기댄다. 상부 · 중부 등뼈를 치료하려면 환자는 아래팔을 흉부 앞쪽에서 교차시키고 양손을 어깨에 놓는다. 치료사는 왼손으로 환자의 오른쪽 팔꿈치를 잡고 오른손으로 왼쪽 팔꿈치를 잡아 아래팔을 흉부 옆쪽에 댄다(▶ 그림 9.42).

하부 등뼈의 치료에는 환자는 아래팔을 포개서 손을 반대쪽 팔꿈치에 댄다. 치료사는 환자의 어깨 아래쪽에서 흉벽 옆쪽에 팔을 붙이고 앞쪽에서부터 팔꿈치에 손을 댄다(그림 9.43). 앉은 자세의 높이는 치료사가 팔을 뻗쳐 환자의 팔꿈치를 확고하게 잡을 수 있는 것이 가장 좋다.

상체의 자세를 바꾸지 않은 채로 뒤쪽 다리에 체중을 옮기고 팔을 신체에 끌어당긴다. 흉부의 옆에서 팔을 유도함으로써 등뼈가 수동적으로 펴진다. 가장 견인한 부분에서 몇 초 유지하면서 인장력을 천천히 이완시킨다.

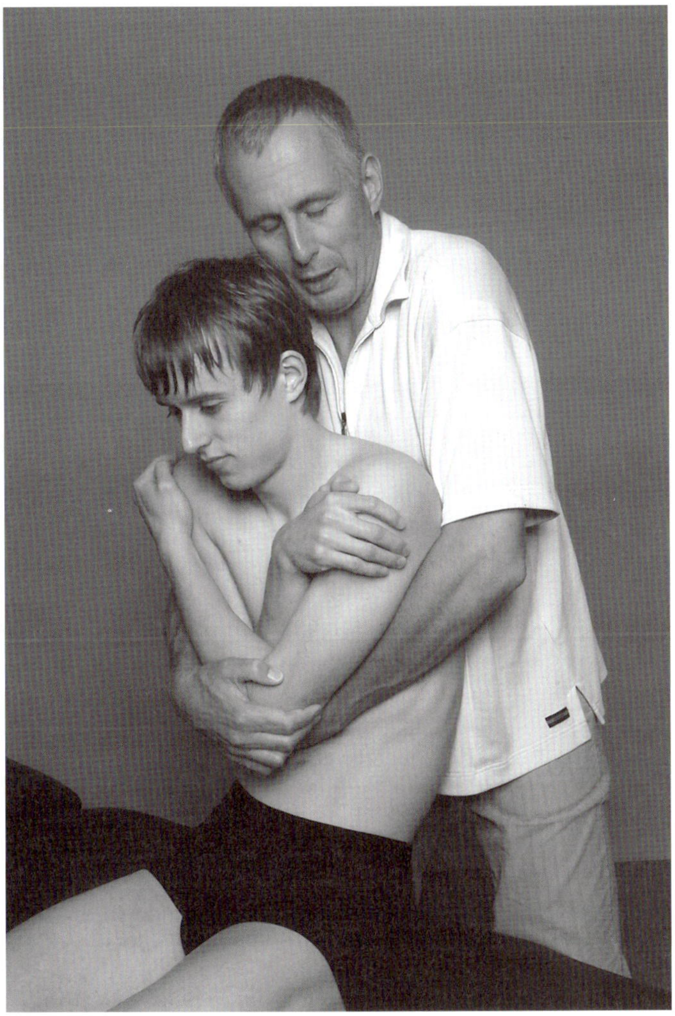

그림 9.42 앉은 자세에서 상부 등뼈를 비특이적으로 견인한다. 양 팔꿈치를 신체로 끌어당기고 환자의 흉부에 댄 아래팔로 견인한다. [K325]

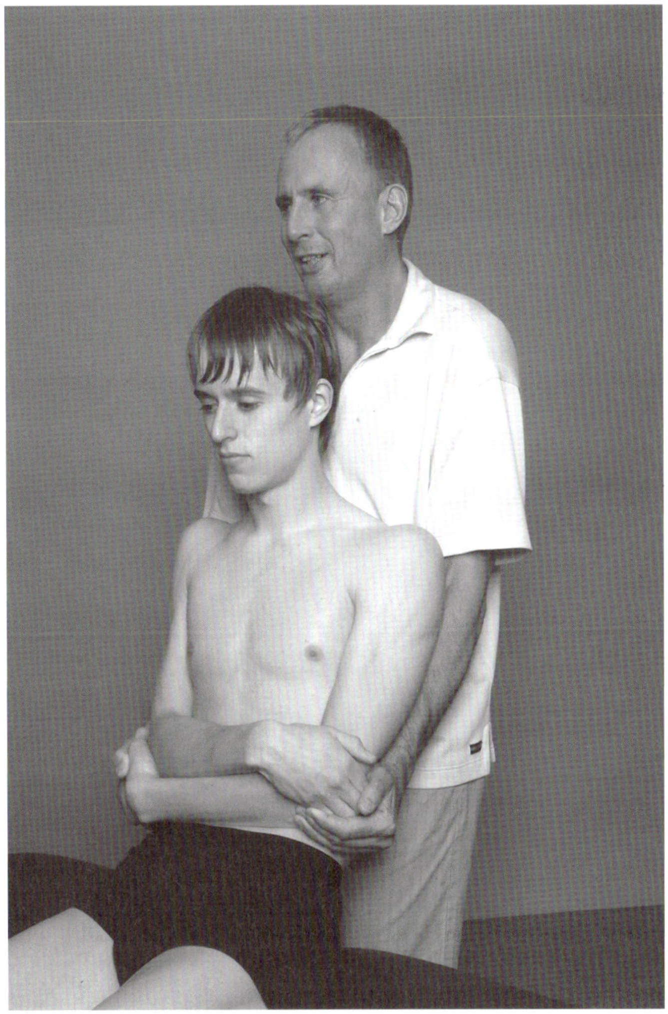

그림 9.43 앉은 자세에서 하부 등뼈를 비특이적으로 견인한다. 치료사의 아래팔로 견인 긴장을 환자의 흉부에 전달한다. [K325]

실행적인 조언

- 치료사가 체중을 뒤쪽으로 이동함으로써 견인을 시작한다.
- 견인은 치료사의 팔에서부터 흉부와 등뼈로 전달된다. 환자의 팔을 당겨서는 안 된다.

등척성 수축 후 이완을 사용한 뒤굽힘에서 견인

치료과정

▶ **그림 9.44** : 환자는 치료대의 옆쪽에 앉는다. 양발은 교차시켜 안정시킨다. 치료사는 앞 · 뒤로 다리를 벌려서 앞쪽에 선다. 앞으로 내민 다리로 환자의 교차한 발을 지지한다(▶ 그림 9.44a). 흉부를 껴안고 환자의 상부 척추에 옆으로 손가락을 댄다(▶ 그림 9.44b).

치료사가 신체를 일으키고 체중을 약간 뒤쪽으로 이동시키면, 손가락을 댄 분절에 견인 긴장이 발생한다. 들숨 때 긴장항진과 날숨 때 약화를 이용하여 가동화한다.

환자가 대상이 되는 분절로 향해서 숨을 들이쉬고 등뼈를 만곡시키면, 가동화의 효과를 높일 수 있다. 이것이 잘 되지 않는 경우는 팔꿈치를 아래쪽으로 밀어서 치료사에게 바짝 대도록 지시한다. 5~7초 지난 다음에 숨을 들이쉬게 하고 날숨과 함께 이완한다. 이완 후, 치료사는 더욱 신체를 일으켜서 견인을 강화하고 이완시켜간다.

실행적인 조언

- 교차한 발은 골반을 안정시키는 데 중요하다. 이것에 의해서 흉부에 직립 자극이 작용하고 엉덩관절은 굽혀지지 않게 된다.
- 능동적으로 등뼈를 지나치게 만곡시키면, 움직임이 허리뼈에까지 전달되어 분절의 효과가 감소한다.

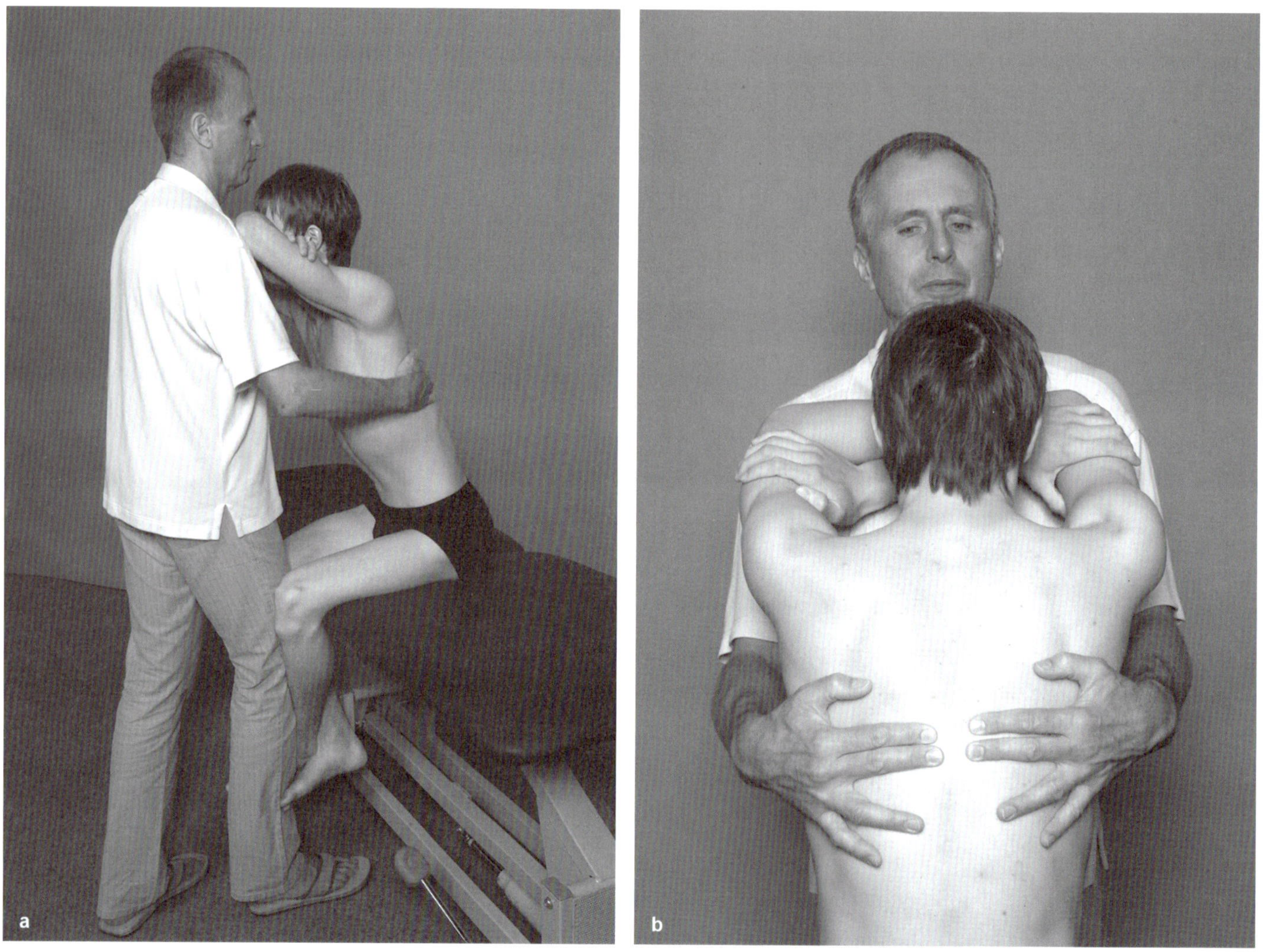

그림 9.44 PIR을 사용한 뒤굽힘에서 분절을 설정하고 앉은 자세에서 등뼈를 견인한다.
a) 환자의 다리를 지지하는 시작 자세.
b) 환자의 상부 척추(갈비뼈각)에서 견인하기 위한 손의 위치잡기의 상세.

9.7.7 통증과 경직이 있는 흉부영역의 압박과 호흡에 의한 이완

적응

흉부에 격렬한 통증이 있고 견인으로 강화되지만 압박으로 약화된다.

치료분절의 결정

▶ **그림 9.45** : 환자는 직립 앉은 자세가 되고 발을 교차하여 아래팔을 흉부 앞쪽에서 포갠다. 치료사는 뒤쪽에서 약간 오른쪽으로 치우쳐 선다. 왼쪽 집게손가락과 가운데손가락으로 상 · 하의 가시돌기를 촉진한다.

오른팔로 앞쪽에서부터 환자의 몸통을 껴안고(▶ **그림 9.45**) 머리 쪽에서부터 꼬리 쪽으로 분절을 하나씩 수동적으로 초기회전을 시켜서 긴장을 비교한다. 초기긴장이 가장 높은 분절이 치료할 분절이 된다.

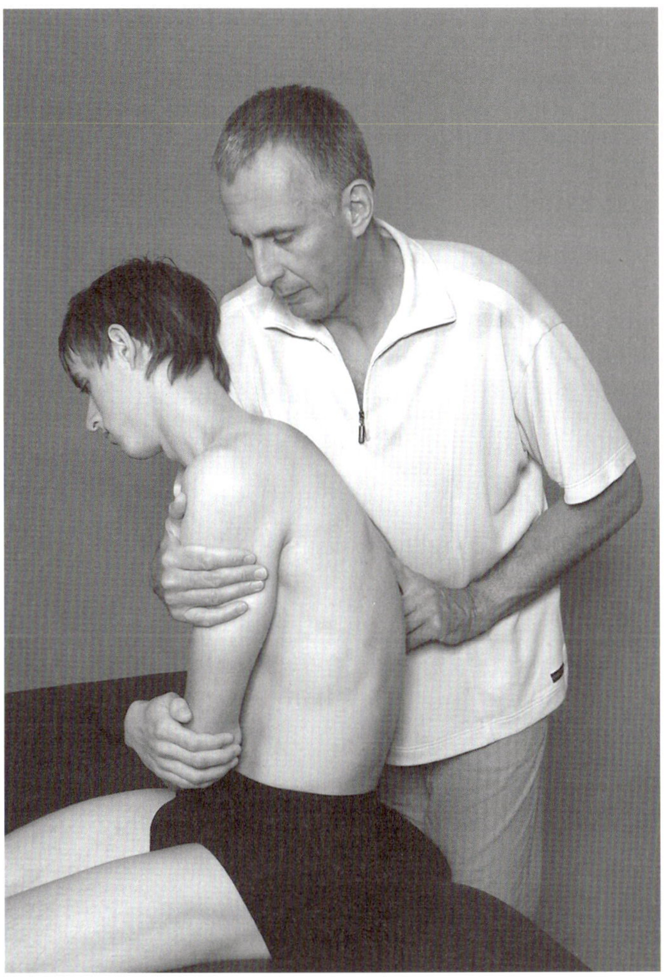

그림 9.45 통증이 있어 억제된 운동 분절을 현시점의 중간점에서 자세잡기를 하여 치료한다. 사진에서는 분절을 오른쪽 회전, 오른쪽 옆굽힘, 굽힘, 압박을 하여 숨을 내쉬는 시간을 길게 하고 있다. [K325]

치료과정

1. 치료사는 흉부에서 환자의 몸통을 안정시킨다.
2. 치료분절을 회전 장벽으로 설정하다(▶ 6.5항).
3. 이 위치에서 당기거나 밀거나 하여 어느 쪽의 요소가 분절을 더 이완시키는지 검사한다. 이완의 요소(이번의 예에서는 압박)로 설정한다.
4. 분절의 호흡서동(들숨 또는 날숨에서 긴장 저하)을 만져서 감지하고 가장 긴장이 적은 호흡단계를 5~7초 유지한다.
5. 계속해서 초기회전 검사를 시행하고(▶ 9.3.3항) 기법으로 긴장이 저하하였는지 확인한다.

치료사는 촉진하는 힘이 우수한 경우, 이 **자세잡기 기법**(**positioning technique**)을 모든 운동 축 · 면에서 사용할 수 있다. 즉 옆굽힘, 가쪽 병진운동, 굽힘/폄, 앞 · 뒤 쪽 이동에 대응한다(**그림 9.45**).

도수의학의 이들 기법은 기능적 기법(functional technique)으로서 잘 다듬어져 있다. 내장 · 척추에 기인하는 기능장애에 특히 효과적이다.

9.8 반복성 기능장애에서 치료기법

Behandlungstechniken bei rezidivierenden Funktionsstörungen

근골격계에 구조질환이 있어도, 내장질환이 인지되어 내장 · 척추반응이 있어도, 기능장애는 재발한다. 만성질환 환자의 삶의 질(QOL)을 향상시키려면 이들의 치료가 필수적이다.

기능장애의 재발에서 가장 많은 원인은 일이나 일상생활에서 근골격계의 불량 부하이다. 재발은 안정근육을 충분히 단련시키고 있어도 일어난다. 따라서 효과적인 자가 운동을 지도하여 보조하는 것이 중요하다.

9

9.8.1 "보따리(package) 자세"에서 앞굽힘에 의한 자가 운동

적응

앞굽힘 장애가 재발하고 아래 경우의 갈비뼈 기능장애와 연관성이 있다.

- 편평등(flat back)
- 어깨호흡
- 가시사이인대통증 (T4, T7은 정역학에서 가장 불량한 부하가 걸리는 분절이고 국소적으로 과다 가동성이 된다.

운동과정

▶ **그림 9.46** : 환자는 무릎을 꿇고 단정히 앉은 자세가 되고 복사뼈의 주변에 쿠션을 깔거나 발끝을 치료대에서부터 내민다. 상체를 앞쪽으로 내리고 머리마루를 치료대에 붙인다. 팔은 안쪽 회전을 시키고 신체의 옆쪽에 힘을 빼고 놓는다. 이 자세가 되면 상부의 어깨뼈 고정근육이 이완하고 어깨호흡이 억제된다. 가능하다면, 가동화 대상의 분절이 만곡의 꼭지점(정점)에 오도록 하여 이 "보따리 자세"를 만든다. 등쪽의 호흡이 강화되고 등뼈 분절이 앞으로 굽는다. 환자는 기능장애의 경향이 있는 분절을 향해서 숨을 들이쉬고 굽힘 긴장을 유도하는 연습을 한다. 이것을 습득하면 자택에서 운동을 시행할 수 있다.

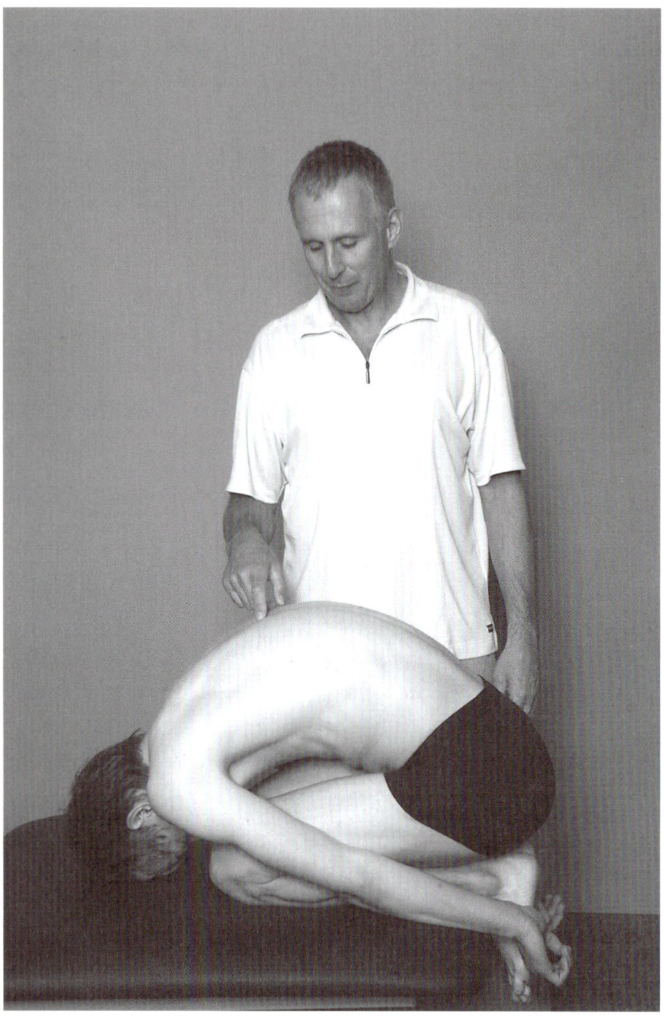

그림 9.46 등뼈 앞굽힘의 자가 운동. 들숨 때, 치료사는 장애가 있었던 분절에 접촉하여 환가가 "그곳으로 향해서 숨을 쉴 수 있도록" 보조한다. [K325]

실행적인 조언

보따리 자세 : 재발구역을 후만의 꼭지점으로 가져와서 대상이 되는 분절에 호흡을 유도하고 들숨단계를 강조한다.

9.8.2 반듯이 누운 자세 또는 앉은 자세에서 뒤굽힘의 자가 운동

적응

아래의 경우에 뒤굽힘 장애가 재발한다.

- 목뼈 · 등뼈 이행부에 정역학으로 불량 부하가 걸려 있다.
- 중부등뼈가 후만의 불량 자세로 되어있다.

운동과정

▶ **그림 9.47** : 환자는 이완하여 반듯이 누운 자세가 된다(자택에서는 카펫 위에서). 허리뼈의 전만이 없어질 정도로 다리를 세워둔다. 등뼈의 후만이 심한 경우는 머리 밑에 쿠션을 넣는다. 팔은 비스듬히 옆쪽으로 벌려서 펴고 손바닥을 천장으로 향해서 손가락을 벌린다.

환자는 아래의 과제를 각각 몇 초에 걸쳐 하나하나 연습하여 습득한다.

1. 어깨와 팔을 등쪽으로 향해서 긴장시킨다. "바닥에 바짝 댄다".
2. 아래팔과 손을 긴장시킨다. "손가락을 벌리고, 길게 펴고, 엄지손가락을 맞서게 한다".
3. 턱을 당겨 머리를 설정한다. "아래를 향한다".
   이상의 순서를 습득하면 치료사는 호흡을 운동에 도입한다.
4. "숨을 들이쉰다" "천천히 내쉰다". 내쉴 때는 팔을 몸에 바짝 대고 손가락을 벌려서 길게 펴고, 턱을 당겨서 아래를 본다.

9

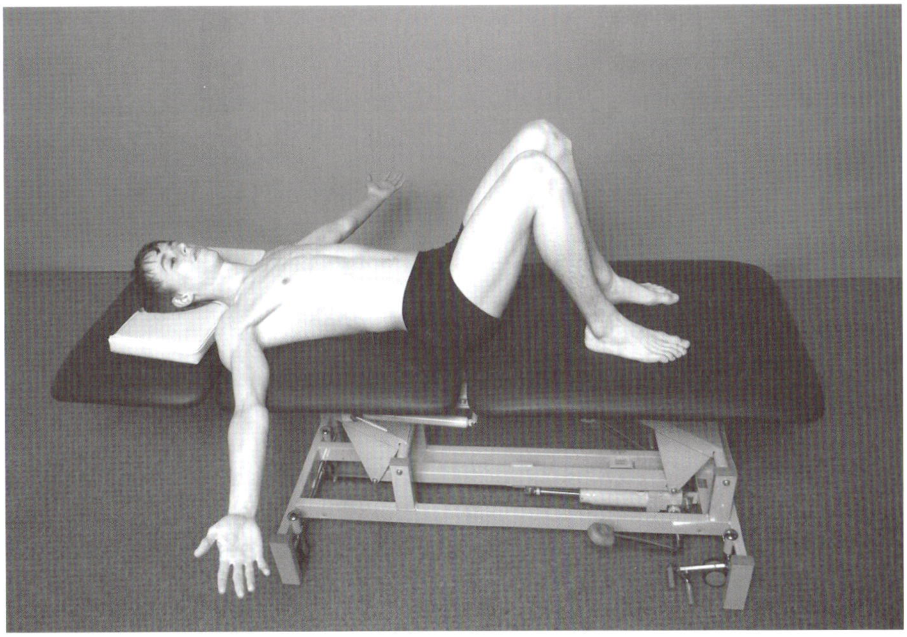

그림 9.47 반듯이 누운 자세에서 등뼈 뒤굽힘의 자가 운동(어깨뼈 사이의 근육 패드를 수축한다). [K325]

실행적인 조언

- 수축기는 날숨 때만.
- 팔의 자세에 따라서 접근할 수 있는 영역이 결정된다. 대개 팔꿈치와 같은 높이의 영역이 대상이 된다. 정확한 분절의 설정은 할 수 없다.
- 하부의 어깨뼈사이근군을 수축시킴으로써 펌 작용이 발생한다.

9.8.3 옆으로 누운 자세에서 하부 등뼈 회전의 자가 운동

적응

등뼈 · 허리뼈 이행부의 회전 장애는 허리뼈 · 골반의 정역학에 근육 불균형이 있을 때 재발하는 경우가 많다. 근육의 안정성이 충분하지 않은 동안은 하부 등뼈 분절을 회전 설정한 자가 운동을 계속할 필요가 있다.

운동과정

▶ **그림 9.48** : 환자는 회전의 운동에는 왼쪽 옆으로 누운 자세가 된다. 아래쪽 왼쪽다리는 아주 약간 굽히고 오른쪽다리는 엉덩관절을 거의 직각으로 굽혀서 쿠션에 올려놓고 엉덩관절의 모음(내전)을 방지한다. 왼쪽 네 손가락을 무릎 밑에 넣고(무릎과 쿠션 사이) 손목을 넓적다리 앞면에 대고 무릎의 바로 위쪽에서 지지한다. 오른팔은 굽혀서 몸쪽에 올려놓는다.

펼친 왼팔의 저항에 대해서 오른쪽 넓적다리를 강력하게 굽힘 방향으로 바짝 댄다(▶ **그림 9.48**). 운동하는 동안, 미는 압력을 바꾸지 않고 유지한다. 벌림(외전) 긴장은 절대로 일으키지 않는다! 시선을 천장의 약간 뒤쪽(오른쪽)으로 향하게 하고 천천히 호흡한다. 날숨 때는 특히 의식적으로 무릎의 미는 압력을 유지한다.

실행적인 조언

- 자가 운동의 지도는 특히 신중하게 시행할 필요가 있다.
- 날숨 때 큰허리근 · 작은허리근의 긴장이 이완하면 허리뼈가 회전하여 등뼈 · 허리뼈 이행부의 가동화 효과가 상실된다.
- 손을 무릎 밑에 넣지 않고 위에 대면, 벌림(외전)이 촉진된다. 긴장근(tensor)이 긴장하여 통증이 유발될 우려가 있다.

9.8.4 제1갈비뼈의 근육수축 가동화를 이용한 자가 운동

제1갈비뼈 기능장애의 재발은 특히 많다. 비교적 오래 지속되는 거의 모든 기능장애에서 보상반응을 나타내기 때문에 제1갈비뼈는 **"핵심 갈비뼈"**라 하고 있다. 아래에 열거하는 원인은 기본적인 것이기는 하지만, 매우 일부의 예에 지나지 않는다. 기능장애가 재발하는 경우는 어느 위치더라도 반드시 기능진단을 재고하고 근골격계의 기능병리학 식견에 기초하여 소견을 정리, 평가할 필요가 있다.

적응

아래의 경우에 제1갈비뼈 기능장애가 재발한다.

- 목뼈 정역학과 구강안면계의 근육근막 불균형.
- 상부흉곽상구의 근육근막 충돌증후군(목갈비근군).

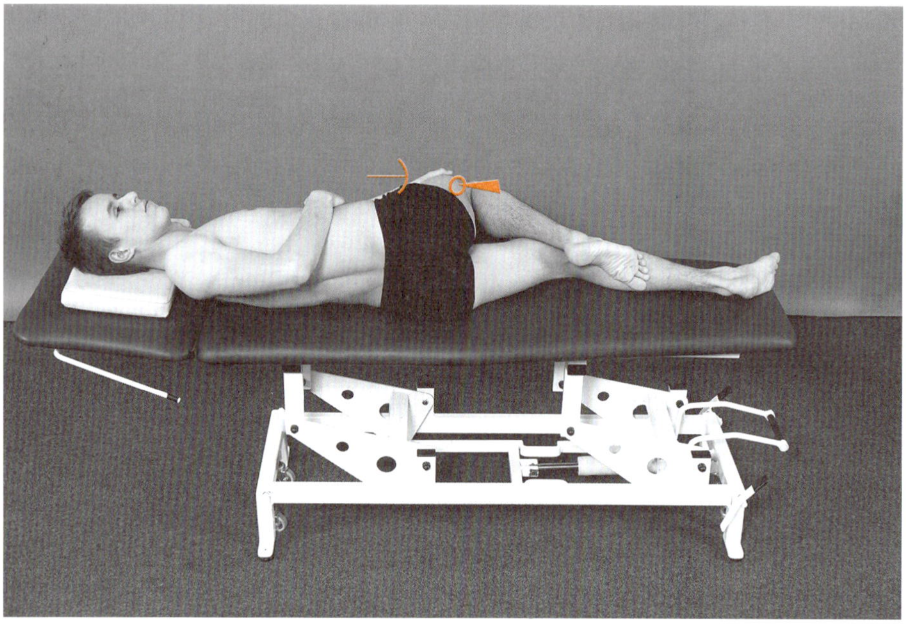

그림 9.48 옆으로 누운 자세에서 하부 등뼈 분절의 회전 자가 운동. 환자는 오른쪽 무릎을 치료대 쪽으로 밀고 지지하는 손에 대해서 엉덩관절 굽힘 방향으로 바짝 댄다(화살표 방향). [K325]

- 어깨 정역학과 팔이음뼈 동역학의 근육근막 붕괴(빗장밑근)
- 신체 정역학과 동역학의 감각운동 붕괴(disintegration)에서 가로막 경직이 원인인 어깨 호흡(연쇄)
- 내장질환 때 호흡장애가 원인인 어깨 호흡(연쇄증후군)

운동과정

▶ **그림 9.49** : 환자는 뒤쪽에 기대는 것처럼 하여 직립 앉은 자세가 된다. 오른쪽 제1갈비뼈의 치료에는 오른쪽 팔꿈치를 굽혀서 옆쪽으로 올리고 손바닥을 목과 머리에 대서 손가락을 벌린다. 엄지두덩은 꼭지돌기(유양돌기) 아래쪽에 붙인다.

먼저 천천히 미는 압력을 높여 팔(왼쪽으로)과 머리(오른쪽으로)를 서로 밀어붙여 머리와 목을 안정시킨다. 다음으로 서로 미는 압력을 약화시키거나 강화하거나 하는 움직임을 율동적으로 3~5회 반복한다. 팔과 머리의 어느 쪽에서 약간 강하게 미는가는 환자 자신이 결정한다. 이때, 운동은 일으키지 않는다. 목갈비근군을 율동적으로 긴장 · 이완시킴으로써 갈비뼈를 가동화한다.

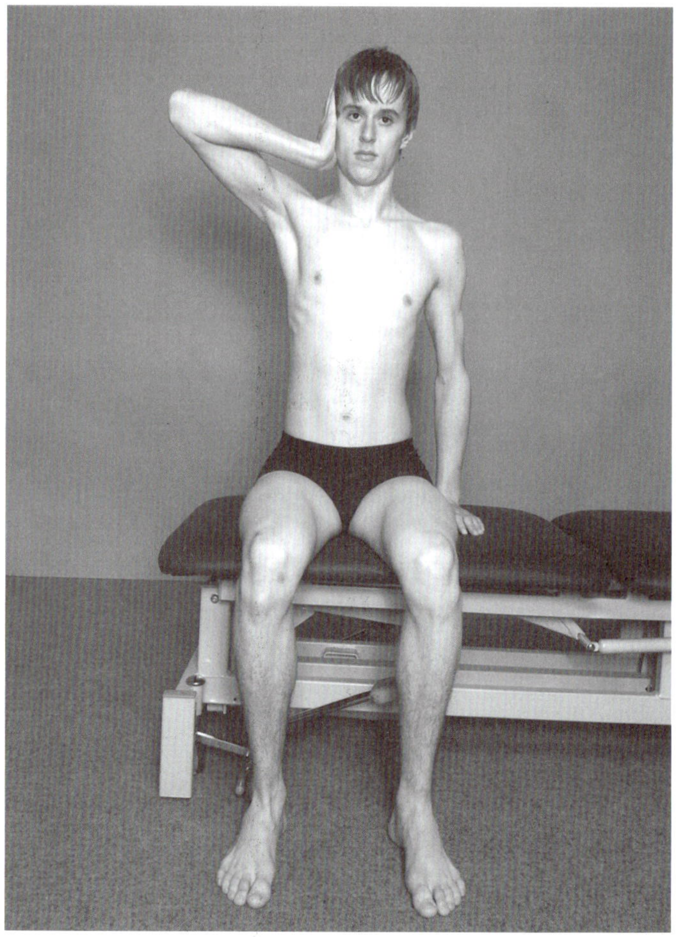

그림 9.49 오른쪽 제1갈비뼈의 자가 운동. 손으로 목의 옆면을 지지하고 율동적으로 머리를 밀어붙인다. [K325]

9

9.8.5 앉은 자세에서 제2~5갈비뼈 기능장애 때 자가 운동

적응

아래의 경우에 목뼈 · 등뼈 이행부 기능장애가 재발하는 경우가 많다.

- 책상에서 하는 일(컴퓨터 작업의 유무를 불문하고)
- 목뼈 전만의 보상부전
- 불쾌한 스트레스 때 어깨호흡
- 심인성 불쾌한 스트레스

운동과정

▶ **그림 9.50** : 환자는 앉은 자세에서 가볍게 다리를 벌리고 앞으로 굽힌다. 오른쪽에 장애가 있을 때는 오른팔을 다리사이에 늘어뜨리고, 왼팔을 왼쪽다리의 옆에 늘어뜨린다. 왼쪽 어깨를 내리고 머리를 약간 오른쪽으로 돌린다. 치료사는 장애가 있는 갈비뼈의 갈비뼈각에 손가락 1개를 놓고 연습 중의 유도 저항으로 한다.

환자는 오른팔을 안쪽회전시키고 갈비뼈각으로 향해서 숨을 들이쉼으로써 장애영역을 만곡시킨다. 오른팔을 더욱 안쪽회전시켜 양손의 손가락을 벌리고 펴서 "길게 하면" 효과가 높아진다. 날숨단계에서 왼쪽어깨를 더욱 아래쪽으로 가라앉힌다.

이상의 움직임에 의해서 긴장이 팔이음뼈를 통해 장애영역에 전달되어 가동화로서 작용한다. 환자가 긴장 설정을 습득하면 그 자세에서 운동마다 5회의 호흡으로 자택에서 운동을 시행한다.

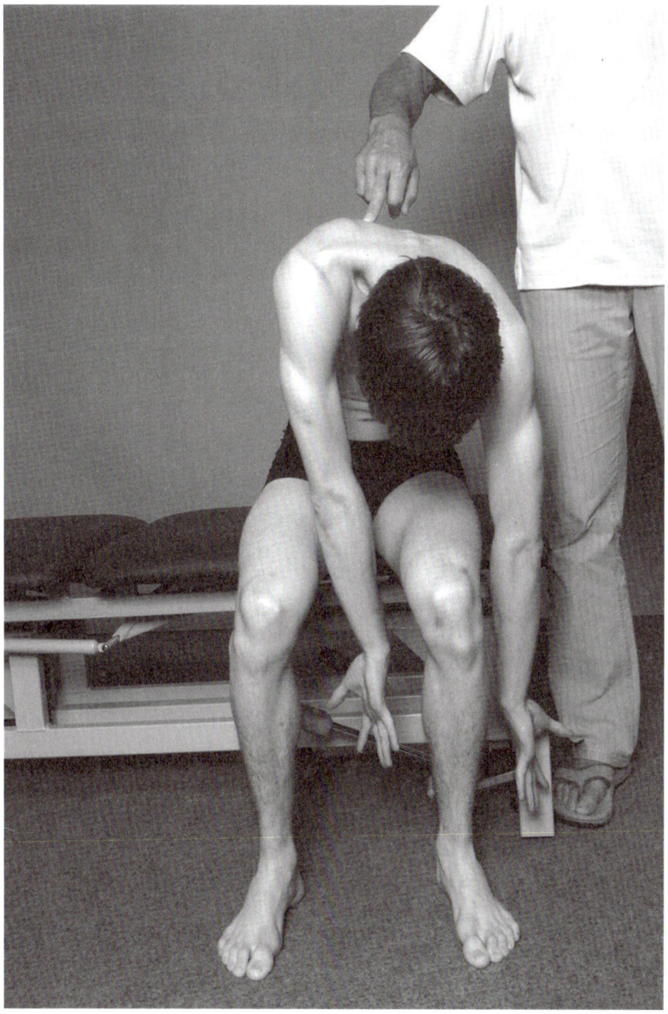

그림 9.50 앉은 자세에서 오른쪽 제3갈비뼈의 자가 운동. 장애 경향이 있는 영역으로 향해서 숨을 들이쉰다. 영역은 회전, 옆굽힘, 굽힘을 하여 가장 높은 점이 되도록(사진에서는 그 모양을 잘 알 수 있다) 설정해둔다. [K325]

실행적인 조언

운동에서는 통증이 있는 부위를 반드시 시작 자세의 가장 높은 위치로 가져간다(▶ 그림 9.50). 수축 후, 중력으로 거기서부터 전체방향으로 작용한다(그 동안은 이완하여 수축 후의 시간을 약간 길게 잡는다).

10 목뼈 · 머리관절의 검사와 치료

Untersuchung und Behandlung der Halswirbelsäule und der Kopfgelenke

10.1 기능해부학에 대한 머리말

Vorbemerkungen zur funktionellen Anatomie

목뼈는 다양한 점에서 특수하다. 겉보기에도 이미 몸통의 다른 부위와 크게 다르다. 기술해부학(descriptive anatomy)에서는 목뼈는 7개이다. 기능해부학적으로는 3개의 영역으로 나눌 수 있고 검사와 치료에서 영역 각각의 규칙이 있다. 방향성을 결정하는 검사에서는 목뼈부위를 3개로 나눠서 검사한다. **중부목뼈**(C3~C6) 분절의 구조와 기능은 목뼈 본유의 조건이 된다. **머리뼈 · 목뼈 이행부**에는 머리관절이라 하는 척추사이원반이 없는 상위 2개의 운동 분절과 C2/3의 이행분절이 있다. C6보다 아래쪽의 **목뼈 · 등뼈 이행부**에서는 관절 구조가 조금씩 등뼈로 접근해간다. 머리운동의 기능은 상황에 따라 서로 다른 거리에서 상부 등뼈에 전달된다(T2/3 또는 T3/4까지).

10.1.1 목뼈의 해부학적 특성

▶ **그림 10.1** : 목뼈의 **척수신경뿌리**는 다른 척추와 달리 **바로 하위의 척추**와 같은 숫자로 번호를 매기고 있다. 따라서 뒤통수(후두)와 고리뼈(환추) 사이의 신경뿌리는 뒤통수가 아니라 C1이라 불린다. C7과 제1등뼈 사이라면 C8이 된다. 목뼈의 신경뿌리는 피부분절, 근육분절, 창자분절에서 같은 숫자의 분절을 지배하지만, 척추의 숫자와는 일치하지 않는다. 따라서 목뼈의 운동 분절도 8개 존재한다(▶ **그림 7.1a**). 혼동을 피하기 위해 목뼈의 운동 분절에 대해서 언급할 때는 상 · 하의 척추 양쪽을 적기로 한다. 머리와 고리뼈의 분절이라면 뒤통수/C1이나 O/C1, C7의 아래쪽은 C7/T1이라 나타낸다.

목뼈의 또 하나의 특이성은 중부 · 상부 목뼈와 **척추동맥**(추골동맥)과 관계에 있다. 척추동맥은 꼬리 쪽에서부터 C6의 가로구멍(횡돌기공, foramen transversarium)에 들어가고, 각 가로구멍을 C2까지 통과한다. 여기서 가쪽으로 호를 그린 다음에 고리뼈의 가로구멍으로 향한다. 그곳을 넘어서면 등 안쪽으로 향하고 고리뼈 가쪽 덩이의 뒤쪽을 돌아 큰구멍(대후두공)으로 들어간다. 이 "고리뼈 커브"는 고리뼈의 가동성에 문제가 없는 상태에서 머리를 회전시킬 때 척추동맥에 여유를 갖게 하여 당겨지지 않도록 하는 것으로 생각된다.

머리에서부터 흉부 사이에는 목뼈와 직접 접촉하지 않는 해부적 구조가 몇 개 뻗고 있다.

목빗근(흉쇄유돌근)은 흉부에서부터 머리로 뻗는다. 머리를 앞쪽으로 당겨서 목뼈를 굽히게 한다. 머리관절 운동 가로축의 뒤쪽에서 꼭지돌기에 부착하기 때문에 이곳을 뒤굽힘시킬 수 있다. 제5뇌신경은 목의 연부조직을 지나서 흉부로 향하고 그 신경가지는 후두(larynx)까지 되돌아온다. 기관(bronchus)과 식도는 척추뼈몸통의 바로 앞쪽에 배열하여 있기 때문에 목뼈의 운동으로 당겨지는 일은 없다. 후두는 목뿔(설골, hyoid)에 붙고 그것에 의해서 아래턱과 머리뼈바닥으로 연결되면서, 한쪽에서는 복장뼈와도 연결되어 있다. 이러한 구조가 호흡과 발성을 할 때 후두의 설정을 돕고 흉부의 호흡기능과 구강안면계를 결부시킨다. 이상의 통과기능에 장애가 있으면 반사작용이나 근육기능 장애를 통해 목뼈와 병원성 연쇄(pathogenic chain)가 발생하는 일이 있다.

목과 목뼈의 작용

목과 목뼈의 작용은 다음과 같다.

- 가느다란 척추 구조에 대해서 비교적 무거운 머리뼈를 온갖 신체자세에서 지지하여 유도한다.
- 머리의 큰 가동성을 안정시킨다.
- 생체에 중요한 척수와 척추동맥을 보호한다.

이 외에 머리에서부터 흉부를 지나는 내장, 신경, 근육을 지키는 기능도 있다.

무거운 머리뼈를 지지하기 위해 목뼈와 그 근육군은 특히 손상을 받기 쉽다. 목뼈와 근육군은 앉은 자세에서 행위, 특히 현대의 교통수단의 가속 · 감속 속에서 장시간의 지지를 떠맡게 되어 있다. 목뼈의 근육군은 급격한 수동적 운동에 대해서 단시냅스 반사와 2차적 수의활동에서 제동을 건다. 이때, 과잉의 부하를 받는

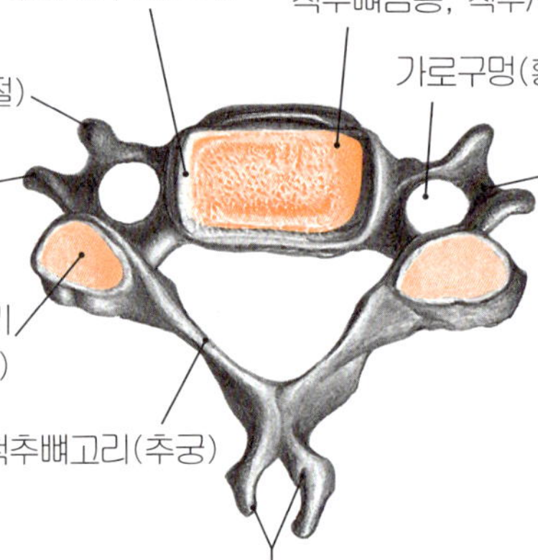

그림 10.1 목뼈. 비스듬히 뒤 위쪽에서 본 그림 [S000]

일이 많다. 외상의 힘에 의해서 근육군과 비수축성 연부조직에 파단(breaking)한계를 넘어선 부하가 걸린다. 머리에 외상을 입으면 반드시 목의 조직도 손상되어 있다. 따라서 채찍질손상(whiplash injury) 등 임상현상을 동반하는 머리뼈 외상은 연부나 조직의 손상도 포함하여 검사하는 편이 좋다. 이것은 특히 몇 시간 또는 며칠 간격을 두고 증상이 나타나는 경우에 해당한다.

해부기능 특성

목뼈의 형태학적 특성의 몇 가지는 기능, 병원성, 검사 · 치료법과 직접적인 관계가 있다(▶ **그림 10.1**, ▶ **그림 10.2**, ▶ **그림 10.3**). 분절 C2/3에서부터 C6/7의 **척추사이원반**은 가로로 긴 타원형이고 하위 척추뼈몸통 윗면의 옆 끝이 능선처럼 솟아올라 가쪽이 좁아지고 위쪽으로 만곡하여 있다. 여기서 상 · 하의 척추 끝이 밀접하게 접촉한다. 하위 척추뼈몸통 윗면의 앞 끝은 둥글게 완만하고 활주경로처럼 되어있기 때문에 배 쪽으로 향하는 병진 활주운동(굽힘)을 시행하기 쉽고 옆쪽 이동이나 회전은 오히려 억제된다.

척추의 관절면은 앞쪽으로 크게 기울어져 있고 중부목뼈에서는 특히 기울기가 심하다. 척추뼈몸통 윗면에 대해서 55~65°로 경사져 있다. 제3목뼈보다 아래쪽의 관절틈새는 거의 이마면을 뒤따르고 있다. 분절 C2/3의 관절틈새는 대개 등쪽의 열린 각도가 180°보다 작다. 이러한 것이 분절 C2/3의 특수한 기능과 기능병리학에 관계하고 있다고 생각된다.

목뼈 전체에서는 회전과 옆굽힘의 공동운동이 시행된다. 굽힘이나 폄에서는 공동운동이 관찰되지 않는다. 회전과 옆굽힘은 항상 같은 쪽으로 향한다. 이것은 C2의 가시돌기를 검사하면 잘 알 수 있다. 머리를 오른쪽으로 옆굽힘을 시키면 가시돌기는 왼쪽으로 향한다. C2는 시상면에서 마주보고 옆굽힘 방향으로 회전한다. 이것에 의해서 아래쪽 운동 분절도 회전하지만 그 범위는 상황에 따라서 다르다. 오른쪽 옆굽힘에서는 C5 주변까지 회전하고 왼쪽 옆굽힘에서는 상부 등뼈까지 회전한다. 이것을 잠재성 척추측만증이라 한다. 회전은 중쇠뼈(축추)에서 항상 가장 강력하게 일어난다. S. Werne는 관절운동이 꼬리 쪽에서부터 머리 쪽으로 증대한다고 생각하였으나 Jirout는 이 공동운동을 연부조직이 머리 쪽에서부터 C2의 가시돌기를 잡아당기고 거기서부터 다시 아래쪽으로 당기는 힘도 작용한다고 설명하고 있다. 예로, 옆굽힘 때 머리뼈바닥은 반대쪽으로 회피하며 C2의 가시돌기를 함께 움직이게 하지만, 중쇠뼈의 관절은 머리뼈에 대해서 옆굽힘 쪽으로 활주한다.

머리를 회전시키지 않고 옆굽힘을 하는 경우, 중쇠뼈가 같은 쪽으로 회전한다. 말하자면 고리뼈의 밑에서 회피의 회전을 보인다. **고리뼈**는 C2에 대해서 반대쪽의 회전위치가 되지만, 시상면에 머물러 있다. 공간 내에서 중쇠뼈가 오른쪽 옆굽힘 · 오른쪽 회전을 하면 분절 C1/2는 왼쪽 회전 한다. 예로, O/C1의 오른쪽 옆굽힘은 C1/2의 왼쪽 회전과 결부되어 있다. 머리의 회전이 60°를 초과하면 O/C1은 거의 완전히 옆굽힘을 하고 뒤에는 최종 탄력성이 남는 것만 된다. 이것은 목표로 하는 O/C1의 분절검사에 이용할 수 있다. 이 운동의 연결은 C1/2의 1차적 회전에서는 항상 O/C1의 반대쪽 옆굽힘이 일어난다는 것도 의미한다.

오른쪽(또는 왼쪽)으로 안구운동은 도수적으로 중간위치로 유지한 머리에서도 중쇠뼈의 왼쪽(또는 오른쪽) 회전을 일으키는 효과가 있다. 즉, C1/2 분절은 시선방향으로 회전위치가 된다. 이것은 머리회전과 안구운동이 결부되어 있다는 것을 나타낸다.

실행적인 조언

관절면의 위치(▶ 그림 10.1)는
- 앞굽힘과 뒤굽힘에 적합하다. 이때 척추뼈몸통은 앞 · 뒤쪽으로 이동한다(척추사이공간의 전단 [(shearing] 운동).
- 공동운동으로서 일어나는 옆굽힘과 회전을 억제한다.
- 관절놀이(joint play)와 유사한 운동으로서 수동적인 옆쪽이동이 가능하다.

요약

척추부위는 자연스런 운동거동과 반대로 움직이게 함으로써 잠글(locking) 수 있다. 예로, 옆굽힘과 반대쪽으로 회전시킨다. 머리를 30~60° 회전시키면 C1/2보다 아래쪽의 분절이 잠겨 목표로 하는 O/C1의 검사와 치료를 하기 쉬워진다.

가로돌기는 척추사이구멍(추간공)의 아래쪽으로 나온 2개의 돌기이며, 그 사이에는 척추동맥이 지나는 공간(가로구멍)이 열려 있다(▶ **그림 10.1**). 가로돌기는 고랑모양이고 척추사이구멍에서부터 우묵한 곳에 척수신경이 뻗는다. 척추사이구멍과 가로돌기는 비스듬히 앞 가쪽을 향하고 있다. 가로돌기는 다양한 근육의 부착부로 되어있다(어깨올림근, 목갈비근군, 목엉덩갈비근 등). 따라서 가로돌기의 주변 구조는 촉진하기 쉽지만, 매우 감수성이 높고 미는 압력으로 통증이 발생하는 일이 있다. 검사나 치료의 접촉에는 적합하지 않다. 옆쪽으로 이동시킬 때도 가시돌기나 관절돌기(▶ **그림 10.1**)는 접촉에 적합하기 때문에 촉진하는 손가락은 비스듬히 뒤쪽에서부터 척추에 댄다. 목뼈의 **척추뼈고리**(추궁)와 관절돌기는 촉진하는 손가락으로 구별할 수 없을 만큼 일체화하여 있다. 뒤쪽에서부터 가시돌기를 넘어서 좌 · 우의 관절돌기를 쥐는 것처럼 하여 척추뼈고리를 잡을 수 있다.
이것에 의해서 목뼈의 운동 분절 검사를 정밀하게 시행하는 것이 가능해진다.

중쇠뼈에서부터 꼬리 쪽의 **가시돌기**는 비스듬히 아래쪽을 향하고 있다. 형태는 각각 다르고 끝이 두꺼워져 있거나 갈라져 있다. 여기에 근육이 직접 또는 목덜미인대를 통해 부착하여 있다. 고리뼈에는 가시돌기는 없으며 척추뼈고리의 뒤쪽에 작은 결절이 있을 뿐이고, 이것은 깊은 층에 있어 촉진할 수 없다. 중쇠뼈의 가시돌기는 가장 폭이 넓고 가장 머리 쪽의 돌기로서 뒤통수의 아래쪽에서 만져서 감지할 수 있다. C3의 작은 가시돌기에 덮여 있기 때문에 C3의 가시돌기는 촉진이 불가능한 경우가 많다. 하부목뼈에서는 가시돌기는 가늘고 길어진다. 형상은 등뼈의 형상에 가까워져간다. 이 영역에서 가장 튀어나와 있는 가시돌기는 대개 C7 드물게는 T1이다(솟을뼈 [융추]). C7의 가시돌기는 완전히 뒤굽힘을 하여도 만져서 감지할 수 있으나 C6의 가시돌기는 C7에 밀착하여 깊은 층으로 사라진 것처럼 된다. 이러한 것은 등뼈를 셀 때 중요하다.

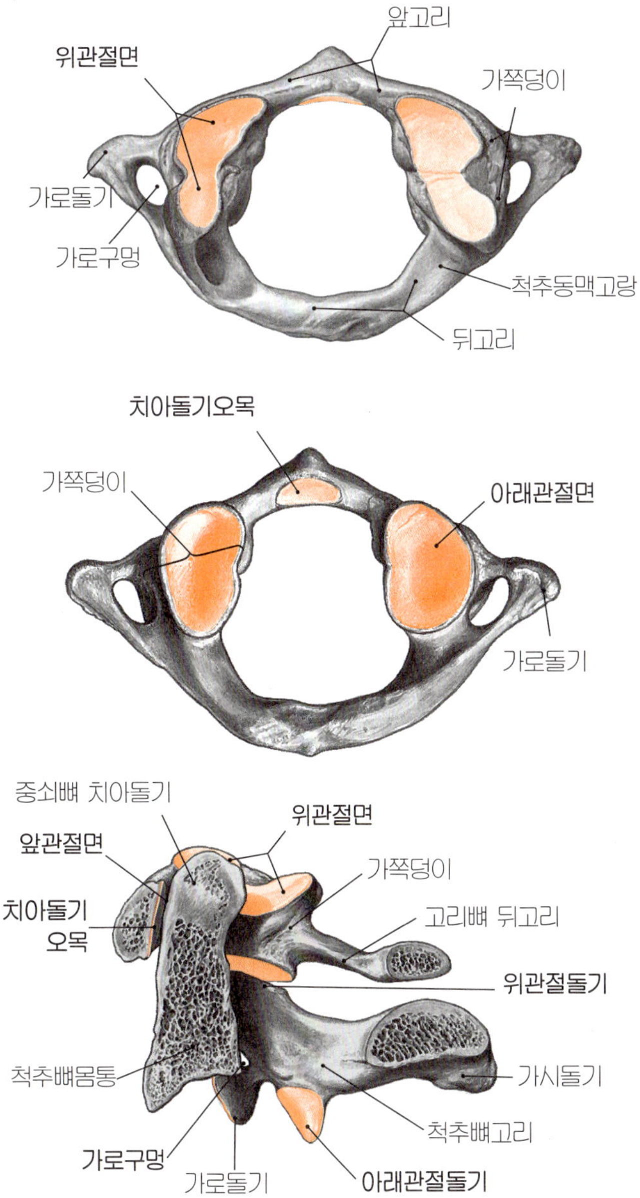

그림 10.2 고리뼈의 3면도.
a) 상면도. 뒤통수뼈관절융기에 대한 관절면이 있다.
b) 하면도. c) 단면도. 중쇠뼈와 함께. [S000]

10.1.2 머리뼈–목뼈 운동 분절의 기능해부학

척추의 상위 2개의 운동 분절은 **머리관절**로 통합된다. **윤활관절(synovial joint)로 지지**되고 척추사이원반이 없다는 것으로부터 목뼈 중에서도 기능적으로 특수한 분절이다. 제2 · 3목뼈 사이에 척추사이원반을 갖는 가장 머리 쪽의 운동 분절이 있다. C2/C3은 앞굽힘 · 뒤굽힘의 가동성이 목뼈에서 가장 낮다. 참의 목뼈와 가동성이 높은 머리관절 사이에서 완충 역할을 수행하고 있다고 생각된다. 이행 분절이기 때문에 머리관절도 중부목뼈라 간주할 수 있다. C2/C3의 기능에 제한이 있으면, 목뼈 · 등뼈 이행부를 포함하는 모든 목뼈에서 운동검사에 마이너스의 영향이 나타날 가능성이 있다. 이와 같이 보면, 왜 이 분절의 가동범위 제한이 급성 목의 경직에 관여하는 일이 많은지를 이해할 수 있다. 머리관절을 촉진해서 방향성을 결정하려면 대개 중앙에 있어 눈에 띄는 중쇠뼈 가시돌기와 꼭지돌기와 아래턱 사이에 있는 고리뼈 가로돌기의 끝을 조사하면 좋다. 경우에 따라서 C1의 가로돌기는 등쪽에서부터도 뒤통수나 꼭지돌기 아래쪽에서 만져서 감지할 수 있는 경우가 있다. 운동은 상위 2개의 분절에서 서로 다르다. 앞굽힘 · 뒤굽힘에는 어느 쪽도 거의 동일하게 관여하지만,

회전 · 옆굽힘의 공동운동에서는 C1/2가 회전을 담당하고 O/C1이 옆굽힘을 담당한다. 따라서 수동적으로 머리의 옆굽힘을 시키면 C2의 가시돌기가 볼록한(凸) 쪽으로 움직이는 것을 촉진할 수 있다.

제1목뼈(고리뼈)는 척추뼈몸통이 없는 고리모양을 하고 있다(▶ 그림 10.2) 고리뼈에서 가장 중요한 부분은 양쪽에 있는 뼈의 덩어리인 가쪽덩이(lateral mass)이다. 이것은 앞쪽에서 짧고 평탄한 앞고리(전궁, anterior arch)와 연결되고 뒤쪽에서는 척추관을 에워싸는 가늘고 둥근 뒤고리(후궁)와 연결되어 있다. 가쪽덩이로부터는 가로돌기의 앞결절이 옆쪽으로 나와 있다. 뒤결절은 뒤고리에서부터 나와 그 연장선상을 앞 가쪽으로 뻗어 가로돌기의 끝으로 향한다. 이곳이 고리뼈에서 유일하게 충분히 촉진 가능한 구조로 된다.

가쪽덩이에는 위쪽과 아래쪽에 관절면이 있다. **고리뼈와 뒤통수뼈관절융기(후두과: occipital condyle)의 관절**의 위관절면(▶ 그림 10.2)은 옆쪽, 앞쪽, 뒤쪽이 솟아올라 깊은 접시가 절반이 된 것과 같은 형상을 하고 있다. 좌 · 우 전체에서 본 경우, 옆으로 향해 놓은 타원형의 접시처럼 된다. 변화에 대응하는 이 우묵한 곳에 흔들의자와 같은 뒤통수뼈관절융기가 적합한다(꼭 끼인다). 좌 · 우의 관절이 하나의 관절처럼 작용하기 때문에 굽힘 · 폄 긴장만이 관찰되는 운동장애에서는 한쪽에 문제가 발생하고 있을 가능성이 있다. 이러한 형상에 의해서 시상면, 이마면에서 운동이 가능해진다.

뒤통수관절융기는 앞굽힘 때는 고리뼈 관절면의 우묵한 곳을 등쪽으로 활주하고 뒤굽힘 때는 배 쪽으로 활주한다. 따라서 뒤통수관절융기의 옆굽힘 때, 시상(sagittal)의 운동축은 뒤통수관절융기보다도 명백히 위쪽에 있고 거의 코의 주변을 지난다. 따라서 뒤통수관절융기는 머리뼈바닥이나 턱과 마찬가지로 고리뼈에 대해서 옆굽힘과 반대쪽으로 움직인다. 분절의 이러한 움직임은 머리를 어느 위치로 하여도 가능하다. 회전운동은 관절의 구조상 별로 시행되지 않고 인대에 의해서 제한되어 있기 때문에 머리 회전의 마지막에 탄력성이 있는 회전이 5° 발생할 정도이다. 운동 분절 C1/2에는 4개의 고리중쇠관절(환축관절)이 있다. 2개는 고리뼈를 지지하고 2개는 치아돌기를 중심으로 한 회전 시 고리뼈를 유도한다(▶ 그림 10.3a, b). 고리뼈 앞고리의 뒷면에는 중쇠뼈 치아돌기의 앞면과 접촉하기 위한 관절면이 있다(▶ 그림 10.3a). 중쇠뼈 치아돌기의 뒷면에 있는 관절면은 고리뼈가로인대에서 연결한다(▶ 그림 10.3b).

지지를 수행하는 중쇠뼈의 상관절면은 옆쪽의 관절돌기에 있고 척추뼈몸통의 옆, 가로돌기의 위쪽에 어깨처럼 붙어있다. C1과 C2의 관절틈새는 안쪽에서부터 가쪽으로 내려가 있다. 거기에 올라타는 고리뼈 가쪽덩이는 이 각도에서부터 보면 모기둥(각주)의 형태를 하고 있다. 좌 · 우의 가쪽덩이는 쐐기처럼 뒤통수관절융기와 중쇠뼈 상관절면 사이를 이동한다.

머리의 회전은 운동 분절 C1/2의 가장 중요한 기능이다. 중간위치에서부터 좌 · 우로 10~20° 움직이는 최초의 능동적 회전은 이 분절에서 시행된다. 이것은 독서나 앞쪽 확인이라는 일상의 작은 머리운동에서 흔히 관찰되는 움직임이다. 아래쪽의 목뼈 분절은 C1/2의 운동에 의해서 회전의 부하가 지켜진다.

앞굽힘과 뒤굽힘은 고리뼈와 중쇠뼈의 사이에서 충분히 가능하다. 앞굽힘 시, 고리뼈 앞고리는 중쇠뼈 치아돌기를 따라 아래쪽으로 활주한다. 하단은 치아돌기에 접촉하고 상단은 떨어진다. 고리뼈 가로인대가 팽팽해짐으로써 X선으로 측정 가능할 만큼 관절이 심하게 구부러지는 것이 방지된다. 뒤굽힘에서는 고리뼈

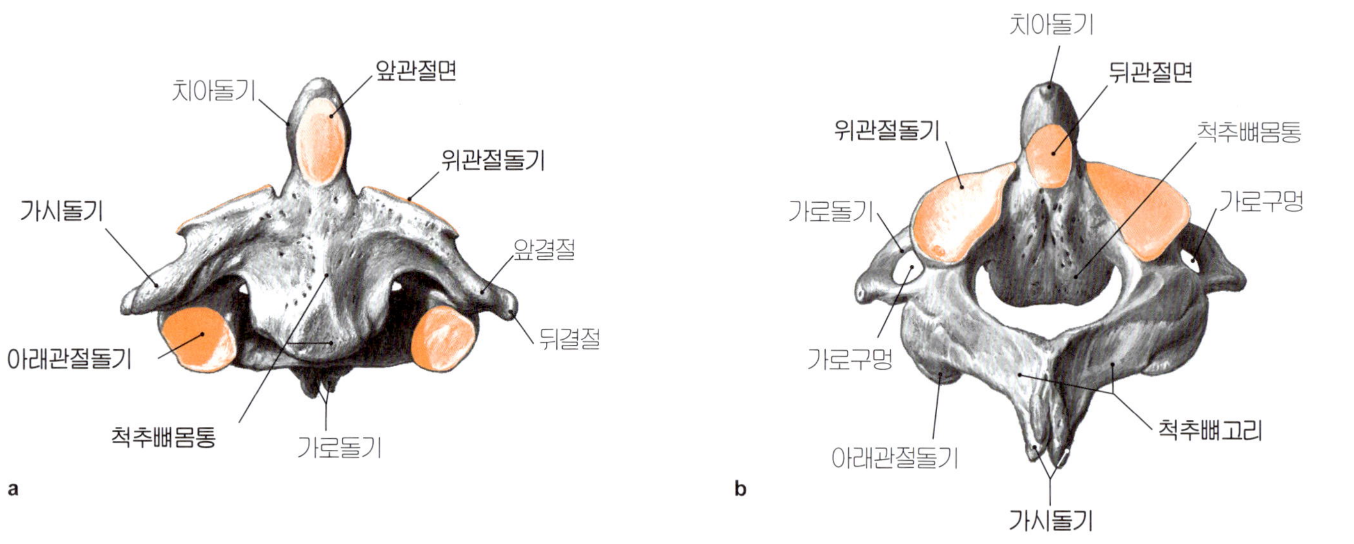

그림 10.3 중쇠뼈의 2면도. a) 앞면도. b) 뒷면도. [S000]

앞고리는 치아돌기를 따라 위쪽으로 활주하여 끝 쪽으로 향한다. 신체를 직립시킨 자세에서 머리의 앞굽힘을 시키면 머리는 고리뼈와 함께 가로인대에 매달린 것 같은 형태가 된다. 고리뼈와 중쇠뼈 사이의 옆굽힘 운동이 X선으로 확인된 일은 없다.

머리의 하중은 큰구멍(대후두공)의 옆쪽으로 확산되는 뒤통수관절융기를 통해 고리뼈 가쪽덩이에 전달되고 거기서부터 중쇠뼈 가쪽의 관절에 전달된다. 여기서 비로소 압력이 안쪽으로 향하고 척추뼈몸통과 C2/3의 척추사이원반으로 인계된다. 옆쪽의 관절은 이와 같이 하여 부하의 전달과 높은 가동성을 양립시키고 있다.

이상의 관절구조의 안정성을 지지하는 것은 특수한 인대의 연결이다. 고리뼈의 앞고리 · 뒤고리는 얇은 결합조직(앞고리뒤통수막, 뒤고리뒤통수막)에서 뒤통수와 결부되어 있다. 앞세로인대(전종인대)는 꼬리 쪽으로 향해서 고리뼈 앞고리에 연결되어 분절 C1/2를 안정시킨다. 치아돌기의 끝은 짧은 인대에 의해서 큰구멍의 앞 끝에 매달려 있고 적당한 간격을 유지한다. 이 인대는 2개의 머리관절 분절에 걸쳐있다. 치아돌기의 등쪽에는 고리십자인대(환추십자인대)가 있고 그 강력한 가로섬유는 고리가로인대(환추횡인대)로서 좌 · 우의 가쪽덩이 사이를 뻗으면서 치아돌기와 고리뼈 앞고리의 접촉을 유지하고 머리 앞굽힘 시 하중을 지지한다. 십자인대의 별로 강하지 않은 세로섬유는 위쪽은 경사대의 하단으로 향해서 뻗고, 아래쪽은 C2 척추뼈몸통의 뒷면으로 향해서 뻗는다. 세로로 뻗는 부위는 가로인대의 위치를 유지하여 치아돌기의 관절을 접촉시킨다. 날개인대(익상인대)는 C1/2의 회전을 제한하는 데 매우 중요하다. 치아돌기 끝의 옆면에서부터 큰구멍의 가쪽 끝으로 뻗는다. 이상의 인대는 덮개막(개막)에 의해서 척추관으로 향해서 덮여있다. 이러한 인대의 구조가 손상되면, 한 방향 이상에서 머리관절의 안정성이 저하한다. 이 영역에 구조 손상이 있으면 C1/2(척추에서 관절류마티스가 흔히 관찰되는 부위)에서는 가쪽덩이가 앞쪽으로 탈구하여 (가로인대) 급성의 기운목(사경, torticollis)과 척추관 협착에 이르는 경우가 있다.

척추의 심층근육은 머리관절 영역에서 발달하고 각각 정확이 정의되어 있다. 심층근육은 분절의 섬세한 움직임을 지지한다. 수용기가 많이 있고 몸통에 대한 머리위치의 통상의 고유수용 정보, 정역학의 조절, (흔히 관찰되는 병리학적 긴장항진의 예에서는) 머리관절의 기능병리학에 관여하고 있다. 환자가 누운 자세에서 머리를 앞굽힘시키면 고리뼈 뒤고리 위에 심층의 뒤통수밑근육(후두하근)을 촉진할 수 있다.

10.1.3 목뼈 · 등뼈 이행분절의 기능해부학

머리의 자세와 운동에는 상부 등뼈의 분절도 관계한다. 해부학적 특징도 그것에 맞춰서 조금씩 변화한다. 관절면은 C6의 아래쪽에서 기울기가 커진다. C7의 가로돌기는 이미 옆쪽에 있고 상위 목뼈처럼 비스듬히 앞쪽을 향하고 있지 않고 강도를 증가시키고 있다. 가시돌기는 C7에서는 등뼈의 형상에 가까워지고 명백히 길어져서 끝이 갈라져 있지 않다. 이것에 이어지는 상부 등뼈의 가시돌기는 하위등뼈보다도 등쪽으로 향하고 그다지 아래쪽으로 향하고 있지 않다. 모든 갈비뼈가 붙어있는 것이 등뼈의 특징이다.

이상의 형상 특성대로 머리운동은 목뼈 · 등뼈 이행부에서 서서히 제동이 걸린다. 장애가 없는 머리의 능동운동은 환자의 가동성에 따라 T2/3, 또는 T3/4까지 전달된다. 임상적으로는 이곳이 목뼈 · 등뼈 이행부의 꼬리 쪽 경계가 된다. 이것은 회전과 앞굽힘의 경우이고 뒤굽힘에서는 더욱 하위의 경우가 있다.

C2보다 아래쪽 목뼈에서 **앞굽힘 · 뒤굽힘**의 총계는 성인 연령에서 C5/6이 가장 크고, 그 각도는 나이가 듦에 따라 작아진다. 분절 O/C1과 C1/2에서는 이 총계가 각각 10~18°로 측정되어 있다. 소아에서는 측정치가 더 커지고 분포도 다르다. 제1갈비뼈는 해부학적, 기능적, 임상적으로 목뼈 · 등뼈 이행부와 강력하게 결부되어 있다. 이것은 좁은 호를 그리고 제1등뼈의 위모서리에서부터 앞쪽의 등뼈자루로 뻗는다. 등쪽 부위는 등세모근(승모근)이 위모서리와 겹쳐져 있다. 제1갈비뼈는 옆쪽에서 가쪽 목 삼각을 촉진하면 접근하기 쉽다. 복장갈비(흉늑골) 연결을 포함하는 앞부분은 빗장뼈와 겹쳐져 있다. 제1 · 2갈비뼈에는 목뼈 주변의 좌 · 우에서 활모양으로 된 목갈비근군이 부착하여 목뼈를 안정시켜 움직이고 있다.

앉아서 한쪽 팔로 짐을 들어 올릴 때 하부목뼈가 반대쪽으로 회전하는 것을 Jirout가 X선으로 증명하고 있다. 어깨의 근력이 비대칭이면 왼쪽 회전이 일어나기 쉽고 하부목뼈의 오른쪽 회전이 억제된다. 예로, 외견상은 머리가 중간위치를 유지하고 있어도 비대칭인 근육수축에 의해서 각 목뼈 분절이 회전한다.

10.2 방향성을 결정하는 목뼈 · 머리관절의 영역검사

Regionale orientierende Untersuchung der Halswirbelsäule und der Kopfgelenke

방향성을 결정하는 포괄적 검사로부터 아래의 징후가 판명된 경우는 머리관절/목뼈에서 거듭 방향성을 결정하는 확장검사를 시행한다.

- 보행과 선 자세에서 목뼈 정역학의 이상(▶ 7.2항)
- 방향성을 결정하는 촉진(palpation)에 의한 긴장 소견 (▶ 7.3항)
- 방향성을 결정하는 회전검사("비튼 옆굽힘", 중부목뼈의 수동적 옆굽힘, "비스듬한 옆굽힘")에서 비대칭 또는 최종 긴장항진(▶ 7.5.3항)
- 근육근막 10단계 검사에서 검사 5, 8–10에 이상이 있다. 검사 4, 7, 8의 비대칭도 이 영역을 나타낸다고 생각된다 (▶ 7.7항)

여기서는 특수한 문제에 대응하는 검사기법도 포함한다.

10.2.1 통증검사를 위한 등척성 수축검사

등척성 수축검사의 특별한 적응은 통증이 어떠한 것인가로 결정된다. 이것은 도수의학적 진단의 중요 요소이고 선행하는 임상진단에 의한 징후와 아울러서 도수의학 · 도수요법적인 치료에 대한 **금기**나 다음의 진단대상이 되는 구조를 나타낸다. 등척성 수축검사에서 다음 처치의 방향성이 결정된다. 또한 희귀한 합병증일 때, 제외 진단이 내려졌다는 것을 증명하기 위해 기록해 둘 필요가 있다. 예를 들어, 목뼈나 머리뼈의 외상에서는 반드시 제1검사로서 시행한다.

10

적응

아래의 등척성 수축의 통증검사가 적응된다.

- 구조질환이고 안정성이 저하하여 있다는 것이 의심된다.
- 근육성 통증이 의심되는 → 온갖 목의 경직, 강제자세 검사에서 통증이 유발되는 경우, 그 후의 수동적 운동검사는 조심해서 시행한다. 중지하여 구조진단을 내리는 일도 많다.

수축기에 운동을 일으켜서는 안 된다. 저항은 적절하게 하고 치료사의 손을 되밀지 않도록 환자에게 전달해둔다.

기법, 시작 자세(▶ **그림 10.4**, ▶ **그림 10.5**, ▶ **그림 10.6**, ▶ **그림 10.7**, ▶ **그림 10.8**) : 환자는 이완하여 딱딱한 받침대에 앉고 치료사는 뒤쪽에 서서 신체로 환자를 지지한다. 머리나 목에 차례로 손을 댄다. 환자가 손의 압력에 대해서 저항해도 흔들리지 않도록 댄다.

평가

임상적인 조언

등척성 수축검사 때 1개 또는 2개 방향으로 통증이 있을 때는 아래의 것을 나타낸다 :

- 뻗는 방향이 통증성 긴장과 일치하는 근육 또는 뼈와 부착부에 병변 또는 통증성 경직이 있다.
- 골절의 가능성이 있고(X선으로 확인할 것!) 통증방향으로 뻗는 근육과 관계하고 있다.

검사기법이 적절하다면 관절은 거의 움직이지 않기 때문에 통증의 원인으로부터 제외할 수 있다.

등척성 수축에서 (거의) 모든 긴장방향으로 통증이 있을 때는 명백히 아래의 것을 나타낸다 :

- 운동 분절에 조직 병변과 연속성 중단(척추사이원반)이 있다. 파괴성 또는 외상성.
- 골성 척추구조이고 안정성이 저하하여 있거나 골절하여 있다.
- 목뼈 주변의 연부조직 구조에 광범위한 병변이 있다(채찍질손상 등).
- 환자가 검사에서 통증이 유발되는 것을 두려워하고 있다. 검사는 신중하게, 환자의 상태에 맞춰서 시행할 필요가 있다.

회전의 등척성 수축

▶ **그림 10.4** : 회전의 등척성 수축에는 회전하는 쪽의 턱과 광대활(zygomatic arch)에 한쪽 손을 대고 다른 쪽 손은 반대쪽의 뒤통수에 대고 저항을 가한다. 이때, 치료사의 팔은 환자의 어깨에 점진적으로 놓고 지지해도 된다.

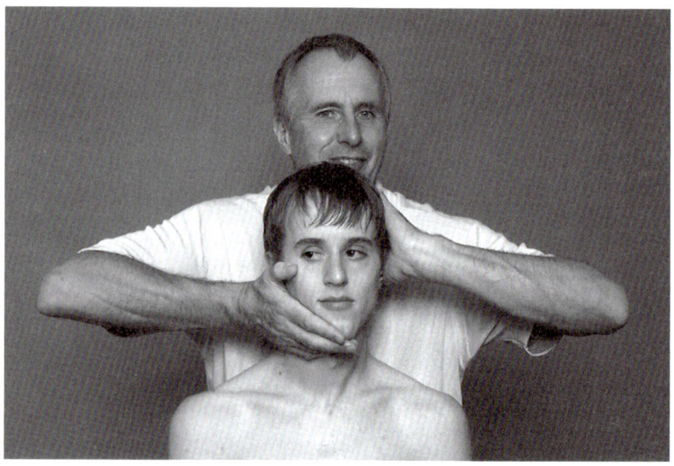

그림 10.4 회전하는 쪽의 턱과 얼굴 옆면, 반대쪽의 뒤통수를 지지한 오른쪽 회전의 등척성 수축. 안정시키기 위해 머리를 치료사의 신체로 지지한다. [K325]

임상적인 조언

회전의 등척성 수축에서는 아래의 근육이(통증과 함께) 활성화한다 :
- 회전과 반대쪽의 목빗근, 앞목갈비근
- 회전하는 쪽의 뒤목갈비근, 어깨올림근, 머리널판근, 목널판근, 머리가장긴근

옆굽힘의 등척성 수축

▶ **그림 10.5** : 옆굽힘의 등척성 수축에는 한쪽 손을 환자의 목과 머리의 등 가쪽에 곁들여서 저항을 가한다. 다른 쪽 손은 반대쪽 어깨를 가쪽에서부터 안정시킨다. 머리를 치료사의 신체로 지지하여 안정시킨다.

임상적인 조언

옆굽힘 방향의 등척성 수축에서는 아래의 근육이 (통증과 함께) 활성화한다 :
옆굽힘 쪽의 목갈비근군(모두), 목빗근, 등세모근, 어깨올림근, 모든 목덜미근

뒤굽힘의 등척성 수축

▶ **그림 10.6** : 뒤굽힘의 등척성 수축에는 양손을 뒤통수에 대고 저항을 가한다. 팔꿈치로 환자의 팔이음뼈를 지지하고 환자를 기대게 한다.

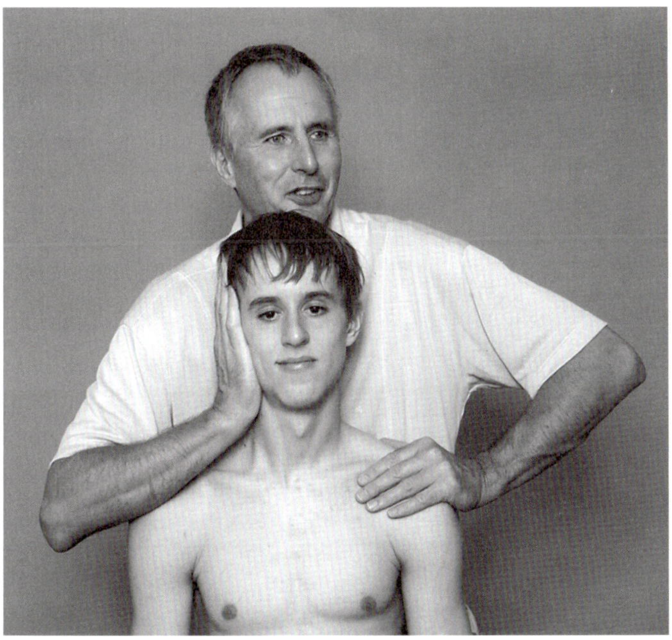

그림 10.5 옆굽힘 쪽에서 목과 머리를 지지하고 반대쪽 어깨를 안정시킨 오른쪽 옆굽힘의 등척성 수축. [K325]

임상적인 조언

뒤굽힘 방향의 등척성 수축에서는 아래의 근육이 (통증과 함께) 활성화한다 :
- 양쪽의 근육에서 등쪽에 있고 폄 기능을 가진 것의 모두, 깊은 층(척추세움근)과 얕은 층(널판근군, 등세모근, 어깨올림근)의 목덜미 폄근
- 가장 위 목뼈의 폄근인 양쪽의 목빗근

앞굽힘의 등척성 수축

▶ **그림 10.7** : 앞굽힘의 등척성 수축에는 양손을 아래턱 밑에 대고 저항을 가한다(▶ **그림 10.7**). 환자를 기대게 하여 그 어깨에 치료사의 아래팔을 둔다.

임상적인 조언

앞굽힘의 등척성 수축에서는 아래의 근육이 (통증과 함께) 활성화한다 :
- 양쪽 깊은 층의 목 굽힘근(목긴근, 머리긴근, 목갈비근군)
- 양쪽 얕은 층의 목 굽힘근(목뿔아래근육군과 목뿔위근육군)
- 경우에 따라서 양쪽의 목빗근

이 검사에서 통증이 있을 때는 계속해서 반듯이 누운 자세에서 앞굽힘 검사를 시행하면 좋다(▶ 10.2.2항)

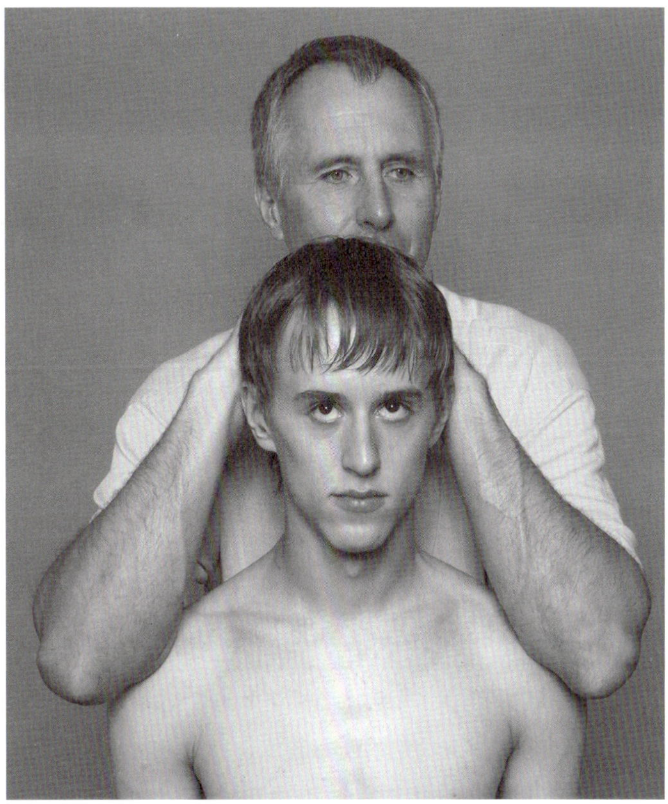

그림 10.6 뒤통수를 지지한 뒤굽힘의 등척성 수축. [K325]

10

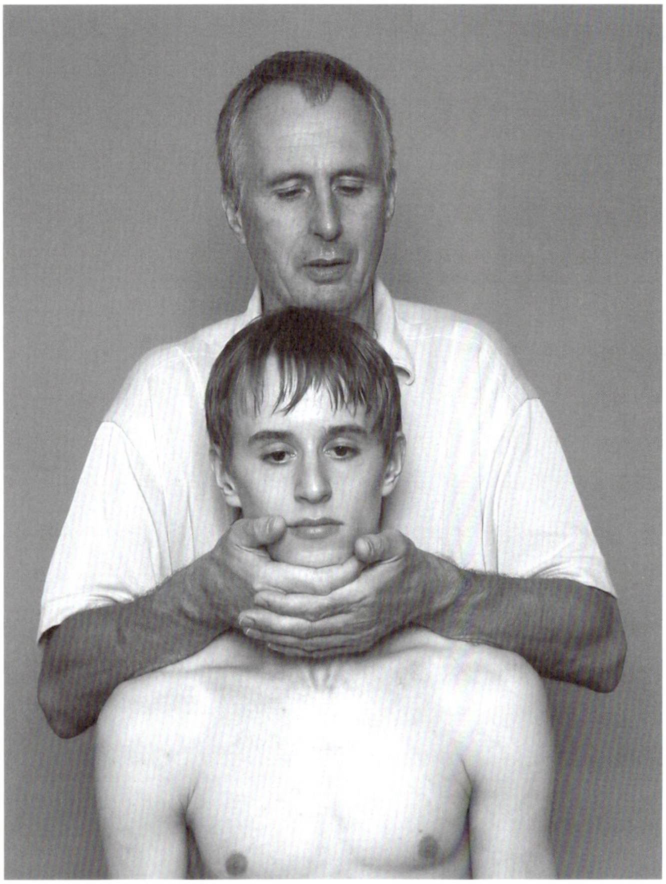

그림 10.7 아래턱을 지지한 앞굽힘의 등척성 수축. [K325]

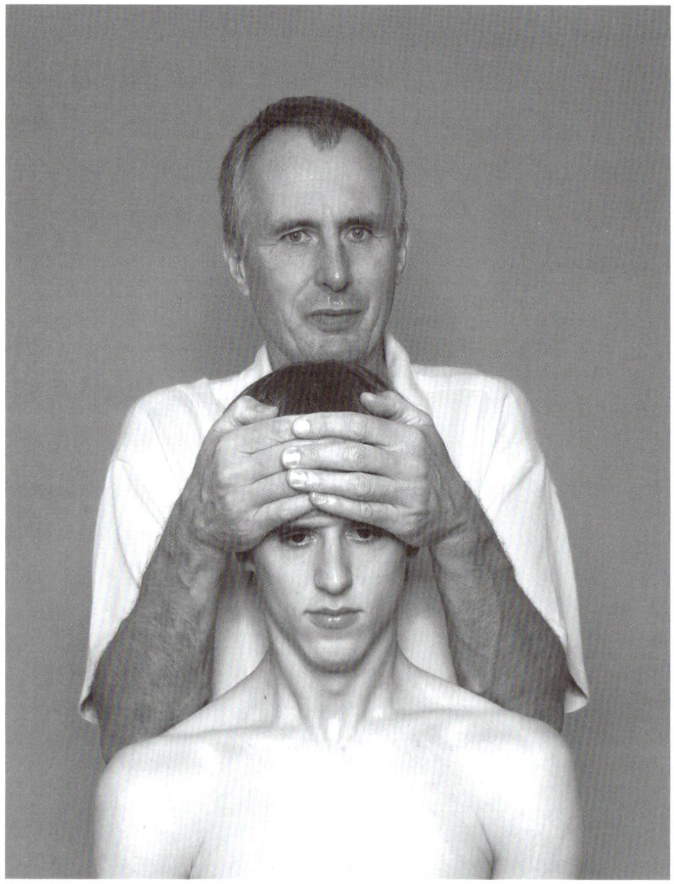

그림 10.8 이마를 지지한 앞굽힘의 등척성 수축. [K325]

▶ **그림 10.8** : 앞굽힘의 긴장방향을 약간 바꾸려면, 저항으로서 양손을 환자의 이마에 대고 팔꿈치를 어깨에 놓고 안정시킨다. 하부목뼈의 굽힘근(목빗근)이 특히 긴장한다. 이때, 실제로 머리를 앞쪽으로 당긴다. 환자의 아래턱이 자연스럽게 돌출하여 머리관절이 자동적으로 펴진다. 이 움직임에서 깊은 층의 뒤통수밑근에서 통증이 발생하는 일도 있으므로 이때는 여기를 검사한다(▶ 10.2.3항).

임상적인 조언

이 앞굽힘의 등척성 수축 검사에서는 아래의 것이 통증의 원인이라 간주된다 :

- 양쪽의 목빗근, 앞목갈비근, 중간목갈비근
- 고리뼈 뒤고리에 통증이 있고 뒤통수 밑 깊은 층의 편근이 경직하여 있다(이 경우, 앞굽힘 위치에서 목덜미 평근을 검사한다. ▶ 10.2.3항)
- 머리관절에 통증을 동반하는 기능장애가 있다.

10.2.2 통증유발검사로서 반듯이 누운 자세에서 앞굽힘 검사

수동적 앞굽힘 긴장을 유지하면서 고리뼈 · 중쇠뼈 연결의 안정성(고리가로인대)을 검사한다. 깊은 층의 뒤통수밑편근을 촉진하여 고리뼈 뒤고리 위에서 경직과 통증점의 위치를 특정한다.

▶ **그림 10.9** : 환자는 이완하여 반듯이 누운 자세가 되고 치료사는 머리 쪽에 선다. 머리를 양손으로 잡고 수동적으로 앞쪽으로 유도하여 아래턱을 당긴 앞굽힘 위치로 가져간다. 이 자세에서 10초 이상 유지한다. 지발성 통증은 고리뼈 가로인대에 의한 것이다. 이것은 주로 머리관절 영역이 과다 가동인 경우에(소아에서) 일어나거나 염증성 구조질환과 혼동되거나 한다.

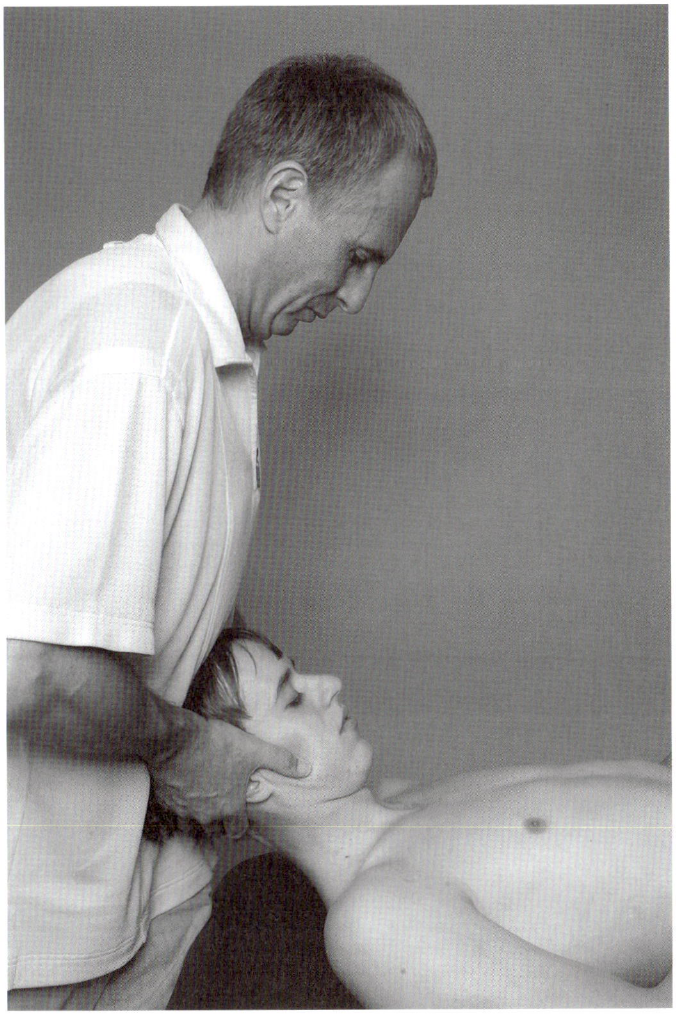

그림 10.9 머리를 앞굽힘 위치에서 지지하고 근육이나 인대에 통증이 있는지 체크하여 뒤통수밑 깊은 층의 목덜미 폄근을 촉진 검사한다. [K325]

임상적인 조언

앞굽힘 검사에서 즉각적인 통증(immediate pain)은 아래의 것을 나타낸다 :

- 고리뼈–중쇠뼈의 영역에서 안정성이 저하하여 있다.
- 머리관절의 앞굽힘 가동범위 제한.

앞굽힘 검사에서 지발성 통증은 아래의 것을 나타낸다 :

- 고리뼈의 척추뼈고리(추궁) 통증(이 경우, 앞굽힘 위치에서 목덜미 폄근을 검사한다, ▶ 10.2.3항)
- C1/2의 인대통증, 고리뼈가로인대
- 고리뼈 영역에 (류마티스성) 염증이 있다. 소아에서 화농성 편도선염 후의 Grisel증후군 등.

10.2.3 깊은 층 · 뒤통수밑의 목덜미 폄근의 촉진

깊은 층의 뒤통수밑 폄근이 고리뼈 뒤고리 위에서 경직되어 있으면 앞굽힘에서 통증이 발생하는 일이 있다. 머리 폄이나 수축검사(▶ 10.2.1항) 때 근육이 활성화하여 통증이 유발되는 일이 많다.

앞굽힘 검사와 마찬가지로 환자는 이완하여 반듯이 누운 자세가 되고 치료사는 머리 쪽에서 머리를 들어 올려 앞굽힘을 시킨다. 집게손가락 또는 가운데손가락으로 뒤통수의 아래쏙, 고리뼈 척추뼈고리의 주변에서 양쪽의 연부조직을 촉진한다 (▶ **그림 10.9**).

임상적인 조언

경직은 분절 O/C1의 가동범위 제한에 동반하고 근육성 협응운동 장애(비효율적인 정역학)의 일부로서 일어난다. 이것은 과다 가동성의 경우에 특히 관찰된다.

▶ **표 10.1**에 이 장에서 권장하는 목뼈 통증검사의 적응과 평가를 요약하고 있다.

표 10.1 방향성을 결정하는 목뼈 검사에서 통증검사

모든 운동방향에서 등척성 수축	
적응	• 모든 목의 경직, 모든 강제 자세 → 근육성 통증의 의심 • 구조질환에 의한 안정성 저하의 의심 • 모든 목뼈 · 머리뼈 외상 후에 처음으로 시행하는 임상검사. 반드시 문서화한다. • 환자가 불안을 느끼고 있다.
평가	**1개 또는 2개의 방향으로 통증이 있을 때는, 아래의 것을 나타낸다.** • 뻗는 방향이 통증성 긴장과 일치하는 근육 또는 뼈와 부착부에 병변 또는 통증성 경직이 있다. • 골절의 가능성이 있고 통증 방향으로 뻗는 근육과 관계하고 있다. **(거의) 모든 긴장방향에 통증이 있을** 때는 명백히 아래의 것을 나타낸다. 운동 분절에 파괴성 또는 외상성 조직 병변과 연속성 중단, 골성 척추구조에서 안정성이 저하한다. 목뼈의 연부조직 구조에 광범위한 병변이 있다.
반듯이 누운 자세의 앞굽힘 검사	
적응	고리뼈 · 중쇠뼈의 연결(고리뼈가로인대)이 불안정한 의심
평가	**즉각적인 통증**은 아래의 것을 나타낸다. • 수막증 • 고리뼈 · 중쇠뼈의 영역에서 안정성이 저하한다. **잠복기 통증**은 아래의 것을 나타낸다. • 고리뼈 척추뼈고리의 통증 • C1/2의 인대통증, 고리뼈가로인대 • 고리뼈 영역에 염증(화농성편도선염, 류마티스 후 등) • 머리관절의 앞굽힘 가동범위 제한에서도 양성인 경우가 있다.

10

10.2.4 방향성을 결정하는 앉은 자세에서 전체운동(능동 · 수동)

능동적인 전체 운동을 보고 운동과정, 가동범위, 대칭성을 관찰한다. 뒤굽힘과 회전에서 흔히 볼 수 있는 차이를 진단에 이용하다. **방향성을 결정하는 수동적 전체운동**은 중간위치에서부터 유도하거나 능동운동의 끝에서부터 유도한다. 관찰의 대상은 주로 최종 운동의 긴장과정에 있다.

▶ **표 10.2**에 아래에 기재하는 검사기법을 요약하고 있다.

표 10.2 운동의 질과 긴장의 대칭성에 대한 방향성을 결정하는 목뼈영역 검사

운동의 질/긴장의 가동성	적응
회전 능동/수동	비대칭 → • 관절면 장애 또는 운동방향의 대항근 경직 • 회전과 같은 쪽에 장애가 있다.
옆굽힘 능동/수동	옆굽힘에 문제가 있다 → • 옆굽힘 쪽의 돌기사이관절(추간관절)의 수렴장애 • 반대쪽의 돌기사이관절 신연 장애 • 옆굽힘과 반대쪽의 가쪽 목근육과 근막의 경직
굽힘 능동/수동	앞굽힘에 문제가 있다 → 돌기사이관절 신연 장애 최종 긴장이 항진하여 있는 경우 → • 짧은근육의 목덜미 폄근의 경직 • 목덜미근육군 또는 목덜미인대의 기능적 단축 • 머리관절 영역이 과다 가동이고 인대통증과 근방호를 동반한다.
폄 능동	뒤굽힘에 문제가 있다 → • 돌기사이관절 수렴장애. 특히 아래의 것 – 머리관절 영역 – 목뼈 · 등뼈 이행부 • 근육경직 • 머리관절 영역이 과다 가동이고 인대통증과 근방호를 동반한다. 불안에 의한 거부 → • 현기증 • 신경뿌리 압박 • 척추 또는 (배 쪽의) 근육군의 구조 손상 불안에 의한 거부의 경우 → 수동적 폄 검사는 시행하지 않는다!
목뿔뼈 촉진	비대칭 → 머리관절, 턱관절, 목뿔근육군, 기관앞근막

10

머리 직립위치의 회전 (능동 · 수동)

▶ **그림 10.10** : 환자는 앉은 자세가 되고 치료사는 뒤쪽에 선다. 오른손의 엄지손가락과 집게손가락으로 환자의 아래턱을 지지한다. 왼팔은 팔꿈치를 환자의 어깨에 붙이고 손가락 끝을 머리마루의 모발에 완만하게 올려놓으며 엄지손가락은 뒤통수에 댄다. 환자에게 지시를 내려 머리를 오른쪽으로 회전시킨다. 운동 중, 머리가 축에서부터 벗어나지 않도록 주의하면서 회전의 끝에서 얻어진 각도를 눈으로 측정한다. 그 후, 아래턱에 댄 집게손가락으로 유연하게 수동적 최종 긴장까지 가져간다. 뒤통수에 댄 손으로, 뒤쪽이나 옆쪽으로 회피운동을 방지한다. 반대쪽의 운동에는 치료사의 손 위치를 교대한다.

평가

좌 · 우의 가동범위를 비교하여 최후의 수동적 회전의 최종 저항의 차이를 판단한다. 검사에서는 수동적 가동범위가 능동 때보다도 매우 약간 커진다. 전체 회전은 좌 · 우 각각에서 약 60~80°가 된다. 분절 C1/2는 그 중 20~40°에 관여한다. 성인에서 80° 이상 회전하는 경우는 과다 가동성이라 하고 있다. Hinzmann은 젊은 남성에서 95°, 젊은 여성에서 100°까지를 정상범위로 하고 있다.

임상적인 조언

- 회전에서 가동범위와 수동적 최종 긴장이 비대칭일 때는 목뼈의 기능장애와 근육경직을 나타낸다.
- 전체적으로 제한이 있을 때는 상부목뼈 쪽에 문제가 있다.
- 회전의 관절기능 장애는 C1/2와 C2/3에서 특히 관찰된다.
- 중부목뼈에서 흔히 관찰되는 척추사이원반 · 관절 손상이 있을 때는 머리관절이 자유로이 움직이는 회전기능이 매우 중요해진다.

앞굽힘(능동 · 수동)

▶ **그림 10.11** : **능동적 앞굽힘**에서는 모든 분절이 앞굽힘 운동에 관여하고 있거나, 어떤 영역이 너무 굽어있지 않거나 전만 그대로가 아닌지에 주의한다. 이러한 부위에서 목덜미인대 위를 촉진하면, 인대의 경직이나 단축이 인지된다. 가동성에 문제가 없으면 아래턱을 복장뼈까지 가져갈 수 있다. 이것이 불가능한 경우는 저항을 억제하여 **수동적 검사**를 시행한다. 치료사는 환자의 아래턱 밑에 한쪽 손을 대고 또 한쪽의 손으로 뒤통수를 유연하게 밀고 거듭 앞굽힘을 시킨다. 이 운동은 보통, 인대와 근육의 긴장으로 제한되어 있다.

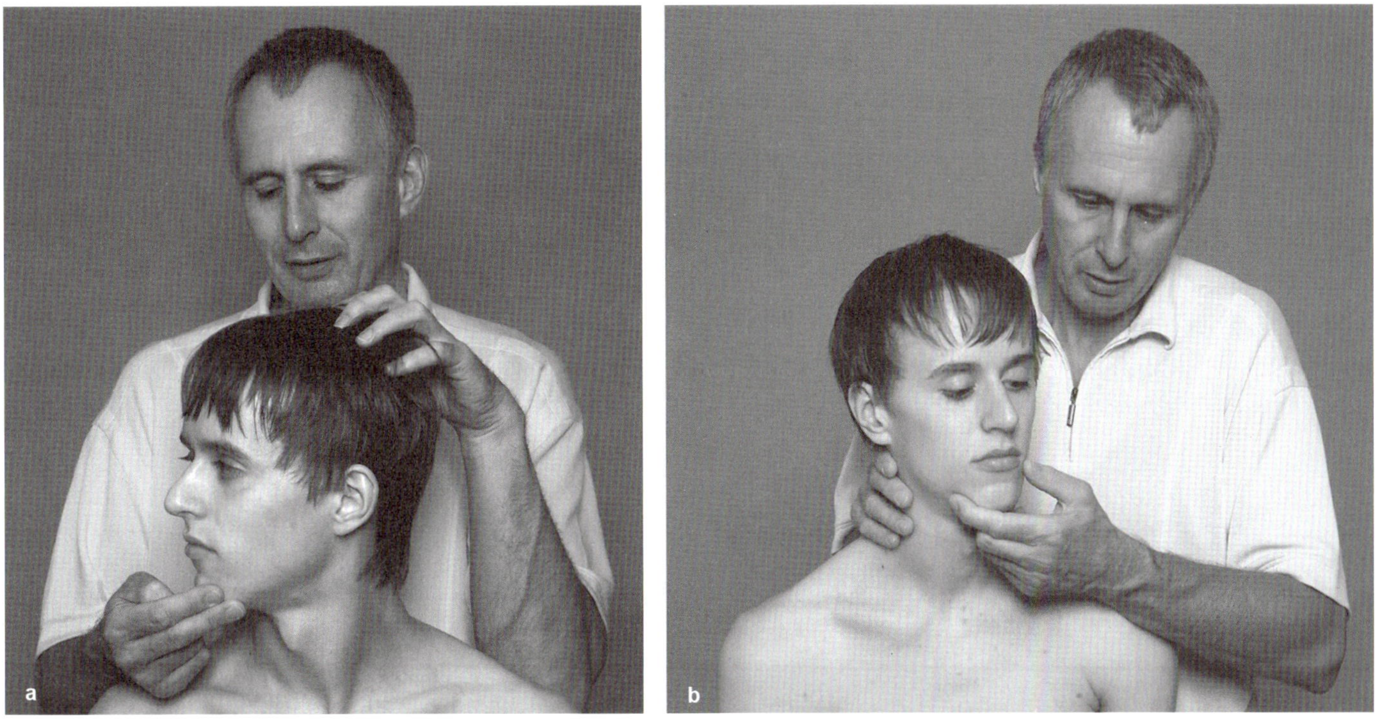

그림 10.10 방향성을 결정하는 목뼈의 능동적 회전. 그 후, 수동적으로 다시 유도한다. 아래턱을 촉진하는 손가락으로 최종 저항을 판단한다. a) 오른쪽과 b) 왼쪽의 회전을 비교하면, 오른쪽에 심한 비대칭이 관찰된다. [K325]

임상적인 조언

- 앞굽힘의 제한은(통증의 유무를 불문하고) 대개 근육의 경직이나 고정(안정성이 없는 경우)이 원인이다.
- 뒤굽힘보다도 앞굽힘의 최종 긴장이 심할 때는 아래쪽 분절의 앞굽힘 기능장애인 경우가 많다.
- 이 검사에서 긴장은 아래의 것이 나타날 가능성이 있다.
  - O/C1의 기능장애
  - 짧은 근육의 목덜미 폄근의 경직
  - 목덜미근육군 또는 목덜미인대의 단축
  - 머리관절 영역이 과다 가동성이고 인대통증과 근방호를 동반한다.
- 머리를 앞쪽으로 밀면 하부목뼈와 목뼈 · 등뼈 이행부만이 앞굽힘을 한다. 이때, 상부목뼈는 강제적으로 전만한다. 따라서 하부목뼈에 신경뿌리 압박이 있을 때는 빈번하게 머리를 앞쪽으로 움직여서 유지한다.

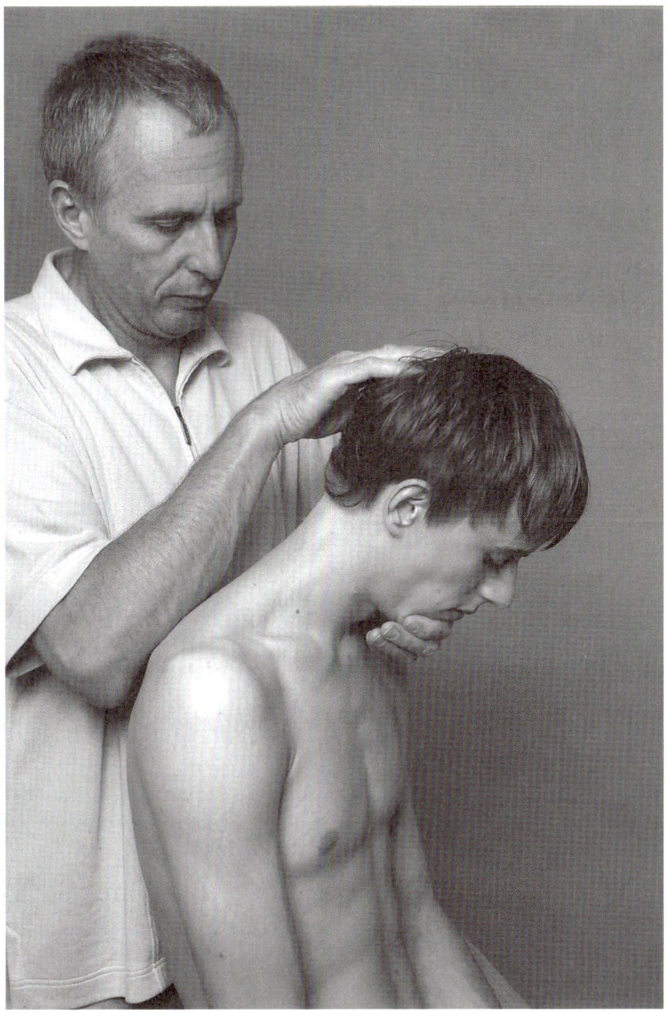

그림 10.11 처음에는 능동적으로 머리를 앞굽힘시키고 그 후, 뒤통수에서부터 수동적으로 유도해간다. [K325]

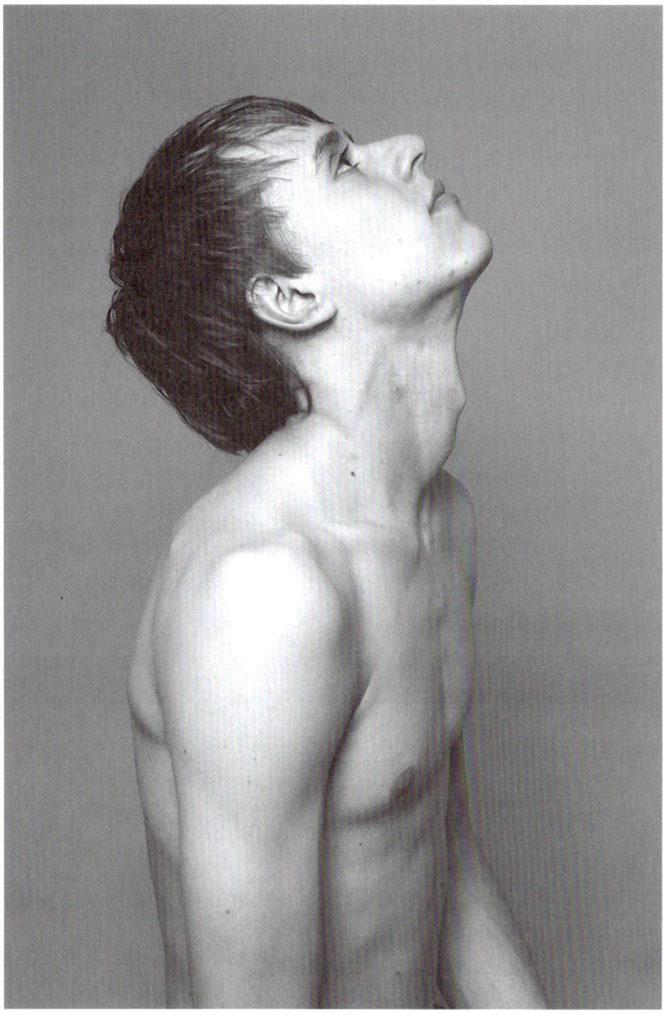

그림 10.12 목뼈의 능동적 뒤굽힘. 목뼈 · 등뼈 이행부에 명백한 제한이 있다는 것을 알 수 있다. 제한이나 통증이 있을 때는 즉각 계속해서 분절검사를 시행한다. [K325]

10

최대 굽힘위치의 목뼈의 옆굽힘

목뼈를 최대로 굽히게 하여 (이 자세에서는 하부목뼈의 가동성이 인대의 긴장에 의해서 제한되어 있다) 뒤통수에서부터 공동운동의 기능성(functionality)을 검사한다(머리관절 영역의 왼쪽 옆굽힘과 오른쪽 회전 등). 긴장이 비대칭이면 목표로 하는 머리관절 영역 검사를 시행한다.

사전에 시행한 방향성을 결정하는 검사 "비튼 옆굽힘" (▶ 7.5.3항)과 목뼈 옆굽힘 계층검사(후에 서술함)에서 머리관절 영역을 나타내고 목표로 하는 검사가 필요한 경우는 이 검사는 시행하지 않아도 된다. 굳이 또 하나의 검사를 추가할 필요는 없다.

뒤굽힘(능동)

이 검사는 앞굽힘의 반대운동으로서 시상면에서 가동성 판단을 보완한다. 치료결과의 문서화, 감정에는 이제까지 서술해온 검사와 마찬가지로 이 검사가 필요하다.

▶ **그림 10.12** : 환자는 직립하여 앉은 자세가 되고 양발을 확고하게 바닥에 붙인다. 등뼈가 후만하여 있으면 치료사는 교정한다. 환자는 능동적으로 머리를 뒤굽힘시킨다. 이 운동과정을 치료사는 옆에서부터 관찰한다. 능동적 뒤굽힘은 앞쪽의 목 연부조직의 긴장으로 제한된다. 각 분절에서는 최종 운동에서 관절의 "면이 닫힌다". 능동적인 **목뼈 뒤굽힘**이 효율적으로 협응하고 있으면 머리의 하중이 뒤쪽으로 이동한다. 이때 아래턱은 호를 그리면서 위 뒤쪽으로 움직인다. 이러한 운동과정에 의해서 뒤굽힘의 부하는 상부 등뼈를 포함하는 모든 분절에 분산되어 각 분절의 손상이 방지된다.

평가

운동과정에 장애가 있으면, 머리가 뒤쪽으로 움직이지 않고 아래턱이 올라간다. 목뼈 · 등뼈 이행부의 불가동성이 관찰에 의한 검사에서도 촉진에서도 감지되어 목표로 하는 분절검사가 필요하다.

실행적인 조언

- 본인의 자각(self-awarenes) 유무를 불문하고 현기증에 대한 두려움 때문에 능동적 뒤굽힘을 거부하거나 납득하지 못하고 뒤굽힘의 지시를 따를 때는 이 방향으로 **수동운동은 시행하지 않는다.**
- 대신에 목뼈를 직립시켜서 수동적으로 등쪽으로 이동하면, 목뼈 · 등뼈 이행부의 뒤굽힘 장애에 대한 의심을 확인할 수 있다.

임상적인 조언

- 목뼈 · 등뼈 이행부의 뒤굽힘 제한이 명백한 때는 대개 그 영역이 후만을 한 중간자세로 되어있다.
- 목뼈 · 등뼈 이행부가 기능병리학적인 거동을 할(제1 · 2갈비뼈의 기능장애를 포함) 때는 한쪽에서는 머리 · 목뼈 이행부의 기능장애가, 다른 쪽에서는 손목과 팔꿈치의 기능장애가 연쇄하여 있다.
- 제1갈비뼈에 기능장애가 있으면, 그 등쪽 위에는 대개 등세모근의 통증유발점이 존재하고 뒤통수에 통증을 전달한다.
- "비튼 옆굽힘" (▶ 7.5.3항)에서 비대칭인 긴장 소견이 얻어졌을 때는 주로 뒤굽힘 방향에서 머리관절 영역에 장애가 있다. 최종 긴장의 병리학적 딱딱함은 왼쪽, 예로, 오른쪽 회전위치에서 촉진되는 경우가 많다.
- 뒤굽힘에 대한 불안 때문에 환자가 거부한 경우는, 신경뿌리 압박, 척추 또는 (배쪽의) 근육군의 구조 손상, 현기증을 반드시 검토한다.

뒤굽힘 위치에서 머리의 수동적 회전

머리의 뒤굽힘 위치에서 회전검사에서 목뼈 · 등뼈 이행부의 기능을 추론할 수 있다. **이 검사의 적응은 엄격히 판단할 필요가 있다.** 예로, 능동적 뒤굽힘을 환자가 받아들여 문제없이 수행할 수 있어야 한다(앞에 것을 참조). 그러나 실제로는 그렇지 않은 경우가 많다. 방향성을 결정하는 "비튼 옆굽힘" 검사(▶ 7.5.3항)나 목뼈 옆굽힘 계층검사에서 목뼈 · 등뼈 이행부의 긴장징후를 나타내고 있을 때는 통증이나 현기증을 야기할 가능성이 높은 검사를 추가할 필요는 없다.

옆굽힘(능동 · 3계층 수동)

▶ **그림 10.13**, ▶ **그림 10.14**, ▶ **그림 10.15** : 환자는 앉은 자세가 되고 머리를 능동적으로 좌 · 우로 기울인다. 치료사는 뒤쪽에 서서 운동을 관찰하여 가동범위를 눈으로 측정한다(▶ **그림 10.13**). 손가락 끝을 어깨에 놓고 촉진하여 회피운동이 일어나지 않는지를 확인한다. 운동과정이 조화되고 가동범위가 대칭인 것이 좋다. 한쪽의 가동성에 제한이 있을 때는 3개의 계층에서 수동적 검사를 시행한다.

수동적 계층 검사에는 앉은 자세의 환자를 뒤쪽에서부터 지지한다. 한쪽 손의 집게손가락 끝을 처음에는 등 가쪽에서부터 C2의 척추뼈고리에 대고(▶ **그림 10.14**), 다음으로 C5의 척추뼈고리에 대며, 마지막은 엄지손가락과 집게손가락의 부착부분을 옆쪽에서부터 T1에 대고 엄지손가락을 그 가시돌기의 옆쪽에 댄다. 또 한쪽의 손으로 머리를 촉진하는 손의 위쪽으로 기울이고 운동이 느껴지는 곳까지 가져간다(▶ **그림 10.15**). 목뼈가 촉진하는 손의 위쪽에서 유연하게 가라앉고 "주머니칼을 접는" 것처럼 되는 것이 좋다. 딱딱함이나 통증이 있을 때는 검사하는 계층의 기능장애를 나타낸다.

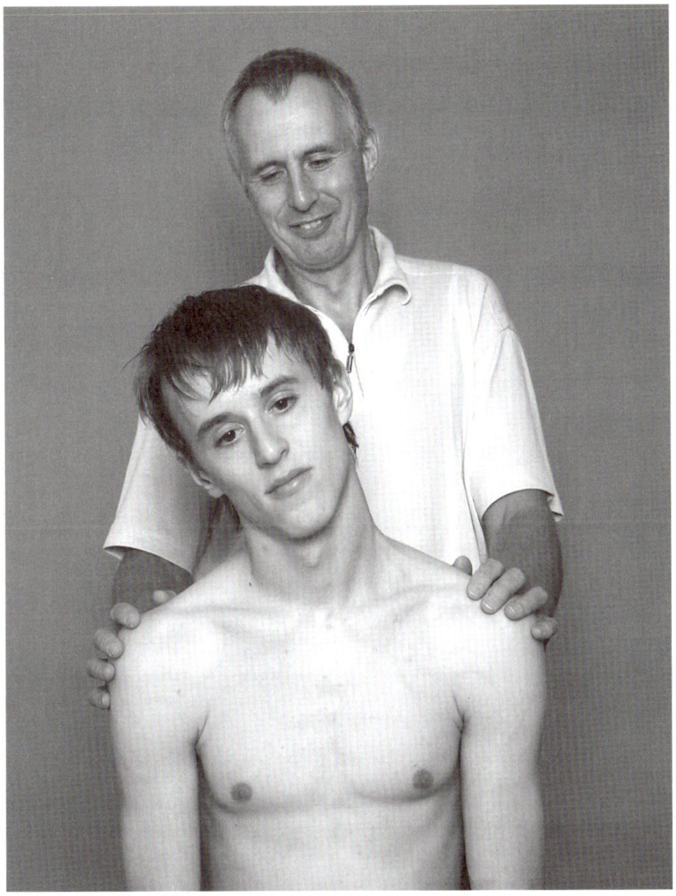

그림 10.13 방향성을 결정하는 능동적 옆굽힘의 과정과 범위의 관찰에 의한 검사. 비대칭이나 제한이 관찰될 때는 수동적 계층 검사를 시행한다. [K325]

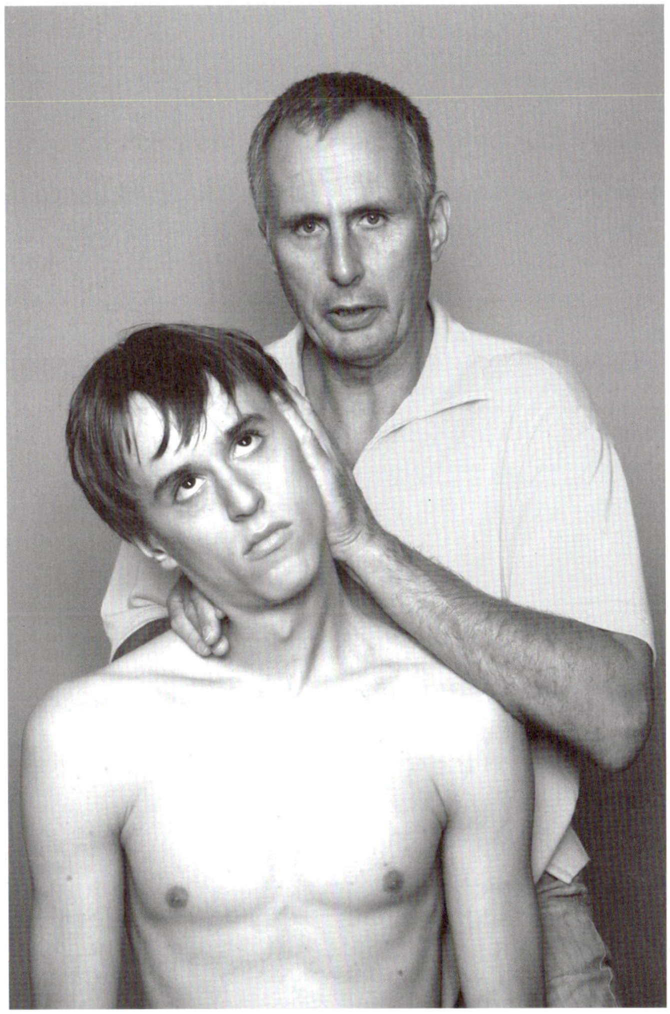

그림 10.14 C2를 지지하고 머리를 유도하여 상위의 목뼈를 수동적으로 옆굽힘을 시킨다. [325]

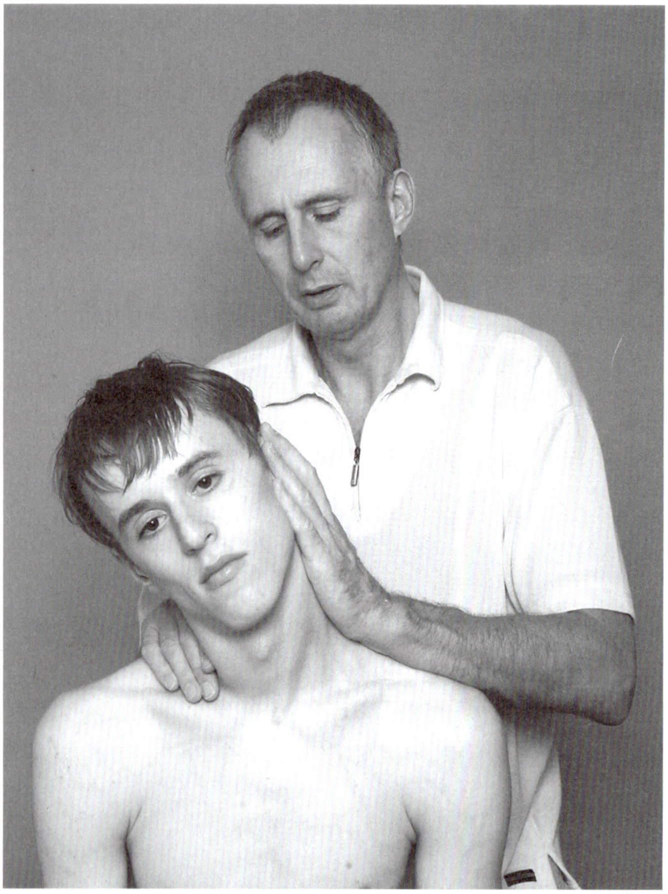

그림 10.15 T1을 지지하고 유도하는 쪽의 손을 상위의 목뼈에 곁들이고 목뼈 · 등뼈 이행부를 수동적으로 옆굽힘을 시킨다. 사진에서는 능동적 전체 옆굽힘과 비교하여(▶ **그림 10.13**) 목뼈에 손을 곁들였을 때 쪽이 명백히 가동범위가 확대하여 있다. [K325]

10

실행적인 조언

위쪽에 통증이 있으면, 그것보다 아래쪽의 옆굽힘이 억제된다. 따라서 유도하는 쪽의 엄지두덩을 대상으로 하는 분절 위쪽에 가쪽 · 등쪽에서부터 곁들여둔다. 나머지 네 손가락으로 옆굽힘을 유도한다.
지지하는 쪽의 손은 반드시 유연하게 댄다. 힘을 지나치게 주면 근방호가 일어난다.

임상적인 조언

목뼈의 옆굽힘 억제는 아래의 것이 원인일 가능성이 있다.
- 옆굽힘의 기능장애(모든 계층에서 일어날 수 있다)
- 옆쪽의 목근육과 근막의 경직

표 10.3 특이한 긴장현상에 대한 방향성을 결정하는 목뼈영역 검사

긴장현상	적응	아래의 것을 나타낸다
비튼 옆굽힘*	회전 · 옆굽힘에서 비대칭 + **뒤굽힘에 이상이 있다.**	• 머리관절 • 구강안면계
옆굽힘. 목뼈를 최대 굽힘위치로 유지한다 (시행하지 않아도 된다)	회전 · 옆굽힘에서 비대칭 + **앞굽힘에 이상이 있다.**	• 머리관절 • 깊은 층의 목덜미 폄근
3계층의 옆굽힘*	옆굽힘에서 비대칭	• 상부목뼈 • 중부목뼈/목갈비근 • 목뼈 · 등뼈 이행부
비스듬한 앞굽힘*	회전 · 옆굽힘에서 비대칭 + **앞굽힘에 이상이 있다.** 또는 양쪽에서 긴장이 높아진다.	• 목뼈 · 등뼈 이행부의 분절 • 흉곽상구의 구조
비스듬함 뒤굽힘 (▶제11장)	회전 · 옆굽힘에서 비대칭 + **뒤굽힘에 이상이 있고, 목뿔뼈의 긴장이 비대칭** 또는 양쪽에서 긴장이 높아진다.	• 목 근막 (얕은 층, 중간층) • 구강안면계 • 목갈비근

*이 붙은 검사는 방향성을 결정하는 포괄적 검사에 포함된다.

▶ **표 10.3**에 방향성을 결정하는 목뼈영역 검사를 요약하고 있다. 이것은 특이성이 높기 때문에 방향성을 결정하는 근골격계의 포괄적 검사에 포함되어 있다(▶ 제7장). 따라서 도수의학/도수요법의 치료효과 체크에도 권장된다.

10.3 분절의 회전검사와 회전치료

Segmentale Rotationsuntersuchung und Rotationsbehandlun

머리의 회전을 충분히 검사할 수 있는 것은 앉은 자세뿐이다. 따라서 앉은 자세에서 일어나는 자세성 근육긴장은 이점(advantage)과 맞바꾸어 받아들인다. 방향성을 결정하는 검사와 마찬가지로 환자는 직립 앉은 자세에서 양발을 바닥에 꽉 붙인다. 치료사는 뒤쪽에서부터 지지하여 환자의 등뼈를 직립시켜 둔다. 회전검사에 의해서 분절 C1/2에서부터 C4/5까지에서 매우 중요한 진단정보를 얻을 수 있다. 계속해서 옆쪽 이동을 시행한다. 목뼈 · 등뼈 이행부는 회전보다도 옆쪽 이동기법이 적합하다.

10.3.1 회전검사

목뼈의 최종 회전위치에서부터의 O/C1 회전 탄력성

▶ **그림 10.16** : 환자는 직립 앉은 자세가 되고 치료사에 기댄다. 머리는 가볍게 앞쪽으로 숙인다. 치료사는 환자의 머리를 양손으로 최대로 오른쪽 회전을 시킨다. 이것에 의해 머리관절 영역은 가볍게 왼쪽 옆굽힘을 한 것 같은 상태가 된다. 이 자세에서 방어가 일어나지 않는 경우에만, 계속해서 탄력성 검사를 시행할 수 있다. 치료사는 촉진하는 쪽의 왼쪽 집게손가락을 왼쪽 꼭지돌기와 아래턱가지 사이의 각 즉, 고리뼈의 왼쪽가로돌기의 주변에 댄다. 오른손의 네 손가락은 얼굴의 왼쪽 면(광대뼈)에 대고 탄력성을 가하여 유연하게 오른쪽으로 당긴다. C1의 가로돌기 위의 우묵한 곳이 얼마간 없어지고 탄력성 운동의 촉진 소견을 얻을 수 있다.

임상적인 조언

긴장이 바뀌지 않은 상태 그대로일 때는 분절 O/C1의 기능장애를 나타낸다.

실행적인 조언

상기의 시작 자세에서는 분절 O/C1이 장벽에 설정되어 있고 최종 탄력성이 검사된다. 따라서 탄력성만을 가하여 움직임을 일으킬 수 없다.

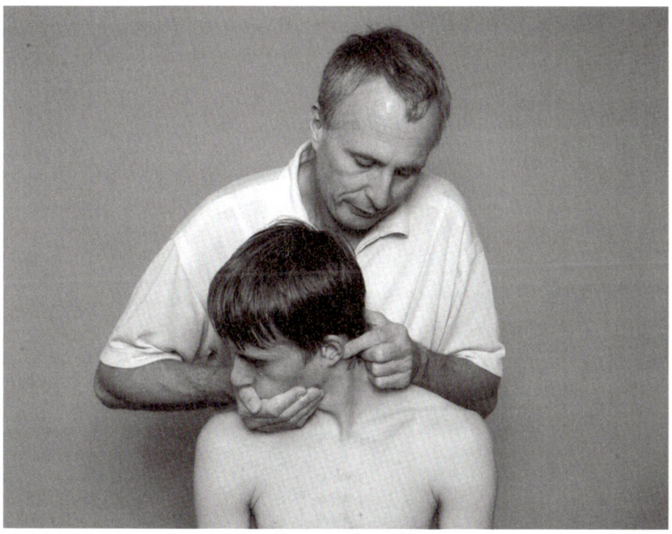

그림 10.16 가볍게 앞쪽으로 기울인 머리를 최대로 오른쪽 회전을 시키고 O/C1의 회전 탄력성을 검사한다. 꼭지돌기에서부터 아래턱 사이의 각도를 촉진한다. [K325]

좌 · 우 비교에서 분절 C1/2의 회전검사

▶ **그림 10.17** : 환자는 직립 앉은 자세가 되고 치료사는 뒤쪽에 서서 촉진 · 지지를 위해 엄지손가락에서부터 집게손가락의 곡선으로 중쇠뼈 척추뼈고리의 등쪽을 감싼다. 또 한쪽의 손은 엄지손가락과 집게손가락으로 환자의 아래턱을 지지한다. 여기서부터 머리회전을 우선은 한쪽, 다음으로 반대 방향으로 유도하고 지지하는 쪽의 손에 긴장이 느껴지기 시작하는 곳까지 가져간다. 회전각도와 최종 저항을 좌 · 우 비교하여 판단한다. 소견이 불확실한 경우는 촉진하는 손가락 끝을 관절돌기의 등쪽에 대도 좋다. 회전은 촉진하는 엄지손가락 쪽으로 유도한다. 반대쪽에는 좌 · 우 손의 위치를 교대한다.

임상적인 조언

비대칭일 때는 최종 저항이 딱딱하고 회전각도가 작은 방향에서 고리뼈/중쇠뼈의 회전에 가동범위 제한이 있다는 것을 나타낸다.

상 · 하 비교에서 분절 C2–C6의 회전검사

▶ **그림 10.18** : 환자는 직립 앉은 자세가 되고 치료사가 뒤쪽에서부터 지지한다. 촉진 · 지지하는 손은 엄지손가락에서부터 집게손가락의 곡선으로 꼬리 쪽 파트너 척추의 척추뼈고리(처음에는 C2)를 등쪽에서부터 감싼다. 또 한쪽의 손은 엄지손가락과 집게손가락으로 환자의 아래턱을 지지하고 가운데손가락은 굽혀서 입의 바닥부분에서부터 머리를 지지한다. 집게손가락으로 머리 회전을 유도하고 지지하는 쪽의 손에 긴장이 느껴지기 시작하는 곳까지 가져간다. C1/2의 회전 최종 자세에서부터(▶ **그림 10.17a**), 아래쪽 분절을 같은 방향으로 움직여가고 상 · 하 비교로 검사한다(▶ **그림 10.18**은 분절 C5/6). 좌 · 우의 손을 교대하여 반대쪽을 시행한다.

최종 긴장을 설정하여 평가한다. 각 분절에서 머리의 회전각도가 어느 정도 증가하는지를 확인한다. 최종 긴장에 도달한 후, 촉진 · 지지 쪽의 엄지손가락을 하나 꼬리 쪽의 척추로(손가락 1개 폭 만큼) 이동한다. 그 후 집게손가락도 움직인다. 이것을 시행할 수 있는 것은 대략 C6까지이다. 분절에서부터 분절로 거의 같은 정도의 움직임이 있는 것이 좋다.

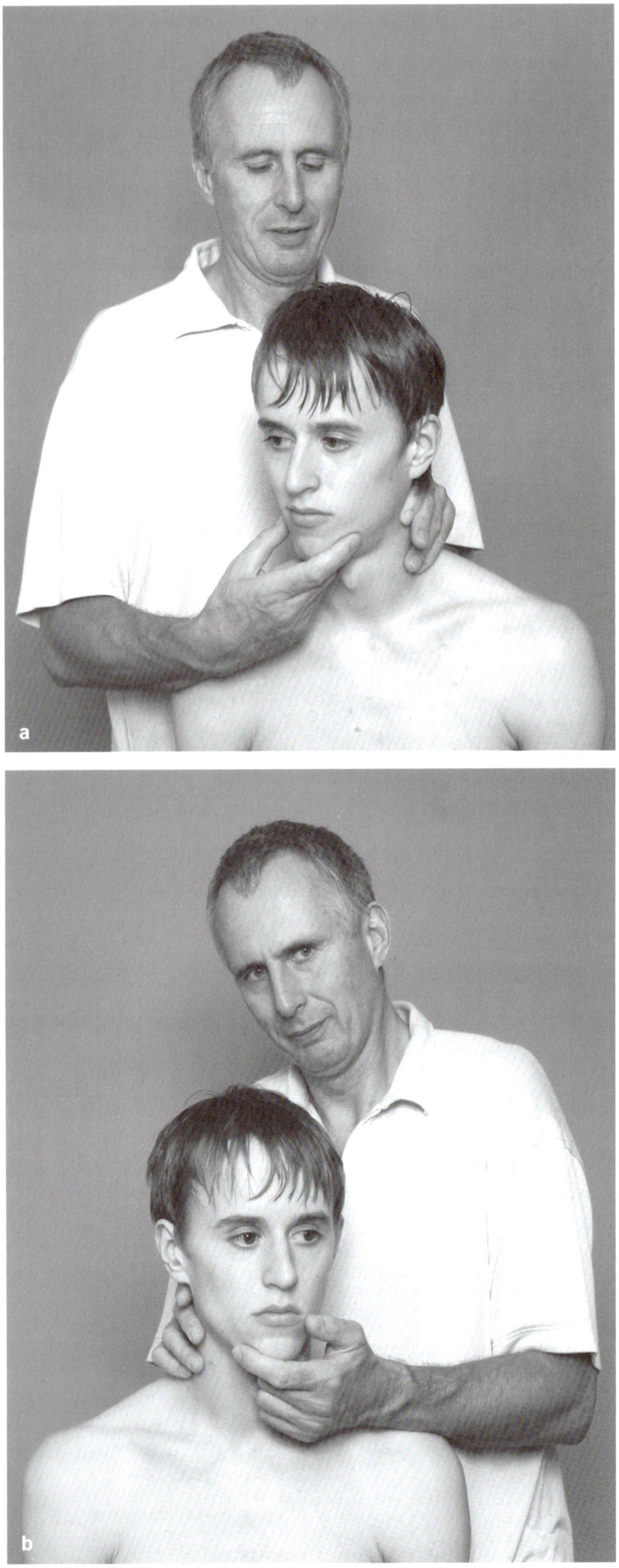

그림 10.17 C1/2 회전위치에서 분절 촉진. 집게손가락으로 유연하게 아래턱을 당겨 유도한다. 좌 · 우를 비교한다.
a) 오른쪽 회전, b) 왼쪽 회전. [K325]

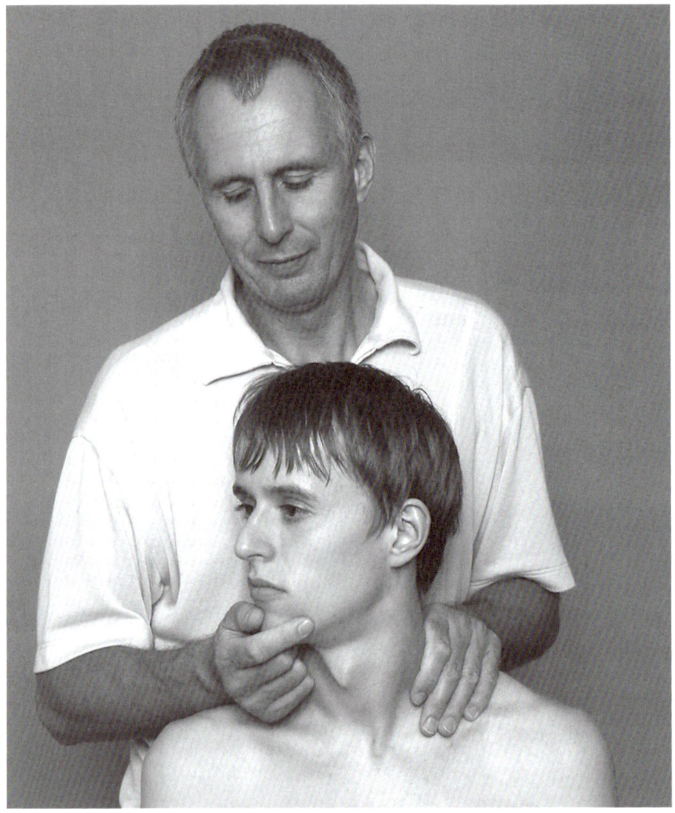

그림 10.18 분절 C2–C6을 오른쪽 회전을 시키는 분절 촉진. 상 · 하를 비교한다. 사진은 C5/6이다. C1/2(▶**그림 10.17a**)보다도 더 움직이고 있는 것을 명백히 알 수 있다. [K325]

실행적인 조언

- 지지하는 쪽의 엄지손가락을 놓은 방향마다에 검사하면 좋다.
- 앉은 자세의 불량 자세에서 목뼈가 과다 전만일 때는 관절면이 닫혀 회전이 어려워진다.
- 유도가 지나치게 강하여 머리가 옆굽힘을 해도 잠금(locking)이 일어난다. 잠금은 절대로 피한다.

임상적인 조언

- 하나의 분절에서 움직임이 적어, 최종 긴장이 딱딱할 때는 그 분절의 기능장애를 나타낸다.
- 하위의 분절에 접촉한 때 회전이 감소할 때는 통증성 반사성 근방호에 의한 기능장애를 나타내다.

목뼈 · 등뼈 이행부의 회전검사

능동적인 머리의 회전 중에 C6~T2의 회전을 검사한다. 결과에는 활성화한 근력의 영향도 포함되기 때문에 (수동적 검사와는 달리) 분절의 가동범위 제한의 진단에는 상당히 불확실하다.
이 검사는 분절의 가동범위 제한을 이미 알고 있어 회전 가동화를 결정하기 전에 소견을 확인하는 데에 적합하다.

▶ **그림 10.19** : 환자는 직립하여 앉은 자세가 된다. 치료사는 뒤쪽에 서서 양손의 가운데손가락을 C6의 좌 · 우에서 가시돌기의 옆에 대고, 집게손가락을 C7의 좌 · 우에 댄다. 환자에게 지시를 내려 머리를 능동적으로 좌 · 우 번갈아 돌리게 한다. 운동은 머리에서부터 시작되고 꼬리 쪽으로 이어져간다. 따라서 가운데손가락이 먼저(머리 쪽의 분절 파트너의 가시돌기에 의해서) 회전하고 나서 다음으로 집게손가락이(꼬리 쪽의 분절 파트너의 가시돌기에 의해서) 움직이는 것이 좋다(▶ **그림 10.19**). 좌 · 우의 회전 차이를 집게손가락과 가운데손가락으로 감지한다.
좌 · 우 비교와 상 · 하 비교로 소견을 평가한다.

실행적인 조언

척추가 오른쪽 회전을 하면 가시돌기가 왼쪽으로 움직이고, 왼쪽 회전에서는 오른쪽으로 움직인다. 오른쪽 회전에서는 상위의 가시돌기가 왼쪽으로 선행하는 것이 좋다.

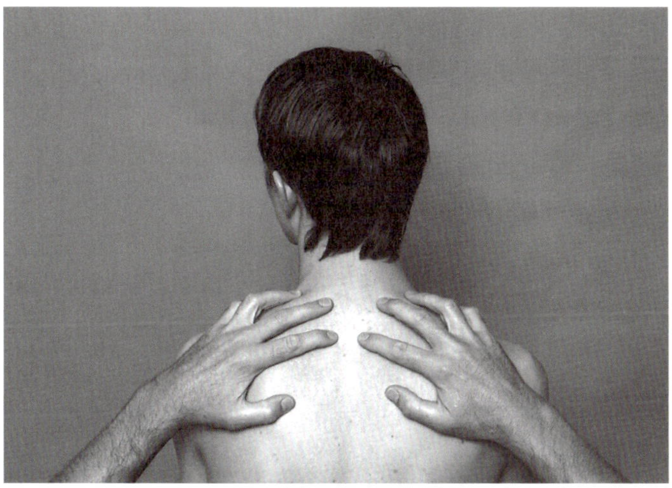

그림 10.19 상 · 하 2개의 가시돌기의 운동을 촉진 · 관찰하여 목뼈 · 등뼈 이행부의 회전을 검사한다. 사진은 분절 T1/2의 왼쪽 회전이다. 가동성의 출현으로서 T1의 가시돌기가 오른쪽으로 움직이고 있다. [K325]

10.3.2 앉은 자세에서 회전방향으로 치료

적응

근육성 요소가 강하고 목뼈 정역학의 불균형이 관찰되는 회전장애에서는 경직된 근육군을 이완시켜 분절과 영역 전체의 운동을 재통합시키는 기법으로 치료하면 좋다. 회전방향의 관절기능장애에 대한 치료의 예로서 여기서는 3개의 목뼈 영역 각각에 가장 효과적인 치료를 열거한다. 3개의 기법은 어느 것도 원리가 다르다.

앉은 자세에서 치료가 불가능한 경우, 누운 자세에서 옆굽힘 기법이 회전방향의 가동화에도 사용할 수 있다(▶ 10.5.5항).
이 효과는 목뼈의 옆굽힘과 회전을 조합함으로써 얻을 수 있다.

조언

아래의 기법은 모두 오른쪽 회전 장애를 대상으로 하여 기재하고 있다.

C1/2와 C2/3의 회전 가동화

실행적인 조언

시선을 상 · 하로 전환하는 가동화는 분절 C1/2의 기능장애에서 첫 번째로 시행하는 치료기법이다.

치료과정

▶ **그림 10.20** : 환자는 이완하여 직립 앉은 자세가 되고 치료사는 뒤쪽에 서서 신체를 지지한다. C2의 척추뼈고리를 왼손의 집게손가락과 엄지손가락으로 유연하게 감싼다(또는 C2의 가시돌기를 엄지손가락으로 오른쪽에서부터 지지하여 촉진한다).
오른손으로 머리를 천천히 오른쪽 회전을 시키고 분절에 긴장이 감지되기 시작하는 곳까지 가져간다. 이 자세를 아래턱에 왼쪽에서부터 댄 손가락 끝으로 유지한다. 이것은 C1/2의 회전검사 자세와 마찬가지이다(▶ **그림 10.17a**).

환자에게 지시를 내려 시선을 위로 향하게 하고 천천히 길게 숨을 들이쉬게 한다(▶ **그림 10.20a**). 그 후, 시선을 아래로 향하게 하고 힘을 주지 않고 소리도 내지 않으면서 숨을 내쉬게 한다(▶ **그림 10.20b**). C2에 댄 촉진하는 손가락으로 들숨 · 날숨 때 긴장 전환을 감지한다. 설정한 회전 긴장이 2~3 호흡 후에 약화하면, 얻어진 이완으로 더욱 오른쪽으로 회전시킬 수 있다. 아래턱을 유도하고 C2의 촉진하는 손에 다시 긴장이 느껴지는 곳까지 가져간다.

10

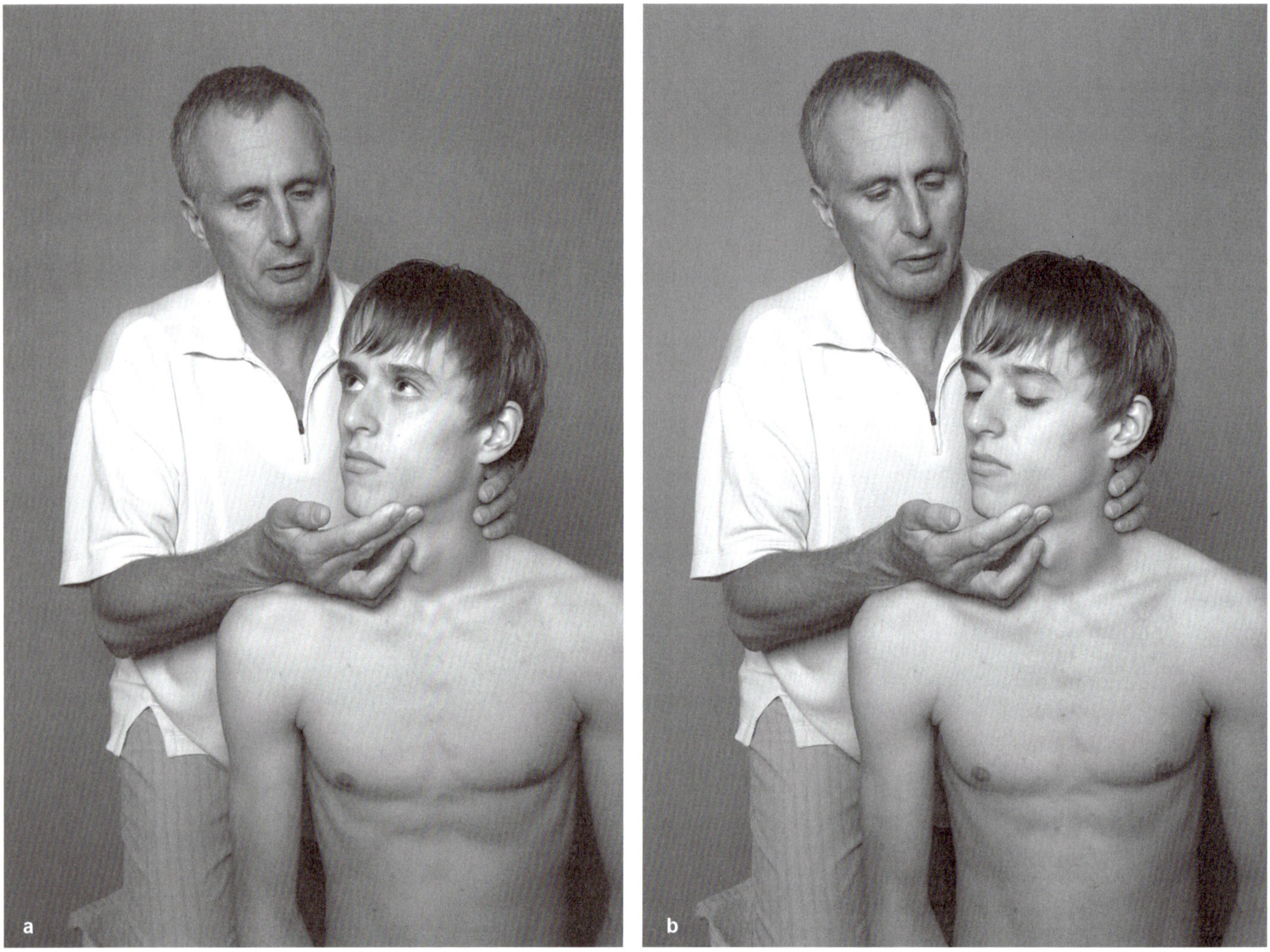

그림 10.20 앉은 자세의 회전(오른쪽)으로 C1/2 또는 C2/3의 분절을 목표로 하여 가동화를 시행한다.
a) 수축기에는 시선을 위로 향하고 천천히 숨을 들이쉰다. b) 이완기에는 시선을 아래로 향하고 숨을 내쉰다. [K325]

분절 C2/3을 치료할 때는 촉진하는 손가락을 C3의 척추뼈고리(또는 가시돌기)에 댄다. 분절에 회전 긴장을 초래하여 분절 C1/2와 마찬가지로 치료한다.

실행적인 조언

- 환자의 머리는 이완시키기 위해 확고하게 지지한다.
- 먼저, 시선 다음으로 호흡의 지시를 내린다.
- 수축기 : 위를 보고 숨을 들이쉰다.
- 이완기 : 아래를 보고 숨을 내쉰다.
- 이상의 것을 2~3회 반복한 후, 치료사는 새로운 장벽에 회전을 유도한다.
- 몇 번이나 설명해도 환자가 격렬하게 호흡하거나 호흡 시에 힘을 주거나 할 때는 치료기법을 변경한다.

목뼈 회전장애의 가동화

치료과정

▶ **그림 10.21** : 환자는 이완하여 직립 앉은 자세가 된다. 치료사는 뒤쪽에 서서 환자의 신체와 머리를 지지한다. 환자의 하부척추의 척추뼈고리를 유연하게 감싸거나 왼손의 엄지손가락으로 가시돌기를 오른쪽에서부터 지지 · 촉진한다. 오른손의 손가락으로 아래턱을 지지하고 머리를 오른쪽 회전시켜 분절의 긴장을 촉진할 수 있는 곳까지 가져간다. 이 치료의 시작 자세는 목뼈 분절 C2–C6의 회전검사 설정과 마찬가지이다(▶ **그림 10.18**).

환자의 시선 높이에서 머릿속에서 상상하는 수평선을 그린다. 환자에게 지시를 내려 이 수평선상에서 시선을 어느 정도 왼쪽으로 향하게 하고 천천히 길게 숨을 들이쉬게 한다. 그 동안, 치료사는 아래턱을 지지하여 머리의 왼쪽 회전을 방지한다(▶ **그림 10.21a**). 날숨 중에는 시선을 중간으로 되돌린다. 그 후, 시선을

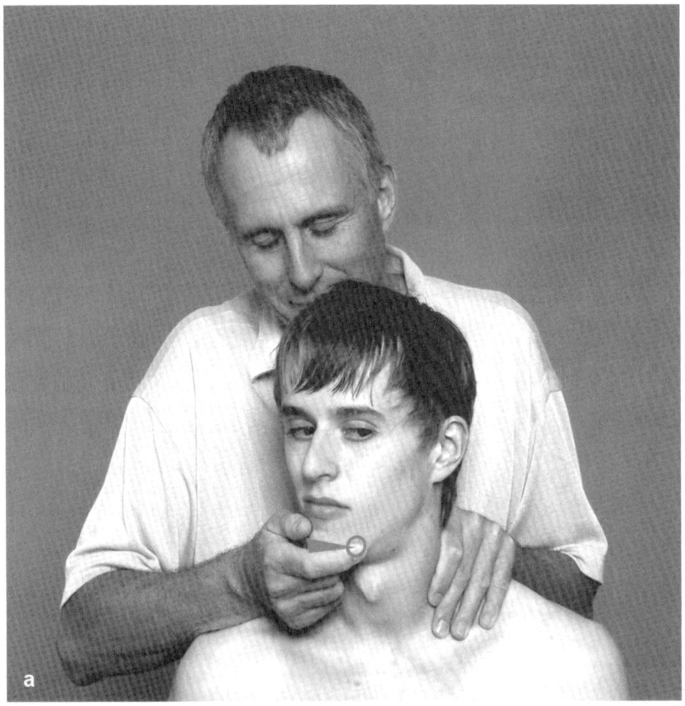

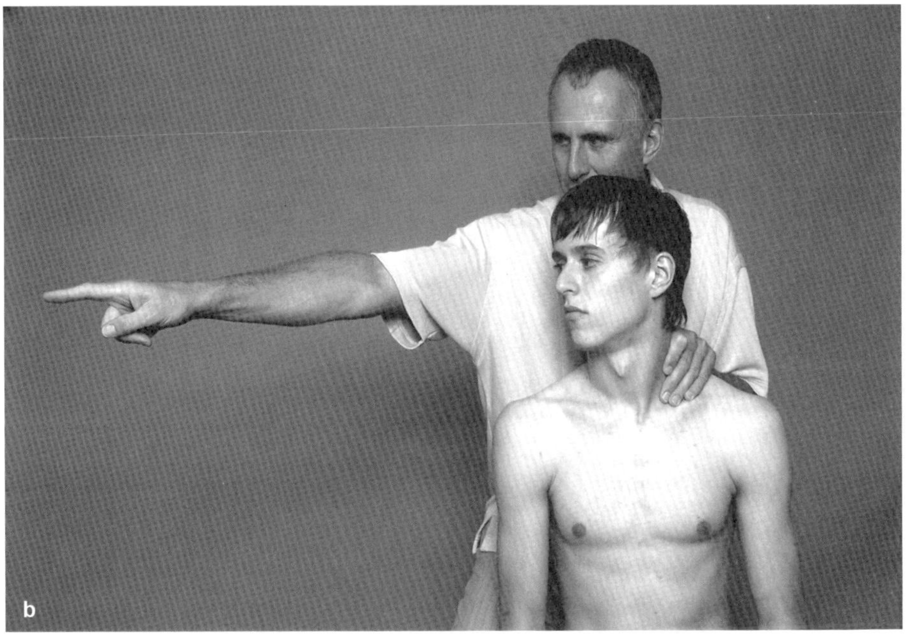

그림 10.21 앉은 자세의 회전(오른쪽)으로 목뼈의 분절을 목표로 하여 가동화를 시행한다.
a) 수축기에는 시선을 수평으로 반대쪽(왼쪽)으로 움직이고 손가락으로 아래턱을 지지한다.
b) 가동화기에는 시선을 가동화 쪽으로 유도한다. [K325]

수평으로 오른쪽 가동화 방향으로 움직인다. 치료사는 오른손의 손가락으로 보여줌으로써 유도를 보조할 수 있다(**그림 10.21b**). 촉진하는 분절에 회전 긴장이 도달하면 운동을 멈추고 긴장이 아래쪽의 분절을 "통과하는" 것을 방지한다. 머릿속에서 상상하는 수평선에서 손가락이 가리키는 점에 시선을 고정하고 몇 호흡인가 그대로 유지한다. 분절이 더욱 이완하는 것을 촉진할 수 있다. 완전히 이완하면 다시 시선을 왼쪽으로 움직여서 새로운 수축기를 시작한다.

안구운동이나 그 빈번한 전환을 환자가 정확히 이해하지 못하는 일은 흔히 있다. 이때는 분절이 긴장할 때까지 머리를 회전방향(여기서는 오른쪽)으로 회전시킨다. 환자는 시선을 머릿속에서 상상하는 수평선 위로 똑바로 향하게 하고 천천히 조용히 호흡을 반복한다. 숨을 내쉴 때마다 이완이 증가하여 환자 본인에게는 회전이 증가하는 형태로 느껴진다. 이것에는 호흡단계에서 전환되는 목뼈의 가벼운 전만과 직립이 관계하고 있다고 생각된다. 이 전환은 머리관절의 회전 장애에도 치료효과가 있다 (위에서 서술한 C1/2의 회전 가동화를 참조).

임상적인 조언

- 시선과 호흡의 지시는 반드시 정확하게 바른 순서로 전달한다.
- 장애가 없는 방향으로 시선을 움직인 다음에 숨을 들이쉬도록 지시한다.
- 시선을 똑바로 되돌릴 때 숨을 내쉰다.
- 치료 분절이 완전히 이완하면, 시선을 장애 쪽으로 향하게 한다.
- 머리는 시선을 따라 움직인다. 시선 추종운동의 속도와 범위는 치료사가 손으로 조절할 수 있다.
- 설정한 점에서 시선을 유지하고 조용히 호흡을 계속한다.

목뼈 · 등뼈 이행부 회전장애의 가동화

적응

아래의 것이 원인으로 목뼈 · 등뼈 이행부의 기능장애가 재발한다.

- 상위 교차증후군(Janda)으로서 근육 불균형
- 목뼈 정역학에 장애가 있는 불량한 부하. 목뼈 · 등뼈 이행부의 림프 정체를 동반한다.
- 팔이음뼈 동역학에 장애가 있는 불량한 부하

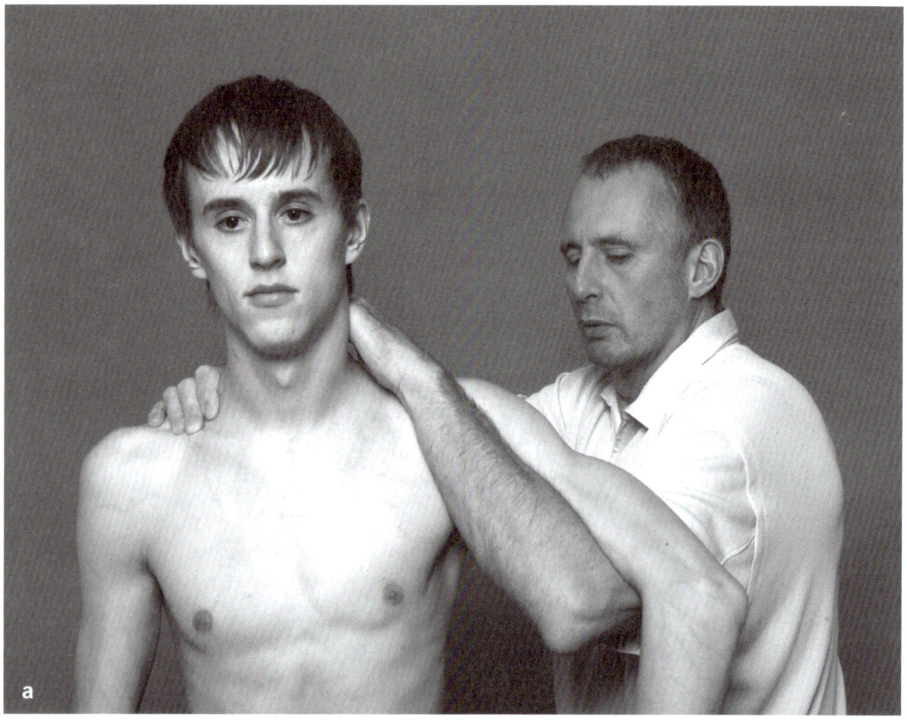

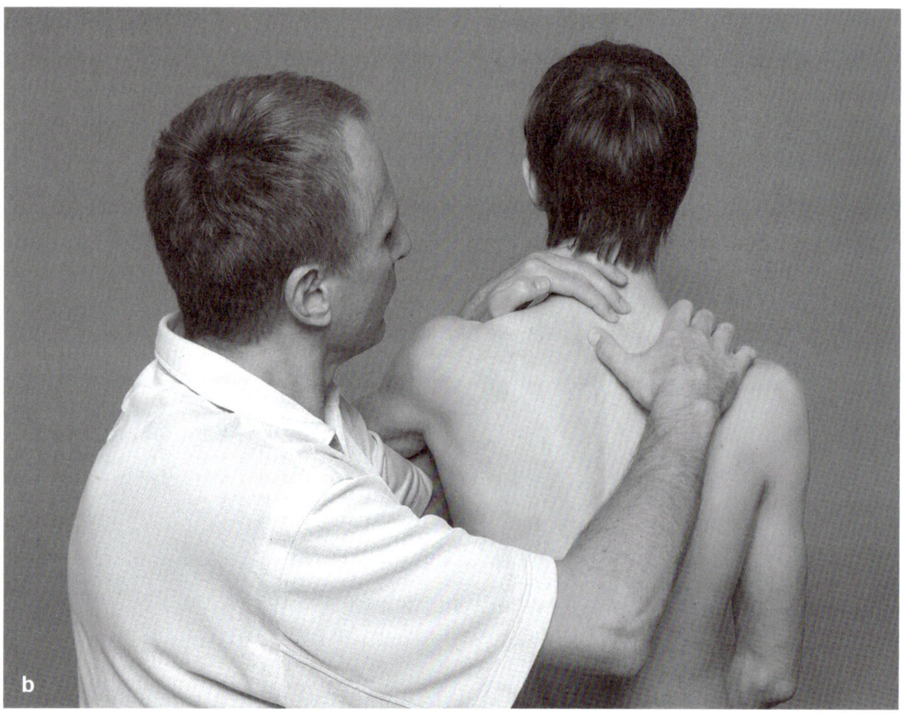

그림 10.22 근육긴장을 율동적으로 전환하여 회전(오른쪽)과 옆굽힘으로 목뼈 · 등뼈 이행부의 분절을 목표로 하여 가동화를 시행한다.
a) 시작상황 : 환자는 벌리게(외전) 한 팔을 치료사의 팔에 대해서 몇 번이나 아래쪽으로 밀어붙인다.
b) 상세 : 오른손의 엄지손가락으로 왼쪽에서부터 환자의 하부 척추의 가시돌기를 지지하고 네 손가락은 어깨에 놓는다. 왼손 집게손가락은 오른쪽에서부터 환자의 상부 척추의 가시돌기에 걸치고 환자가 미는 힘을 가시돌기에 전달하여 오른쪽 회전을 시킨다. [K325]

- 어깨호흡의 만성 부하

치료과정

▶ **그림 10.22** : 환자는 직립 앉은 자세가 된다. 왼팔을 벌리게(외전) 한다. 치료사는 왼쪽 옆쪽에 앉거나 서서, 왼팔을 뒤쪽에서부터 환자의 위팔 밑에 넣고 집게손가락과 가운데손가락을 환자의 상부 척추의 가시돌기 오른쪽에 걸친다(▶ 그림 10.22b). 환자의 굽힌 팔을 지지한다(▶ 그림 10.22a). 오른손의 엄지손가락으로 환자의 하부 척추의 가시돌기 왼쪽에서부터 누르고 오른쪽을 향해서 작은 압력을 가한 채로 고정한다(▶ 그림 10.22b). 오른손의 네 손가락은 등(back)과 봉우리(견봉)에 놓는다.

작은 힘과 안정된 리듬으로 환자는 위팔을 치료사의 팔에 밀어붙인다(펌프의 레버처럼). 이 힘이 손가락 끝을 통해 전달되고 가시돌기를 왼쪽으로 당겨서 오른쪽 회전을 시킨다. 환자의 하부 척추에 댄 엄지손가락으로 운동을 지지한다.

환자에게 팔이 아니라 팔꿈치를 아래쪽으로 밀어붙이도록 지시하면 일반적으로 가동화하는 힘이 최적이 된다. 이 기법은 하부 어깨뼈 고정근을 활성화하여 등세모근 하행부분을 억제하고 위팔뼈머리를 내린다. 운동 고정관념(stereotype)에 중요한 영향을 주고 상부 흉곽상구와 어깨관절 충돌증후군을 치료한다.

실행적인 조언

- 환자의 하부 척추의 고정이 충분하지 않으면, 대상이 되는 분절을 넘어서 회전이 시행된다.
- 환자가 팔을 밀어붙이기 전에 위쪽으로 움직이면("도움닫기를 한다") 분절에 대한 효과와 하부 어깨뼈 고정근의 활성화가 감소한다.
- 이 영역의 림프 환류를 자극하는 펌프 운동으로서 "도움닫기를 하는" 것이 좋다.

10.4 앞굽힘 · 뒤굽힘의 분절검사와 치료 – 머리관절, 목뼈, 목뼈 · 등뼈 이행부

Segmentale Untersuchung und Behandlung der Ante- und Retrofl exıon – Kopfgelenke, Halswirbelsäule, zervikothorakaler Übergang

10.4.1 앞굽힘 · 뒤굽힘 장애의 검사

시상면 운동방향의 기능장애는 머리관절이나 목뼈 · 등뼈 이행부를 포함하는 하부목뼈에서 굽힘 또는 폄의 장벽을 검사하면 알 수 있다. C3/4보다 아래쪽에서는 등쪽 이동의 검사도 굽힘 · 폄 기능검사에 이용할 수 있다. 앞굽힘 · 뒤굽힘이 분절의 기능장애에 관여하는 비율은 굽힘 · 폄을 한 분절에 옆굽힘 긴장을 주어 좌 · 우 비교해도 특정할 수 있다. 이러한 기법은 머리관절과 목뼈 전체에 적합하다. 이것은 ▶ 10.6.1항에 있다.

반듯이 누운 자세에서 O/C1 앞굽힘 검사

▶ **그림 10.23** : 환자는 반듯이 누운 자세가 된다. 치료사는 머리 쪽의 옆쪽에 앉는다(또는 선다). 왼쪽에 앉은 경우, 힘을 빼고 왼쪽 아래팔을 치료대에 놓고 손바닥을 환자 뒤통수의 밑에 넣는

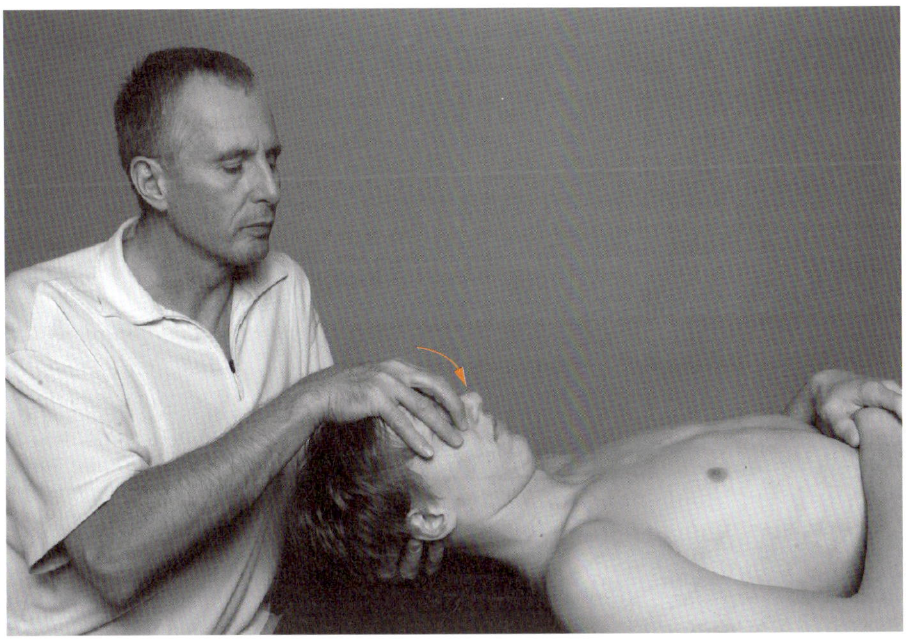

그림 10.23 O/C1의 앞굽힘 검사. 고리뼈를 뒤통수 쪽에서 지지하고 이마에 놓은 손으로 유도한다. 광대뼈의 손가락으로 등쪽으로 향한 탄력성을 검사한다. [K325]

다. 엄지손가락과 집게손가락으로 머리 등쪽에서부터 고리뼈 가로돌기의 좌 · 우를 지지한다. 또 한쪽 손의 집게손가락과 가운데손가락의 손가락 끝은 좌 · 우 광대뼈에 점진적으로 대고 손바닥은 이마에 올려놓는다. 양 손가락 밑동부분의 주변에 코뿌리(root of nose)가 온다. 집게손가락과 가운데손가락으로 점진적으로 밀어서 뒤통수뼈관절융기(후두과)를 등쪽 이동시킨다. 이것에 의해서 고리뼈를 지지하는 손가락 위치를 바꾸지 않은 채로, 머리의 앞굽힘을 시킨다. 머리뼈가 아래턱으로 향해서 호를 그리면서 움직인다(▶ **그림 10.23**의 화살표).

지지하는 손가락에 긴장이 느껴지기 시작하면 운동의 끝을 나타낸다. 마지막으로 일단 유연하게 탄력을 가하고 고리뼈의 손가락으로 되먹임을 감지한다.

임상적 조언

최종 저항이 딱딱하고 유연하게 휘지 않을 때는 기능장애를 나타낸다. 좌 · 우의 감별은 불가능한 경우가 많다.

- 딱딱한 최종 저항이 바로 나타나난 경우는 구강안면계의 장애 가능성도 있다. 아래턱에 굽힘을 유도하면 이 저항이 약화될 때는 목표로 하는 구강안면계 검사를 시행한다.
- 입을 벌리면 저항이 약화되어야 한다(입벌림근의 이완). 저항이 변화하지 않을 때는 턱관절의 기능장애 또는 깨물근(교근)의 경직을 나타낸다. 쌍방에 대해서 목표로 하는 검사를 시행한다.
- O/C1의 앞굽힘 가동범위 제한에는 깊은 층의 뒤통수밑근육(후두하근)의 경직을 동반하고 때로는 혼동된다. 이 근육의 이완에 작용하지 않는 근육을 검사하고(▶ 10.2.3항), 장애의 정도가 심하면 치료도 해두는 것이 좋다(▶ 10.7.2항, ▶ 10.7.4항).

실행적인 조언

코뿌리나 눈썹 주변에 통증점이 있으면 유도하는 손으로 자극되는 경우가 있다. 얼굴에 손을 놓는 것을 환자가 무의식적으로 거부하는 양상을 알아차려야 한다. 또한 그 때는 손가락 끝을 매우 점진적으로 광대뼈에 접촉시킨다.

반듯이 누운 자세에서 O/C1 뒤굽힘 검사

▶ **그림 10.24** : 환자는 이완하여 반듯이 누운 자세가 되고 치료사는 머리 쪽의 오른쪽에 앉아(또는 서서) 힘을 빼고 왼손을 왼쪽 얼굴에 댄다. 집게손가락과 가운데손가락의 손가락 끝은 아래턱 밑에 댄다. 오른쪽 아래팔은 치료대에 놓는다. 오른쪽 손바닥으로 오른쪽 뒤통수뼈비늘(squama of occipital bone)을 점진적으로 감싼다. 손가락 끝은 꼭지돌기의 뒤쪽에서 관절면을 향하게 한다.

머리를 **긴장이 없는 회전위치**로 설정한다. 환자는 힘을 빼고 머리를 왼쪽으로 굴린다. 그러면 기초 긴장이 작용하여 움직임에 자연히 제동이 걸린다. 오른쪽 목빗근에 긴장이 발생하는 경우는 치료사가 머리를 천천히 되돌려서 긴장을 없앤다.

오른손으로 뒤통수를 민다("건져 올리는" 것처럼 움직인다). 머리가 뒤굽힘을 하기 때문에 아래턱에 댄 손가락으로 보조하여 유도한다(▶ **그림 10.24**의 화살표 방향). 양손을 동시에 움직여 뒤통수의 긴장이 바르게 설정되는 곳까지 가져간다. 뒤굽힘의 최종 자세에 도달하면, 아래턱의 손가락으로 최종 탄력성을 가한다. 점진적으로 휘는 것이 뒤통수의 촉진하는 손에 전달된다.

10

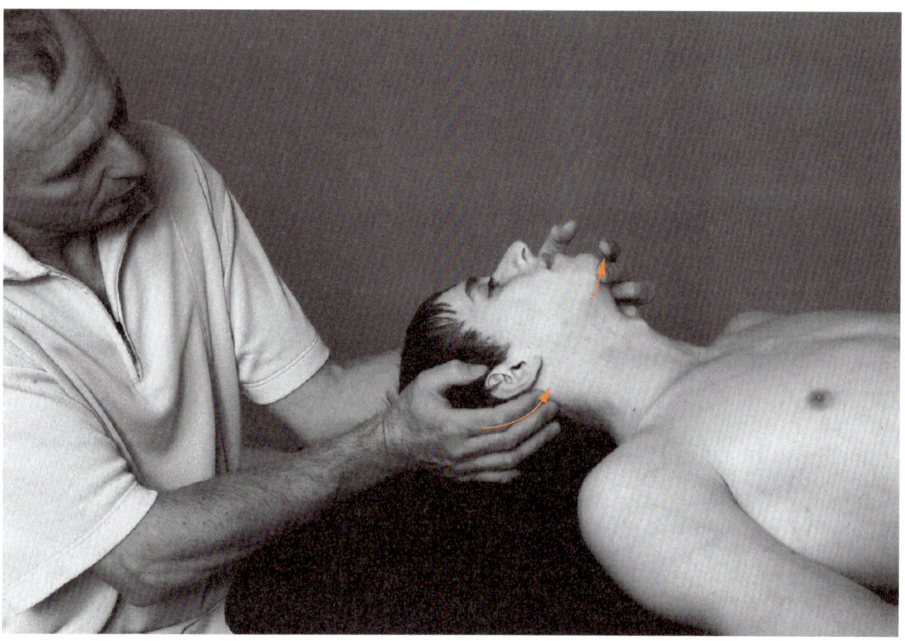

그림 10.24 긴장을 일으키지 않고 머리를 회전시켜 뒤통수와 고리뼈의 사이에서 뒤굽힘 검사를 한다. 오른손으로 뒤통수를 화살표 방향의 앞쪽으로 민다. 동시에 왼손으로 뒤굽힘의 최종 긴장까지 아래턱을 유도한다(화살표). 이 설정으로 아래턱에 이마방향의 가벼운 압력을 가한다. 최종 탄력성이 뒤통수의 오른손에 느껴진다. [K325]

임상적인 조언

뒤굽힘의 최종 자세에서 탄력성이 없고 딱딱한 충돌감각이 있을 때는 기능장애를 나타낸다.

실행적인 조언

- 회전은 최저 30°, 최고 60°까지로 하고 목근육군을 이완시킨 채로 한다.
- 머리를 건져 올리는 움직임이 목뼈에까지 전달되어서는 안 된다. 전달되면 목뼈의 분절이 자극된다.

앉은 자세에서 등쪽 이동에 의한 C3–T2의 뒤굽힘 검사

이 분절검사에는 환자의 상부 척추의 등쪽 이동, 즉 관절놀이(joint play)와 유사한 기법을 사용한다. 앞쪽에서부터 가로돌기에 접촉할 수 있고 이 기법을 사용할 수 있는 것은 C3/C4 이후이다.

▶ **그림 10.25** : 환자는 직립 앉은 자세가 된다. 치료사는 옆쪽에서 환자의 약간 앞쪽에 서서 신체로 지지한다.

목뼈분절에서 환자의 하부 척추를 등쪽 손의 집게손가락 · 엄지손가락으로 뒤쪽에서부터 감싼다. 다른 쪽 손은 펴게 하여 자쪽(척측) 끝을 지지하는 쪽의 집게손가락에 앞쪽에 올려놓고 밀고 나간다. 자쪽의 손목이 목의 연부조직에 " 걸친 채로"(▶ **그림 10.25**) 환자의 상부 척추(가로돌기)에 접촉한다. 이 손의 펼친 네 손가락이 이동방향을 나타낸다. 어깨로 환자의 머리를 지지하여 옆굽힘을 방지한다.

치료사는 시선을 위쪽으로 향하게 함으로써 신체를 일으킨다.

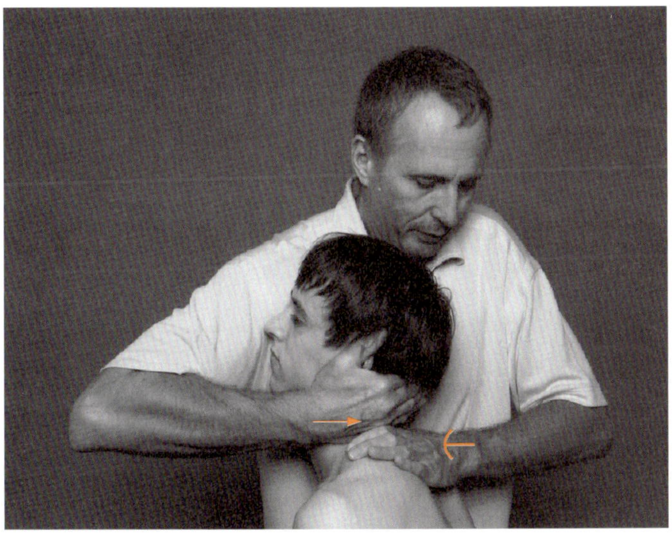

그림 10.25 앉은 자세의 등쪽 이동에서 하부목뼈의 뒤굽힘을 검사한다(C3~T2). 앞 가쪽에서부터 연부조직에 접촉하여 환자의 상부 척추를 환자의 하부 척추에 대해서 등쪽으로 이동한다. [K325]

이것에 의해서 환자의 상부 척추가 점진적으로 견인되어 척추가 펴진다. 이 견인과 폄이 이동운동의 조건이 된다. 그 후, 손으로 환자의 상부 척추를 등쪽으로 이동하고 어깨로 운동을 파악하여 머리도 등쪽으로 옮긴다. 최종 긴장으로 향하는 작은 운동을 환자의 하부 척추에 댄 손가락으로 만져서 감지한다.

계속해서 꼬리 쪽의 분절을 검사하려면 양손을 각각 척추 하나만큼 꼬리 쪽으로 이동한다. 등뼈에서는 옆을 향해서 댄 집게손가락으로 하위의 가시돌기를 지지하고 가시사이의 이동운동을 만져서 감지하면 좋다. 이동하는 쪽의 손은 서서히 앞 가쪽(등세모근의 앞 모서리)에서부터 오게 된다. 팔꿈치는 이동방향을 나타낸다.

임상적인 조언

딱딱한 충돌감각이 있을 때, 또는 이동운동이 없을 때는 기능장애를 나타낸다. 외상에 의해 발생하는 통증성 근육성 운동억제인 경우가 많다.

실행적인 조언

- 등쪽 운동은 반드시 환자의 상부 척추에서 유도한다.
- 견인이 부족할 때는 등쪽 이동은 어렵다. 견인이 지나치게 강하면 잠금(locking)이 일어나 등쪽 이동은 불가능하게 된다.

옆으로 누운 자세에서 등쪽 이동에 의한 C5–T2의 뒤굽힘 검사

옆으로 누운 자세에서 검사 이점은 환자가 이완하기 쉽다는 것이다. 목의 연부조직이나 머리의 무게를 통해 접촉을 잘 조절할 수 없으면 이 기법은 어렵다. 학습자에게는 앉은 자세 쪽이 검사하기 쉽다.

10

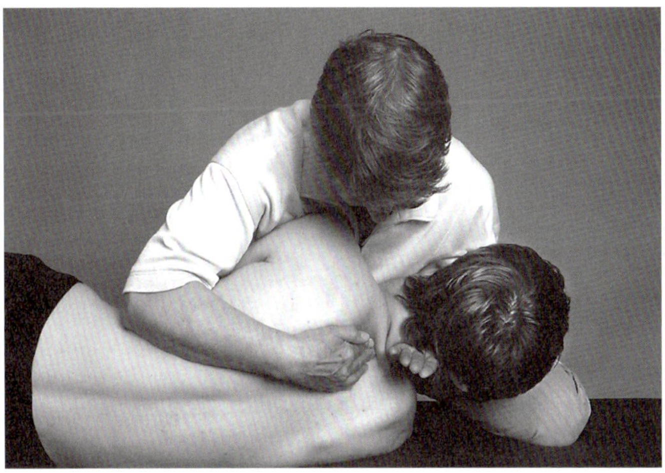

그림 10.26 옆으로 누운 자세에서 C5~T2를 등쪽 이동하여 하부목뼈의 뒤굽힘을 검사한다. 환자의 상부 척추와 함께 머리와 목을 등쪽으로 가져간다. 환자의 하부 척추의 가시돌기를 지지한다. [K325]

▶ **그림 10.26** : 환자는 이완하여 치료대 끝에 옆으로 누운 자세가 되고 치료사는 앞쪽에 선다. 발쪽의 손으로 등쪽에서부터 머리를 껴안고 처음으로 들어 올려 둔다. 또 한쪽의 손을 치료대과 목 사이에 넣고 목빗근의 앞 모서리에 자쪽 끝을 대고 등세모근 앞 모서리에서 목뼈 · 등뼈 이행부 분절을 촉진한다. 환자의 상부 척추 주변의 연부조직을 등쪽으로 밀어붙여 가로돌기에 접촉한다. 접촉이 되면 팔꿈치를 자기의 몸통이나 치료대에 붙여 지지물로 한다. 이렇게 함으로써 펼친 손으로 머리를 지지하고 목뼈의 폄을 유지할 수 있다. 이 손과 자기의 어깨 사이에서 머리를 들어 올려 둔다. 머리를 지지하는 또 한쪽의 손을 떼고 집게손가락과 엄지손가락으로 환자의 하부 척추의 척추뼈고리를 뒤쪽에서부터 감싼다. 바로 위쪽에 있는 가시사이 공간(극간강)을 손가락으로 촉진한다. 목과 머리 밑에 넣은 손으로 연부조직과 함께 환자의 상부 척추를 등쪽으로 이동한다.

임상적인 조언

딱딱한 충돌감각이 있을 때, 또는 이동운동이 없을 때는 기능장애를 나타낸다.

실행적인 조언

- 유도하는 쪽 손을 다음의 분절에 접촉시킬 때는 반드시 촉진하는 쪽 손으로 다시 한 번 머리를 지지한다. 앉은 자세 때처럼 양손을 그대로 꼬리 쪽으로 이동할 수는 없다.
- 분절의 등쪽 이동 때는 머리를 중간위치로 한다.
- 유도하는 쪽 팔을 안정시키려면 머리 쪽의 다리를 굽혀서 치료대에 올려놓아도 된다.

10

10.4.2 앞굽힘 · 뒤굽힘 장애의 치료

PIR을 사용한 가동화를 시행할 때는 처음으로 최종 긴장을 설정한다. 등척성 수축으로 분절의 조직 유리(release)를 지향한다. 수축과 이완의 전환을 반복한 후에 분절이 완전히 이완하여 가동범위가 넓어지는 것이 좋다. 긴장을 전환할 때마다 수동적으로 새로운 가동범위로 유도하는 경우는 수축기와 이완기를 길게 하여 15~30초로 한다. 호흡과 시선을 조합하여 가동화에 이용하는 경우는 더 시간이 짧다.

반듯이 누운 자세에서 O/C1 앞굽힘 가동화

적응

시상면의 가동성에 기능장애가 있고,

- 주로 분절의 폄근군의 경직을 동반한다.
- 또는 깊은 층의 목 굽힘근과 목뿔근(설골근)의 통증성 경직이 장애의 원인이다.

실행적인 조언

아래의 이유로부터 목뼈의 치료는 O/C1 앞굽힘 방향의 가동화로 시작하는 것이 좋다.

- 환자가 편안한 자세에서 시선 · 호흡 기법을 학습하여 습득하기 쉽다.
- 등척성 수축 후는 뒤통수밑 깊은 층의 목덜미 폄근이 이완한다.
- 경직된 목의 굽힘근과 목뿔근이 시작 자세에서 가까이 접근하여 있다.

깊은 층의 목덜미 폄근에 활동성 통증유발점이 있을 때는 반대로 뒤굽힘 방향의 가동화로 시작하는 것이 좋다. 예로, 깊은 층의 목덜미 폄근군을 가까이 접근시킨다(뒤에 설명된 기법을 참조할 것. ▶ 그림 10.28).

치료과정

▶ **그림 10.27** : 환자는 이완하여 반듯이 누운 자세가 되고 치료사는 머리 쪽의 옆쪽에 서거나 앉는다. 머리 밑에 한쪽 손을 넣고 집게손가락과 엄지손가락으로 고리뼈 가로돌기의 좌 · 우를 등 · 머리 쪽에서부터 지지한다. 다른 쪽 손의 손목을 위쪽에서부터 유연하게 이마에 대고 머리를 앞쪽으로 기울여서 최종 긴장까지 가져간다. 이 자세는 분절 O/C1의 앞굽힘 검사와 같다(▶ 10.4.1항). 환자는 시선을 위로 향하고 "머리 위의 천장을 보도록" 하여 천천히 길게 숨을 들이쉰다(▶ **그림 10.27a**). 그 후, 시선을 아래로 향하고 "아래턱의 밑이나 후두(larynx)를 보도록" 하여 힘주지 않고 소리를 내지 않고 숨을 내쉰다(▶ **그림 10.27b**). 올바르게 되어 있으면, 시선 추종운동으로 분절이 저절로 앞굽힘을 한다. 이 움직임을 고리뼈 척추뼈고리에서 촉진하면서 지지한다. 다시 숨을 들이쉴 때는 얻어진 앞굽힘 위치로 머리를 유지한다.

움직이는 방법

- 긴장단계 : "천장(이마방향)을 보고 숨을 들이쉰다."
- 가동화단계 : "아래턱의 밑을 보고 숨을 내쉰다."
- 3회 반복한 후, 경우에 따라서는 머리를 앞굽힘 긴장으로 가져간다.

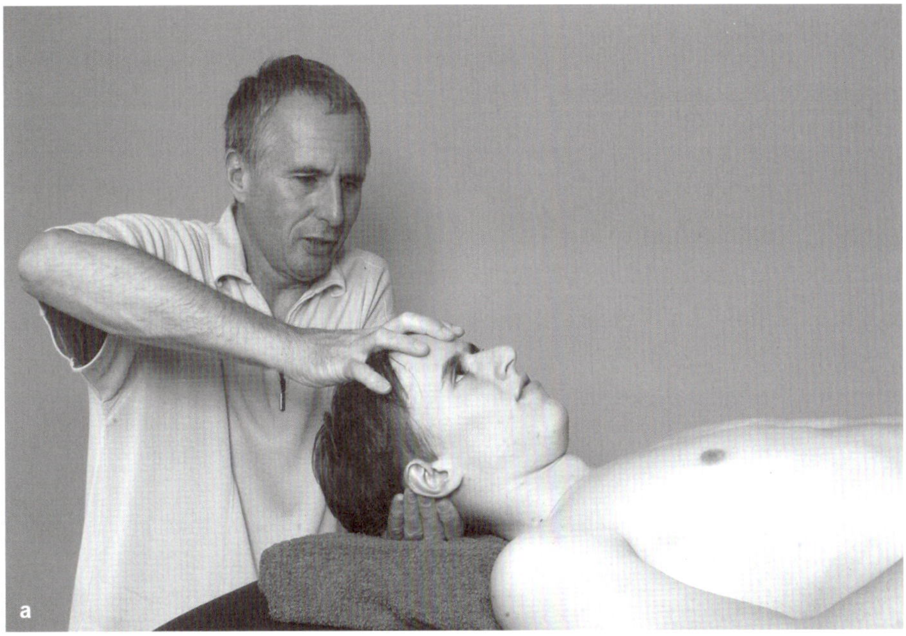

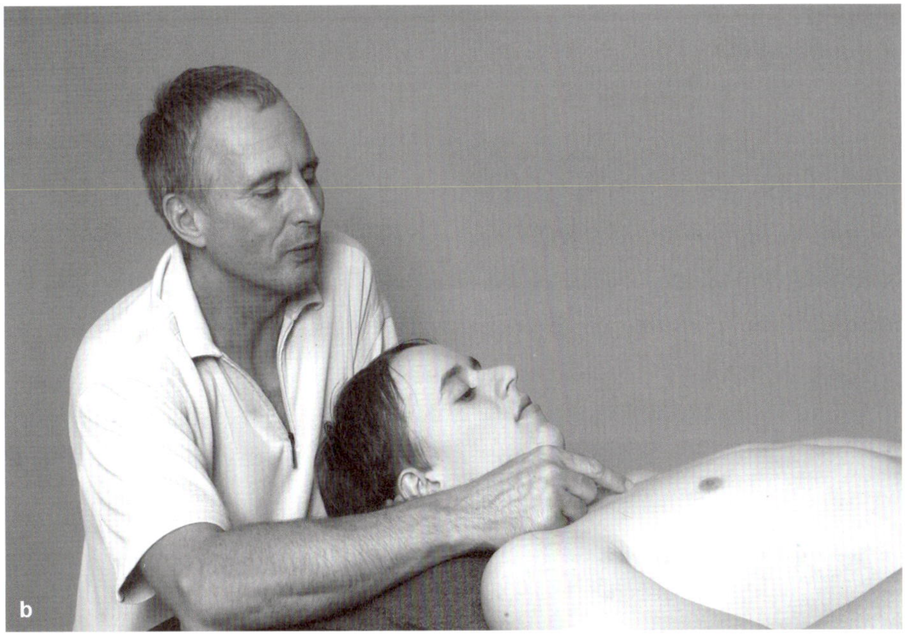

그림 10.27 앞굽힘에서 O/C1의 분절을 목표로 하여 가동화한다.
a) 수축기에는 시선을 머리 쪽으로 향하게 한다.
b) 가동화기에는 손가락의 접촉으로 시선을 아래턱으로 향하게 하여 숨을 내쉰다.
[K325]

실행적인 조언

- 시선을 위로 향하게 하면 강한 긴장이 발생하거나 뒤굽힘을 하거나 하는 경우는 안구운동을 약간 약화시킨다.
- 환자가 시선을 후두 쪽으로 향하게 할 수 없는 경우는 치료사가 손가락으로 만져 방향을 제시한다.
- 환자가 아래턱으로 후두가 압박된다고 호소할 때는 등쪽에서부터의 고리뼈 지지가 충분하지 않다. 지지하는 쪽의 손으로 고리뼈를 약간 앞 위쪽으로 밀어낸다.

반듯이 누운 자세에서 O/C1 뒤굽힘 가동화

적응

시상면의 가동성에 기능장애가 있다.

- 주로 깊은 층의 목 굽힘근과 목뿔근의 경직을 동반한다.
- 또는 깊은 층의 목덜미 폄근의 통증성 경직이 장애의 원인이다.

치료과정

▶ **그림 10.28** : 환자는 이완하여 반듯이 누운 자세가 되고 치료사는 머리 쪽의 오른쪽에 앉거나 선다. 오른쪽 O/C1에 뒤굽힘 장애가 있을 때는 머리를 긴장이 없는 왼쪽 회전 위치로 설정하

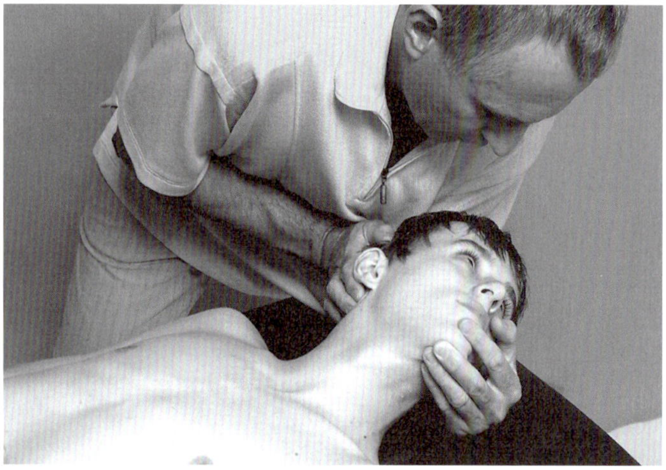

그림 10.28 긴장이 없는 회전의 시작 자세에서부터 뒤굽힘을 하고 O/C1의 분절을 목표로 하여 가동화한다. 환자는 시선을 올려 천천히 조용히 호흡을 반복한다. [K325]

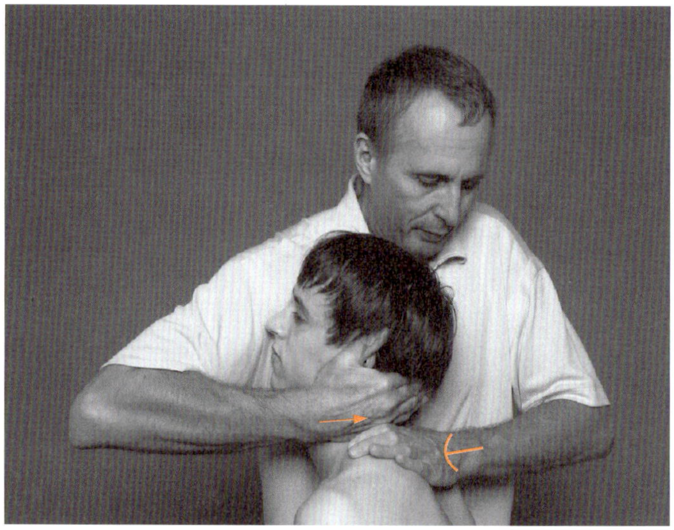

그림 10.29 앉은 자세에서 등쪽 이동을 하여 목뼈 분절을 목표로 뒤굽힘 가동화를 반복적으로 시행한다(T2까지). 앞 가쪽에서부터 연부조직에 접촉하여 환자의 상부 척추를 환자의 하부 척추에 대해서 등쪽으로 이동하고 최종 긴장까지 가져간다. 다시 이완시켜 반복한다. 하위의 가시돌기를 촉진하는 손가락으로 운동을 억제한다. [K325]

여 뒤굽힘의 최종 긴장으로 가져간다(▶ 10.4.1항). 왼손은 힘을 빼어 얼굴 왼쪽 면에 대고 집게손가락과 가운데손가락의 손가락 끝을 아래턱 밑에 댄다. 오른쪽 손바닥으로 뒤통수를 유연하게 감싼다. 오른손으로 뒤통수를 앞쪽으로 민다("건져 올리는" 것처럼 움직이게 한다). 머리가 뒤로 굽혀지므로 아래턱에 댄 손가락으로 보조하여 유도한다(▶ **그림 10.24**의 화살표 방향). 양손을 동시에 움직이고 뒤굽힘의 최종 긴장까지 가져간다.

환자는 시선을 천장으로 향하게 하고(예를 들어, 머릿속으로 상상하는 "무지개"를 그린다), 천천히 길게 숨을 들이쉰다. 시선을 천장으로 향한 채로 힘주지 않고 소리를 내지 않고 숨을 내쉬어 조용히 호흡을 반복한다. 대개 3회 호흡으로 뒤통수의 손에 이완이 느껴진다. 이 이완이 얻어지면 환자는 다음의 들숨에서 시선을 "거듭 뒤쪽까지 무지개를 그리는" 것처럼 움직이게 한다. 분절은 시선을 추종하여 새로운 장벽으로 가져가진다. 경우에 따라서 치료사의 손으로 머리의 유도를 더한다.

10

움직이는 방법

- 수축기 : "천장을 보고 숨을 들이쉰다". 날숨 때, 호흡을 반복하는 동안(3~5회)은 "시선을 천장으로 향한 채로 하는" 시선방향의 고정을 반드시 지도한다.
- 가동화기 : "다음으로 숨을 들이쉴 때 시선을 더욱 위 뒤쪽으로 가져가고 머리도 그 움직임에 맞춘다". 경우에 따라서는 O/C1 뒤굽힘의 가동화를 치료사가 수동적으로 유도할 필요가 있다.

환자가 시선 · 호흡의 전환을 습득할 수 없는 경우는 PIR기법을 사용하면 좋다.

PIR기법만의 과정

환자는 아래턱을 움직여서 치료사가 지지하는 손에 머리를 밀어붙인다. 치료사는 이 힘을 조절하여 움직임이 발생하지 않도록 방지한다(등척성 수축). 가능하면 날숨의 마지막에 힘을 이완하도록 지시를 내린다. 이완 시간을 기다렸다가 들숨 중에 머리를 유도하여 긴장이 시작되는 곳까지 가져간다(여기서는 지시를 내리지 않는다!).

앉은 자세에서 등쪽 이동에 의한 C3-T2 치료

적응

목뼈와 목뼈 · 등뼈 이행부에 기능장애가 있다.

- 온갖 운동방향(특히 시상면)에서 목뼈의 관절기능장애가 있다.
- 근육근막의 광범위한 장애를 동반하는 목뼈 기능장애가 있다.

목뼈 · 등뼈 이행부에서는 뒤굽힘의 장애가 전형적인 기능병리학적 소견이 된다. 치료는 앉은 자세와 누운 자세에서 가능하다. 각각의 환자에 적절한 기법은 치료접근 때 바로 판명된다.

치료과정

▶ **그림 10.29** : 환자는 직립 앉은 자세가 된다. 치료사는 앞 옆쪽에 서서 신체로 환자의 어깨를 지지하고 머리를 자기 어깨에 댄다. 목뼈 분절(C4보다 아래쪽)에서 환자의 하부 척추의 척추뼈고리를 촉진하는 쪽의 엄지손가락과 집게손가락으로 뒤쪽에서부터 감싼다. 손가락은 상위의 가시돌기 끝에 대고 하위 가시돌

기 위에 옆으로 향해서 붙인다. 이것으로 가시사이의 긴장 변화를 감지할 수 있다(▶ **그림 10.29**). 다른 쪽 손은 반대쪽의 목에 배쪽에서부터 접촉한다. 이것에는 편 손의 자쪽(척측) 끝을 촉진하는 쪽 집게손가락의 노쪽(요측) 끝에 앞쪽에서부터 밀어붙이고 손목 자쪽이 목의 연부조직을 통해 환자의 상부 척추의 가로돌기에 도달할 때까지 가져간다. 이것이 시작 자세가 되고, ▶ 10.4.1항의 검사와 같다.

운동은 가벼운 견인으로 시작한다. 치료사의 신체가 일어날 수 있으면(시선을 위로 향한다) 견인 요소로서 충분하다. 그 후, 환자의 상부 척추를 작게 등쪽 이동하여 분절의 긴장이 느껴지는 곳까지 가져간다. 유도하는 쪽의 팔꿈치와 편 손가락이 등 안쪽이 이동방향을 나타낸다. 긴장을 이완하여 다시 설정하는 움직임을 반복하여 가동성을 얻는다.

옆으로 누운 자세에서 등쪽 이동에 의한 목뼈 · 등뼈 이행부 치료

적응

시상면의 운동에서 목뼈 · 등뼈 이행부에 기능장애가 있고 환자가 앉은 자세가 어렵거나 또는 앉은 자세에서 힘을 뺄 수 없다.

치료과정

환자는 불안해지지 않을 정도로 치료대 끝으로 가까이 가서 (왼쪽) 옆으로 누운 자세가 된다. 머리 전체가 얹힐 쿠션을 밑에 넣는다. 치료사는 앞쪽에 서서 왼손으로 머리를 약간 들어 올린다. 또 한쪽의 손은 아래쪽에서부터 자쪽 끝을 목의 연부조직에 대고, 환자의 상부 척추의 주변을 등쪽으로 밀어붙여 가로돌기에 접촉한다. 넓힌 손으로 머리를 아래쪽에서부터 지지하고 앞쪽으로 기울여서 목뼈를 직립시킨다. 머리는 손가락과 어깨 앞부분으로 지지하여 균형을 유지한다. 왼손을 머리에서부터 떼고 집게손가락을 옆쪽으로 향해서 대고 환자의 하부 척추의 가시돌기(와 척추뼈고리)를 지지하면서 바로 위쪽의 가시사이 공간(극간강)을 촉진한다. 이 시작 자세는 검사 때와 마찬가지이다 (▶ **그림 10.26**, ▶ 10.4.1항).

머리를 껴안는(오른쪽) 손으로 환자의 상부 척추 앞쪽의 연부조직을 등쪽으로 밀어붙이고 등쪽 이동의 긴장이 가시사이에서 왼쪽 손가락에 느껴지는 곳까지 가져간다. 이 긴장을 이완하여 다시 설정하는 움직임을 반복하고 가동성을 얻는다.

실행적인 조언

- 유도하는 쪽 손의 움직임은 "케이크 서버(cake server)"를 상상하면 가장 좋다.
- 등쪽 이동을 아래팔에서부터 머리로 전달해서는 안 된다. 이것에 의해서 전만하여 기능장애라 착각하는 일이 있다.
- 유도하는 쪽의 아래팔을 어딘가에(▶ 10.4.1항처럼 자기의 몸통이나 받침대에 올려놓은 넓적다리) 대고 지지해두면 손의 힘이 더욱 빠진다.

10.5 옆굽힘의 분절 검사와 치료

Segmentale Untersuchung und Behandlung der Seitneige

옆굽힘의 긴장과 가동범위의 대칭성 검사는 환자에게 부담이 없는 검사방법이다. 따라서 손상되기 쉬운 목뼈에서 통증성이나 불안성의 긴장이 일어날 때도 사용할 수 있다. 목뼈에서는 항상 회전과 옆굽힘의 공동운동이 일어난다는 것을 알고 있으면 (▶ 10.1.1항) 장애가 발견되었을 때 적합한 치료기법을 선택할 수 있다. PIR을 사용하여 치료할 때는 대개 장벽에 설정한다. 이동기법으로 가동화할 때는 반복적으로 장벽으로 가져가거나 최종 긴장을 만들고는 이완시킨다.

10.5.1 옆굽힘 검사 – 머리관절

옆굽힘 장애의 소견은 다양한 방법으로 얻을 수 있다.

- 기능운동의 끝에서 탄력성 검사
- 이동운동의 끝에서 탄력성 검사
- 옆굽힘 위치에서 호흡하여 긴장 경과를 검사(▶ 10.7.6항)

반듯이 누운 자세에서 O/C1 옆굽힘

▶ **그림 10.30** : 환자는 이완하여 반듯이 누운 자세가 되고 평탄한 쿠션을 머리 밑에 깐다. 치료사는 머리 쪽에 앉거나 선다. 양손으로 환자의 머리를 지지한다. 환자는 힘을 빼고 머리를 왼쪽으로 굴린다. 치료사는 오른쪽 옆굽힘 검사의 준비로서 긴장이 없는 왼쪽 회전위치를 정확히 만든다(▶ 10.4.1항). 회전시킴으로써 C1/2 이후 분절의 움직임을 봉쇄한다.

최종 긴장의 설정은 아래쪽으로 옆쪽 이동(여기서는 왼쪽으로 이동)으로 시행한다. 이것에는 오른손을 분절 가까이에 가져간다. 엄지두덩을 귀 위쪽의 옆쪽에 대고, 촉진하는 손가락을 꼭지돌기의 뒤쪽에 댄다(▶ **그림 10.30**). 이 오른손의 손가락으로 옆쪽 이동에 의한 옆굽힘의 초점이 분절 O/C1에 맞춰진다. 병진운

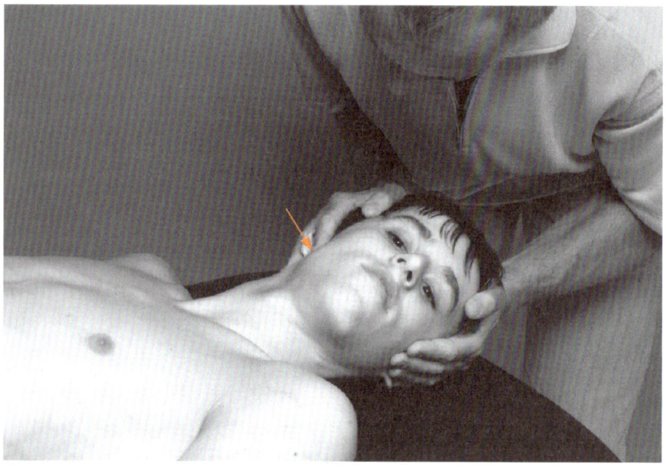

그림 10.30 긴장이 없는 왼쪽 회전으로 설정하여 O/C1의 오른쪽 옆굽힘 탄력성을 검사한다. [K325]

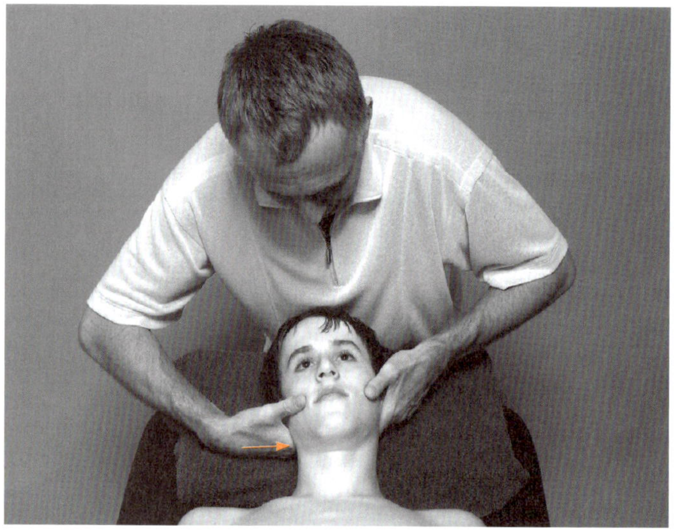

그림 10.31 C1/2의 옆경사 검사. 오른손으로 C1에 대해서 약간 왼쪽으로 이동압력을 주면(화살표를 참조) 분절에 오른쪽 옆굽힘 운동이 일어나고 이것에 의해 아래쪽 목뼈가 펴진다. [K325]

동으로 일어나는 작은 오른쪽 옆굽힘을 아래쪽 왼손으로 유도하면 머리관절 영역이 가라앉아 최종 긴장에 도달한다. 진단적 옆굽힘 탄력성은 이 아래쪽 손으로 가한다. 오른손의 손가락은 꼭지돌기의 뒤쪽에서 탄력성 자극의 되먹임이 얻어지는 것을 촉진한다.

임상적인 조언

마지막 탄력성 임펄스의 반응으로서 분절이 유연하게 휘어 탄력적으로 흔들리는 것이 좋다. 탄력성도 휨도 느껴지지 않을 때는 기능장애를 나타내기 때문에 위로 되어있는 쪽의 옆굽힘에 가동범위 제한이 있다하여 문서화한다.

실행적인 조언

10

- 가쪽 누르는 압력이 한 점에 집중하지 않으면 옆굽힘이 하위의 목뼈에 전달된다. 일어나는 운동이 분절 O/C1의 것이 아니게 된다.
- 가쪽 누르는 압력이 지나치게 강하면 대항하는 긴장이 일어나 검사에 방해가 된다.
- 분절 O/C1에 기능장애가 있을 때는 C2/3도 잘 확인한다. 2개의 분절은 밀접하게 관계한다고 하고 있다.

반듯이 누운 자세에서 C1/C2 옆굽힘(옆으로 경사)

▶ **그림 10.31** : 환자는 이완하여 반듯이 누운 자세가 되고 필요하다면 평탄한 쿠션을 머리 밑에 넣는다. 치료사는 머리 쪽에 앉거나 선다. 양손의 네 손가락을 유연하게 둥글게 하여 머리 밑에 넣는다. 엄지손가락을 아래턱에 대고 머리를 중간위치에서 약간 앞굽힘을 시킨 자세로 유지한다. 집게손가락으로 고리뼈 척추뼈고리를 좌 · 우로부터 감싼다. 오른손으로 C1에 대해서 왼쪽으로 병진운동의 압력을 가하고 오른쪽 옆굽힘을 유도한다. 동시에 이 누르는 압력에 의해서 C1보다 아래쪽의 목뼈 분절이 펴진다. 머리에 댄 왼손으로 오른쪽 옆굽힘을 하는 운동 임펄스를 감지한다.

운동은 코와 머리관절을 지나는 축을 중심으로 하여 시행된다. 이마는 오른쪽으로 움직이고 아래턱은 왼쪽으로 움직인다 (▶ **그림 10.31**).

이 검사에서는 분절 C1/2가 옆굽힘 때 회전 공동운동으로 회피하거나 검사된다. 이것은 척추분절의 관절성 낮은 가동성 기능장애이고, 현재 유일한 X선으로 기록할 수 있는 것이다.

임상적인 조언

경사각도와 최종 긴장이 비대칭일 때는 C1/2의 기능장애를 나타내기 때문에 옆굽힘이 적은 쪽의 가동범위 제한으로서 문서화한다.

실행적인 조언

머리가 옆굽힘을 하면 운동이 하위의 분절에 전달된다. 결과가 C1/2를 나타내지 않게 된다.

10.5.2 앉은 자세에서 옆쪽 이동에 의한 C2/3~C6/7 검사

목뼈 분절이 옆쪽 이동하고 있을 때는 좌 · 우의 돌기사이관절이 병진운동을 한다. 이때 저항과 가동범위를 촉진한다. 병진운동은 옆굽힘 · 회전의 움직임과 대응하고 있다.

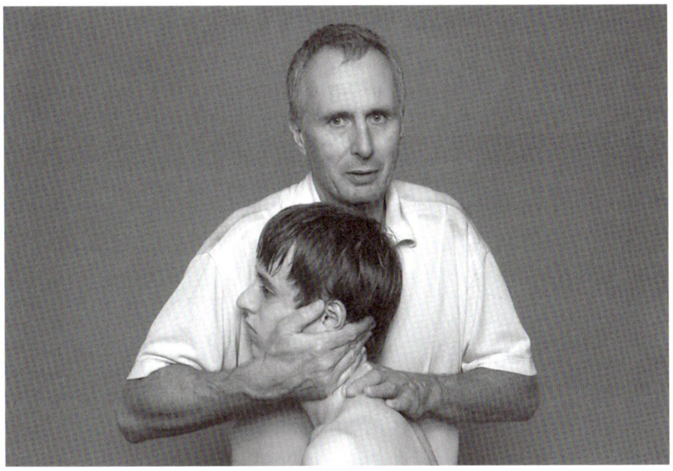

그림 10.32 앉은 자세에서 옆쪽 이동으로 목뼈의 분절을 검사한다. 환자의 하부 척추를 엄지손가락과 집게손가락으로 감싸고 엄지손가락으로 오른쪽을 지지한다. 위쪽의 손으로 왼쪽 등 · 가쪽에서부터 환자의 상부 척추에 접촉하고 지지하는 쪽의 엄지손가락으로 향해서 이동시킨다. [K325]

▶ **그림 10.32** : 환자는 직립 앉은 자세가 된다. 오른쪽으로 이동하려면 치료사는 오른쪽에 서서 환자를 신체로 지지한다. 왼쪽 엄지손가락과 집게손가락으로 환자의 하부 척추의 척추뼈고리를 감싸고 촉진 · 지지한다. 엄지손가락을 오른쪽에서 환자의 하부 척추의 관절돌기와 가시돌기에 반드시 댄다. 오른손은 앞쪽에서부터 돌려서 자쪽 끝을 왼쪽 집게손가락에 붙인다. 지지하는 쪽의 엄지손가락을 향해서 움직이게 하고 환자의 상부 척추의 척추뼈고리의 왼쪽 등 가쪽에서 연부조직에 접촉한다. 나머지 손가락은 펴두고 목뼈를 지지하여 왼쪽 옆굽힘을 방지한다.

검사운동을 유도하려면 치료사는 시선을 위로 향하게 함으로써 약간 신체를 일으키면서 환자의 하부 척추는 아래쪽을 향해서 지지해둔다. 이것에 의해서 분절이 유연하게 견인되고 목뼈가 직립하여 이동운동의 전제조건이 갖추어진다. 손의 자쪽 끝에서 환자의 상부 척추를 환자의 하부 척추에 대해서 오른쪽으로 이동한다. 곁들인 손은 펴 둔다. 이 손과 다른 쪽 손의 엄지손가락이 서로 스치는 것이 운동방향이 된다. 운동은 작지만, 유연하게 힘을 넣지 않고 발생시킬 수 있다. 환자의 하부 척추에 대한 촉진하는 쪽의 엄지손가락으로 운동이 어떻게 최종 긴장까지 가져가지는지를 감지한다.

임상적인 조언

운동이 일어나지 않고 엄지손가락에 딱딱한 충돌감각을 만져서 감지될 때는 분절의 기능장애를 나타낸다.

실행적인 조언

- 손의 위치가 바르지 않으면 기능장애로 착각된다. 지지하는 쪽의 엄지손가락을 비스듬히 위쪽으로 향해서 분절의 움직임을 봉쇄하는 실수가 흔히 관찰된다.
- 지지 · 이동의 누르는 압력을 등쪽으로 향하게 하면 (가시돌기에 전달된다) 유도하는 손 쪽으로 회전한다. 여기서는 필요가 없는 관절운동이 일어나버린다.

10.5.3 앉은 자세에서 옆쪽 이동에 의한 목뼈 · 등뼈 이행부 검사

▶ **그림 10.33** : 환자는 직립 앉은 자세가 되고 치료사는 뒤쪽에 서서 신체로 지지한다(▶ **그림 10.33a**). 오른손을 펴게 하여 머리 연부조직의 등 · 가쪽에 댄다. 손목을 환자의 상부 척추 주변에 대고 편 손가락을 머리의 가쪽 · 뒤쪽에 댄다. 엄지두덩으로 등 · 가쪽에서부터 호를 그리는 것처럼 하여 연부조직을 밀어붙이고 가시돌기에 접촉한다. 왼손의 엄지손가락 · 집게손가락으로 환자의 하부 척추의 척추뼈고리의 가쪽 · 뒤쪽을 감싸고 엄지손가락은 연부조직을 밀어붙이면서 하위의 가시돌기로 향하게 한다(▶ **그림 10.33b**). 엄지손가락과 그 밑동으로 환자의 하부 척추를 오른쪽 가쪽으로 밀어 탄력성을 검사한다.

한 개 하위의 분절을 검사하려면, 양손을 어깨의 위에서 약간 가쪽으로 미끄러지게 하고 마찬가지로 다시 척추에 접촉한다.

임상적인 조언

유연한 휨과 문제가 없는 최종 탄력성이 있는 것이 좋다. 탄력성이 없고 저항이 딱딱한(충돌감각) 경우는 기능장애를 나타낸다.

실행적인 조언

- 이 기법에서는 상위의 분절 파트너를 지지하고 하위를 움직일 것!
- 운동은 주로 엄지손가락과 집게손가락의 밑동으로 일으킨다. 그렇게 함으로써 가시돌기에 부착하는 근육이 자극되지 않는다.
- 지지하는 손의 엄지두덩으로 접촉할 때, 가동성에 문제가 없는 환자에서는 머리가 저절로 회전(및 폄)을 한다. 이것에는 상위 분절을 안정시키는 효과가 있기 때문에 이 공동운동은 발생해도 된다.

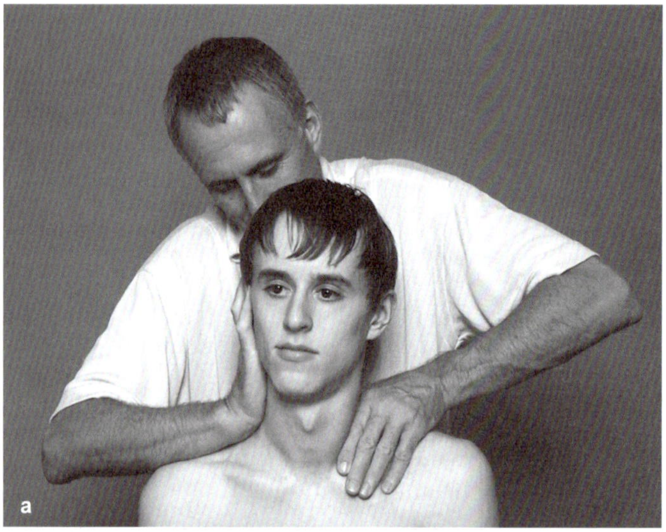

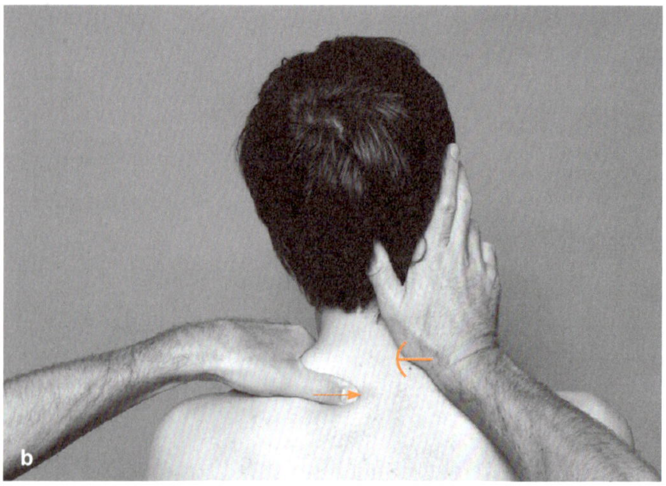

그림 10.33 앉은 자세의 환자 신체를 지지하고 옆쪽 이동으로 목뼈 · 등뼈 이행부를 검사한다.
a) 시작 자세. 환자의 상부 척추를 목뼈와 머리와 함께 오른손으로 지지하여 하위를 움직인다.
b) 상세 : 오른손으로 환자의 상부 척추를 지지하면서 왼손으로 환자의 하부 척추에 대해서 탄력성을 가한다. [K325]

임상적인 조언

- 예를 들어, T1을 오른쪽으로 이동하는 자극으로 장애가 관찰될 때는 분절에서는 C7에 왼쪽으로 옆쪽 이동장애가 있다는 것이 된다(오른쪽으로 옆굽힘과 공동운동식 회전).
- 장애방향을 기록한다. 위의 예에서는 오른쪽으로 옆쪽 이동장애는 C7/T1 오른쪽의 옆굽힘 · 회전 장애를 의미한다.

10.5.4 옆으로 누운 자세에서 옆쪽 이동에 의한 C2/3~T2 검사

▶ **그림 10.34** : 왼쪽으로 옆쪽 이동검사에는 환자는 치료대 끝에 오른쪽 옆으로 누운 자세가 된다. 치료사는 앞쪽에 선다. 오른손으로 환자의 머리를 들어 올려서 목뼈를 직립시킨다. 왼손은 아래쪽에서부터 돌려 자쪽 끝과 새끼손가락의 손허리손가락관절(중수지절관절)을 환자의 상부 척추 척추뼈고리의 가쪽 · 등쪽에 붙인다. 손가락은 편 채로 아래팔도 사용하여 목과 머리를 지지하고 위팔은 환자의 이마에 붙인다. 이 왼손의 지지가 안정되면 오른손의 엄지손가락과 집게손가락으로 환자의 하부 척추의 척추뼈고리를 뒤쪽에서부터 감싸, 목뼈를 촉진 · 지지한다. C7에서부터 T2에서는 엄지손가락의 끝마디뼈(말절골)로 가시돌기를 왼쪽에서부터 유연하게 지지한다(▶ **그림 10.34**). 오른쪽 아래팔로 환자의 흉부를 뒤쪽에서부터 지지한다.

왼손으로 유도하여 우선 목뼈의 전만을 직립시킨다. 그 후, 왼쪽으로 이동운동을 시행한다. 머리도 함께 움직이기 위해 치료대를 높게 설정해두거나 머리 쪽의 다리를 받침대에 올려놓아 팔을 지지해두어도 좋다.

임상적인 조언

- 옆쪽 이동을 하지 않고 바로 딱딱한 충돌감각이 있을 때는 관절기능장애를 나타낸다.
- 방향성을 결정하는 검사에서 명백히 옆굽힘의 제한이 관찰되었는데도 분절의 옆쪽 이동에 문제가 없을 때는 근육경직을 나타낸다.

실행적인 조언

옆쪽 이동은 분절에서 일어난다. 머리를 들어 올리면 옆굽힘이 억제된다.

10.5.5 옆굽힘 장애의 치료

적응

목뼈의 옆굽힘 장애에서는 중력을 가동화의 힘으로서 이용할 수 있기 때문에 앉은 자세에서 치료를 첫째로 선택한다. 다만, 환자를 충분히 지지할 필요가 있다.

환자에게 어깨호흡의 경향이 있을 때는 누운 자세에서 치료를 우선한다.

실행적인 조언

기재한 어느 검사기법도 치료에 이용할 수 있다. 검사 때 시작 자세를 치료에서도 사용한다.
누운 자세에서는 이완을 얻기 위해 수동적으로 옆굽힘을 유도할 필요가 있다. 이때문에 실패할 가능성이 증가한다.

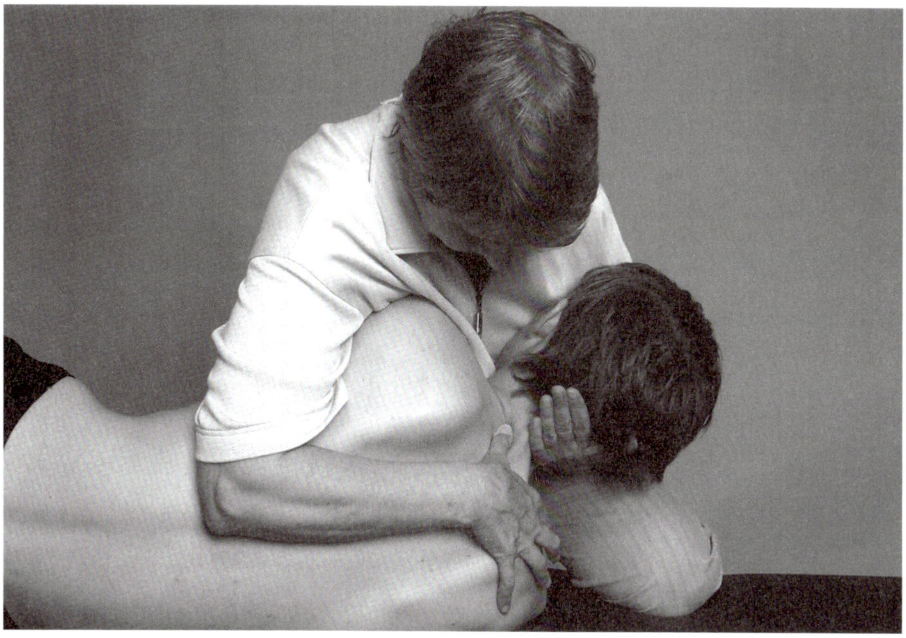

그림 10.34 옆으로 누운 자세에서 분절을 옆쪽 이동을 하여 목뼈와 목뼈 · 등뼈 이행부(사진)를 검사한다. 오른손의 엄지손가락을 환자의 하부 척추의 가시돌기에 유연하게 걸어서 지지한다. 다른 쪽 손의 자쪽 끝으로 환자의 상부 척추를 천장을 향해 움직인다. [K325]

반듯이 누운 자세에서 O/C1 옆굽힘 가동화

치료과정

▶ **그림 10.35** : 환자는 이완하여 반듯이 누운 자세가 된다. 치료사는 머리 쪽에 앉거나 선다. 환자는 머리를 오른쪽으로 굴리고 치료사는 양손으로 머리를 잡고 긴장이 없는 회전위치를 만든다(▶ 10.5.1항). 위쪽의 왼손으로 아래쪽으로 향해 병진운동을 일으키고 장벽을 설정한다. 병진운동으로 일어나는 작은 왼쪽 옆굽힘을 아래쪽의 오른손으로 유도하면서 머리관절 영역을 가라앉힌다. 촉진하는 왼손의 손가락으로 옆굽힘의 초점을 분절 O/C1에 맞춘다. 이 손가락으로 꼭지돌기의 뒤쪽에서 긴장경과를 촉진한다.

환자는 시선을 위쪽 이마 쪽으로 향하고 천천히 길게 숨을 들이쉰다(▶ **그림 10.35a**). 그 후, 시선을 발쪽으로 향하고 힘을 주지 않고 소리를 내지 않고 숨을 내쉰다(**그림 10.35b**). 이완이 얻어지면 (대개 2~3회 호흡 후에 느껴진다), 지지 · 촉진 쪽의 손으로 점진적으로 옆굽힘으로 유도한다. 목뼈가 더욱 가라앉는다.

움직이는 방법

- 수축기 : "천장을 보고 숨을 들이쉰다"
- 가동화기 : "발의 방향을 보고 숨을 내쉰다"
- 이완이 느껴지면 치료사는 분절의 긴장을 다시 설정한다.

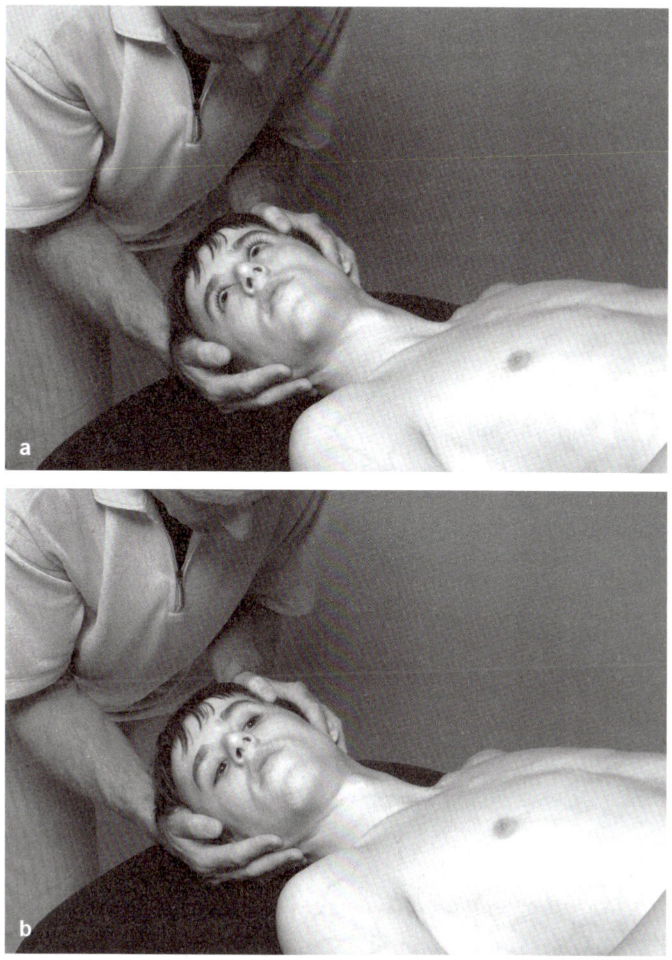

그림 10.35 옆굽힘에서 O/C1의 분절을 목표로 하여 가동화한다.
a) 수축기에서는 시선을 천장/위쪽으로 향해서 길게 숨을 들이쉰다.
b) 가동화기에서는 시선을 발쪽/아래쪽으로 향해서 숨을 내쉰다. 목뼈가 가라앉는다.[K325]

실행적인 조언

- 환자는 시선을 아래쪽으로 향하게 할 때 머리를 들어 올리지 않는다.
- 강제 날숨은 이완의 방해가 된다.

PIR을 사용한 반듯이 누운 자세에서 C1/2 옆굽힘 가동화

적응

분절 C1/2의 기능장애 모두에서 첫째로 선택되는 치료기법은 앉은 자세에서 회전으로 설정하는 기법이다(▶ 10.3.2항). 환자가 이미 반듯이 누운 자세에서 자세를 바꾸는 것에 문제가 있는 경우는 C1/2의 옆굽힘 가동화를 반듯이 누운 자세에서 시행한다.

치료과정

▶ **그림 10.36** : 환자는 이완하여 반듯이 누운 자세가 된다. 치료사는 머리 쪽에 앉거나 선다. 양손의 네 손가락을 유연하게 둥글게 하여 머리 밑에 넣는다. 엄지손가락을 아래턱에 대고 머리를 중간위치에서 약간 앞굽힘을 시킨 자세로 유지한다. 집게손가락으로 고리뼈 척추뼈고리를 좌 · 우에서부터 감싼다. 오른손으로 C1에 대해서 왼쪽으로 병진운동의 압력을 가하고 오른쪽 옆굽힘을 유도한다. 이 누르는 압력에 의해서 동시에 C1보다 아래쪽의 목뼈 분절이 펴진다. 왼손으로 오른쪽 옆굽힘을 하는 운동자극을 감지한다. 양손은 동시에 움직여 분절을 최종 긴장으로 유도한다.

환자는 가로돌기에 댄 오른쪽 집게손가락에 고리뼈를 "바싹 옆으로 댄다". 이것에 의해서 머리가 매우 약간 왼쪽으로 옆굽힘을 한다. 수축시간을 5~7초 잡은 다음에 환자는 힘을 뺀다. 이것을 3회에서부터 최고 5회 반복한다. 그 후, 치료사는 분절의 새로운 긴장까지 머리를 유도한다.

실행적인 조언

- 오른쪽 집게손가락에 "바싹 대는" 이미지만으로 거의 모든 환자에서 분절이 정확히 수축하여 왼쪽 옆굽힘을 한다.
- 또는 환자가 머리의 왼쪽 옆굽힘을 "생각하는" 것으로도 대상이 되는 분절로 향한 최소의 수축이 얻어진다.
- 왼쪽 옆굽힘을 직접적으로 지시하면 많은 경우, 특정 분절의 설정에는 지나치게 강한 긴장이 발생한다.

앉은 자세에서 반복적으로 시행하는 목뼈의 옆쪽 이동

적응

- 목뼈 분절에 옆굽힘 · 회전 장애가 있고 강한 근육경직으로 기능운동이 방해되어 있다.
- 만성 통증증후군에 의한 반사성 근육경직.

기법을 약간 응용한 이 기법은 신경뿌리통증증후군, 잠재성 또는 급성 기운목(사경, torticollis), 또는 채찍질손상 후의 치료에 특히 적합하다(▶ 10.7항). 여기서는 분절의 긴장을 설정하지 않고 중간위치 주변의 긴장이 없는 영역에서 운동을 시행한다.

치료과정

▶ **그림 10.37** : 환자는 직립 앉은 자세가 되고 치료사는 오른쪽으로 옆굽힘 이동을 하는 경우는 오른쪽에 서서 환자의 어깨로 지지한다. 왼손으로 환자의 하부 척추의 척추뼈고리를 지지하고 집게손가락 · 엄지손가락의 밑동을 관절돌기와 가시돌기에 오른

10

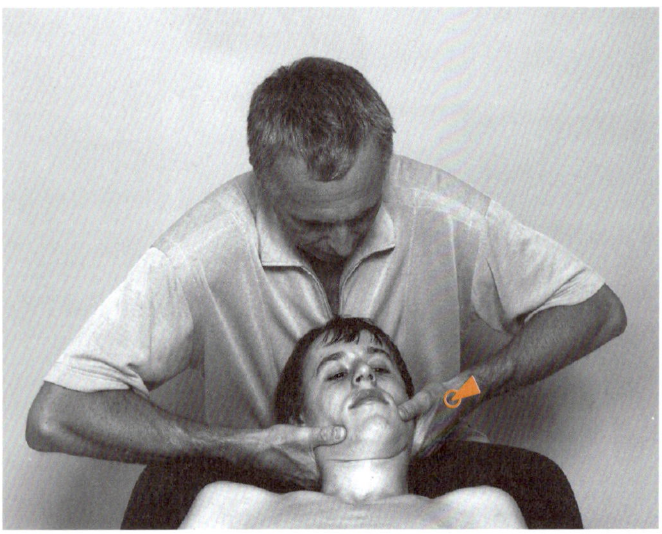

그림 10.36 반듯이 누운 자세에서 C1/2 오른쪽 옆굽힘 가동화. 매우 약간의 왼쪽 옆굽힘으로 수축시켜 준비한다. [K325]

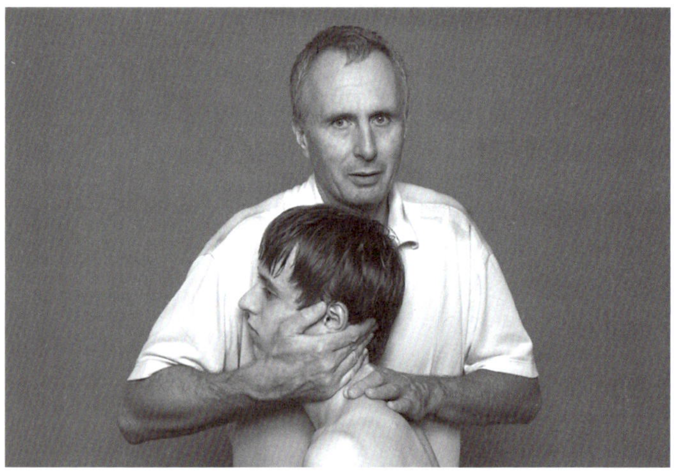

그림 10.37 앉은 자세에서 오른쪽으로 옆굽힘 이동하여 목뼈의 분절을 목표로 하여 가동화한다. 환자의 상부 척추를 오른쪽으로 가볍게 견인하면서 하위 파트너를 지지하는 왼쪽 엄지손가락에 대해서 오른손의 자쪽 끝을 바싹 댄다. [K325]

쪽에서부터 댄다. 오른손의 자쪽 끝을 왼손의 집게손가락에 밀어 붙이고 환자의 상부 척추의 관절돌기와 척추뼈고리의 왼쪽에 등 · 가쪽에서부터 접촉한다. 나머지 손가락은 목과 뒤통수의 왼쪽에 곁들인다. 이것은 검사 때와 같은 시작 자세이다 (▶ 10.5.2항).

운동은 ▶ 10.5.2항과 마찬가지로 유연한 견인으로 시작한다. 오른손 자쪽 끝으로 왼쪽 엄지손가락의 위 모서리를 "문지르는" 것처럼 하여 환자의 상부 척추를 오른쪽으로 밀어낸다(▶ **그림 10.37**). 이 운동과정도 검사 때와 같다. 분절의 긴장이 높아지거나 이동이 작아지거나 할 때는 시작 자세에서부터 긴장이 느껴지는 곳까지 힘을 넣지 않고 운동을 반복한다. 몇 번이나 긴장시키면서 억지로 되돌림으로써 긴장에 대해서 반복적으로 밀기보다는 가동화의 효과가 얻어지기 쉽다.

실행적인 조언

이동운동에서 통증이 발생할 때는 유도하는 쪽 손의 위치를 체크한다(압통점의 가능성).

임상적인 조언

이동운동에서 팔에 통증이 발생할 때는 분명한 진단이 나올 때까지 분절의 가동화를 시행해서는 안 된다(신경뿌리 압박 가능성).

앉은 자세에서 반복적으로 시행하는 목뼈 · 등뼈 이행부의 옆쪽 이동

치료과정

▶ **그림 10.38** : 환자는 직립 앉은 자세가 되고 치료사는 뒤쪽에 서서 신체로 지지한다. 환자의 하부 척추의 오른쪽으로 옆쪽 이동장애를 치료하려면 오른손의 엄지두덩과 손목을 환자의 상부 척추에 오른쪽 등 · 가쪽에서부터 대고 손바닥과 네 손가락으로 목과 머리를 옆쪽에서부터 지지한다. 왼손의 엄지손가락 · 집게손가락을 벌려서 환자의 하부 척추의 왼쪽에 대고 엄지손가락 끝을 왼쪽 옆쪽에서부터 가시돌기에 대해서 밀어붙인다. 환자가 머리를 기대어 뒤쪽으로 의지함으로써 목뼈 · 등뼈 이행부가 직립한다(▶ **그림 10.38**). 이 시작 자세는 검사 때와 마찬가지이다 (▶ 10.5.3항). 하위의 가시돌기에 댄 왼손을 지지하는 쪽의 환자의 상부 척추에 대해서 오른쪽으로 밀어낸다(왼쪽 회전요소가 있는 오른쪽 옆쪽이동). 기록은 반드시 환자의 상부 척추에 대해서 작성하기 때문에 이것은 분절에서는 왼쪽으로 옆쪽이동이 되고 오른쪽 회전 장애를 치료한다.

엄지손가락의 밑동이 넓게 접촉하여 있기 때문에 이동력은 매우 점진적으로 척추에 전달된다. 얻어진 최종 긴장을 갑자기 풀고 또 만들어 문제가 없는 가동성이 얻어질 때까지 반복한다.

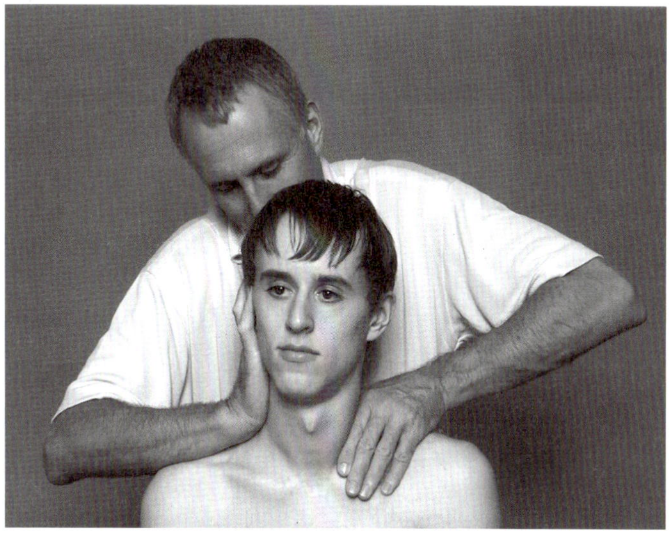

그림 10.38 앉은 자세에서 옆쪽 이동에서 목뼈 · 등뼈 이행부의 분절을 목표로 하여 가동화한다. 하위 파트너에 댄 왼손을 상위를 지지하는 오른손에 대해서 밀어낸다(손의 위치에 대한 상세는 ▶ **그림 10.33b**). [K325]

옆으로 누운 자세에서 목뼈 · 등뼈 이행부의 옆쪽이동

적응

목뼈 · 등뼈 이행부에 낮은 가동성의 회전 · 옆굽힘 장애가 있다. 약간 들어 올려서 접촉하고 누운 자세에서 환자가 완전히 이완함으로써 이 치료는 가장 효과적으로 하나의 분절에 작용한다. 따라서 통증을 동반하는 과다가동성의 상 · 하 분절에서도 확실하게 사용할 수 있다.

치료과정

▶ **그림 10.39** : 오른쪽 옆쪽이동장애의 치료에는 환자는 치료대 끝에 왼쪽 옆으로 누운 자세가 된다. 머리 전체가 올라타는 쿠션을 밑에 넣어둔다. 치료사는 앞쪽에서 머리의 주변에 선다. 왼손으로 머리를 약간 들어 올리고 오른손을 아래쪽에서부터 돌려서 새끼손가락의 손허리손가락관절을 환자의 상부 척추의 가쪽 · 등쪽에 붙인다. 손가락은 펴둔다. 손과 아래팔로 머리를 껴안아 앞으로 기울게 하고 목뼈를 직립시킨다. 왼손의 엄지손가락은 환자의 하부 척추의 가시돌기 오른쪽에 댄다(▶ **그림 10.39**). 이동운동으로 일어나는 긴장을 여기서 촉진 · 지지한다. 왼쪽 아래팔은 뒤쪽에서부터 흉부를 지지한다. 머리도 함께 움직이기 때문에 유도하는 쪽 오른팔의 팔꿈치를 어딘가에 붙여서 안정시켜 두면 좋다. 이 시작 자세는 검사 때와 마찬가지이다.

10

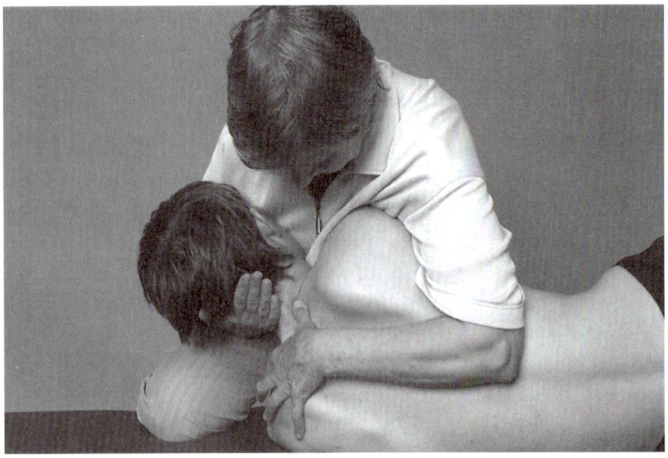

그림 10.39 옆으로 누운 자세에서 오른쪽으로 옆쪽이동을 반복하고 분절을 목표로 하여(사진은 C7/T1) 가동화한다. 왼손의 엄지손가락으로 환자의 하부 척추(T1)의 가시돌기 오른쪽을 지지한다. 오른손으로 머리와 목을 껴안고 환자의 상부 척추(C7) 척추뼈고리의 옆쪽에 접촉하여 오른쪽으로 밀어낸다. [K325]

(▶ 10.5.3항).

오른손의 자쪽 끝으로 환자의 상부 척추를 오른쪽 방향으로 민다. 환자의 하부 척추에 댄 엄지손가락으로 지지함으로써 분절을 목표로 하여 긴장까지 유도하고, 또 되돌린다. 3~5회, 긴장 · 이완의 전환을 시행하여 가동화한다.

임 상 사 례

통증유발점도 있는 목뼈분절 기능부전

68세 여성. 치과사이고 장시간의 치료를 받은 후, 오른쪽 턱관절 · 귀에 통증이 발생하여 내원하였다. 의뢰한 곳에서 목뼈의 X선, MRI검사는 마쳤다. C2/3에 선천성 척추 융합이 있고 하부목뼈 분절에 연령에 상응하는 골연골증과 척추증이 관찰된다. 유의미한 척추사이구멍(추간공) 협착은 없다. 척추관의 협착은 없다. 구불결장(S상결장) 천공수술의 2차 치료에 의한 큰 흉터가 복부에 있다.

소견

- *방향성을 결정하는 영역검사:* 비튼 옆굽힘에서 왼쪽, 비스듬한 앞굽힘에서 오른쪽이 양성이다. 비스듬한 뒤굽힘(▶11.6.1항)에서 양쪽에 통증이 있다.
- *분절검사:* C1/2에서 오른쪽의 옆굽힘 · 회전, C3/4에서 오른쪽의 옆굽힘 · 회전, C7/T1에서 폄, 갈비가로돌기관절 1 + 3에서 오른쪽.
- *근육근막:* 활동성 통증유발점이 있고 오른쪽 귀 영역과 뒤통수 오른쪽에 연관통이 있다.

1. 제 1 잠정진단/기능진단: 머리관절 · 목뼈의 영역에 분절기능부전, 통증유발점에 의한 두통(목빗근).

요법: 누운 자세에서 근육을 가까이 접근시킨 상태에서 오른쪽 목빗근의 PIR.

앉은 자세에서 상 · 하의 안구운동을 이용하여 C1/2를 가동화한다. C3/4에는 수평의 안구운동(▶10.3.2), 목뼈 · 등뼈 이행부에서는 등쪽 이동을 사용한다. 갈비가로돌기관절 1 + 3에 도수조작을 한다.

효과 체크: 머리뼈 · 목뼈와 목뼈 · 등뼈 이행부의 긴장징후가 대칭으로 되었다. 비스듬한 뒤굽힘이 검사할 수 있게 되고 오른쪽이 명백히 양성이다. 목표로 하는 검사에서는 3층 모든 기관앞(pretracheal) 근막과 오른쪽 빗장밑근에 경직이 관찰되고 오른쪽 가로막 긴장과 연쇄하여 있다.

2. 제 2 잠정진단/기능진단: 내장 · 척추의 복흉연쇄증후군.

요법: 가로막 이완. 중간 목 근막의 이완. 빗장밑근의 이완.

평가: 현재의 통증은 치과치료에서 기능적인 불량한 부하를 받음으로써 머리턱계(craniomandibular system)에서부터 일어나고 있고, 복부의 구조병리학적 및 선천성 목뼈 음성증상에 의한 연쇄반응으로 강화되어 있다. 재발이 예상된다.

10.6 여러 운동면에 설정한 검사 · 치료기법

Untersuchungs- und Behandlungstechniken mit Einstellung in mehreren Bewegungsebenen

앞굽힘 · 뒤굽힘이 분절의 기능장애에 관여하는 비율은 굽힘 · 폄 분절에 옆굽힘 긴장을 주어 비교하면 특정할 수 있다. 이러한 기법은 머리관절과 목뼈 전체에 적합하다.

10.6.1 옆굽힘에서 앞굽힘 · 뒤굽힘 장애의 목뼈 검사

앞굽힘 · 뒤굽힘 요소가 얼마만큼 목뼈분절의 장애에 관여하는가는 분절 O/C1에서는 단독의 요소로서 검사할 수 있다 (▶ 10.4.1항). C1/2 이하에서는 좌 · 우 비교로 분절의 장애 패턴을 특정한다. 분절을 중간 자세나 앞굽힘, 뒤굽힘으로 설정하여 옆굽힘 긴장을 비교한다.

10

검사의 3단계

1. 분절을 하나씩 중간 자세에서 옆굽힘시켜 검사하여 장애 분절을 발견한다.
2. 이 분절을 앞굽힘 위치에서 옆굽힘시켜 검사하여 좌 · 우를 비교한다.
3. 이 분절을 뒤굽힘 위치에서 옆굽힘시켜 감사하여 좌 · 우를 비교한다.

어느 검사의 경우도 환자는 이완하여 반듯이 누운 자세가 된다.

치료사는 머리 쪽에 앉거나 선다. 양손의 네 손가락을 점지적으로 둥글게 하여 머리 밑에 넣는다. 엄지손가락을 아래턱에 대고 머리를 중간위치에서 지지하여 약간 앞굽힘을 시킨다. 집게손가락은 환자의 상부 척추의 척추뼈고리에 양쪽에서부터 댄다.

장애분절을 찾아낸다 — 중간 자세에서 옆굽힘 검사

오른쪽 옆굽힘에는 오른손의 집게손가락으로 환자의 상부 척추에 대해서 왼쪽으로 병진운동의 압력을 가한다. 이 누르는 압력에 의해서 동시에 그것보다 아래쪽의 목뼈 분절이 펴진다.
왼손으로 오른쪽 옆굽힘을 하는 운동 임펄스를 감지한다.
이 과정은 C1/2의 옆굽힘 검사와 같다(▶ 10.5.1항). 다음의 분절을 검사하려면 한개 꼬리 쪽의 척추로 양손을 이동한다.

가능성이 있는 소견(▶ 8.9항, ▶ 표 8.4) :

- 반대쪽의 돌기사이관절 신연장애
- 같은 쪽(장애가 있는 옆굽힘 쪽)의 돌기사이관절 수렴장애

장애가 있는 옆굽힘의 방향을 문서화한다.

예 :

- C4/5의 옆굽힘 오른쪽
- C2/3의 옆굽힘 왼쪽

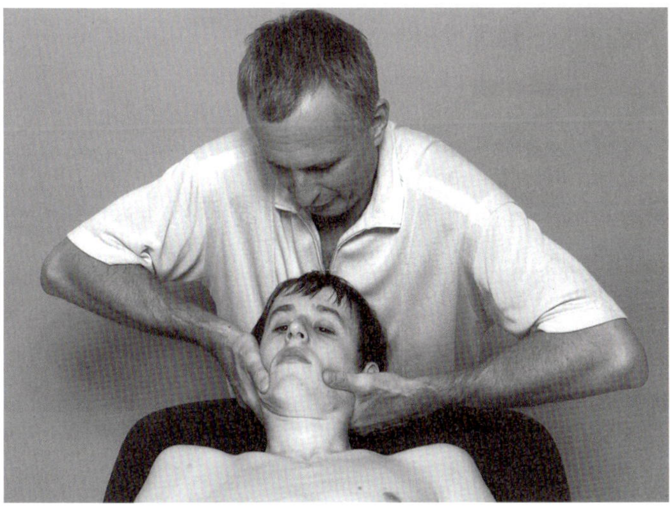

그림 10.40 앞굽힘에서 예비 긴장을 시켜 분절의 옆굽힘을 검사하고 뒤굽힘의 예비 긴장에서 검사와 비교한다. [K325]

옆굽힘 장애가 신연 · 수렴 장애의 어느 것에 의한 것인가를 감별하려면 중간 자세와 앞굽힘 · 뒤굽힘의 옆굽힘 긴장을 비교한다.

앞굽힘을 시킨 장애분절의 옆굽힘 검사

▶ **그림 10.40** : 검사하는 분절을 옆굽힘시키기 전에 치료사는 머리에서부터 유도하여 분절을 앞굽힘시킨다. 발생하는 굽힘 긴장을 척추뼈고리에 댄 집게손가락으로 만져서 감지한다.

이상을 설정한 다음에 왼손으로 척추뼈고리를 오른쪽 옆쪽으로 밀어내면, 분절은 왼쪽 옆굽힘을 한다(▶ **그림 10.40**). 오른손으로 왼쪽 옆굽힘을 하는 운동 임펄스를 감지한다. 양손을 동시에 움직이면서 분절을 최종 긴장까지 가져간다. 좌 · 우를 비교하기 위해 유도하는 손을 교대한다.

소견 : 굽힘에서 옆굽힘 장애가 현저해지는 ▶ 반대쪽의 신연장애.

뒤굽힘을 시킨 장애분절의 옆굽힘 검사

▶ **그림 10.41** : 검사하는 분절을 옆굽힘시키기 전에 치료사는 머리에서부터 유도하여 분절을 뒤굽힘시킨다. 발생하는 굽힘 긴장을 척추뼈고리에 댄 집게손가락으로 만져서 감지한다. 그 후, 예를 들어, 왼손으로 척추뼈고리를 오른쪽 옆쪽으로 밀어내면 분절은 왼쪽 옆굽힘을 한다(▶ **그림 10.41**). 오른손으로 왼쪽 옆굽힘을 하는 운동 임펄스를 감지한다. 양손을 동시에 움직이면서 분절을 최종 긴장까지 가져간다. 좌 · 우를 비교하기 위해 유도하는 손을 교대한다.

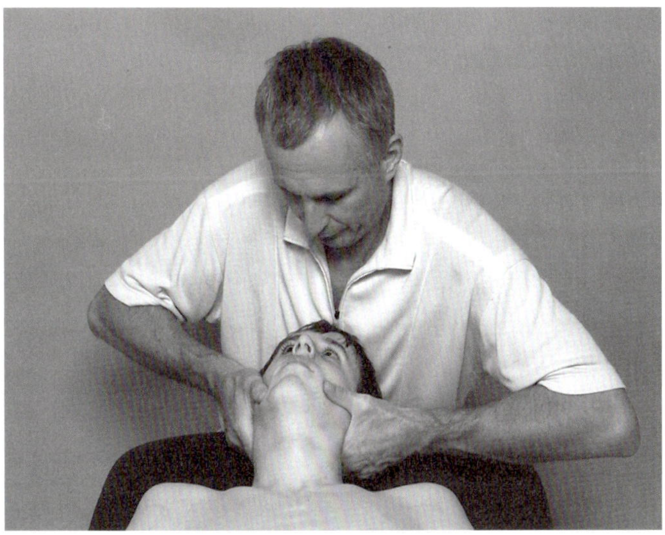

그림 10.41 뒤굽힘에서 예비 긴장을 시켜 분절의 옆굽힘을 검사한다. 사진에서는 앞굽힘 위치의 검사와 비교하여 뒤굽힘의 가동성이 높다는 것을 알 수 있다. [K325]

소견 : 폄에서 옆굽힘 장애가 현저해지는 → 같은 쪽의 수렴 장애.

실행적인 조언

- 옆굽힘에 장애가 있는 분절에서 앞굽힘 위치의 좌 · 우 비교와 뒤굽힘 위치의 좌 · 우 비교를 순서대로 시행한다.
- 머리(머리마루)에서부터 목뼈를 매우 약간 압박하면 긴장을 설정하기 쉬워지는 일이 많다. 이것에는 치료사가 자기의 복장뼈(앉은 자세)나 복부(선 자세)로 환자의 머리를 안정시킨다.
- 기능장애가 인지되는 경우, 이 자세에서 치료한다.

임상적인 조언

장애가 있는 옆굽힘 방향을 문서화하기 위해서는 돌기사이관절 장애의 종류와 옆면을 보완할 수 있다. 치료할 때는 항상 옆굽힘 장벽에서 시행하고 대개의 경우, 인식된 굽힘 · 폄 장벽과 조합하여 시행한다.

- C4/5의 앞굽힘 위치에서 오른쪽 옆굽힘, 왼쪽의 신연 옆굽힘 · 굽힘 장벽에서 치료를 시행한다.
- C2/3의 뒤굽힘 위치에서 왼쪽 옆굽힘, 왼쪽의 수렴 옆굽힘 · 뒤굽힘 장벽에서 치료를 시행한다.

이러한 장벽에서는 조직의 긴장을 가장 작게 하여 다차원적으로 설정할 수 있다는 기능적 기법의 사고방법이다. 이 수법은 임펄스를 사용하여 가동화를 시행할 때 특히 적합하다.

10.6.2 등척성 수축 후 이완에 의한 앞굽힘 · 옆굽힘 장애의 가동화

10

적응

아래에서는 앞굽힘 · 오른쪽 옆굽힘 장애의 예를 기재한다(왼쪽의 신연장애).

치료과정

▶ **그림 10.42** : 환자는 이완하여 반듯이 누운 자세가 된다. 치료사는 머리 쪽에 앉거나 선다. 양손의 네 손가락을 유연하게 둥글게 하여 환자의 머리 밑에 넣는다. 집게손가락은 환자의 상부 척추의 척추뼈고리에 좌 · 우에서부터 댄다. 머리에서부터 유도하여 **분절의 앞굽힘**을 시킨다. 그 후 왼손의 집게손가락과 가운데손가락을 아래턱 왼쪽에 대고 손바닥과 아래팔로 그대로 뒤통수를 지지한다. 양손을 동시에 움직여서 분절을 **옆굽힘의 최종 긴장**으로 가져간다. 오른손의 집게손가락 손허리손가락관절로 척추뼈고리를 왼쪽 옆쪽으로 밀어내고 오른쪽 옆굽힘을 하는 운동 임펄스를 왼손으로 감지한다. 약간의 견인 · 압박 요소 사이에서 조직의 긴장이 가장 작아지는 위치를 찾는다.

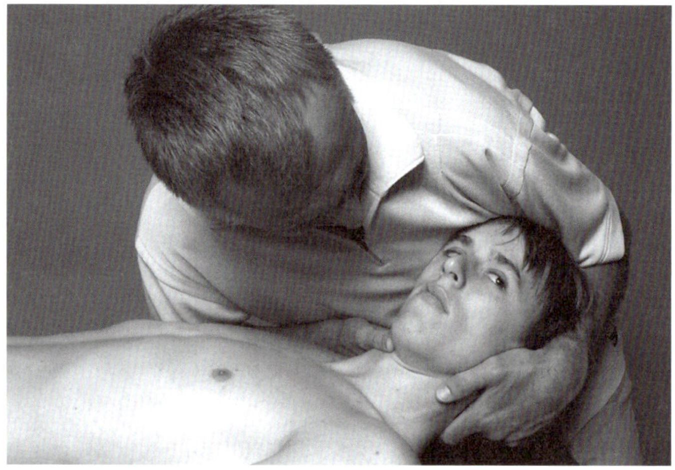

그림 10.42 등척성 수축 후 이완을 통해 앞굽힘 · 오른쪽 옆굽힘 장애를 가동화한다. 수축기는 시선을 왼쪽으로 향하게 한다. [K325]

환자에게 지시를 내려 목뼈를 치료사의 오른쪽 손가락에 "바짝 접근시키는" 상상을 한 다음에 시선을 왼쪽으로 돌리게 한다. 이 상상에 의해서 왼쪽 옆굽힘 · 왼쪽 회전의 최소 긴장이 발생한다. 이것을 5~7초 유지하고 마지막으로 숨을 들이쉬게 하여 긴장을 높인다. 그 후의 날숨단계에서 이완한다. 이것을 3~5회 반복한다. 완전히 이완이 얻어지면 치료사는 새로운 분절의 장벽까지 옆굽힘을 유도한다.

실행적인 조언

- 유도하는 집게손가락의 병진운동 요소는 치료과정 동안 계속 유지한다. 이것에 의해서 수동운동의 자극을 일으키지 않고 운동시킬 수 있다.
- 치료에는 환자의 머리를 신체에 붙여서 지지하면 좋다(복장뼈, 위팔). 약간 압박됨으로써 연부조직이 이완된다.
- 장벽에서 적절한 조직균형 설정에는 회전요소도 포함할 수 있다.

임상적인 조언

압박과 견인의 양쪽에서 이미 아는 신경뿌리 압박징후가 강해지는 경우, 또는 그것에 의해서 처음으로 압박징후가 방해하는 경우, 도수조작은 물론, 이 가동화 기법도 절대적 금기가 되며, 진단을 거듭 시행할 필요가 있다. 이것은 아래의 기법에서도 마찬가지다.

10.6.3 등척성 수축 후 이완에 의한 뒤굽힘 · 옆굽힘 장애의 가동화

적응

아래에서는 뒤굽힘 · 오른쪽 옆굽힘 장애의 예를 기재한다(오른쪽의 수렴장애).

치료과정

▶ **그림 10.43** : 환자는 이완하여 반듯이 누운 자세가 된다. 치료사는 머리 쪽에 앉거나 선다. 앞굽힘 · 옆굽힘 장애(▶ 10.6.2항) 때와 마찬가지로 접촉한다. 다만 분절은 뒤굽힘을 시킨 다음에 옆굽힘 장애를 설정하고 그 장벽 그대로 견인과 압박 사이에서 적절한 조직 균형을 찾는다.

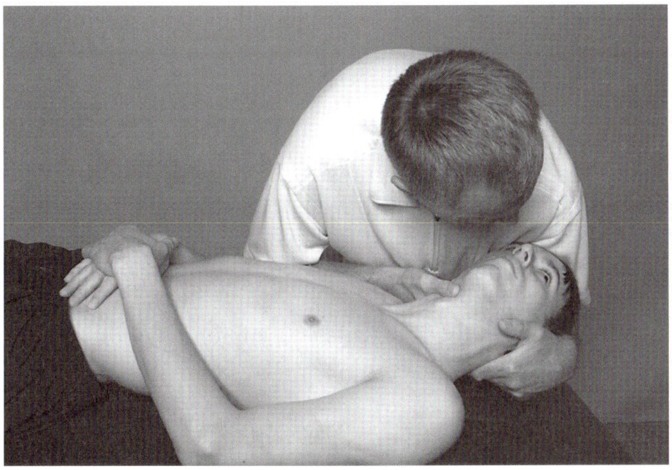

그림 10.43 등척성 수축 후 이완을 사용하여 뒤굽힘 · 오른쪽 옆굽힘 장애를 가동화한다. 수축기는 시선을 오른쪽으로 돌린다. [K325]

환자에게 지시를 내리고 목뼈를 치료사의 오른쪽 손가락에 "바짝 접근시키는" 상상을 한 다음에 시선을 왼쪽으로 돌리게 한다. 이 상상에 의해서 왼쪽 옆굽힘 · 왼쪽 회전의 최소 긴장이 일어난다. 이것을 5~7초 유지하고 마지막으로 숨을 들이쉬게 하여 긴장을 높인다. 그 후의 날숨 단계에서 이완한다. 이것을 3~5회 반복한다. 완전히 이완이 얻어지면, 치료사는 새로운 분절의 장벽까지 옆굽힘을 유도한다. 병진운동을 유지한 척추뼈고리가 이완으로 새로운 가동범위로 저절로 향할 때는 수동운동의 필요는 없다.

실행적인 조언, 임상적인 조언은 ▶ 10.6.2항과 마찬가지이다.

10.6.4 옆으로 누운 자세에서 옆굽힘을 이용한 목뼈 · 등뼈 이행부 등쪽 이동

적응

목뼈 · 등뼈 이행부 분절의 운동제한이 옆굽힘과 등쪽 이동에서 가장 심할 때는 등쪽 이동에 옆굽힘과 회전을 조합시켜 치료하는 것이 좋다.

치료과정

▶ **그림 10.44** : 뒤굽힘과 오른쪽 옆굽힘의 장애가 있을 때는 환자는 치료대의 끝에 왼쪽 옆굽힘 자세가 된다. 치료사는 앞쪽에서 머리의 주변에 선다. 왼손으로 머리를 약간 들어 올리고 오른손을 아래쪽에서부터 돌려서 환자의 상부 척추의 배 · 가쪽으로 자쪽(척측) 끝을 붙인다. 손가락은 펴둔다. 손과 아래팔로 머리를 감싸 앞으로 기울게 하고 목뼈를 직립시킨다. 팔꿈치는 어딘

10

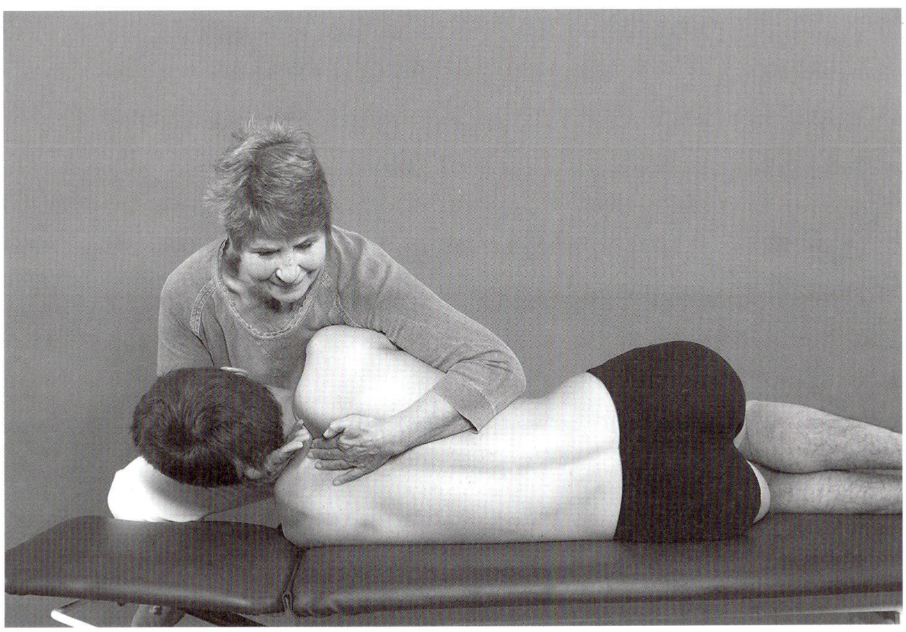

그림 10.44 옆으로 누운 자세에서 목뼈 · 등뼈 이행부에 PIR을 시행하고 등쪽 이동과 옆굽힘으로 분절을 목표로 하는 가동화를 한다. 오른손 손가락은 가동화 방향을 나타낸다(최종 자세). 환자는 사전에 머리를 치료대 방향으로 밀고, 또한 이완하는 움직임을 한다. [K325]

가에 붙여서 안정시켜두면 좋다(▶ 10.5.4항). 머리의 균형이 잡히면 왼손을 뗀다. 왼손의 손가락을 환자의 하부 척추의 가시돌기나 척추고리뼈에 대고 아래팔로 뒤쪽에서부터 흉부를 지지한다. 오른손으로 머리와 목을 등쪽으로 밀어내어 분절이 긴장하기 시작하는 곳까지 가져간다. 여기까지는 옆으로 누운 자세에서 등쪽 이동검사(▶ **그림 10.26**)와 같은 자세이다.

환자에게 지시를 내려 머리를 약간 치료대 쪽으로 밀게 한다(손에 밀어붙인다). 설정한 분절에 가벼운 근육수축이 느껴지면 필요한 최소의 힘에 도달하여 있다. 5–7초 유지한 다음에 수축을 이완시킨다. 치료사는 환자의 상부 척추를 더욱 등쪽으로 유도하여 새로운 분절의 긴장까지 가져간다. 손은 건져 올리는 것처럼 움직이면 위쪽의 목뼈부위에서는 왼쪽 회전 요소가 발생하고 분절에서는 오른쪽 옆굽힘이 일어나 등쪽 이동을 한다(▶ **그림 10.44**). 이것을 3~5회 반복한다.

실행적인 조언

- 이동운동 때는 어깨를 사용해서 유도하도록 주의한다. 팔만으로 움직이면 위팔두갈래근이 딱딱해져 환자의 목에 압박을 가할 우려가 있다.
- 위팔을 이마에 대고 목뼈를 뒤굽힘시키지 않는다.

10.7 기능장애에 의한 급성 통증증후군 – 검사 · 치료 기법

Akute Schmerzsyndrome aus Funktionsstörungen – Untersuchungs- und Behandlungstechniken

10

급성 통증증후군은 대개 근육근막의 침해자극으로 특정된다. 관절, 내장근막, 신경근막 통증의 전달도 이 증후군의 특징이다. 통증의 전달은 개별적으로 상당히 확실히 나타나고 통증의 발현이나 만성화에의 진행에 관여하고 있다. 이러한 도수의학적 증후군에 대해서는 J. Buchmann을 중심으로 하는 그룹이 모든 신체영역 및 그 감별진단을 정의하여 서술하고 2007년에 처음으로 발표하였다. 여기서는 목뼈의 급성 통증증후군에 대해서 흉곽출구증후군, 배 쪽 흉부증후군 등 몇 가지의 예를 열거한다.

운동 협응에 관여하는 아래의 장애는 근육근막의 통증요소를 만들 가능성이 있다.

- 척수신경의 뒷가지가 지배하는 근육이 **분절에서 자극**되고 있다. 이것은 가시돌기의 옆쪽과 돌기사이관절 위에 촉진할 수 있는 근육이다(척추세움근의 안쪽부분). 깊은 층의 목덜미폄근(아래목덜미선 [하항선], C1과 C2의 가시돌기)은 머리관절의 센서(sensor)로 간주할 수 있다. 반사적인 자극이 발생할뿐만 아니라 심층안정근육으로서 기능이 장애되는 일이 있다.
- **근육 전체의 안정성이 불균형하고 정역학에 불량 부하가 걸리면**, 흉부에 대해서 머리와 목을 움직이는 근육의 긴장이 항진한다. 목빗근, 목갈비근군, 어깨올림근, 널판근군, 등세모근. 임상증상 : 급성 목의 경직, 급성 기운목, 산부의 흉곽출구증후군(목갈비근 사이 삼각의 충돌증후군).
- **보상부전에 의한 정역학 장애**(운동조절의 기능부전)에서 구강안면근, 목 근막, 위뒤톱니근, 빗장밑근, 작은가슴근이 긴장한다. 임상증상 : 중부의 흉곽출구증후군(갈비뼈 · 빗장뼈의 충돌, 빗장밑근), 하부의 흉곽출구증후군(부리돌기–흉부의 충돌, 작은가슴근), 배 쪽 흉부증후군.
- 체질적으로 과다 가동성의 환자에게 보상 · 보상부전이 관찰될 때는 목덜미인대가 경직하여 있다.

10.7.1 통증점의 촉진

위에서 서술한 근육의 힘줄 부착부에서 통증을 검사하면 경직 범위나 분포 패턴을 대충 살필 수 있다. 촉진의 순서는 임의이지만(▶ **표 10.4**) 자기 자신이 일정한 알고리듬을 정하여 습득하는 것이 좋다. 양손의 손가락을 동시에 움직이고 좌 · 우의 긴장을 비교하면서 촉진할 것을 권장한다.

방향성을 결정하는 검사나 목표로 하는 검사 소견에 통증점을 가미하여 감별진단을 내린다. 근육이완 기법을 사용하여 가동화를 시행하거나, 통증점이 없는 경우는 관절기법만을 사용한다. 활동성 통증유발점에 의해서 임상에서 통증증후군이 관찰될 때 과민한 근육 구역을 치료한 다음에 가동화를 시행한다.

10.7.2 활동성 통증유발점에 의한 통증

정역학에서 만성적으로 불량 부하가 걸리고 운동 패턴에 장애가 발생하여 근육이 경직하면 근육다발 내에 과민한 부위 즉, 통증유발점(TrP)이 생긴다. 이것은 누르면 아프고 특징적인 연관통을 갖는다. 활동성 통증유발점에 의한 통증은 만성적이고 근육의 신장이나 수축으로 급격히 강화되거나 이완한 정지자세(신장)에서 천천히 증대하거나 한다. 야간의 근육경련은 수면 중의 이완에 의한 신장으로 통증유발점이 활성화하는 것이 원인인 경우가 많다.

표 10.4 누운 자세 또는 앉은 자세의 환자에 대한 목뼈 통증점의 촉진

초진 부위	통증의 원인인 기능부전 긴장
바깥뒤통수뼈융기/목덜미선 안쪽에서부터 가쪽으로	등세모근, 머리널판근
꼭지돌기	목빗근
고리뼈의 가로돌기	위머리빗근, 어깨올림근의 고리뼈 근육다발
뒤통수밑의 가쪽에서부터 안쪽으로	짧은근육의 깊은 층 목덜미 폄근
C2에서부터 T4로 향해서 양쪽, 가시돌기의 가쪽에서부터 유연하게 가시돌기뿌리로	척추세움근, 위뒤톱니근
T4에서부터 C2로 향해서 돌기사이관절의 수변	돌기사이관절 구소
목뿔뼈부위의 앞안쪽에서부터 가쪽으로	목뿔근
꼬리 가쪽에서 각 목뼈의 가로돌기	목갈비근군(▶그림 10.45)
제1갈비뼈 위를 배 쪽의 제1복장갈비관절로	빗장밑근, 목빗근
빗장뼈를 가쪽으로 진행시켜 부리돌기로	작은가슴근
어깨뼈가시 위를 위각/안쪽 모서리로	어깨올림근

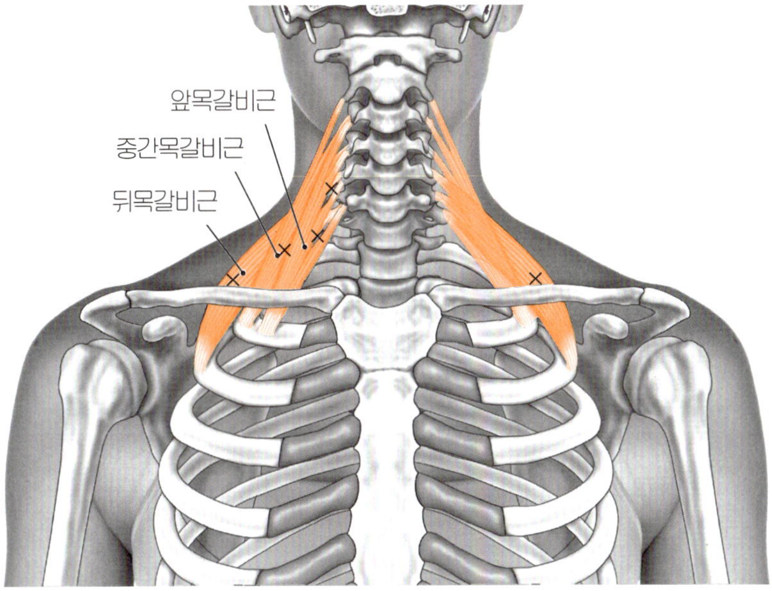

그림 10.45 목뼈에서부터 흉곽상구를 뻗는 목갈비근군. 통증유발점의 국소 해부. [L273]

실행적인 조언

- 통증유발점에 의한 통증 때문에 분절을 설정하여 검사나 가동화 치료를 하는 것이 어려울 때는 통증유발점을 먼저 치료한다.
- 잠재성 통증유발점에는 목표로 하는 치료는 거의 필요가 없다. 도수의학적 치료의 과정에서 시스템 전체의 기능이 개선되면 잠재성 통증유발점은 없어진다.
- 머리나 목뼈를 지지하여 움직이는 근육에 통증유발점이 있을 때는 머리, 목덜미, 목, 상부흉곽, 어깨 · 팔 영역에 통증이 전달된다. 목빗근과 목갈비근군에서는 특히 다양한 부위에 통증이 도달한다(▶ 표 10.5).

치료

급성 통증질환의 원인이 통증유발점이라 판명되었을 때 통증유발점의 치료를 첫째로 선택한다. 이 책에서는 가능한 이완된 상태에서 **해당되는 근육근막 연쇄의 위치결정**을 하고 **최소의 힘으로 활성화시킨 다음에 이완**을 시행할 것을 권장한다.
이 **조합**을 **"접근위치의 PIR"**이라 한다.

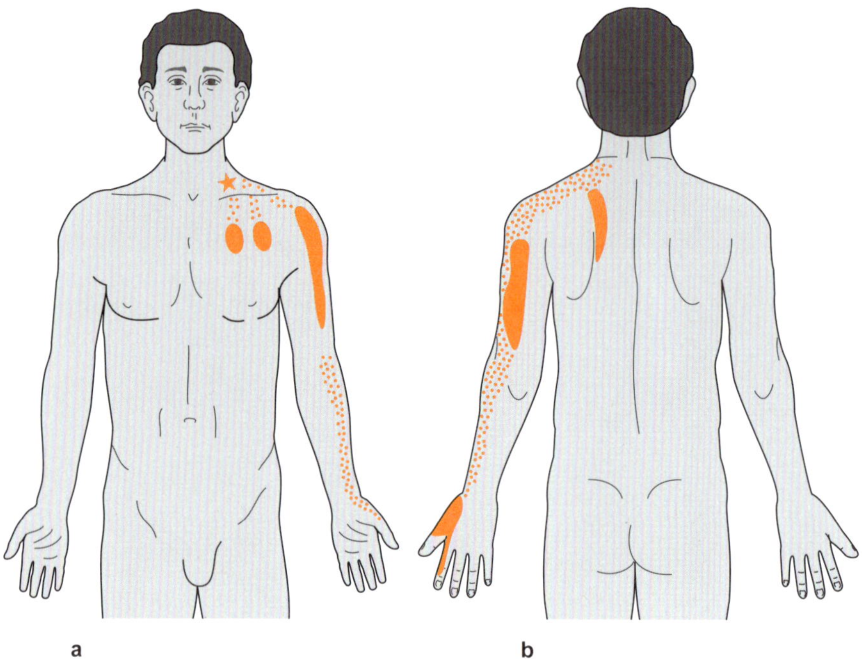

그림 10.46 목갈비근군. 연관통 구역.
a) 배쪽으로 확산되는 통증.
b) 등쪽으로 확산되는 통증. [L106]

표 10.5 목근의 통증유발점에 의한 통증

통증영역	통증유발점이 있는 근육
뒤통수	• 깊은 층의 짧은근의 목덜미 폄근 • 등세모근 • 목널판근 • 반가시근
관자놀이, 머리마루	• 등세모근 • 반가시근
• 관자놀이, 머리마루 • 이마 • 귀/턱관절 • 볼/턱 • 눈/눈썹 • 앞목부위, 인후	목빗근
• 전흉부 • 어깨뼈사이 • 목 · 팔 영역(C6 주변)	• 목갈비근군 (▶그림 10.46) • 빗장밑근
목뼈 · 등뼈 이행부	• 어깨올림근 • 위뒤톱니근 • 등세모근

10

10.7.3 연부조직 기법 — 얕은 층 목 근막 (넓은 목근)의 검사와 치료

넓은목근(platysma muscle)은 목 부위에서 피하에 부착하여 있다. 목 근막 얕은 층의 위를 하부 안면으로부터 흉부까지 얇고 넓게 뻗는다. 섬유다발이 입이나 아래턱의 근육과 연결되고 빗장뼈를 경유하여 흉부의 제2갈비사이공간의 주변까지 뻗고 있다.

검사의 적응

- 머리, 얼굴, 목의 만성통증증후군
- 흉곽상구, 흉부의 만성통증증후군

만성의 근육근막 불균형이 있으면 보상 패턴의 일부로서 근육근막이 경직하여 있다. 따라서 근육 불균형을 동반하는 통증증후군의 재통합 치료에는 근육근막요법도 포함된다.

근육 균형의 장기간 장애의 결과로서 목, 상흉부에 기능성 충돌증후군이 발생하여 있는 경우도 마찬가지이다.

검사 · 치료과정

▶ **그림 10.47** : 환자는 이완하여 반듯이 누운 자세가 되고 목을 검사하는 쪽의 반대로 회전해둔다. 치료사는 검사하는 쪽에서 어깨 주변에 앉는다. 발쪽의 아래팔을 위로 하여 양 팔을 교차시킨다. 머리 쪽 손의 자쪽 끝을 빗장뼈 아래쪽에서 상부갈비뼈 사이에 대고 발쪽의 손을 아래턱 끝에서부터 턱뼈각(하악각)까지 앞쪽에서부터 붙인다.

검사에는 좌 · 우의 아래팔을 밀어서 양손의 간격을 넓혀 최종 긴장까지 가져간다. 긴장의 대칭성을 판단하기 위해 반대쪽도 마찬가지로 검사한다. 유연한 최종 긴장과 대칭성이 있는 것이 좋다.

긴장 소견의 치료에는 마찬가지로 손의 위치결정을 한다. 설정한 넓은 목근의 긴장을 양손으로 몇 호흡동안 유지한다. 양손은

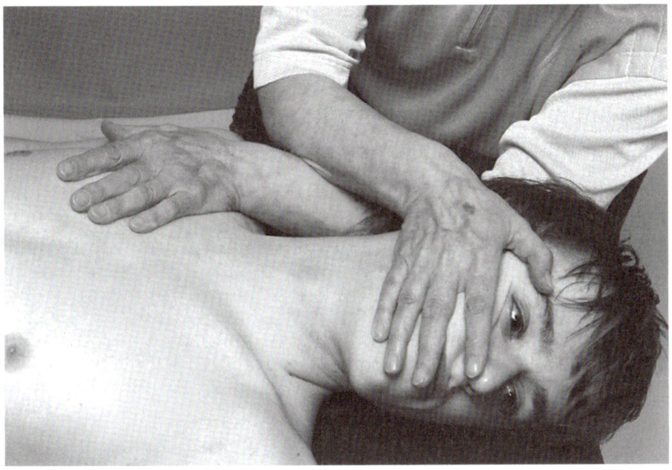

그림 10.47 넓은목근을 검사 · 치료하는 손의 위치. [K325]

조직의 움직임에 맞춘다. 이완이 얻어질 때는 손의 간격이 약간 넓어지는 것을 만져서 감지할 수 있다. 마지막은 들숨단계의 시작에 맞춰서 갑자기 접촉을 푼다. 호흡운동이 갑자기 강화됨으로써 근막을 이완시키는 자극으로서 작용한다. 이 신속 back technique은 3~5회 반복할 수 있다.

실행적인 조언

목에 활동성 통증유발점이 있으면 머리를 회전하기 어렵다. 이것은 사전에 치료해 둘 필요가 있다. 연부조직 기법의 수순을 밟는 것은 우선 얕은 층의 긴장을 푼 다음에 깊은 층으로 진행하기 위해서이다. 따라서 먼저 넓은목근의 경직을 치료하고 그 후, 기관앞 근막의 경직을 처치한다(▶ 11.6항). 통증이 있을 때는 어깨 · 목덜미 · 목의 영역에 온열 · 한랭요법이나 고전적 마사지를 시행하면 도수요법 처치의 준비로서 효과적이다.

10.7.4 통증이 있는 근육경직의 이완

아래에 서술하는 기법은 근육 전체를 수축시킨 다음에 이완하는 것이다. 시작 자세로서 근육이 이완하여 가까이 접근한 자세를 선택하면 결합조직의 이완범위가 커져 최종적인 가동 경로도 확대한다. 통증의 상태로부터 경직된 근육에 잠재성 통증유발점의 존재가 추측될 때는 접근위치에서 치료를 시작하는 것이 특히 적합하다. 근육을 긴장 장벽에 설정 가능할 때는 등척성 수축 후에 개선된 연장성을 이용하여 비로 수동운동으로 가져갈 수 있다.

누운 자세에서 깊은 층의 목덜미 폄근 가동화

접근위치

적응

- 머리 뒤굽힘 위치에서 자발적 방어자세.
- 급성 또는 만성의 고리모양 두통(이 경우, 수동적으로 앞굽힘 위치로 설정하여 이완 치료를 해서는 안 된다).

치료과정

▶ **그림 10.48** : 치료사는 머리 쪽에 앉고 아래팔을 뒤침(회외)을 시켜 치료대에 올려놓는다. 환자는 이완하여 반듯이 누운 자세가 되고 둥글게 한 치료사의 양손에 머리를 놓는다. 손가락 끝으로 아래쪽에서부터 뒤통수를 감싸고 견져 올리는 것처럼 하여 통증이 없는 범위에서 뒤굽힘을 시킨다. 네 손가락의 끝마디뼈를 세운다. 목덜미를 마구 찌르지 않는다. 엄지손가락으로 머리가 회전하지 않도록 지지하고 매우 약간 압박하여 목뼈를 안정

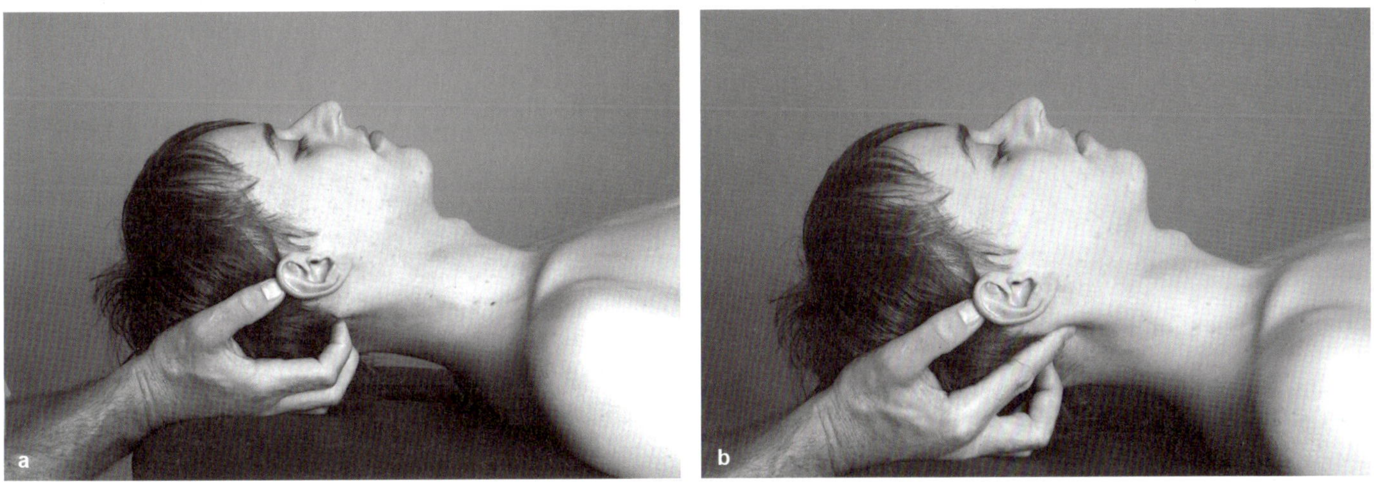

그림 10.48 누운 자세에서 깊은 층의 목덜미 폄근을 이완하다.
a) 손의 위치결정. 엄지손가락으로 약간 압박하여 목뼈가 회전하지 않도록 안정시키면서 이완의 예비 설정을 한다.
b) 이완이 얻어지면 집게손가락으로 견인 요소를 더한다. [K325]

시킨다(▶ 그림 10.48a). 환자는 조용히 호흡하고 뒤통수에 의식을 집중한다. 이완이 증가할수록 뒤통수가 손바닥 안을 미끄러져간다. 이것은 뒤통수관절융기의 미끄럼 운동이 시행되어 O/C1이 앞굽힘을 하고 있다는 것이다.

근육근막 구조가 충분히 이완하면 고리뼈에 견인요소를 추가할 수 있다. 집게손가락을 펴고 연부조직을 통해 고리뼈 척추뼈고리에 접촉한다(▶ 그림 10.48b). 환자가 조용히 호흡을 계속하는 동안 긴장을 유지하고 그 다음에 천천히 이완한다. 마지막은 환자에게 지시를 내려 아래턱 쪽으로 시선을 돌리게 하고 머리를 편안한 중간위치로 되돌리게 한다.

움직이는 방법

- 이완기 : "조용히 호흡하면서 뒤통수를 가라앉힌다."
- 이완한 후 : "그대로 조용히 호흡을 계속하여 아래턱 쪽을 본다."
- 마지막 활성화 : "머리를 중간으로 되돌린다."

연장위치(통증이 없이 설정할 수 있는 앞굽힘)

적응

급성 또는 만성의 고리모양 두통(이 경우, 수동적으로 앞굽힘 위치로 설정하여 이완 치료를 해서는 안 된다).

고리뼈 척추뼈고리를 촉진 · 지지하면서 O/C1의 분절 긴장을 설정하는 경우는, 이완으로 얻어진 이완을 바로 가동화로 연결시킬 수 있다.

치료과정

환자는 뒤통수를 쿠션에 놓고 이완하여 반듯이 누운 자세가 되고, 치료사는 머리 쪽에 서거나 앉는다. 한쪽 손을 뒤통수의 밑에 넣는다. 다른 쪽 손의 손목을 위쪽에서부터 유연하게 이마결절에 대고 머리를 앞쪽으로 기울게 한다. 이 설정은 앞굽힘에서 분절 O/C1 검사 · 치료 때와 거의 같지만(▶ 그림 10.23, ▶ 10.4.1항), 고리뼈는 지지하지 않는다.

환자는 시선을 위(이마방향)로 향하고 천천히 길게 숨을 들이쉰다(▶ 그림 10.27a). 그 후, 시선을 아래로 향하고 "아래턱의 밑이나 후두를 보는" 것처럼 하여 힘을 주지 않고 소리를 내지 않고 숨을 내쉰다(▶ 그림 10.27b). 바르게 되어 있으면, 시선 추종운동으로 머리가 앞굽힘이 되어간다. 치료사는 이 운동을 조절한다. 다시 숨을 들이쉴 때는 얻어진 앞굽힘 위치로 머리를 유지한다.

마지막은 환자에게 지시를 내려 시선을 정면으로 향하게 하고 머리를 편안한 중간위치로 되돌리게 한다.

10

움직이는 방법

- 수축기 : "천장(이마방향)을 보고 숨을 들이쉰다."
- 이완기 : "아래턱의 밑을 보고 숨을 내쉰다."
- 이완이 느껴지면 연장을 유도하여 더욱 앞굽힘을 시킨다.
- 마지막의 활성화 : "시선을 정면으로 되돌리고 머리의 힘을 뺀다."

목갈비근군의 이완

적응

- 목 · 팔 증후군이 있고 기능성 목갈비뼈충돌증후군(상부의 흉곽출구증후군)이 관찰되며, 목갈비근군에 전형적인 통증이 등, 흉곽, "어깨", 팔에 분포하여 있다(▶ 10.7.2항, ▶ 그림 10.46).
- 앞목갈비근에서 빗장밑동맥(쇄골하동맥)과 림프 환류가 방해된 것(상부의 흉곽출구증후군)에 의한 감각이상, 아침의 뻣뻣함, 손의 부종.
- 잠재성 "근육성기운목(torticollis muscularis)", "목의 경직". 주로 옆굽힘에 문제가 발생한다.
- 통증을 동반하는 목뼈 · 등뼈 이행부의 기능장애 패턴이고 제1갈비뼈에 가동범위 제한이 있다.

치료과정

▶ 그림 10.49 : 환자는 이완하여 반듯이 누운 자세가 된다. 치료사는 머리 쪽에 앉는다. 오른쪽의 치료에는 왼손으로 뒤통수를 지지하고 집게손가락으로 고리뼈 척추뼈고리를 감싼다. 오른손의 집게손가락과 가운데손가락으로 빗장위오목(쇄골상와)의 안쪽을 촉진하고(▶ 그림 10.49) 손을 목의 옆쪽에 댄다. 왼손으로 머리를 오른쪽으로 기울여 근육을 바싹 옆으로 대거나 왼쪽으로 기울여서 연장시킨다. 어느 것이 좋은지는 목갈비근군에 댄 손가락이 어디서 가장 좋은 긴장 균형을 촉진할 수 있는가에 의해서 결정된다. 환자에게 지시를 내려, "목을 펴서 손에 의지하는", 또는 "목과 머리를 어깨에 접근시키는" 상상을 하게 한다. 코는 앞쪽으로 향하게 해둔다. 조용히 3회 호흡을 하고 있는 동안에 이 긴장을 유지하고 그 후 이완시킨다. 대개 1회째에 오른쪽의 촉진하는 손가락에 이완이 느껴지지만, 2~3회 반복해서 충분히 이완한 다음에 왼쪽으로 수동운동을 하면 좋다.

마지막은 환자가 자기 자신이 머리를 쾌적하다고 생각되는 위치로 되돌린다. 이것이 얻어진 현재의 중간위치가 된다.

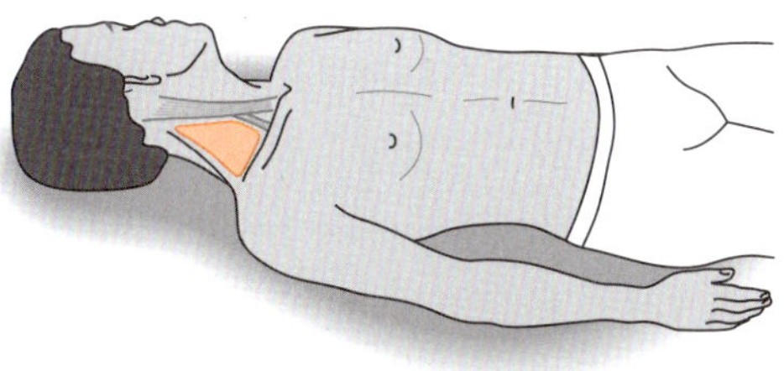

a

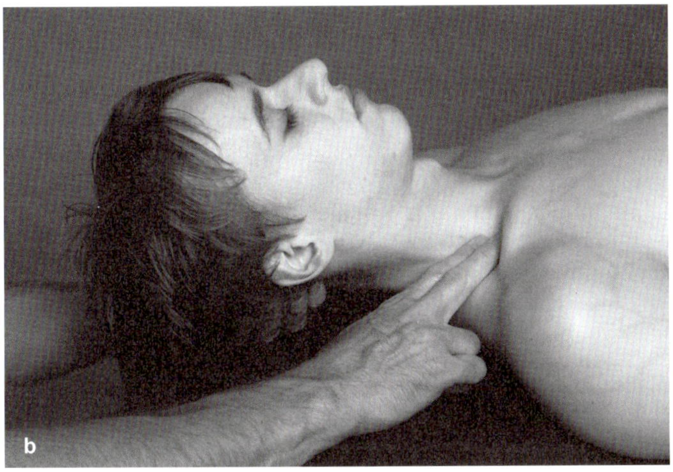

b

그림 10.49 목갈비근의 촉진.
a) 목빗근 뒤 모서리에서부터 등세모근 앞 모서리의 삼각에 목갈비근이 있다.
b) 목빗근의 뒤 모서리에서 손가락 끝을 제1갈비뼈 쪽으로 바싹 댄다. 사진은 중간위치의 시자자세. [L106, K325]

움직이는 방법

접근위치
- 수축기 : "목을 펴서 치료사의 손에 기대고 긴장을 3회 호흡 유지한다."
- 이완기 : "미는 것을 중지하고 그대로 조용히 호흡을 계속한다."
- 이완이 느껴지면 수동적으로 새로이 설정한다.

연장위치
- 수축기 : "목과 머리를 어깨 쪽으로 접근시키고 3회 호흡 유지한다."
- 이완기 : "미는 것을 중지하고 그대로 조용히 호흡을 계속한다."
- 2~3회의 호흡 후에 이완이 느껴지면 수동적으로 새로운 장벽으로 유도한다.

마지막 활성화 : "머리를 자기 자신이 중간으로 되돌린다."

실행적인 조언

통증과 경직이 있는 목갈비근군은 반대쪽의 수축으로도 이완시킬 수 있다(▶ 9.6.2항).

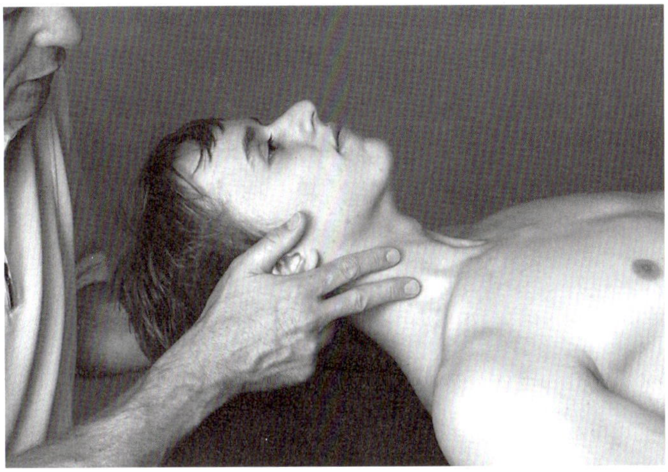

그림 10.50 목빗근의 이완치료. 접근위치로 하기 위해 뒤통수를 뒤굽힘으로 유지한다. 집게손가락을 근육의 얕은 층 부위에 대고 가운데손가락을 깊은 층 부위에 댄다. [K325]

목빗근의 이완

적응

아래는 목빗근의 경직이 원인이다.
- 머리목증후군, "긴장성 두통"
- 선 자세나 보행 시 잠재성 현기증(머릿속의 불쾌한 감각)
- 선 자세와 보행 시(바람을 안고 달리는 등)의 귀 · 얼굴 통증.

치료과정

▶ **그림 10.50** : 환자는 이완하여 반듯이 누운 자게가 된다 치료사는 머리 쪽에 앉는다.

양쪽을 동시에 치료하려면 뒤침(회외)을 한 양손을 둥글게 하여 머리 밑에 넣는다. 손가락 끝으로 뒤통수를 아래쪽에서부터 감싸고 ▶ 10.4.2항과 마찬가지로 건져 올리는 것처럼 움직여 뒤굽힘을 시킨다. 환자에게 "얼굴 전체를 균등하게 천장으로 접근시키는" 상상을 하게 한다. 조용히 3회 호흡을 하고 있는 동안 이 긴장을 유지하고 그 후 이완한다. 대개 1회째에서 촉진하는 손가락에 이완이 느껴지지만, 2~3회 반복한 다음에 머리를 약간 앞으로 기울여 가라앉히고 연장을 초래한다. 마지막은 환자가 자기 자신이 머리를 쾌적하다고 생각되는 위치로 되돌린다. 이것이 얻어진 현재의 중간위치가 된다.

임상적인 조언

O/C1에서 근육을 바싹 옆으로 댄 설정은 목빗근의 한쪽 · 양쪽의 경직을 이완하는 데에 적절한 시작 자세이다.

10

움직이는 방법

접근위치

- 수축기 : 3회 호흡하는 동안, "얼굴을 천장으로 접근시키는" 상상을 하게 한다.
- 이완기 : "힘을 빼고 그대로 조용히 호흡을 계속하며 머리를 가라앉힌다."
- 마지막 활성화 : "머리를 자기 자신이 중간으로 되돌린다."

실행적인 조언

한쪽의 치료에는 머리를 반대쪽으로 돌려서 같은 쪽으로 기울인다. 이 상태에서 위쪽의 얼굴과 귀를 천장으로 접근시키는 상상을 하게 한다. 이 시작 자세는 통증유발점을 촉진하기 쉽기 때문에 통증유발점의 치료에 적합하다.

어깨올림근의 이완

어깨올림근의 이완에는 다양한 기법을 이용할 수 있다. 통증이나 긴장의 상태에 따라서 적응이 결정된다. 아래에서는 이 일부 기법을 다룬다.

적응

- 어깨올림근의 경직으로 어깨에 통증이 있으나 목은 경직하여 있지 않다(기법 1).
- 어깨올림근의 경직으로 급성 목의 경직이나 기운목이 관찰된다. 기타의 원인일 가능성은 없다(기법 2).

치료과정

기법 1. Sachse법(▶ **그림 10.51**) : 환자는 이완하여 반듯이 누운 자세가 된다. 왼쪽에 통증이 있을 때는, 치료사는 오른쪽에 선다. 먼저 오른손으로 환자의 왼쪽 어깨를 치료대에서부터 들어 올린다. 오른팔을 환자의 왼팔과 흉부 사이에 넣어 어깨를 돌리고 어깨뼈를 꼬리 쪽으로 향해 지지하고, 어깨올림근이 부착하는 안쪽 모서리/위각에 촉진하는 손가락을 댄다. 어깨는 치료대에 붙이지 않는다. 왼손으로 머리에서부터 목뼈의 C4까지 지지하면서 차례로 앞굽힘을 시켜가며, 그 후 오른쪽 옆굽힘과 오른쪽 회전을 유도하여 긴장시킨다. 환자는 시선을 오른쪽 위쪽으로 향해서 숨을 들이쉬고 날숨 때는 시선의 움직임을 완화한다. 이 과정을 2~3회 반복한다. 충분한 이완이 얻어지면 치료사는 신장시켜 새로운 긴장으로 유도한다. 여기까지의 과정을 3회, 드물게는 경우에 따라서 5회까지 반복할 수 있다. 그 후, 환자가 머리를 자기 자신이 내리면(치료사가 지지한 채로) 치료한 근육이 머리 · 목 · 팔이음뼈의 구성 중에서 현재의 중간위치가 된다.

기법 2 (▶ **그림 10.52**) : 이 기법에서는 치료사는 머리 쪽에 앉거나 서고, 왼손으로 머리를 지지하여 굽힘 · 왼쪽 옆굽힘을 시킨다. 오른손은 환자의 오른쪽 어깨에 놓고 네 손가락 또는 ▶ **그림 10.52**와 같이 엄지손가락을 어깨뼈 위각의 안쪽에 대고 신장 긴장을 촉진한다. 수축 · 이완은 보통대로 시행한다.

급성 기운목 때는 방어자세 그대로도 좋다. 이것은 기본적으로 근육을 바싹 옆으로 대는 자세이다. 뒤통수를 약간 움직여서 현시점에서 최상의 조직 균형이 얻어지는 자세를 찾는다. 치료과정은 도중까지는 위에 서술한 것과 같다. 3~5회 반복한 후는 머리를 움직이지 않고 어깨뼈를 꼬리 쪽으로 밀어서 근육을 신장시킨다.

마지막은 얻어진 머리위치를 환자가 자기 자신이 유지한다. 신체를 일으켜서 앉은 자세가 될 때까지 치료사가 보조하여 자세를 유지한다.

10

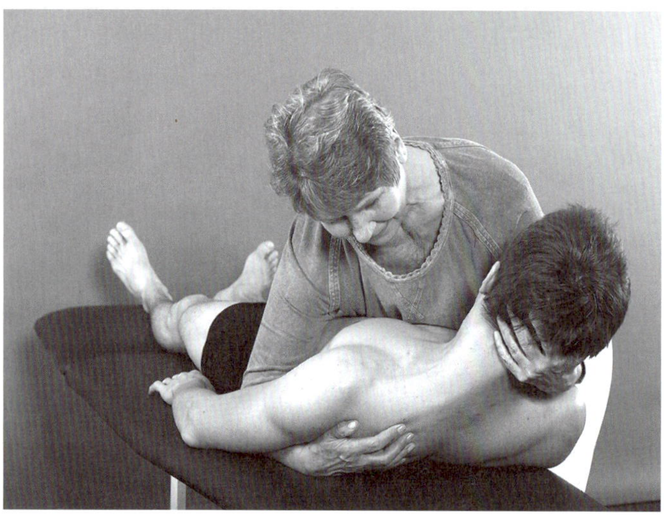

그림 10.51 Sachse에 의한 어깨올림근의 이완 치료. 손을 흉부의 밑에 넣고 어깨뼈 위각의 안쪽에 대고 치료 중인 어깨올림근의 긴장 경과를 촉진한다. [K325]

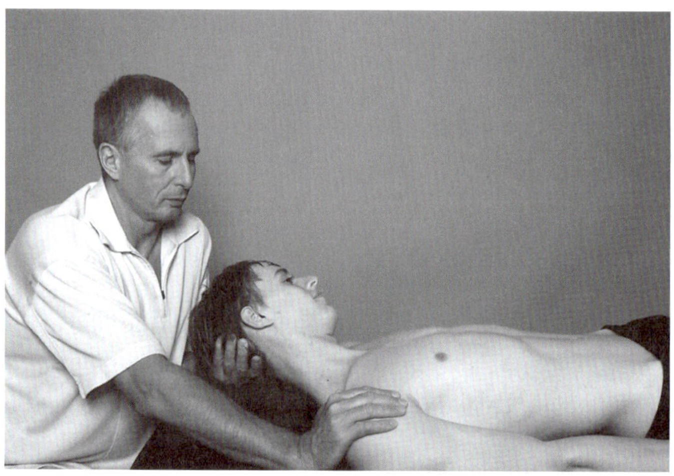

그림 10.52 어깨올림근의 이완 치료. 사진은 근육을 신장한 시작 자세. [K325]

움직이는 방법

머리를 굽힘, 옆굽힘, 반대쪽으로 회전 :
- 수축기 : "시선을 위로 향해서 숨을 들이쉰다."
- 이완기 : "시선을 이완하여 숨을 내쉰다."
- 이완이 느껴지면, 거듭 굽힘, 옆굽힘, 회전을 시킨다.

머리는 현 상황의 방어자세 :
- 수축기 : "목 · 목덜미를 통해 뒤통수를 어깨뼈 쪽으로 미끄러지게 하는 상상을 한다."

긴장을 5~7초 유지한다.
- "힘을 뺀다."
- 3~5회 반복하였으면 어깨뼈를 꼬리 쪽으로 유연하게 민다.

환자가 자기 자신이 머리를 유지하면, 현재의 중간위치로 설정된다.

실행적인 조언

급성의 목덜미 경직이 있는 환자에서 반듯이 누운 자세가 어려운 경우는 아래에 기재하는 앉은 자세에서 견인으로 경직을 감소시킨다.

10.7.5 견인기법

적응

근육경직이 심한 모든 증후군(강제자세를 동반하는 급성 기운목, 신경뿌리증후군 등)에서는 견인과 근육이완 기법을 사용한다. 환자의 방어 자세는 시작 자세로 간주한다. 통증유발점에서는 설명할 수 없는 통증이 견인으로 일어날 때는 구조병리학의 방향에서 추가의 진단을 검토한다.

앉은 자세의 견인

치료과정

▶ **그림 10.53** : 환자는 직립 앉은 자세가 되고 뒤쪽의 치료사에게 이완하여 기댄다. 치료사는 양손의 손목 · 엄지손가락을 뒤통수와 꼭지돌기의 아래쪽에 대고 머리를 지지한다. 네 손가락은 유연하게 머리의 옆면에 곁들이고 손허리뼈머리를 광대활(협골궁; zygomatic arch)의 아래쪽에 붙인다. 팔꿈치를 앞쪽에서부터 환자의 어깨에 붙여 지지물로 한다. 팔꿈치를 뒤 아래쪽으로 밀음으로써 손을 앞 위쪽으로 움직인다. 이것에 의해서 목뼈가 견인된다(▶ **그림 10.53a**). 견인한 후에는 반드시 머리를 천천히 시작 자세로 되돌린다.

방어 자세가 있을 때는 견인으로 경직이 경감하는지, 사전에 조사해두는 것이 좋다. 이때, 적절한 견인방향을 찾을 필요가 있다. 우선 방어 자세가 있는 방향으로 견인하고 앞굽힘, 옆굽힘, 회전을 각각 몇 초인가 가하여 환자에게 가장 부담이 없는 자세를 찾는다. 이 방향을 치료에 사용한다(▶ **그림 10.53b**).

신경뿌리 징후가 없을 때는 견인하기 전에 PIR로 준비할 수 있다. 환자는 약간의 긴장으로 "신축식 안테나(telescoping antenna) 처럼" 머리를 끌어들인다. 5~7초 유지한 다음에 긴장을 이완하면 견인이 균등해진다.

임상적인 조언

- PIR을 사용한 견인은 분절 C2/3에 효과가 있다. 이 분절은 목의 경직에 동반해서 기능장애를 일으키고 있는 경우가 많다.
- 등척성 수축에서 통증이 발생할 때는 수축이 지나치게 강하거나, 임상진단에서 신경뿌리 압박을 간과하고 있다.

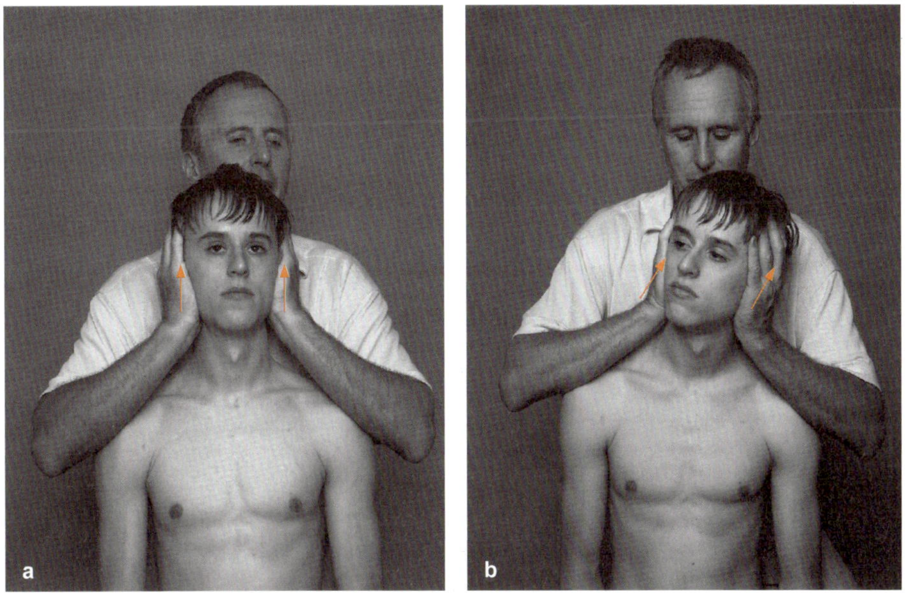

그림 10.53 앉은 자세에서 목뼈 견인치료.
a) 비특이적인 견인치료.
b) 방어 자세가 있을 때는 머리의 설정을 맞춘다. [K325]

실행적인 조언

- 소아에게 급성 "목의 경직"이나 "기운목"이 있을 때는 이 기법을 첫째로 선택한다. 다만, 이 경우도 근방호나 통증이 유발되지 않는다는 것이 전제조건이 된다.
- 통증이나 근방호를 발생시키므로 강제 자세는 절대로 직립시켜서는 안 된다.

압박요소로 이완시키는 반듯이 누운 자세의 견인

치료과정

▶ 그림 10.54 : 환자는 치료대의 상단에 머리를 놓고 이완하여 반듯이 누운 자세가 된다. 치료사는 머리 쪽에 앉아 복장뼈로 환자의 머리를 지지한다. 한쪽 손을 머리 밑에 넣고 엄지손가락과 집게손가락을 뒤통수 꼬리 쪽의 우묵한 곳에 바짝 댄다. 이 손으로 견인한다. 다른 쪽 손은 앞쪽에서부터 아래턱에 놓고 머리를(O/C1을 앞굽힘을 하면서) 견인하는 쪽 손 안에 안정시킨다. 이쪽에서는 견인은 하지 않고 손바닥을 얼굴 옆면에 바짝 댄다. **결코 목뼈를 전만시키지 말 것!** 강제 자세는 일어나도 상관없다. 치료사가 몸통을 굽혀서 체중을 뒤쪽으로 가하면 뒤통수에 견인력이 생긴다. 근육을 이완시키는 머리마루의 압박은 바꾸지 않고 유지한다(▶ 그림 10.54). 긴장을 높인 채로 견인을 몇 초인가 유지한 다음에 매우 천천히 균등하게 이완시켜간다.

실행적인 조언

이 기법에서도 현 상황의 강제 자세를 "교정"해서는 안 된다. 교정하면, 반사성 근방호가 강화되어 분절의 견인효과가 억제될 우려가 있다.

앉은 자세에서 깊은 층 목덜미 폄근 이완을 사용한 견인

적응

머리 · 목 증후군(cervicocranial syndrome)의 도수의학/도수치료적 치료의 마지막에 시행한다. 또는 자가 운동의 도입으로서 사용한다.

치료과정

▶ 그림 10.55 : 환자는 이완하여 앉은 자세가 되고 치료사는 뒤쪽에서부터 지지한다. 양손의 엄지두덩을 아래쪽에서부터 뒤통수에 바짝 댄다. 네 손가락을 얼굴 옆면에 대고 가운데손가락은 광대활에 댄다. 이 손으로 아래턱을 가까이 끌어당기고 머리를 치료사에 바짝 댄 채로 앞으로 기울게 한다.

환자에게 지시를 내려 멀리 본 다음에 시선을 올리고 천천히 길게 숨을 들이쉬게 한다(▶ 그림 10.55a). 치료사는 머리의 추종운동을 방지한다. 다음으로 시선을 바닥으로 향해서 숨을 내쉰다(▶ 그림 10.55b). 이완이 얻어지면 안구운동에 맞춰서 머리를 능동적으로 앞경사를 시킨다. 치료사는 환자의 움직임에 맞춰서 약간 뒤쪽으로 체중을 이동하고 머리를 바짝 댄 채로 지지하여 유도한다.

움직이는 방법

- 수축기 : "아래턱을 당겨서 멀리 본 다음에 시선을 올리고 숨을 들이쉰다."
- 이완기 : "아래를 보고 숨을 내쉰다." 아래턱은 그대로 당겨둔다."

10

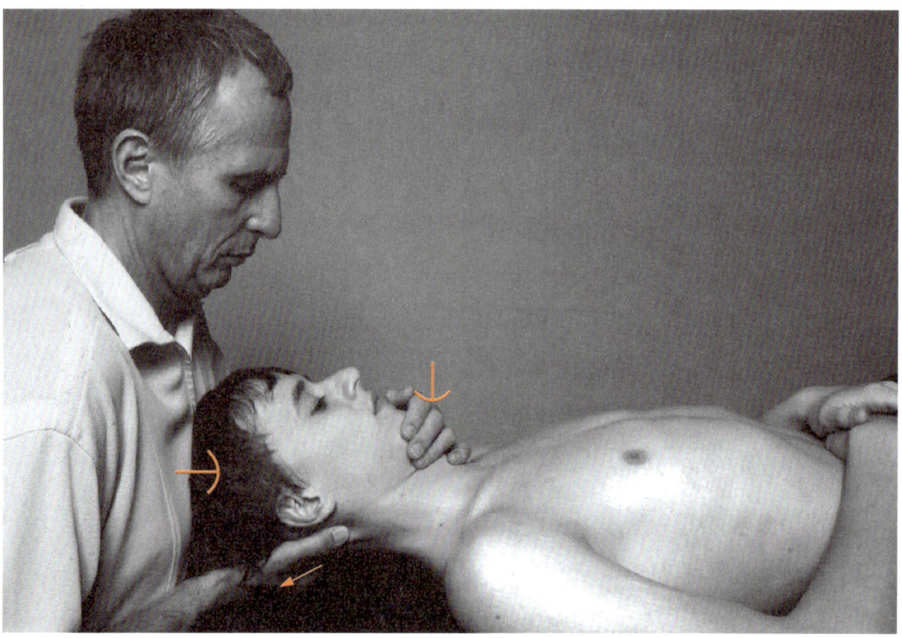

그림 10.54 반듯이 누운 자세에서 목뼈 전체의 견인치료. 한쪽 손을 뒤통수에 대서 견인하고 다른 쪽 손으로 아래턱을 앞쪽에서부터 지지한다. 이 손은 견인하지 않는다. 치료사의 복장뼈로 머리마루를 유연하게 압박한다. [K325]

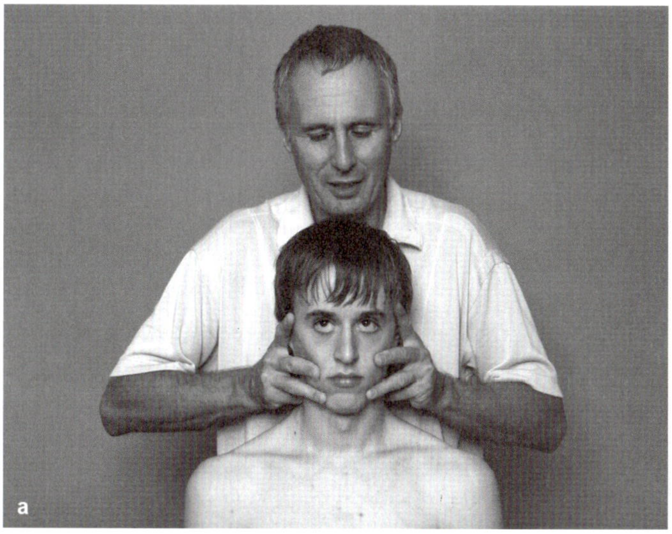

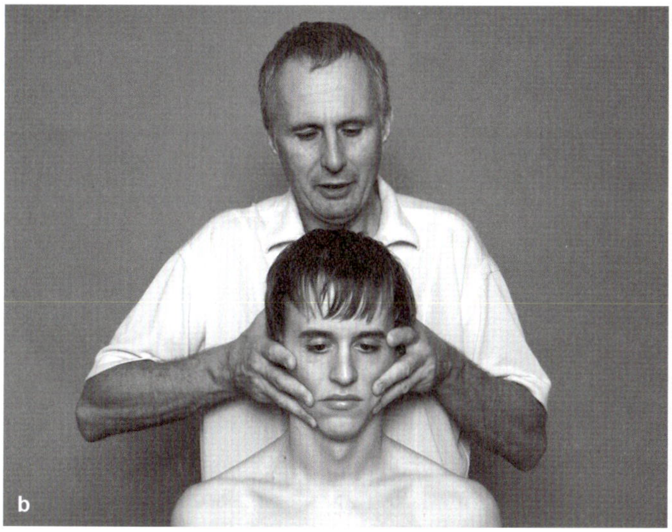

그림 10.55 앉은 자세에서 깊은 층 뒤통수 밑의 목덜미 폄근을 이완한다.

a) 수축기에는 시선을 위로 향하고 천천히 숨을 들이쉰다.

b) 이완기에는 아래턱을 당긴 채로(앞경사) 시선을 아래로 향하게 하면서 숨을 내쉰다.[K325]

실행적인 조언

머리의 앞경사를 유지하지 못하고 앞굽힘까지 기울이면 운동이 하부목뼈로 옮겨가 뒤통수밑근군에 전달되지 않는다. 이 경우, 날숨 중에 치료사가 지나치게 후퇴하여 있거나, 환자 위에 덮여 있다.

10.7.6 호흡을 이용한 옆굽힘 기법에 의한 이완과 가동화

머리–목덜미–어깨 영역의 통증이 심하면 환자가 누운 자세가 될 수 없는 경우가 많다.

이때는 앉은 자세의 치료를 선택한다. 통증에 의한 억제가 있을 때도 분절의 옆굽힘 검사는 가능하다. 들숨 · 날숨 때 분절 긴장의 전환을 파악하고 있으면, 부담이 없는 치료를 시행할 수 있다. 치료시기 흰지를 충분히 지지하고 있으면, 자세성 긴장에 지나치게 저해되는 일 없이 가동화 힘으로서 중력을 이용할 수 있다.

호흡할 때 분절의 긴장 거동은 깊은 층 짧은 근육과 얕은 층 긴 근육에서 일치하지 않는다. 얕은 층의 긴 근육에서는 들숨 때 긴장이 높아지고 날숨 때 약화된다. Gaymans는 고정된 분절과 이완된 분절이 번갈아 배열하는 현상에 대해서 들숨 때 긴장이 항진하는 것이 있는가 하면 날숨 때 항진하는 것도 있다고 설명하고 있다. 그 중에서도 C5/6에서는 대개 날숨 때 긴장항진이 심하게 관찰된다.

실행적인 조언

- 분절에서부터 분절로 호흡 시 거동이 전환되는 것은 절대적인 전제조건은 아니다. 사람에 따라서 긴장 패턴은 다르고 불규칙하게 전환된다. 이것을 검사에서 확인할 필요가 있다.
- 분절 본유의 긴장 거동을 얕은 층 긴 근육과 구별하려면, 앉은 자세에서 현상을 조사하면 된다. 분절의 긴장이 항진하여 있을 때는 설정한 분절의 상위의 목뼈가 머리와 함께 조금 직립하고 긴장이 저하할 때는 상위의 목뼈가 가라앉는다.
- 다분절에서 장애 패턴이 관찰될 때는 "out · in 거동"이 연속하여 있는 경우가 많다.

앉은 자세에서 옆굽힘에서 분절 긴장의 촉진

환자는 직립 앉은 자세가 되고 발바닥을 지면에 붙인다. 치료사는 후방에 서서 환자의 몸통과 머리를 지지한다. 오른쪽 옆굽힘의 경우는 오른쪽 집게손가락을 환자의 하부 척추의 척추뼈고리에 오른쪽 등 · 가쪽에서부터 곁들인다. 머리관절의 설정에는 평탄하게 한 왼손으로 머리의 왼쪽 옆쪽을 뒤통수에서부터 이마까지 감싼다. 왼손으로 머리를 오른쪽으로 밀어 병진운동을 시킨다. 이 임펄스로 목뼈에 댄 촉진하는 손의 위쪽에서 머리가 오른쪽 옆굽힘을 한다. 이 자세에서 환자에게 천천히 길게 조용히 비노력성 호흡을 하게 한다. 호흡을 할 때마다 분절의 근육군에서 긴장 · 이완이 전환되는 것이 오른쪽 집게손가락에 느껴진다 (▶ 4.4.3항).

분절 하나씩에 옆굽힘을 설정해간다. 오른쪽 집게손가락과

10

손을 척추 하나만큼, 꼬리 쪽으로 이동한다. 왼손도 마찬가지로 이동한다. 손목과 엄지두덩을 그것보다 위쪽의 분절에서 가쪽 등쪽에서부터 척추뼈고리에 대고 머리와 함께 유연하게 오른쪽으로 민다. 분절이 가라앉아 오른쪽 옆굽힘을 한다.

평가

기능장애가 있는 분절 쪽이 대개 긴장 거동을 분명히 촉진할 수 있다. 장애가 있는 분절에서 어떻게 긴장이 전환되는가를 기록하여 치료에 이용한다.

앉은 자세에서 목뼈 "in · out" 분절 (들숨에서 긴장)의 옆굽힘 가동화

치료과정

▶ **그림 10.56** : 환자는 직립 앉은 자세가 되고 치료사는 뒤쪽에 서서 환자의 몸통과 머리를 지지한다. 오른쪽 옆굽힘에 장애가 있을 때는 오른쪽 집게손가락 끝으로 환자의 하부 척추의 척추뼈고리를 오른쪽 등 · 가쪽에서부터 지지한다. 왼손으로 목뼈를 오른쪽으로 밀고, 촉진하는 손의 위쪽에서 병진운동을 시킨다. 분절의 목뼈가 가라앉아 옆굽힘을 한다. 손가락 끝의 움직임은 오른쪽으로 가라앉는 머리에 맞춘다. 이 자세에서 시행한 촉진에서 들숨 때 분절의 긴장이 항진하는 것이 판명되어 있다 (위에 서술한 것을 참조).

환자에게 지시를 내려, 멀리 본 다음에 시선을 올려서 천천히 길게 숨을 들이쉬게 한다(▶ **그림 10.56**). 그 후, 시선을 크게 호를 그려서 아래쪽으로 향하게 하고 조용히 숨을 내쉰다. 이완이 얻어지면 촉진하는 손의 위쪽에서 목뼈가 가라앉는다. 중력으로 옆굽힘이 새로이 설정되어 가동화한다.

10

> **움직이는 방법**
> 목뼈의 in · out 분절
> - 수축기 : "멀리 본 다음에 시선을 올리고 숨을 들이쉰다."
> - 이완기 : "크게 호를 그려서 시선을 내리고 숨을 내쉰다."
> - 분절이 가라앉자 옆굽힘을 한다.

목뼈 · 등뼈 이행부의 분절은 기본적으로 "in · out" 분절의 거동을 한다. 이 영역에서는 뒤굽힘의 가동범위 제한이 일어나는 일이 많기 때문에 날숨 때 시선을 아래로 향하지 않는다(이것은 굽힘 방향의 가동화로 작용한다). 환자의 하부 척추에는 오른손의 엄지손가락을 가쪽 · 등쪽에서부터 가시돌기에 댄다.

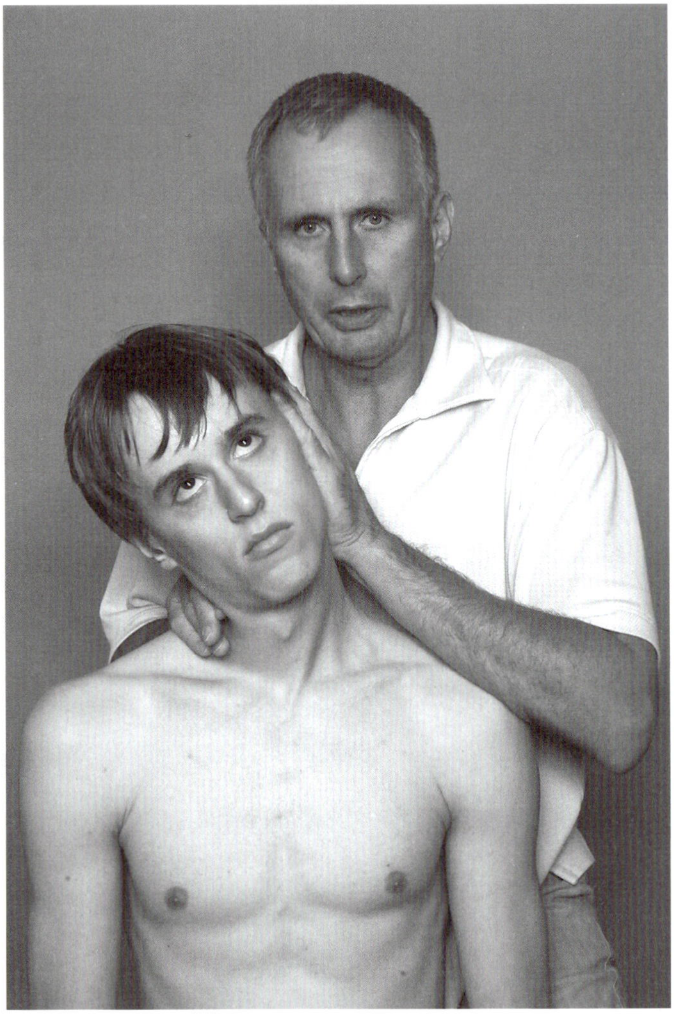

그림 10.56 분절의 호흡 거동(in · out 분절)을 이용한 옆굽힘 가동화. 수축기에는 숨을 들이쉬고 시선을 위로 향하게 한다.

> **움직이는 방법**
> 목뼈 · 등뼈 이행부의 in · out 분절
> - 수축기 : "멀리 본 다음에 시선을 올려 숨을 들이쉰다."
> - 이완기 : "시선을 위로 향한 채로 숨을 들이쉰다."
> - 분절이 가라앉아 옆굽힘 · 폄을 한다.

앉은 자세에서 목뼈의 "out · in" 분절(날숨에서 긴장)의 옆굽힘 가동화

치료과정

시작 자세와 분절의 설정은 "in · out" 분절의 치료와 마찬가지이다. 긴장 촉진으로 분절에 장애가 있고 날숨 때 긴장이 항진하는 것이 판명되어 있다(위에 서술한 것을 참조). 검사로부터 바로 치료로 연결할 수 있다.

마찬가지 자세에서부터 치료를 시작한다. 안구운동의 지시는 **내리지 않는다.** 조용히 숨을 들이쉰 후는 "촛불을 흔들리게 하는"

것처럼 천천히 길게 숨을 내쉬게 한다. 다음은 "매우 보통으로" 숨을 들이쉰다. 천천히 숨을 내쉰 것 때문에 다음의 들숨이 저절로 깊어지지만, 분절의 이완이 방해되는 일은 없다. 이완이 얻어지면, 머리가 설정 쪽(오른쪽)으로 가라앉아, 옆굽힘의 가동화를 촉진한다(facilitation).

움직이는 방법

out · in 분절

- 수축기 : "길게 숨을 내쉬고 – 숨을 내쉬고 – 그대로 숨을 내쉰다."(반복해서 강조한다)
- 이완기 : "숨을 들이마신다." (강조하지 않고 지시를 내리면 분절이 가라앉아 옆굽힘의 가동화가 촉진된다[facilitation])

10.7.7 척추사이원반 헤르니아가 판명되어 있는 경우의 처치

▶ 10.7항에 서술한 도수의학적 검사 · 치료 기법은 모두 신경뿌리증후군의 급성 통증기에서도 치료 프로그램에 편입할 수 있다.

임상적인 조언

- 임상검사에서 이미 진단이 확정되어 있고, 보존치료를 선택할 때는 모든 치료는 통증 완화와 헤르니아 영역의 부하 경감을 목표로 한다.
- 근육이완 기법에 의해서 질환구조의 부하를 경감하고 운동연쇄를 조화시키는 것은 일련의 치료 프로그램의 토대이다.

열거한 기법은 매우 약간의 자극으로 근육긴장을 자기조정하고 호흡과 안구운동에서 자동화한 긴장 · 이완 리듬에 작용하는 것이다. 이 방법으로 이완이 얻어진 경우에만 관절에서도 새로운 가동범위를 설정한다. 또는 중력의 작용으로 저절로 설정된다.

이러한 기법에는 이밖에도 이점이 있다. 신체에 무리가 없다는 것이 확실하기 때문에 적절히 시행하면 소실되어야 할 **통증이 나타날** 때는 치료사에 대한 **경고**가 된다. 이때는 진단을 재검토하고 경우에 따라서는 **진단기법을 변경하거나 추가할** 필요가 있다.

치료과정에서는 선택한 치료의 직접적인 대상이 아닌 소견도 개선하는 일이 있다. 예를 들어, 활동성 통증유발점이 잠재성으로 바뀐다. 이 경우는, 근육과 관절의 기법이 조합되어 추가의 이완이 얻어진다. 다만, 통증이 있어 기법을 정확히 시행할 수 없을 때는 통증유발점을 목표로 하는 치료를 적응할 필요가 있다.

반대로 척추 관절의 가동화가 성공해도 근육경직이 남는 일이 있다. 이때는 그에 상응한 기법으로 치료한다.

- 경직된 각 근육의 치료(▶ 10.7.4항).
- 통증이 있는 장애영역을 일상의 움직임에 재통합한다 (▶ 10.8.7항).
- 각 구조의 치료 후 즉각, 그리고 진찰의 마지막에 다시 이완과 가동화의 성과를 복합운동이나 자세에 도입하여 확인하면 좋다.
- 진찰시간 내에 얼마만큼 치료가 진행되는가는 치료사의 경험이나 기량만이 아니라, 급성 구조질환의 중증정도에도 크게 좌우된다. 급성 통증증상에서 처치는 보상부전성 가역성 기능장애가 원인일지라도 거의 변화하지 않는다. 그러나 반사성 통증현상은 비교적 빨리 소실한다. 이러한 질병증세로 치료에 시간이 걸리는 것은 효과적인 운동 패턴의 재통합이 어렵기 때문이다.
- 질환구조에 의한 국소의 침해자극에 반사적으로 반응하거나, 통증으로 변화한 운동 패턴에 보상으로 반응하는 형태로 기능장애가 재발하는 일이 있다. 장기간의 경과에서는 이미 아는 척추사이원반 헤르니아의 가까이에 있는 핵심 영역의 관절기능 장애를 치료하기 위해, 도수조작(manipulation)을 사용하는 것도 검토할 수 있다. 이것에는 반사성통증성질환 징후가 약간일 것, 환자에게 충분한 설명을 하는 것, 정확한 임상진단을 내리는 것이 조건이다 (▶ 10.2항).
- 급성 "목덜미 경직"이나 급성 "근육성 기운목"에는 반사성통증성질환징후가 강력하게 나타난다. 최초의 3일은 안정을 지시하고 약제에 의한 통증치료를 시행한다. 친절한 문진과 임상검사로 도수치료에 의한 통증 · 긴장 완화 기법에 금기사항이 없다고 판명되면(▶ 5.5항), 위에서 서술한 방법으로 치료한다. 기본적으로는 몇 회인가의 진료에서 통증이 없고 기능에 문제가 없는 상태가 된다.

임 상 사 례

목뼈 척추사이원반 헤르니아의 보존치료에서 도수치료적 치료 알고리듬 (예)

- 보존치료의 결정은 진단 · 치료를 담당하는 여러 의사가 모든 소견을 평가하고, 환자에게 충분한 설명을 하여 그 의사를 따른 다음에 내린다.
- 과정의 관리는 치료하는 의사가 담당한다(대개 신경과사, 신경외과사, 정형외과사/외상외과사, 반사성통증성질환징후의 전문의, 또는 도수의학의 연수를 받은 가정의). 재진의 간격을 짧게 한다.

1. 치료의 제1 목적은 통증 완화이다 → 의사에 의한 도수의학적 시험치료	아래의 것을 조합한다. • 약제요법(수액, 주사, 경구투약) • 통증이 적은/없는 위치결정 • 통증에 의한 보상 패턴의 자동화를 피하기 위해, 직립자세에서 너무 움직이지 않는다. • 통증에 효과가 있는 물리치료나 도수치료
2. 척추사이원반 헤르니아가 있는 영역의 부하를 감소시킨다.	아래의 가동범위를 최적으로 하여 C5/6 등의 헤르니아 영역의 부하를 감소시킨다. • 머리뼈 · 목뼈 이행부 주변 • 목뼈 · 등뼈 이행부 주변 • 특히 고리뼈의 회전기능
3. 특히 적합한 가동화법	근육이완을 이용한 촉진(facilitation)기법 • 호흡 · 시선 기법을 우선한다. • 자세잡기(positioning) 기법

4. 가동화기법의 전제조건 → 시험치료 후에 의사가 효과를 체크한다.	가동화하는 분절이나 영역이 통증 없이 설정할 수 있을 것.
5. 특수 사례 : 통증유발점 치료 통증치료로서 이완 (1.을 참조)	아래의 경우는 통증유발점 치료가 필요하다. • 근육을 촉진하는(facilitation) 도수치료가 활동성 통증유발점에 의한 통증으로 시행할 수 없는 경우 • 근육을 촉진하는(facilitation) 도수치료로 활동성 통증유발점이 잠재성으로 변화하지 않는 경우
6. 일상동작 패턴을 활성화한다.	• 통증이 별로 없는 상태에서 가능하다면, 진찰 때마다 시행한다. • 보상 패턴을 인지하고 자기 자신이 교정할 수 있도록 감지능력을 단련한다.

- 도수의학적 진찰 중에 얼마만큼 치료를 진행할 수 있는가는 구조질환의 중증정도에 좌우된다.
- 척추사이원반 헤르니아가 있는 분절에서부터의 국소적 침해자극에 반사적으로 반응한 형태로 기능장애가 재발하는 경우가 있다.
- 이상으로부터 이 치료 프로그램에서는 물리치료사가 함께 치료하고 재활과정을 의사가 관리한다. 재진은 적어도 4주일 이내에 시행한다.

10.8 반복성 기능장애가 있는 경우의 치료기법

Behandlungstechniken bei rezidivierenden Funktionsstörungen

많은 작업장에서는 개인용 컴퓨터 앞에 앉아서 화면을 쳐다보는 행위를 떼어놓을 수 없다. 따라서 목뼈는 특히 부하를 받는다. 기능장애의 재발에서 가장 많은 원인은 작업이나 일상생활에서 근골격계의 불량한 부하이다. 재발은 안정근육을 충분히 단련시켜도 일어난다. 효과적인 자가 운동을 지도하여 보조하는 것이 중요하다. 자가 운동은 치료기법을 자택에서 시행하도록 한 것이다. 교정 상동성(corrective stereotype)을 훈련시키고 일상적인 운동조건 하에서 중력상태를 유지하기 위한 간단한 운동을 항상 포함해야 한다.

기억에 남도록 자가 운동에는 "해먹" "파라솔" 등 상상하기 쉬운 이름을 붙인다. 장애의 강도나 재발 경향에 따라서 운동의 빈도를 바꾼다(매일 또는 주에 1~2회 등).

10.8.1 깊은 층 목덜미 폄근의 이완을 이용한 O/C1 앞굽힘의 자가 운동

운동과정

▶ **그림 10.57** : "목뼈의 해먹(hammock)" : 환자는 반듯이 누운 자세가 된다. 뒤통수 밑에 쿠션을 넣고 머리를 앞으로 기울이게 한다. "아래턱을 붕대로 맨다는" 이미지이다. 뒤통수에서부터 팔이음뼈 사이에서 목뼈를 "해먹"처럼 늘어뜨린다.

시선을 위로 향하고 천천히 길게 숨을 들이쉰다. 이어서 시선을 "보이지 않는 아래턱"으로 향하고 힘주지 않고 소리를 내지 않고 숨을 내쉰다(▶ **그림 10.57**). 아래턱에서부터 머리가 끌려 근육이 이완해가고 다시 앞쪽으로 기운다. 숨을 내쉰 후, 조금 간격을 둔 다음에 다음의 들숨을 시작하면 좋다. 3~5회 호흡을 반복하면 충분하다.

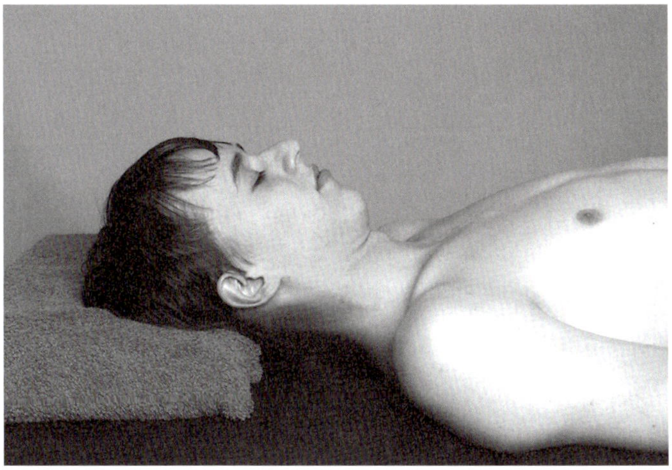

그림 10.57 반듯이 누운 자세에서 깊은 층 뒤통수 밑의 목덜미 폄근을 이완시키는 자가 운동. 이완기는 아래를 보고 숨을 내쉰다. [K325]

위목덜미부위의 긴장 · 이완을 환자가 충분히 느껴지게 되면 이 운동을 앉은 자세에서 시행할 수도 있다. 등과 뒤통수를 벽 등에 붙이고 운동하는 동안 쭉 떼지 않는다. 아래를 보고 숨을 내쉴 때는 뒤통수가 벽을 올라가는 감각을 얻는다. 앉은 자세의 운동이라면, 작업의 휴식 중에 어떠한 부위에서도 실시할 수 있다.

10.8.2 앉은 자세에서 옆굽힘의 자가 운동

운동과정

▶ **그림 10.58** : "잠깐 쉬는" 포즈 : 환자는 직립 앉은 자세가 된다. 몸통은 벽 등에 대도 좋다. 오른쪽 옆굽힘에 장애가 있을 때는, 왼손의 집게손가락과 가운데손가락을 환자의 하부 척추 가시돌기의 오른쪽에 대고 지지한다. 이 손가락의 위쪽에서 머리와 목뼈를 오른쪽으로 기울인다(▶ **그림 10.58a**). 이것은 일상에서 이완하려고 하여 무의시적으로 취하는 자세와 같다.

조용히 호흡을 반복한다. 이때, 호흡 시 분절의 긴장 · 이완의 전환은 묻지 않는다. 만일, 들숨 때 긴장이 높아지는 것이 손가락에 느껴진다면 시선을 이마로 향하고 (▶ **그림 10.58b**), 날숨 때는 시선을 내린다. 정확히 이완되어 있으면 3~5회
호흡을 반복하는 동안에 호흡단계에 따라서 머리가 더욱 오른쪽으로 가라앉는다.

실행적인 조언

- 환자가 정확히 분절에 접촉할 수 없어도 옆굽힘으로 설정한 채로 호흡을 반복함으로써 분절이 이완한다.
- 또 다른 시작 자세 : 환자의 하부 척추의 옆굽힘 쪽에서 척추뼈고리의 등 · 가쪽을 손의 자쪽 끝으로 지지하고 네 손가락은 그것보다 아래쪽 가시돌기에 댄다. 팔은 힘을 빼고 거기서부터 늘어뜨린다. 손의 자쪽 끝에 머리를 기대게 하고 조용히 호흡한다.

10

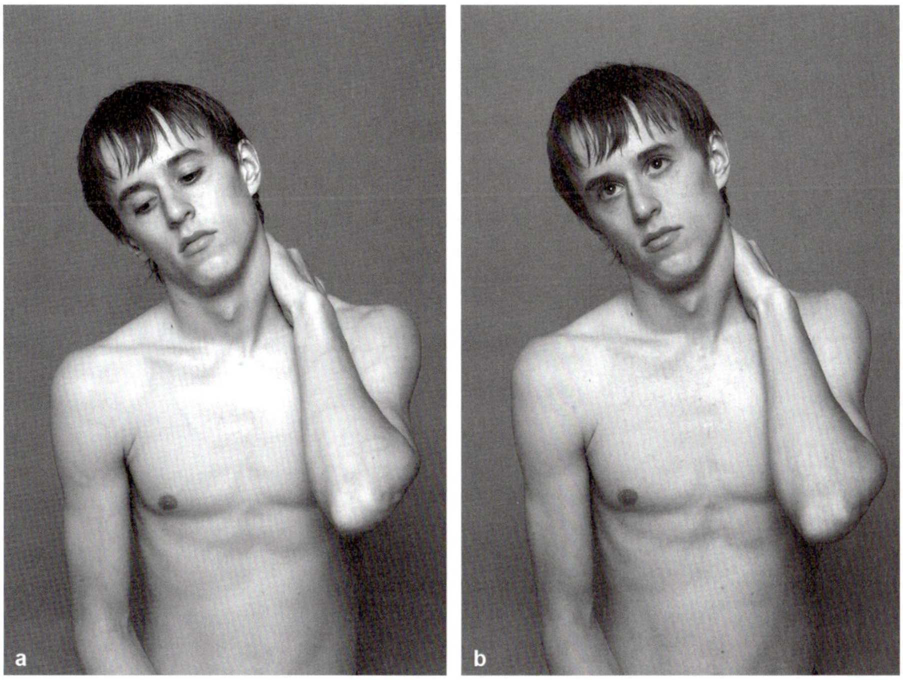

그림 10.58 앉은 자세에서 목뼈의 옆굽힘을 하는 자가 운동.
a) 왼손의 집게손가락과 가운데손가락으로 환자의 하부 척추의 가시돌기를 감싸고, 오른쪽에서부터 지지하여 머리를 손가락에 유연하게 기대게 한다.
b) 들숨 때 분절의 긴장이 느껴질 때는 위쪽으로 안구운동을 조합시킬 수 있다. [K325]

10.8.3 반듯이 누운 자세에서 목뼈 · 등뼈 이행부 등쪽 이동의 자가 운동

운동과정

▶ **그림 10.59** : 환자는 바닥의 매트리스 등 딱딱한 것의 위에 이완하여 반듯이 누운 자세가 된다. 딱딱하고 얇은 쿠션을 깔아두고 그 상단에 환자의 하부 척추의 가시돌기를 올려놓는다. 뒤통수 밑에는 약간 두꺼운 쿠션을 넣는다.

이 시작 자세에서부터 "붕대로 맨다는" 이미지로 아래턱을 당긴다. 목뼈가 바닥을 향해서 가라앉는다. 이것에 의해서 목뼈 · 등뼈 이행부가 직립하고 분절이 등쪽 이동을 한다. 환자는 아래턱을 유연하게 당기고 율동적으로 반복하는 것을 연습한다.

이 운동은 등뼈 후만이 심한 환자에게는 적합하지 않다.

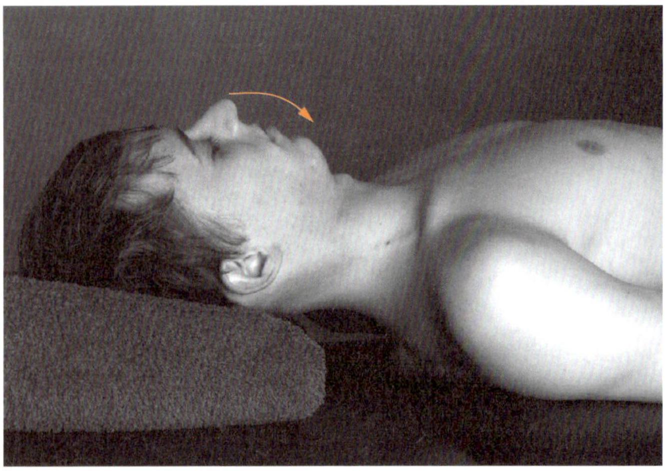

그림 10.59 목뼈 · 등뼈 이행부에서 폄 장애가 재발할 때 반듯이 누운 자세에서 시행하는 자가 운동: 얇은 쿠션의 상단에서 환자의 하부 척추의 가시돌기를 지지한다. 이것보다도 두꺼운 쿠션을 머리 밑에 넣는다. 아래턱에서부터 유도하여 율동적으로 머리를 바닥을 향하게 한다. [K325]

10

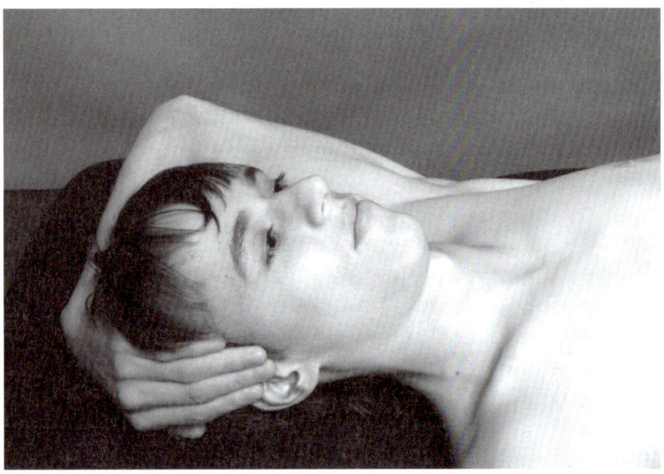

그림 10.60 중간목갈비근을 이완하는 자가 운동. 머리의 옆쪽에 댄 손가락으로 저항을 가한다. [K325]

10.8.4 제1갈비뼈의 근육수축 가동화의 자가 운동

(사진과 상세한 것은 ▶ 9.8.4항) 환자는 한쪽 손을 머리와 상부목뼈의 옆쪽에 댄다. 이 손으로 머리와 목뼈를 안정시킨다(고정점). 목갈비근군을 율동적으로 수축 · 이완시킴으로써(머리를 지지하는 손에 밀어붙인다) 상부갈비뼈를 가동화한다(가동점). 다른 쪽 손으로 골반을 지지하여 몸통을 안정시키면 하기가 좋다. 이 기법은 대개 양쪽에서 시행한다(대항근 억제의 활용).

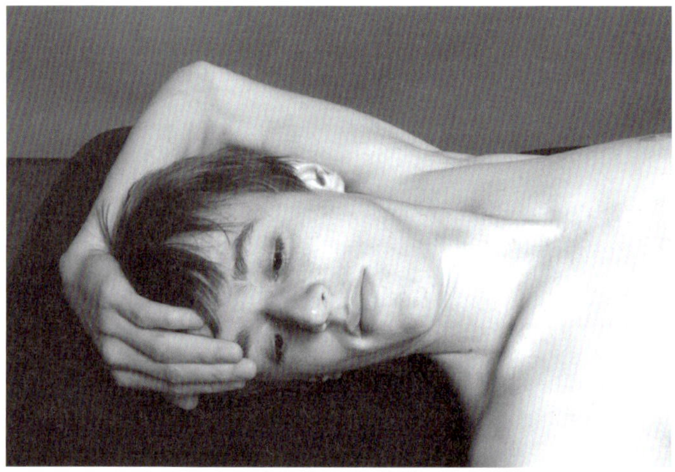

그림 10.61 시작 자세에서 신장시킨 앞목갈비근을 이완하는 자가 운동. 이마에 댄 손가락으로 저항을 가한다(이때 뒤쪽의 근육이 접근하여 함께 치료된다). [K325]

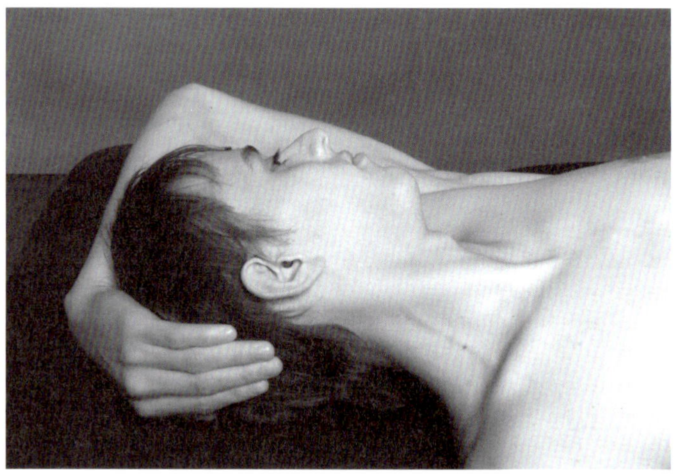

그림 10.62 시작 자세에서 신장시킨 뒤목갈비근을 이완하는 자가 운동. 뒤통수에 댄 손가락으로 저항을 가한다(이때 앞쪽의 근육이 접근하여 함께 치료된다). [K325]

10.8.5 근육이 신장한 시작 자세에서 목갈비근 이완의 자가 운동

▶ **그림 10.60**, ▶ **그림 10.61**, ▶ **그림 10.62** "파라솔" : 환자는 반듯이 누운 자세가 된다. 오른쪽 목갈비근을 이완하려면 오른쪽 팔꿈치를 바닥에 붙이고 꼬리 쪽으로 향해서 뻗어둠으로써 팔이음뼈를 고정한다. 왼손을 머리 위로 돌린다. 손가락 끝을 머리의 오른쪽에 점진적으로 댄다. 이 손바닥과 네 손가락은 "파라솔"의 모양을 이룬다. 머리를 손가락 끝으로 향해서 옆 방향으로 움직이는 것을 상상하면 긴장이 발생하여 5~7초간 유지된다. 그 후의 이완기는 약 2배의 시간을 잡으면 된다. 이것을 3회 반복한다. 끝나면 머리를 신중하게 왼쪽으로 당겨서 움직일 수 있다.
반대쪽의 치료에는 좌 · 우의 손을 교대한다. 통증이 심한 경직이 있어 방어 자세가 일어날 때는 머리의 시작 자세를 오른쪽 옆굽힘으로 이완시켜둔다.

앞목갈비근 쪽이 긴장하여 있는 경우는 손을 약간 떼어 머리를 오른쪽으로 돌리고, 왼쪽 얼굴을 "파라솔에서부터 밖으로 낸다". 손가락 끝을 이번에는 이마의 오른쪽 옆에 붙인다. 마찬가지로 수축과 긴장을 반복한다.

뒤목갈비근에서는 머리를 왼쪽으로 돌리고 오른쪽 얼굴을 "파라솔에서부터 밖으로 낸다".

10.8.6 목빗근 이완의 자가 운동

▶ **그림 10.63** "독수리 자세에서부터 겸손한 자세로" : 환자는 반듯이 누운 자세가 된다. 머리는 쿠션에서부터 밖으로 내어둔다. 목빗근을 수축시키려면 아래턱을 돌출시켜 머리와 목을 바닥에서부터 떼는 것을 상상한다(독수리 자세). 실제로는 들어 올리지 않는다(▶ **그림 10.63a**). 5-7초간 긴장을 유지한 다음에 머리와 목을 바닥에 가라앉힌다. 이것을 3회 반복한다. 경직이 심하면 O/C1이 뒤로 굽혀진 채로가 된다. 충분히 이완되었으면 아래턱이 앞쪽으로 가라앉아 "겸손한 자세"가 되고 O/C1이 앞으로 굽는다(▶ **그림 10.63b**).

10.8.7 기능개선을 일상의 움직임에 통합하기 위한 운동

어느 쪽 운동에서도 처음에 발을 바닥에 밀어붙여 몸통의 긴장을 적절하게 해 두면 좋다(▶ 7.10.5항)

Sachse법

호흡운동을 적절하게 하면서 팔이음뼈와 몸통을 안정시키는 협응을 습득한다.

환자는 앉은 자세나 무릎을 세운 반듯이 누운 자세가 되고 발을 바닥에 붙여둔다. 양팔을 굽혀서 힘을 빼고 손가락을 상부갈비뼈나 빗장뼈 가쪽에 붙인다. 팔꿈치는 바닥에 붙이고 매우 약간 꼬리 쪽으로 밀어낸다(상상을 한다). 처음에는 치료사가 환자

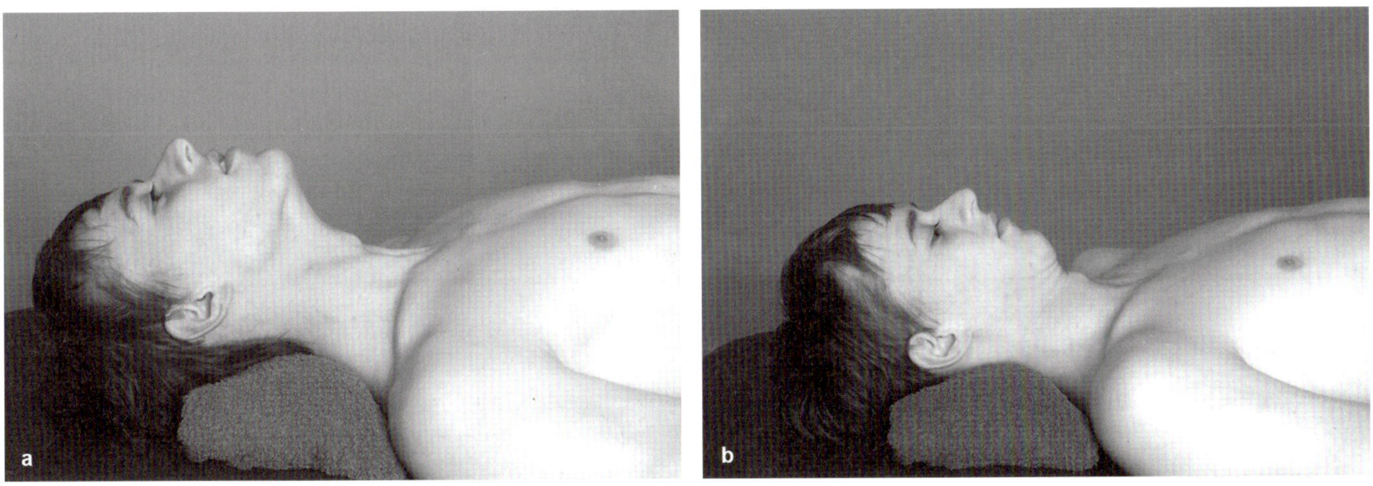

그림 10.63 목빗근을 이완하는 자가 운동.
a) 머리를 뒤굽힘 위치로 하여 근육을 접근시킨다.
b) 이완이 얻어지면, 긴장이 느껴질 때까지 천천히 아래턱을 목으로 가라앉힌다. [K325]

의 팔꿈치에 가볍게 접촉하여 방향을 촉구한다. 자기 자신이 시행할 때 틀림없이 재현할 수 있도록, 환자는 최소의 수축을 습득한다. 또한 꼬리 쪽으로 움직임을 상상함으로써 하부의 어깨뼈 고정근이 수축하여 저절로 상부의 어깨뼈 고정근이 이완하여
완전 호흡이 촉진(faciliation)되는 것을 감지할 수 있도록 한다.

능동운동

목표로 하는 자가 운동 후에는 머리를 직립시키면서 목뼈를 옆굽힘 · 회전을 하는 능동운동이나, 목뼈를 완전히 굽히는 능동운동을 시행하면 좋다. 운동은 조용히 흐르는 것처럼 진행하고 옆굽힘이나 회전으로 통증이 없는 최종 자세까지 가져간다. 최종 운동에서 3초 정도 유지한 다음에 반대방향으로 움직인다. 항상 좌 · 우 각각을 순차적으로 가동범위까지 가져간다.

O/C1의 앞굽힘을 훈련하려면 직립시킨 목뼈를 회전할 할 때 약 15°의 부분까지 아래턱을 붕대로 맨다는 것처럼 당기고 거기서부터 운동을 계속한다.

제 IV 부

머리턱계-근골격계와 기능 연관성

Das kraniomandibuläre System – Funktionszusammenhänge mit dem Bewegungssystem

턱관절과 목뼈의 근육군은 기능이 광범위하게 관계하고 있기 때문에 기능병리학에 대해서도 당연히 중복되는 것을 볼 수 있다. 목덜미 폄근군은 깊은 층 목의 굽힘근(긴목근, 긴머리근)이나 목뿔근군(목뿔위근육군과 목뿔아래근육군)과 짝을 이루어 작용한다. 씹기근육(저작근)의 대항근으로서 목뿔근은 아래턱의 내림에 관계한다. 목뿔근이 목의 굽힘근으로서(경직된) 목덜미 폄근과 균형을 잡아야 하는 경우, 그것을 보완하기 위해 씹기근육이 고정 긴장한다.

턱관절이나 교합기능의 장애는 머리관절 영역에도 전체의 근골격계에도 영향을 준다.

제 11 장

11 턱관절과 관련 근육군의 검사와 치료

Untersuchung und Behandlung des Kiefergelenks und seiner Muskeln

11.1 기능해부학에 대한 머리말

Vorbemerkungen zur funktionellen Anatomie

식사와 말하기는 턱관절이 관여하는 것 중에서 가장 중요한 기능이다. 이 밖에도 여기서는 다양한 운동이 시행된다(표정, 구강케어, 면도, 관악기의 연주 등). 음식물 섭취에서 교합과 분쇄운동(씹기)은 근본적으로 다른 운동과정이다. 그러나 척추의 운동분절과 마찬가지로 온갖 턱 운동에서도 좌 · 우의 관절이 움직이고 시상(sagittal) 운동의 경우만 같은 방향으로 움직인다.

아래턱의 운동은 올림 · 내림, 앞으로 돌출–후퇴의 시상방향(▶ **그림 11.1**), 그리고 분쇄운동에서 흔히 사용되는 옆쪽 운동으로 구성된다.

11.1.1 턱관절

관절의 해부학적 형상과 관절원반에 의해서 아래턱머리는 시상방향에서 크게 이동한다. 관자뼈(측두골)의 관절면은 경사져 있고 그것을 따라 안정 시는 아래턱머리가 뒤쪽 종점의 근처에 붙어있다. 관절원반은 관절공간을 2실로 나누고 있다. 관절원반의 뒤쪽은 결합조직에 의해서 관자뼈에 붙고 앞쪽은 가쪽날개근(외측익돌근) 위갈래에 의해서 뒤쪽으로 미끄러지지 않도록 되어있다.

입을 벌릴 때는 아래턱머리(caput mandibulae)가 관절원반에 대해서 앞쪽에서부터 미끄러지면서 내려가(귀구슬의 앞쪽에서 명확히 만져서 감지할 수 있다) 앞쪽으로 회전한다. 만일 한쪽이 크게 앞쪽으로 미끄러져 있으면, 입을 벌리거나 앞으로 돌출 시에 아래턱이 반대쪽으로 어긋난다. 입을 벌리는 도중에 일시적으로 어긋남이 관찰되는 일도 있다. 이러한 때는 반드시 관절과 근육군을 검사한다.

관절원반에 대한 압력이 강하면 아래턱머리가 미끄러지기 어려워지고 원반이 앞쪽으로 꽉 눌려 등쪽의 정착이 느슨해진다. 입을 빌릴 때 원반이 아래턱머리와 함께 앞쪽으로 이동하여 한데 모여 아래턱머리가 그곳을 넘어서 진행하는 소리가 들리게 된다. 이것은 관절의 구조적 기능부전을 나타내고 있으나 비가역적인 것은 아니다.

치아의 교합에 문제가 없으면 그 중에서도 이른 시점에서 교합 접촉이 없고 근육군이 아래턱을 대칭으로 협응하여 움직이고 있으면 관절의 기능은 오래 유지된다. 예를 들어, 입을 벌릴 때 근육군이 앞니(절치) 중앙을 정중면에서 움직이게 하고 안정 시에는 교합 접촉을 시키지 않고 아래턱이 떠 있게 하는 것이 좋다. 이렇게 하면 치아가 맞물리는 일이 없고 야간에 이를 가는 일도 없다. 이상의 요소는 치료에 영향을 준다.

11.1.2 머리턱계의 근육군

근육과 관절의 기능에는 밀접한 관계가 있다. 과거의 검사에서는 관절을 첫 번째로 병원성 검토를 하고 있었다. 현재는 구강안면근육군의 기능부전이나 조절장애 쪽이 중요시되고 통증의 직접적인 원인이라고까지 간주하게 되었다. 깨물근에 통증을 유발하는 실험에서는 치아, 턱관절, 귀길(이도)에도 통증이 발생하였다. 이것은 구강안면계에 나쁜 영향을 주는 다양한 요소에 대응하고 있다. 이러한 요소에는 단순한 역학적인 교합장애, 운동이나 반사의 영향(머리관절 장애, 호흡기능부전, 목뼈 정역학의 불균형), 심리적 부담에 의한 씹기근육의 전반적인 긴장항진 등이 있다. 정밀도가 높은 근육기능 진단법의 증가와 더불어 턱관절보다도 근육군의 통증이 유발되는 예가 많다는 것이 명백해졌다.

시상면의 아래턱 운동에서 중요한 근육을 ▶ **그림 11.1**에 열거하고 있다. 올림(elevation)을 시행하는 씹기근육(▶ **그림 11.2a**)은 내림근(입벌림근), 즉 목뿔위근육군(설골상근군)(▶ **그림 11.2b**)과 짝을 이루고 있다. 앞쪽 돌출과 후퇴는 양쪽에서 시행되는 일은 별로 없으며 분쇄운동의 일부로서 한쪽에서 관찰되고 가쪽날개근 아래갈래(한쪽을 앞으로 돌출시키면서 반대쪽으로 민다), 관자근의 후부와 목뿔위근육(한쪽을 후퇴, 또는 같은 쪽의 아래턱머리를 등쪽으로 고정한다)이 관여하고 있다.

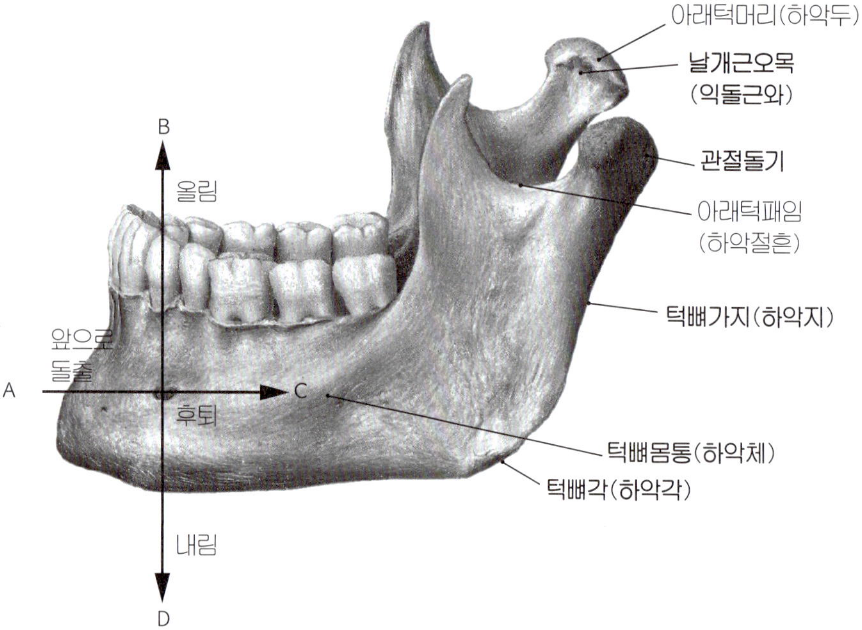

그림 11.1 아래턱의 운동방향과 그때 작용하는 동적 근력. 몇 자가 운동에서는 임상적으로 중요한 균형근육도 언급하고 있다.

A 앞으로 돌출: 가쪽날개근 아래갈래, 깨물근(교근)

B 올림: 깨물근, 안쪽날개근, 관자근(측두근), 가쪽날개근 위갈래(균형근육)

C 후퇴: 관자근(후부), 가쪽날개근 위갈래(균형근육)

D 내림: 가쪽날개근 아래갈래, 넓은목근(광경근), 턱목뿔근(악설골근), 아래턱목뿔근(하악설골근), 두힘살근앞힘살(악이복근 전복)

균형: 붓목뿔근(경돌설골근), 두힘살근뒤힘살(악이복근 후복), 목뿔아래근육(설골하근) [S000]

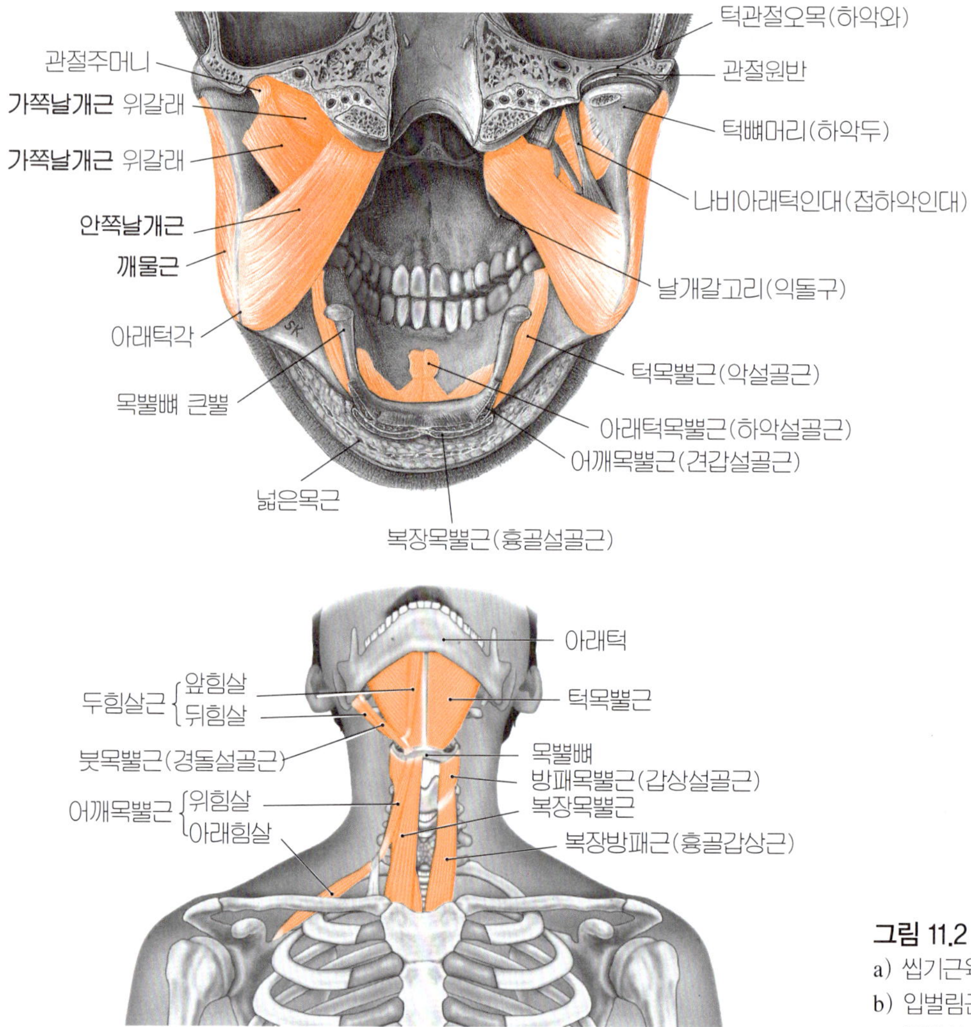

그림 11.2 구강안면계의 몇 가지 근육.

a) 씹기근육의 내면도 : 깨물근, 날개근

b) 입벌림근이나 균형근육 : 목뿔위근육과 목뿔아래근육 [S000, L273]

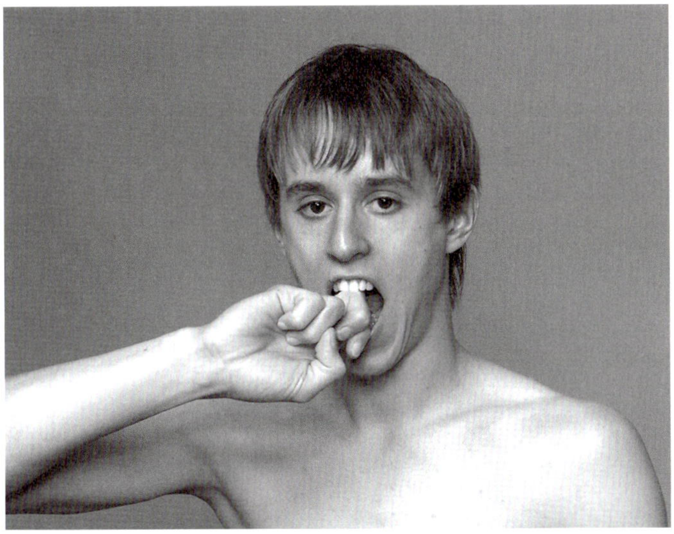

그림 11.3 잘 쓰는 손의 집게손가락과 가운데손가락을 굽혀 그 몸쪽손가락사이관절이 들어가는지가 최대 입 벌림의 기준이 된다(▶ **그림 11.5**). 손가락을 무리하게 넣어서는 안 된다.[K325]

이러한 근육군은 두통 · 안면통증을 검사하는 과정에서 촉진한다(▶ 11.5.2).

근육기능과 턱관절의 관계는 다양하기 때문에 관절의 가동화 치료는 결코 단독으로는 시행하지 않고 항상 근육 이완과 조합하는 것이 좋다. 또한 그 밀접한 관계로부터, 기능검사에서는 아래턱의 능동적 검사운동이 가장 중요하다. 씹기근육의 입 벌림이 정상이라면, 잘 쓰는 손의 집게손가락과 가운데손가락을 굽히고 그 몸쪽손가락사이관절을 앞니 사이에 무리하지 않고 압박감도 없이 넣을 수 있다(▶ **그림 11.3**). 씹기근육이 경직되어 있으면(드물게 통증을 동반한다) 문제없이 손가락을 넣을 수 없다.

아래턱근육군의 긴장 상황은 대개 눈으로 보아도 알 수 있다. 씹기근육군은 "out · in 거동"(▶ 4.4.3항)이다. 들숨 중에 입이 벌어지면 씹기근육의 긴장저하를 나타낸다. 반대로 날숨 중에는 입이 다물어진다. 호흡장애가 있으면 후두(larynx)와 목뿔뼈(설골)가 들숨 중에 꼬리 쪽으로 향하고 목뿔아래근육의 긴장이 항진한다. 날숨 때 교합에 힘이 들어가면 긴장의 증가를 나타낸다. 대부분의 경우, 혀와 구강바닥도 입천장(구개) 쪽으로 밀려올라간다(등쪽의 목뿔위근육).

11.1.3 구강안면계의 기능장애에 의한 임상현상

구강안면계의 임상 장애의 연구에서는 당초 **턱관절**이 중심이었다. Costen은 관찰결과를 턱관절의 기능부전과 연관시켰다. 치과와 관계는 밀접하고 상관성이 있다. 이른 시점에서 교합(부적절한 치과치료가 원인인 경우도 있다), 그리고 치열이나 사랑니에 의한 교합 장애는 턱관절의 기능부전을 야기한다.

임상현상은 항상 명확히 관절을 나타내는 것은 아니다. 통증은 바깥귀길(외이도)에 방산하는 일이 많기 때문에, 그 경우, 환자는 우선 이비인후과에 의뢰된다. 염증성 요소가 동반되면 귀길(이도)이 부어오를 가능성이 있다. 통증이 삼차신경 제3가지에 의한 안면통증과 유사하기 때문에(Costen증후군) 신경과 진료를 받게 되는 일도 있다. 관절의 구조적 질환사례에서는 턱의 정형외과에 의한 판단과 치료가 필수적이다. 적절한 치료를 시행한 경우에 병리학상의 효과가 얻어진다. 턱관절에는 관절원반이 있고 아래턱머리의 가동범위가 크기 때문에 낮은 가동성 관절기능장애(가동범위 제한)가 단독으로 일어나는 일은 거의 생각할 수 없다.

머리턱계에서 다양하게 일어나는 통증에 대해서는 현재, 신경생리학으로 설명할 수 있다. 여러 가지 증상형태의 설명으로서, 상부목뼈 분절과 삼차신경의 구심로 결합(목신경 · 삼차신경의 수렴)을 열거할 수 있다. 또한 안뜰신경핵과 결합(목신경 · 안뜰신경의 수렴)이나 달팽이신경핵(와우신경핵)과 결합도 증명되어 있다. 이상으로부터 머리관절이나 머리턱계의 장애가 평형장애(막연한 현기증), 이명과 관계한다고 생각된다. 게다가 뇌줄기에서 중추 민감화(감작)가 일어나 구토, 혈압의 변동 등 동반적인 자율신경반응을 야기할 가능성이 있다.

구강안면근육군은 이러한 신경의 수렴이나 신체의 운동연쇄와 머리 쪽 끝에서 연결되어 있다. 구강안면근육은 아래턱을 올리는 고삐이며 내림(depression)을 담당하는 목뿔위근육이나 목뿔아래근육과 작용근 · 대항근 단위를 형성하고 있다. 얕은 층 목의 굽힘근인 목뿔아래근육은 깊은 층 목의 굽힘근과 함께 되어 경직된 목덜미 폄근의 작용을 보완하고 머리 정역학의 균형을 잡는다. 구강안면계의 기능을 해치는 요소를 확인하여 배제하지 않으면 목덜미 통증이 재발하는 예는 이 관계로부터 설명할 수 있을 것이다. 또한 씹기근육군은 목뿔위근육의 활동이 증가하고 있을 때 지지하는 역할을 수행한다. 그 목뿔위근육의 활동 증가는 깊은 층의 목 굽힘근의 약화를 보상하여 생긴 것이다. 이와 같이 하여 씹기근육군은 머리 정역학의 장애에 관계하고 있다.

배 쪽과 등쪽 안정근육의 균형은 상부목뼈에서는 대개 폄근의 작용으로 실현되어 있다. 그러나 머리의 직립에는 여러 근육군을 활성화하여 목뼈를 안정시키고 C7의 척추뼈몸통을 토대로 하여 머리의 중력중심을 지지할 필요가 있다. 깊은 층의 목 굽힘근(긴목근, 긴머리근, 이마곧은근, 가쪽머리곧은근)은 활동이 저하하기 쉽다. 목뿔위근육과 목뿔아래근육은 아래턱이 위턱에 고정되어 있을 때는 목 굽힘근으로서 보상작용을 할 수 있다. 그러면,

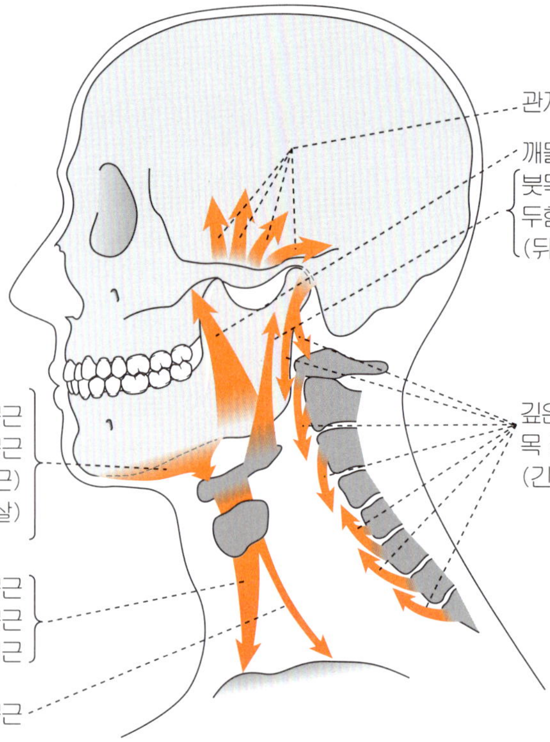

그림 11.4 깊은 층 목 굽힘근의 활동이 저하한 경우의 씹기근육군과 얕은 층 목 굽힘근의 근육 균형. [L106]

씹기근육군이 정역학의 기능을 떠맡게 된다(▶ **그림 11.4**). 씹기근육군에 2차적인 경직과 통증유발점이 발생함으로써 얼굴이나 턱관절 주변에 통증이 유발된다고 생각된다(▶ 11.5.2항). 기관앞 근막도 경직되면 흉곽상구에서 근육근막의 충돌이 일어나 림프나 정맥의 환류장애 등과 함께 목, 흉부, 팔에 연관통(referred pain)이 발생한다.

11.2 방향성을 결정하는 머리턱계의 영역검사

Regionale orientierende Untersuchung des kraniomandibulären Systems

머리턱 영역에 대한 문진이나 방향성을 결정하는 포괄적 검사(▶ 7.5.3항, ▶ 7.5.4항, ▶ 7.7항)로부터 얻어지는 힌트, 또는 선 자세나 앉은 자세의 머리 자세의 특이점에 의해서 머리턱계의 영역검사로 진행한다. 방향성을 결정하는 검사로서 능동운동에서 문제가 관찰될 때는 턱관절의 장애도, 그것을 움직이는 근육의 기능부전도 나타낸다.

11.2.1 정지 자세의 관찰에 의한 검사

앉은 자세와 누운 자세에서 환자의 얼굴을 관찰한다. 안면근육은 이완하여 있는가, 아래턱은 힘주지 않고 떠 있는 상태에서 상·하의 치열이 약간 떨어져 있는가, 또는 치열이 단단히 붙어 있는가(교합). 교합에 대해서는 아래턱을 가볍게 올리게 하거나, 환자에게 질문함으로써 확인한다. 또한 혀가 입천장에 바짝 닿아 있는가도 질문한다.

구강바닥을 촉진하여 긴장상태를 체크한다.

평가

구강바닥의 긴장하여 있는, 입꼬리에 힘이 들어가 있는, 입술, 볼의 안쪽, 혀에 물린 자국이나 함몰이 있을 때는 근육성 장애를 나타낸다. 치아가 깎여 있다, 치아목(dental cervix)에 문제가 있다, 환자가 치아의 충전물이 결여되어 있다고 말할 때는 치아가 장애의 원인이기 때문에 우선적으로 이쪽을 치료하고, 그 후 또는 병행하여 도수치료를 시행하여 통증을 경감한다. 교합이 원인인 경우는 치과에서 치료가 필수적이며(교합이나 앞니 배열의 문제) 도수치료의 대상이 아니다.

임상적인 조언

아래의 것은 1차적 **근육성 장애**를 나타낸다 :
- 물린 자국
- 함몰
- 입꼬리에 힘을 줌
- 구강바닥의 경직

아래의 것은 1차적 **치아성 장애**를 나타낸다 :
- 치아의 깎임
- 치아목의 결함
- 충전물의 파손에 의한 치아의 이동

실행적인 조언

자기관찰

환자에게 경직의 징후를 전달하고 낮 동안에 가능한 한 자기 자신이 체크하며, 경우에 따라서는 교정하도록 권장한다. 자기관찰과 교정은 심리적 부담에 의한 상황에서는 특히 효과적이다.
- 상 · 하의 치열은 직립 자세에서도 누운 자세에서도 몇 밀리미터나 떼어 떠 있게 한다.
- 혀는 힘을 빼어두고 딱딱한 입천장에서부터는 떼어둔다. 혀끝은 약간 올라가서 위의 앞니의 뒤쪽 있어도 좋다.
- 씹기근육은 이완하여 있다.

11.2.2 능동적 보통의 입 벌림의 관찰에 의한 검사

환자는 이완하여 의자에 앉은 자세가 되고 치료사는 앞쪽에 서서 운동과정을 관찰한다. 환자에게 의식적으로 천천히 입을 벌리게 한다. 입을 벌리는 질을 판단한다.

아래의 것이 관찰되면 좋다.
- 아래턱 끝 또는 앞니 중앙(이쪽이 좋다)이 정중면에서부터 벗어나지 않는다.
- 운동은 균등하게 천천히 진행하고 갑자기 빨라지는 움직임은 관찰되지 않는다.
- 관절에서부터 소리가 들리지 않는다.

임상적인 조언(▶ 그림 11.5)

굴절(deflexion)(마지막에 한쪽으로 편위한다)은 아래의 것을 나타낸다 :
- 같은 쪽 턱관절의 입 벌림 억제
- 같은 쪽 후퇴근육의 경직

협응운동 장애(입을 벌리고 있는 동안에 정중선에서부터 좌 · 우로 편위한다)는 씹기근육과 입 벌림 근육의 긴장이 비대칭이라는 것을 나타낸다.

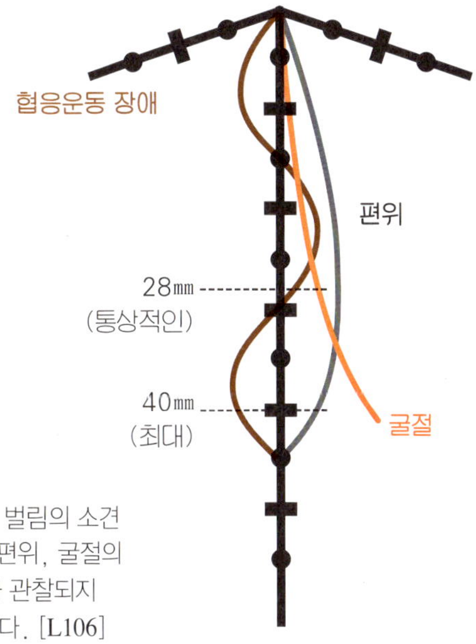

그림 11.5 능동적 입 벌림의 소견 기록에 대한 개략도. 편위, 굴절의 편차, 협응운동장애가 관찰되지 않으면 소견은 정상이다. [L106]

편위(deviation)(입을 벌리는 동안에 편위하고 마지막은 정중선으로 되돌아간다)는 주로 근육성 요소를 동반하는 관절원반 장애를 나타낸다.

입을 벌리는 동안에 **아래턱의 움직임이 갑자기 빨라지는, 찰칵 소리나 마찰음이 날** 때는 턱관절에 구조 병변이 있고 관절원반의 고정장애를 동반한다는 것을 나타낸다.

11.2.3 최대 입 벌림의 관찰에 의한 검사

환자는 의자에 앉은 자세가 된다. 입을 최대로 벌린다. 치료사는 앞쪽에 서서 상 · 하의 앞니 중앙의 거리를 눈으로 측정한다. 3.5㎝ 이상 벌리고 있는 것이 좋다.

11

임상적인 조언

앞니 사이의 거리가 분명히 짧을(3.5㎝ 미만) 때는 아래의 것을 나타낸다 :
- 턱관절의 기능제한
- (올림을 시행하는) 씹기근육의 전체적 또는 국한적인 경직

11.2.4 아래턱의 능동적 앞쪽 돌출의 관찰에 의한 검사

환자는 이완하여 의자에 앉은 자세가 되고 치료사는 앞쪽에 서서 운동의 과정을 관찰한다. 환자에게 의식적으로 천천히 아래턱

을 앞쪽으로 밀어내게 한다. 입이 벌어져 약간 앞쪽 이동을 하는 동안, 앞니 중앙 또는 아래턱이 정중면에 있는지를 평가한다. 아래턱의 앞니가 위턱보다 명백히 앞쪽에 오면 좋다. 결과는 입을 벌릴 때와 거의 같지만, 편위가 명확해지는 일도 있다.

임상적인 조언

아래턱이 오른쪽으로 편위할 때는 아래의 것을 나타낸다:
- 오른쪽 관절 가동성에 장애가 있다.
- 근육의 긴장이 비대칭이고 오른쪽 후퇴근의 긴장이 강하다.
- 왼쪽으로 편위할 때는 소견이 왼쪽이 된다.

11.2.5 촉진

목뿔뼈의 촉진(palpation)은 방향성을 결정하는 포괄적 검사의 일부이고 대개 직립하여 앉은 자세에서 시행한다(▶ **그림 7.19**). 영역검사는 재검사에서는 누운 자세를 이용하는 일도 많다. 누운 자세의 경우, 치료사는 머리 쪽에 앉거나 서서, 위쪽에서부터 한쪽 손의 집게손가락 · 엄지손가락으로 목뿔뼈를 감싼다.

임상적인 조언

목뿔뼈에 옆쪽 이동 임펄스를 가하였을 때 한쪽에 저항이 있을 때는 구강안면계의 균형 장애를 나타낸다:
한쪽의 꼬리 쪽 이동에서 저항이 있으면 아래의 것을 나타낸다:
- 같은 쪽 목뿔위근육의 긴장 항진
- 반대쪽 목뿔아래근육의 긴장 항진

한쪽의 머리 쪽 이동에서 저항이 있으면 아래의 것을 나타낸다:
- 같은 쪽 목뿔아래근육의 긴장 항진
- 반대쪽 목뿔위근육의 긴장 항진

턱관절 영역을 촉진하여 좌 · 우를 비교한다.

1. 가쪽에서부터 귀구슬을 지나서 아래턱머리의 바로 앞 · 뒤
2. 새끼손가락으로 귀길의 등쪽에서부터

관절의 정지 자세에서 촉진하여 안정 시 긴장을 파악하고 압통의 정도를 구한다.

입을 벌리고 다물 때를 촉진하여 아래턱머리의 움직임을 판단하고 그 과정을 비교한다.

촉진과정

환자는 앉은 자세가 되고 치료사는 뒤쪽에 서서 신체로 지지한다. 좌 · 우의 귀구슬에 손가락 1개를 대고 환자에게 천천히 입을 벌리게 하여 아래턱머리의 앞쪽 이동을 촉진한다. 특히 운동 시작이 비대칭일 때는 분명히 알 수 있다.

표 11.1 등척성 수축/저항검사를 이용한 머리턱계의 통증검사

긴장방향	운동방향의 주된 근육
내림(입을 벌림)	• 가쪽날개근 아래갈래 • 턱목뿔근 • 아래턱목뿔근 • 두힘살근 • 넓은목근
올림(입을 다물음)	• 깨물근 • 안쪽날개근 • 관자근 • 가쪽날개근 위갈래(관절원반의 고정)
앞쪽 돌출	• 가쪽날래근 아래갈래 • 깨물근
후퇴	• 관자근(뒷부분) • 가쪽날개근 위갈래(관절원반의 고정)
균형	• 붓목뿔근 • 두힘살근 뒤 힘살, 목뿔아래근육군

관절에 염증이 일어나 있으면 귀길이 부어있는 경우가 있다. 다만, 촉진 가능한 변이점이 아래턱머리에 부착하는 근육에 기인하는 것처럼 보이는 경우가 많다.

11.2.6 등척성 수축의 통증검사

환자는 치료사에게 기대어 앉는다. 치료사는 뒤쪽에 서서 집게손가락 · 엄지손가락으로 아래턱을 감싼다. 가운데손가락은 굽혀서 구강바닥에 대고 아래턱의 위치를 정지위치로 유지한다. 상 · 하의 치열이 몇 밀리미터인가 떨어져 떠 있는 상태이다. 치료사는 매우 약간 운동 임펄스를 아래턱에 가하고, 환자는 이에 대해서 수동운동을 일으키지 않도록 한다(등척성 수축). 입을 벌리고 다물음, 아래턱의 앞쪽 · 뒤쪽 이동, 옆쪽 이동을 검사한다(▶ **표 11.1**). 통증이 발생하였을 때는 근육경직의 가능성이 있다. 감별은 다양하다. 한 방향으로밖에 긴장하여 있지 않아도 운동하는 쪽과 균형이 잡힌 쪽의 협응은 요구된다. 발생한 통증을 이용하여 어느 쪽에 장애가 있는지를 특정하고 각 근육을 촉진하여 경직이나 통증유발점을 찾을 필요가 있다.

11.2.7 골반 비틀림의 재발과 머리턱계의 연관성에 대한 검사

허리뼈와 골반의 검사(▶ 8.4.3항)에서 "다리길이 차이"의 긴장 현상을 문제로 하였다(▶ **그림 8.10**). 이 검사를 응용하여 머리

11

표 11.2 방향성을 결정하는 머리턱계의 영역검사

방향성을 결정하는 머리턱계의 영역검사	기능장애의 가능성이 있는 부위
비틀은 옆굽힘*	• 머리관절 영역 • 턱관절 • 목뿔위근육
비스듬한 앞굽힘*	목뼈 · 등뼈 이행부
비스듬한 뒤굽힘	• 목뼈 · 등뼈 이행부 • 얕은 층의 목 근막(넓은목근) • 기관앞 근막(목뿔아래근육) • 내장근막 연쇄
관찰에 의한 검사	
이상기능(parafunction)	• 근육근막 불균형 • 치원성(odontogenic)
운동의 양과 질의 관찰에 의한 검사	
습관성 입 벌림	• 턱관절 • 관절원반 • 근육근막 불균형
능동적 최대 입 벌림	주로 턱관절
아래턱의 앞쪽 이동	• 턱관절 • 씹기근육의 불균형
촉진	
목뿔뼈*	구강안면계
턱관절	관절, 관절 가까이의 근육
통증점 촉진	• 귀구슬 • 아래턱각, 구강바닥 • 관자놀이

*이 붙은 검사는 방향성을 결정하는 포괄적 검사에 포함된다.

턱계와 골반에 연쇄가 있는지를 조사할 수 있다. 검사하기 전에 허리뼈와 골반의 기능장애 모두를 치료해둔다.

환자는 반듯이 누운 자세가 되고 치료사는 발목관절에 양손을 놓아 엄지손가락을 안쪽복사(내과)에 댄다. 이때 안쪽복사는 평행일 것이다. 상체를 일으키기 전에 환자는 상 · 하의 치열을 몇 밀리미터인가를 뗀 채로 침을 삼킨다. 그 후, 눈을 뜬 채로 치아를 붙이지 않고 신속하게 상체를 일으킨다. "다리길이"가 대칭인지 비대칭인지를 양손 위치로 확인한다.

환자는 상체를 되돌리고 상 · 하의 치아를 붙이고 침을 삼킨다. 그 후, 다시 신속하게 다리를 길게 뻗고 앉은 자세가 되는데, 이번에는 치아를 붙이고 눈을 감는다. 또한 다리길이가 대칭인지 비대칭인지를 확인한다. "다리길이 차이가 생긴 것처럼 보일" 때는 "짧아진" 쪽을 기록한다. 이 경우는 목표로 하는 검사를 치과의사에게 맡기는 것이 좋다.

설명 모델에 따라서 이 소견은 연쇄반응 또는 뇌줄기의 수렴반응이라 해석된다.

턱머리계의 추가의 영역검사를 ▶ **표 11.2**에 요약하고 있다.

11.3 목표로 하는 턱관절 검사

Gezielte Untersuchung des Kiefergelenks

턱관절 영역은 촉진으로 접근할 수 있다. 아래턱의 옆쪽이동 시, 머리가 충분히 고정되어 있으면 최종 탄력성을 가한 수동적 가동성 검사가 가능하다. 완전한 입 벌림이나 앞쪽 돌출에서는 최종 탄력성을 검사해서는 안 된다.

11.3.1 가동성 검사

▶ **그림 11.6** : 환자는 앉은 자세가 되고 치료사는 뒤쪽에 서서 신체로 지지한다. 오른쪽 턱관절을 검사하려면, 머리를 확실하게

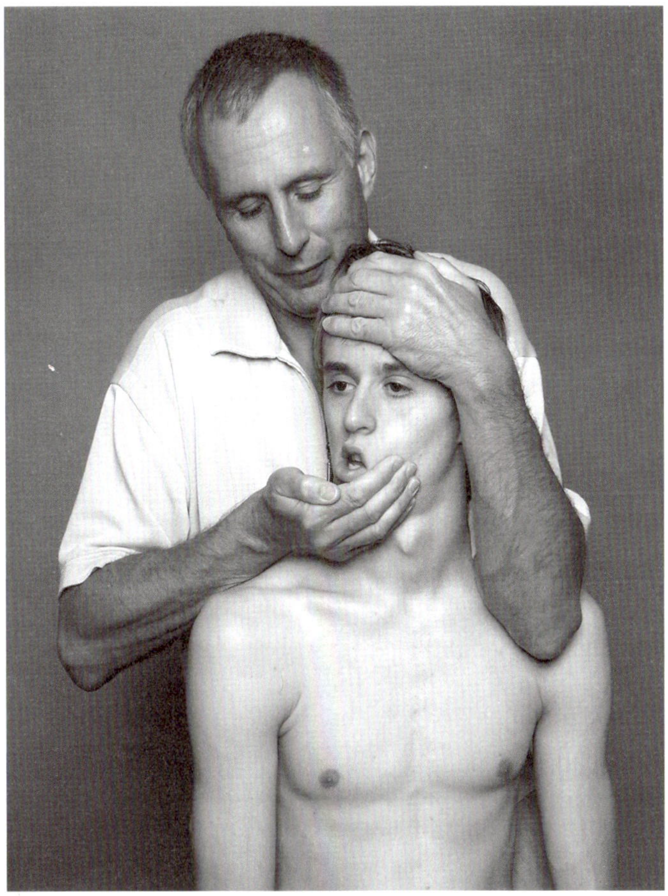

그림 11.6 오른쪽 턱관절의 수동적 가동성 검사. 힘주지 않는 아래턱을 오른쪽 후방으로 움직인다. [K325]

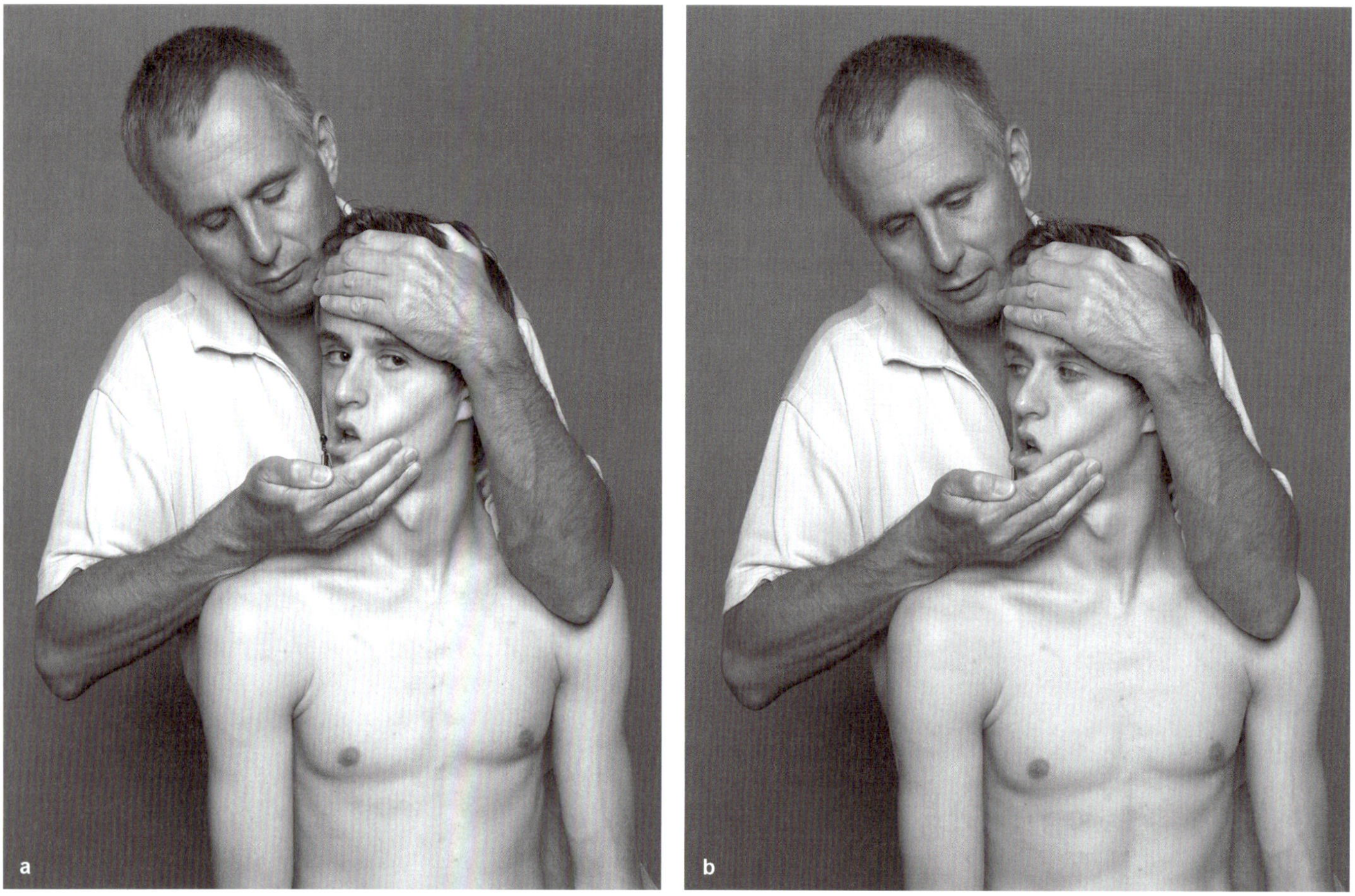

그림 11.7 오른쪽 아래턱의 가동화.
a) 수축기 : 환자는 아래턱을 왼쪽으로 밀어붙이면서 왼쪽을 본다.
b) 가동화기 : 이완이 얻어지면 환자에게 오른쪽을 향하게 하고 치료사는 아래턱을 신중하게 오른쪽으로 당긴다. [K325]

오른쪽으로 돌리고 자기 자신의 신체에 댄 왼손으로 이마를 지지한다. 손가락 끝은 오른쪽 관자놀이로 향하게 한다. 오른손은 아래턱 왼쪽 하단에 대고 아래턱까지 덮는다. 환자는 약간 입을 벌려서 힘을 뺀다. 치료사는 아래턱을 오른쪽으로 당긴다. 왼손과 신체의 지지에 의해서 머리가 함께 움직이는 것을 방지한다.

11 마지막으로 일어나는 저항(최종 긴장)을 감지한다.

최종 운동에서 짧고 유연한 제동(brake)이 느껴지면 좋다.

임상적인 조언

최종 긴장이 딱딱할 때는 아래의 양쪽을 나타내고 있다:

- 관절기능장애
- 같은 쪽 가쪽날개근의 경직

11.3.2 관절놀이 검사

환자는 반듯이 누운 자세가 된다. 왼쪽 턱관절을 검사하려면, 머리를 오른쪽으로 돌려서 가볍게 입을 벌린다. 치료사는 오른쪽에서 어깨 주변에 앉거나 선다(▶ **그림 11.9**). 왼손을 유연하게 왼쪽 관자놀이에 대고 머리를 안정시킨다. 이 집게손가락을 귀구슬의 위쪽에 붙여서 턱관절을 촉진한다. 오른손에는 장갑을 끼고 엄지손가락을 입 안에서 왼쪽 아래턱의 치열에 놓고 집게손가락을 입 밖에서 왼쪽 아래턱에 놓는다. 엄지손가락으로 아래턱을 유도하고 차례로 꼬리 쪽, 배 쪽, 안쪽, 가쪽으로 견인하여

최종 긴장까지 가져간다.

최종 운동까지 유연하게 움직이고 최종 탄력성에 문제가 없는 것이 좋다.

임상적인 조언

- 하나 이상의 방향에서 최종 긴장과 탄력성이 딱딱할 때는 관절놀이의 장애로서 기록한다.
- 이상의 소견이 얻어졌을 때는 이 시작 자세에서 견인 · 압박 방향의 긴장을 비교한다(▶ 11.4.4항).

11.4 턱관절의 치료

Behandlung des Kiefergelenks

치료의 적응은 입 벌림 장애와 관절놀이 검사로 결정한다. 반복적 가동화(▶ 11.4.1항)는 주로 관절에 사용한다. 근육의 경직 요소가 강한 경우는 근육 이완을 포함한 기법(▶ 11.4.2항, ▶ 11.4.3항)을 적응한다. 압박으로 긴장이 저하할 때는 압박으로 근육근막을 이완(release)하여 지료한다(▶ 11.5.1항).

치료 후는 입 벌림의 양과 질을 비교하여 성과를 체크한다.

11.4.1 앉은 자세에서 수동적 가동화

적응

오른쪽으로 옆쪽이동 때 최종 긴장이 딱딱하다 (▶ 11.3.1항).

치료과정

환자는 앉은 자세가 되고 치료사는 뒤쪽에 서서 신체로 지지한다. 환자의 머리는 오른쪽으로 돌려둔다. 왼손을 이마에서부터 오른쪽 관자놀이까지 대고 머리를 지지한다. 환자는 아래턱의 힘을 빼고(약간 입을 벌린다) 치료사의 오른손에 맡긴다. 치료사는 오른손의 네 손가락을 아래턱 왼쪽에 대고 유연하게 밀어서 최종 긴장이 느껴질 때까지 오른쪽 뒤쪽으로 움직인다(▶ 11.3.1항, ▶ **그림 11.6**). 이 시작 자세에서 아래턱을 촉진하면서 오른쪽 등쪽으로 유도하여 긴장을 높이거나 약화시키는 움직임을 반복한다. 이때 최종 운동이 유연해지는 것을 만져서 감지할 수 있으면 좋다.

11.4.2 앉은 자세에서 등척성 수축 후 이완에 의한 가동화

적응

가동성 검사에서 최종 긴장이 딱딱하다. 특히 날개근이 경직하여 있다.

치료과정

▶ **그림 11.7** : 환자는 앉은 자세가 되고 치료사에게 기댄다. 머리는 오른쪽으로 돌려둔다. 치료사는 이 자세에서 환자의 머리를 고정한다. 검사 때와 마찬가지로 환자는 약간 입을 벌려 힘을 뺀다. 오른손을 환자의 아래턱 왼쪽에 대고 유연하게 밀어서 촉진하면서 아래턱을 오른쪽 후방으로 움직인다. 이 자세는 검사와 마찬가지이다.

환자에게 지시를 내려 치료사의 손에 대해서 아래턱을 점진적으로 왼쪽으로 밀어붙이게 하여 5~7초 유지한다. 치료사는 운동이 일어나지 않도록 방지한다. 이 등척성 수축의 마지막에 숨을 내쉬고 능동적 긴장을 이완한다. 이어지는 들숨단계에서는 거듭 이완한다. 충분한 이완이 얻어지면 새로운 최종 긴장까지의 경로가 약간 증가한다. 치료를 3~5회 반복한다.

움직이는 방법

- 등쪽 이동을 수동적으로 설정한다.
- 수축기 : "아래턱을 반대쪽으로 밀어서 숨을 내쉰다"
- 이완기 : "미는 것을 중지하고 숨을 들이쉰다"
- 긴장이 발생할 때까지 거듭 등쪽으로 수동적으로 유도한다.

11.4.3 양쪽 견인에 의한 가동화

적응

- 턱관절에 통증을 동반하는 기능장애가 있다.
- 방향성을 결정하는 검사에서 편위(deviation)와 협응운동 장애가 관찰되고 관절장애와 근육 불균형의 양쪽을 나타내고 있다.
- 목표로 하는 관절검사에서 최종 긴장이 높아지고 최종 탄력성이 없다.
- 견인하면 통증이 경감된다.

치료의 시작 자세

치료는 3개 패턴이 있으며, 시작 자세는 어느 것도 같다. 환자는 이완하여 반듯이 누운 자세가 된다. 치료사는 옆쪽에서 어깨의 주변에 선다. 검사용 장갑을 착용한다. 치료사는 양 엄지손가락이 어금니에 닿을 정도로 환자는 입을 벌린다(▶ **그림 11.8**). 환자는 그대로 조용히 호흡을 계속한다. 환자가 이 상태에 익숙해져 씹기근육군에 이완이 느껴지게 되면 가동화기를 시작한다.

견인만의 가동화

치료사는 들숨 중에 양 엄지손가락으로 아래턱을 꼬리 쪽 앞쪽으로 당겨서 최종 긴장까지 가져간다. 이 견인방향은 입을 벌릴 때 관절오목에서 아래턱머리가 미끄러지는 운동에 해당한다. 장벽에서 20초 이상 유지하고 턱관절 구조가 이완하면 아래턱을 매우 약간 꼬리 쪽 앞쪽으로 진행시킨다.

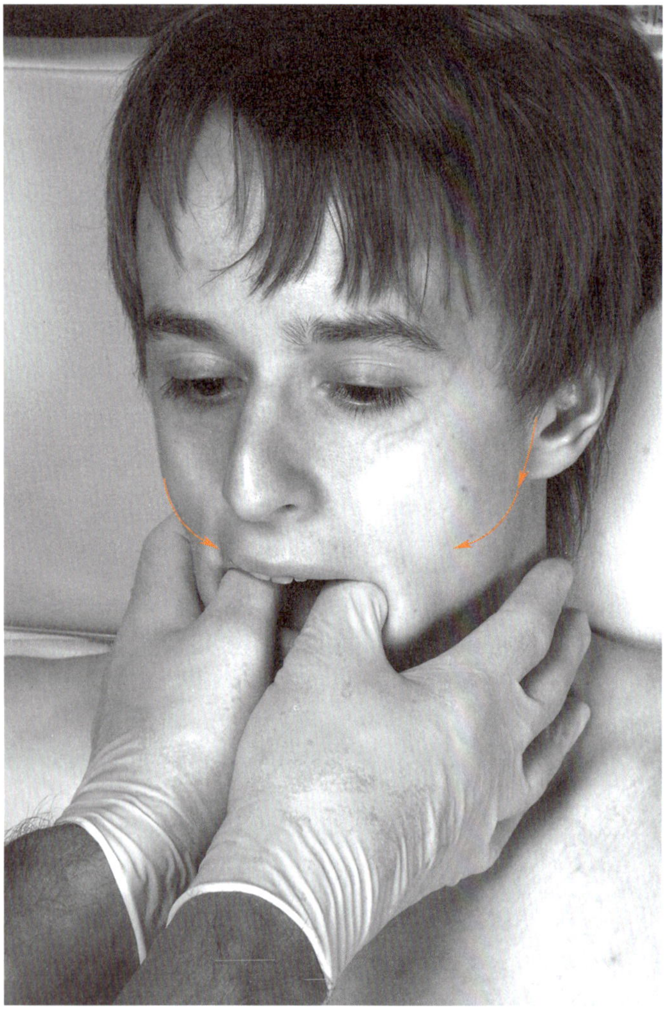

그림 11.8 입안으로부터 접촉하여 아래턱을 당겨서 턱관절을 가동화한다. 시작 자세. 화살표는 견인방향. [K325]

율동적 반복적 견인 탄력성

최종 긴장을 상기와 같이 설정한다. 그 후, 장벽에서 긴장을 높이고 탄력성을 이완시키는 것을 율동적으로 반복한다.

등척성 수축 후 이완을 이용한 견인 가동화

씹기근육의 등척성 수축 후 이완으로 가동화의 준비를 한다. 환자에게 지시를 내리고 치료사의 엄지손가락을 깨지기 쉬운 달걀이라 상상케 하여 깨지지 않도록 어금니로 지지하게 한다. 이것으로 최소 힘의 수축이 일어난다. 5~7초 유지한 다음, 환자는 들숨 중에 지지하는 긴장을 이완시킨다. 10~15초의 이완기 후에 또 수축을 시키고 합계 3회를 반복한다. 마지막 이완기를 조용히 끝마쳤으면 치료사는 아래턱을 수동적으로 꼬리 쪽 앞쪽으로 당겨, 새로운 최종 긴장까지 가져간다.

움직이는 방법

- 아래턱의 꼬리 쪽 앞쪽으로 견인은 수동적으로 설정한다.
- 수축기 : "작은 달걀을 5초 동안 이빨로 지지하고 숨을 내쉰다"
- 이완기 : "작은 달걀을 떼고 숨을 들이쉰다"
- 치료사는 아래턱을 수동적으로 거듭 꼬리 쪽 앞쪽으로 가져간다.

실행적인 조언

- 긴장 유지의 질(비대칭, 불안정)에서부터 씹기근육의 협응하는 힘에 대해서도 정보가 얻어진다(▶ 11.2.1항, ▶ 11.2.2항).
- 긴장이 비대칭이고 그것을 일시적으로 보정할 수 없었거나 필요한 최소의 힘에 도달하지 못할 때는 교정하면서 몇 번이나 수축을 반복한다.
- 환자가 대칭적인 최소 긴장을 감지할 수 있게 되면 이 치료를 자가 운동으로 도입해도 된다. 이때는 자기의 새끼손가락을 어금니 사이에 넣는다.

11.4.4 관절놀이를 다차원적으로 움직이는 것에 의한 자세잡기

적응

근육성, 관절원반성, 관절성의 요소가 조합되어 머리턱계에 만성 통증증후군이 있는 경우의 도입기법.

치료과정

▶ **그림 11.9** : 시작 자세는 관절놀이 검사 때와 마찬가지이다. 환자는 반듯이 누운 자세가 되고 왼쪽 턱관절을 치료하려면 머리를 오른쪽으로 돌려둔다. 치료사는 오른쪽에 앉는다. 왼손을 머리마루에 대고 머리를 안정시킨다. 오른손에는 장갑을 끼고 엄지손가락(입안)과 새끼손가락(입 밖)으로 아래턱을 사이에 끼고 관절놀이운동을 유도한다.

꼬리 쪽 앞쪽(견인)과 머리 쪽 뒤쪽(압박)으로 이동하면서 조직의 긴장이 가장 약간인 위치를 찾는다. 위턱을 안쪽이나 가쪽으로 이동하고 신중하게 회전요소를 가함으로써 이완이 거듭 최적화한다. 이와 같이 하여 도달한 턱관절의 현 시점의 중간지점에서 7~10초에 걸쳐서 이완(release)을 시행하고 정지(stand-still)에 의해서 조직에 새로운 이완상태를 가져온다.

마지막으로 관절놀이를 체크하기 전에 "이빨을 딱딱 맞물리게 하여" 이완된 근육을 반드시 재활성화한다.

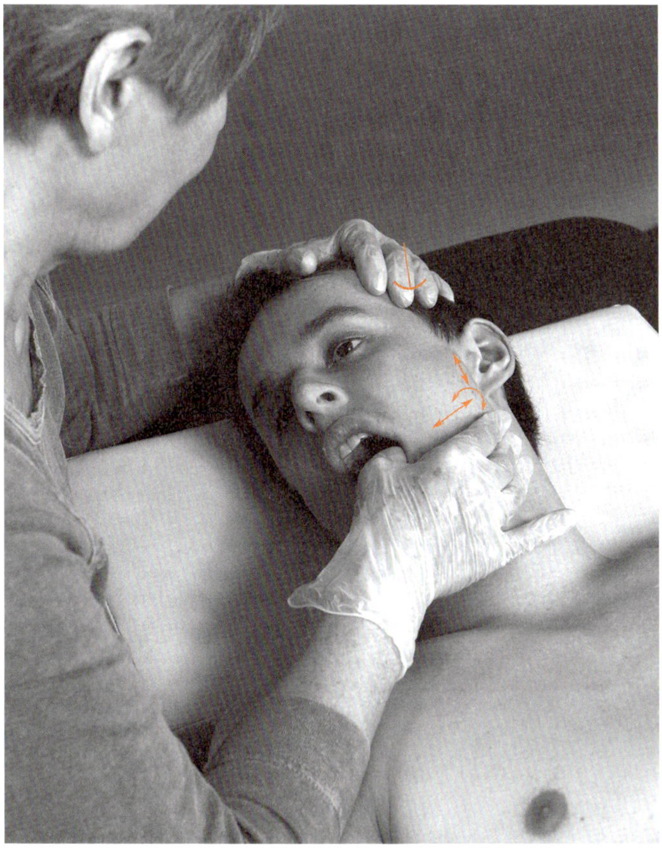

그림 11.9 왼쪽 턱관절에서 관절놀이를 검사한다. 환자의 머리는 긴장시키지 않고 오른쪽 회전을 시켜둔다. 치료사는 왼손으로 머리위치와 관자뼈를 안정시킨다. 오른손의 엄지손가락과 집게손가락으로 아래턱을 사이에 끼고 검사운동을 유도한다. 엄지손가락은 입안에서 어금니에 올려놓는다. 화살표는 검사 · 자세잡기(positioning) 방향. [K325]

11.5 근육경직과 최대 점 – 검사와 치료

Muskelverspannungen und Maximalpunkte – Untersuchung und Behandlung

턱관절 기능장애와 관련되는 통증이 있을 때는 원인으로서 먼저 씹기근육군이 경직하여 있다. 이때, 근육군이 전체적으로 긴장하여 있는 일도 있는가 하면(미네랄 균형 장애, 심인성 경직, 입 벌림 장애), 하나에서부터 여러 근육에서 국한된 긴장이 항진하여 있는 경우도 있다.

11.5.1 전체적인 경직

씹기근육 전체의 긴장이 항진하여 있으면 입을 벌리는 것이 방해되고 상 · 하의 앞니 간격이 보통보다 벌어지지 않고 (▶ 11.2.3항) 때로는 통증을 동반한다.

씹기근육의 이완

적응

씹기근육 전체의 긴장이 항진하여 있다(▶ **그림 11.10**)

치료과정

치료는 환자가 자기 자신이 시행하는 것이 가장 좋다. 준비로서 타월 등의 점진적인 물건을 따뜻하게 하여 좌 · 우의 관자놀이나 얼굴(관자근, 깨물근)에 대는 습윤 온열요법을 권장한다.
충분히 따뜻해지면 이완을 시행한다.

환자는 집게손가락과 가운데손가락의 손가락 끝을 아래쪽 치열의 뒤쪽에 걸 수 있을 정도로 입을 벌린다(▶ **그림 11.11**). 팔이음뼈의 힘을 의식적으로 빼고 아래턱에 건 손가락에 팔을 늘어뜨린다. 머리는 가볍게 뒤굽힘을 시켜두어도 좋다. 조용히 호흡을 반복한다. 씹기근육의 긴장이 높아지는 날숨 단계에서는 (▶ 11.1.2항) 팔의 부하가 저항으로서 작용하여 등척성 수축의 상태가 되고, 들숨 단계에서는 연장의 역할을 수행한다(항중력 이완, AGR).

몇 번인가 호흡을 반복하면, 들숨 중에 아래턱이 가라앉아가는 것을 알아차리게 된다. 이 상태가 되면 팔꿈치를 약간 앞쪽으로 올릴 수 있다. 꼬리 쪽의 견인 요소에 배 쪽의 요소가 더해진다. 들숨 중에 아래턱이 내려가는 것을 잘 느껴지지 않을 때는 들숨

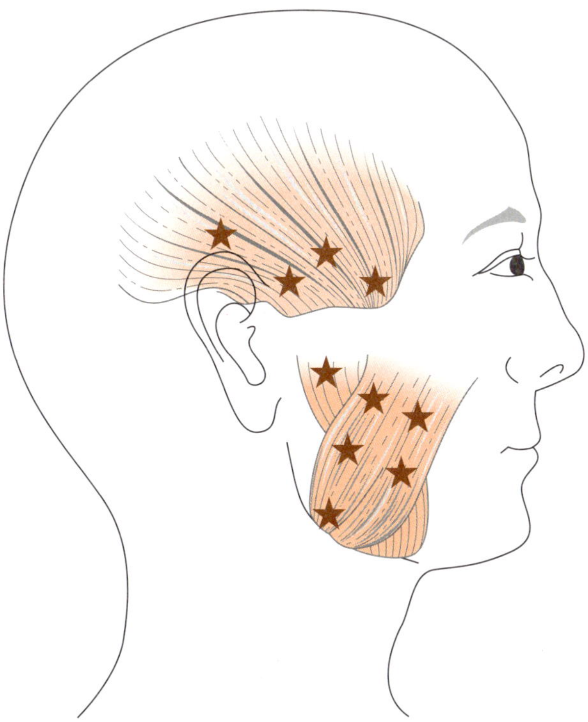

그림 11.10 관자근과 깨물근의 얕은 부분 · 깊은 부분. 별표는 통증성 경직에서 흔히 있는 부위를 나타낸다. [L106]

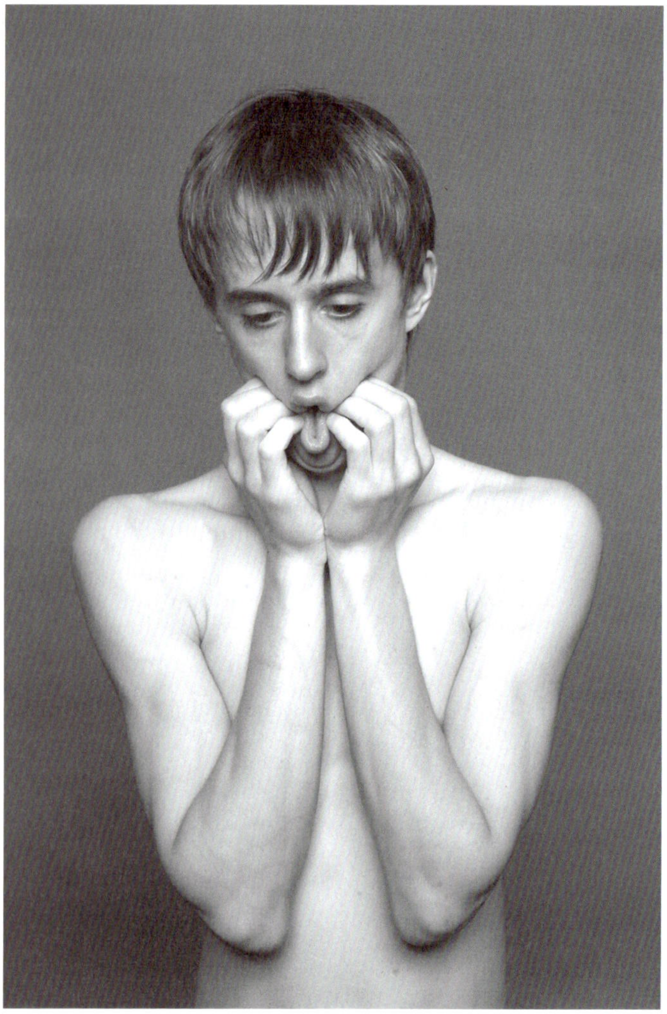

그림 11.11 씹기근육군을 이완하는 자가 운동. [K325]

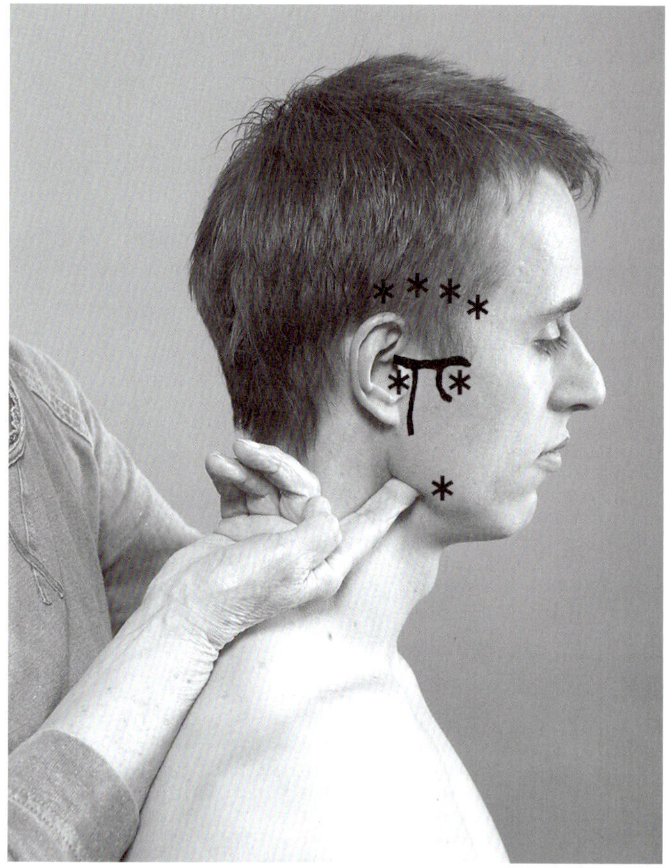

그림 11.12 아래턱 운동의 장애와 관련하여 씹기근육군의 통증유발점에서 흔히 관찰되는 최대 통증점(∗). 통증유발 구역은 각각, 관자놀이가 관자근, 아래턱이 깨물근(얕은 층), 아래턱머리의 앞쪽이 개물근 깊은 층과 가쪽날개근. 귀구슬의 유발점은 많은 경우, 턱관절주머니로 분류된다. 안쪽날개근 통증유발점의 하나는 아래턱 안쪽에 있고 아래턱각에서부터 접근할 수 있다(촉진하는 손가락). [K325]

에 맞춰서 자기 자신이 조금 입을 벌려 움직임을 보조한다.

11

움직이는 방법

- 손가락을 어금니에 걸고 거기서부터 팔을 늘어뜨린다.
- 수축기 · 이완기 : "아래턱을 내린다."
- 이완기를 강화한다 : 들숨 때 자기 자신이 입을 약간 벌리거나 팔꿈치를 약간 앞쪽으로 올린다(집게손가락을 안쪽 어금니로 가져간다).

목뿔위근육의 이완

적응

혀가 정지위치에 없고 항상 입천장에 밀어붙여져 있다(▶ 11.2.1항). 목뿔위근육이 과다활동으로 되어 있고 이것은 대개 목뼈 정역학의 협응운동 장애를 나타내고 있다.

치료과정

환자는 반듯이 누운 자세가 되고 치료사는 2개의 손가락으로 목뿔뼈의 옆쪽을 촉진한다. 환자는 신중하게 5~7초, 혀를 입천장에 밀어붙인다. 이때, 정확히 목뿔뼈의 부위에 긴장이 느껴지는 것이 좋다. 힘을 빼면 환자는 침을 삼키고 촉진하는 손가락으로 목뿔뼈가 내려가는 것을 감지한다. 혀가 내려가지 않거나 움직임이 비대칭일 때는 긴장 · 이완 · 침을 삼키는 과정을 반복한다. 이 운동도 대개 많아도 5회 정도 시행하면 된다.

11.5.2 국한성의 경직과 통증유발점

▶ 그림 11.10, ▶ 그림 11.12 : 씹기근육이 국한적으로 경직하고 최대 통증점이나 통증유발점이 있으면, 신경을 포함하는 턱관절의 기능부전이나 다양한 얼굴영역의 통증이 지속된다(▶ 표 11.3). 이러한 경직의 위치를 촉진으로 알아낸다.

치료

썹기근육군 경직의 치료는 온열요법으로 시작할 수 있다. 뜨거운 물로 데운 타월 등을 관자놀이나 얼굴 옆면에 댄다. 가장 효과가 있는 것은 등척성 수축 후 이완이다. 얕은 층의 근육은 자기 또는 타인에 의한 마사지로도 치료할 수 있다.

썹기근육군이나 턱관절의 장애가 비교적 심한 채로 지속되고 있거나 목뼈 또는 팔이음뼈의 정역학 장애가 중증일 때는 근육 전체가 경직되고 최종적으로는 목뿔뼈의 근육군에 통증유발점이 빌생한다. 이 경우, 검사나 치료에서 촉진하는 것은 목뿔뼈가 아니라 통증유발점이 된다. 딱딱한 입천장에 혀를 대고 등척성 수축을 시행한다. 근육의 길이는 주로 머리를 설정해서 바꾼다. O/C1을 펴서 근육을 가까이 접근시킨 다음에 수축시키는 경우도 있는가 하면, 굽히고 편 다음에 장벽에서 수축시키는 경우도 있다.

이러한 소견의 치료에서는 우선 통증을 완화하고 그 다음에 근골격계를 복합적으로 조정할 필요가 있다. 이를 위해서는 자가 운동에 의한 환자의 협력도 필수적이다.

자가 운동

통증이 있는 통증유발점을 이완한 후에는 환자에 의한 재발 예방이 대부분 필요하다. 이것에는 구강안면계의 조절장애가 되는 요소를 찾는 것도 포함된다. 또한, 머리뼈 · 목뼈 이행부나 호흡에 대한 근골격계도 대상이 된다.

표 11.3 통증유발점에 의한 턱의 통증 및 얼굴통증

통증영역	근육	통증유발점의 위치
관자놀이, 위턱, 치아	관자근	광대활(협골궁)의 손가락 1개 위쪽
귀의 주변	깨물근	얇은 층과 깊은 층
아래턱머리, 바깥귀길	깨물근	깊은 층, 입안
	날개근	아래턱머리의 앞 · 뒤 입 밖에서 아래턱가지의 뒤쪽 (▶그림 11.12), 입안
	(목빗근)	
아래턱	깨물근	얇은 층, 아래턱의 앞 모서리와 광대뼈 · 광대활의 아래쪽
구강바닥, 앞쪽의 어금니 목부위 내 (삼킴 장애를 동반하는)	목뿔위근육, 특히 두힘살근	목뿔뼈에서부터 꼭지돌기로, 목뿔뼈에서 부터 아래턱 끝의 안쪽으로

아래턱의 내림근 · 올림근의 협응에는 환자는 거울 앞에서 천천히 입을 벌리고 다무는 훈련을 시행한다. 거울에 수직선을 그어놓고 얼굴의 중앙을 거기에 맞춰서 아래턱의 중앙이 선위를 지나도록 한다. 매일 몇 분, 이완한 상태에서 얼굴에 힘을 주지 않고 실시한다. 이 운동에 이어서 근육마다의 치료를 시행하면 가장 좋다.

안정 호흡, 아래턱이나 혀의 정지 자세를 검사하고 운동치료로 교정한다. 이것에는 일상생활에서 환자의 협력이 필수적이다. 혀의 위치나 치아의 접촉을 자주, 자기 자신이 체크하게 한다 (▶ 11.4.3항 "작은 달걀").

구강안면계에는 표정근육이 있으며, 이것에 의해서 장애가 일어난다. 표정의 이완(얼굴을 "늘어뜨리다")과 활동(얼굴을 찌푸리다, 미소를 짓다)이 전환되면 기분만이 아니라 근육군의 긴장에도 영향을 준다.

이 분야에는 광범위한 임상적 식견이 존재하기 때문에 다시 학습할 필요가 있다.

11.6 기관앞 근막의 기능장애

Funktionsstörungen der prätrachealen Faszie

목뿔근은 목뿔뼈라는 천칭(balance)을 통해 삼킴근육과 씹기근육 활동의 균형을 잡는다. 좌 · 우로 넓어지는 기관앞 근막(중간목 근막)은 목뿔뼈, 복장목뿔근, 어깨목뿔근에 부착하여 있다. 거기서부터 복장뼈, 빗장뼈 안쪽의 등면, 제1갈비뼈, 어깨뼈로 뻗는다. 이것이 하나의 기능영역이 되어 운동 · 지지기능을 안정시켜서 흉곽으로부터 머리, 팔이음뼈, 팔로 뻗는 구조를 지킨다. 호흡에 의해서 압력이 바뀜으로써 이 영역에서부터 정맥이나 림프가 정체하지 않고 환류한다. 기능요소가 불균형이면 이 영역은 바로 장애를 받을 가능성이 있다.

11.6.1 방향성을 결정하는 검사

방향성을 결정하는 머리 · 목 검사와 구강안면계의 요소로부터 얻어지는 소견은 대응하고 있다. 이러한 소견에 의해서 기능요소가 각각 효율적으로 작용하고 있는지, 그리고 서로 균형이 잡혀 있는지를 확인할 수 있다. 방향성을 결정하는 검사 "비스듬히 비튼 옆굽힘", "비스듬한 앞굽힘"(▶ 7.5.3항)과 목뿔뼈의 긴장검사(▶ 7.5.4항)에서는 보상성 기능연쇄의 유무, 그 상태, 보상부전에 가장 관여하는 구조와 영역(머리관절, 턱관절, 흉곽상구, 팔이음뼈)에 대해서 최초의 힌트를 얻을 수 있다. 목뼈의 능동적

뒤굽힘(▶ 10.2.4항)은 기본적으로 입을 다물고 시행한다. 가동범위가 입을 벌린 상태에서 분명히 증가하면 목뿔근의 경직을 나타내고 있을 가능성이 있다.

목표로 한 분절 O/C1 검사에서는 굽힘과 폄의 긴장차이에 의해서 깊은 층의 목덜미 폄근과 목뿔근의 어느 것이 영향을 주고 있는지 알 수 있다. 또한 광대뼈를 통했을 때보다도 아래턱(아래턱 끝)을 통해 O/C1에 굽힘 탄력성을 가했을 때 쪽이 긴장이 약화하는 것이라면 최종 긴장에는 씹기근육이 관여하고 있다고 추정할 수 있다.

얕은 목 근막, 중간 목 근막, 깊은 목 근막에는 밀접한 상호관계가 있다. 하나가 경직하면 다른 것도 경직 패턴으로 끌려들어가기 때문에 특히 채찍질손상 후에 통증이 지속하고 관련되는 소견이 있을 때는 반드시 근막이나 구강안면계도 치료한다.

임상적인 조언

목표로 한 머리관절 검사에서 얻어지는 소견(▶ 10.4.1항)은 턱관절이나 구강안면계에도 **연관성**이 있다:

- O/C1의 장벽 긴장을 굽힘 위치와 폄 위치에서 비교하여 어느 근육의 요소가 강한지를 확인한다.
  - 굽힘 위치 : 깊은 층의 목덜미 폄근
  - 폄 위치 : 목뿔근
- O/C1 굽힘의 장벽 긴장을 비교한다:
  - 위턱을 통해 O/C1에 탄력성을 가하여 장애가 나타날 때는 깊은 층의 목덜미 폄근과 씹기근육에 의해서 긴장하여 있을 가능성이 있다.
  - 아래턱을 통한 탄력성 때 긴장이 높아진 그대로라면 깊은 층의 목덜미 편근이 강하게 관여하고 있다는 것을 나타낸다.
  - 아래턱을 통한 탄력성 때 최종 긴장이 정상으로 될 때는 문제의 원인은 주로 씹기근육에 있다.

11

방향성을 결정하는 목뿔뼈 검사

목뿔근의 긴장이 조화되어 있으면 목뿔뼈는 유연한 이동 임펄스로 가쪽이나 꼬리 쪽 · 머리 쪽으로 원활하게 움직인다. 이동 임펄스에 대해서 한쪽에 긴장저항이 있을 때는 목뿔근의 경직을 나타내고 목표로 한 검사가 필요하다. 방향성을 결정하는 검사는 첫 번째 검사에 포함되어 있다. 따라서 ▶ 7.5.4항에 서술하고 있다.

▶ **그림 11.13** : 반듯이 누운 자세의 검사에서는 치료사는 머리 쪽에 앉거나 서서 양손의 집게손가락 끝을 위쪽에서부터 목뿔뼈의 좌 · 우에 대고 유연한 이동 임펄스를 준다.

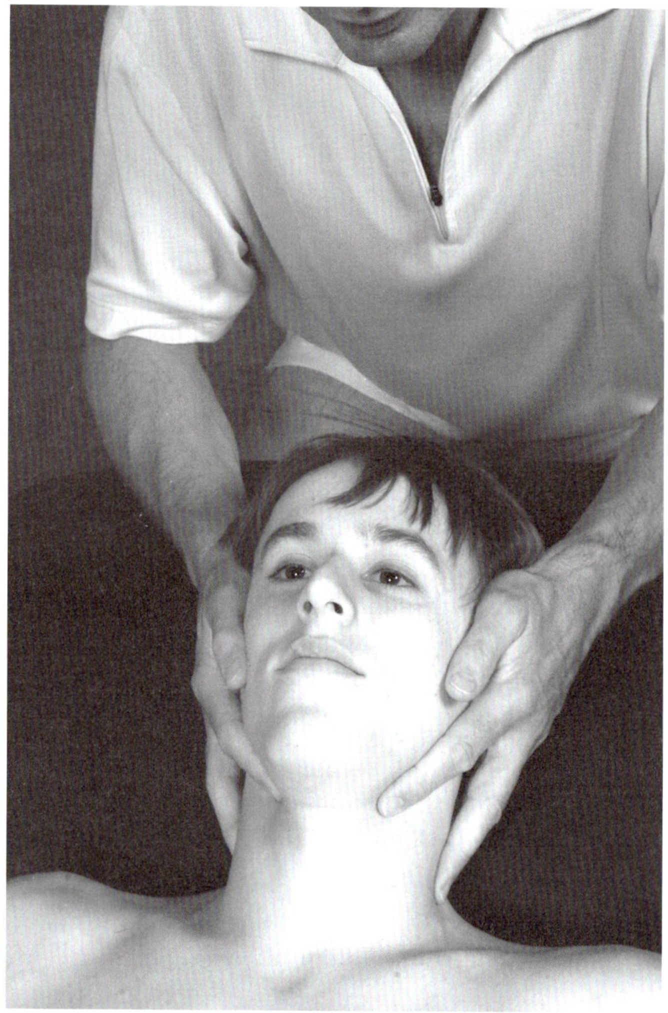

그림 11.13 방향성을 결정하는 누운 자세에서 목뿔뼈 검사. 목뿔근의 긴장 분포를 판단한다. [K325]

평가

임상적인 조언

목뿔뼈의 옆쪽 이동 임펄스에서 한쪽에 저항이 관찰될 때는 구강안면계의 균형에 장애가 있다는 것을 나타낸다.

꼬리 쪽 이동에서 한쪽에 저항이 관찰될 때는 아래의 어느 것인가를 나타낸:

- 같은 쪽 목뿔위근육의 긴장항진
- 반대쪽 목뿔아래근육의 긴장항진

머리 쪽 이동에서 한쪽에 저항이 관찰될 때는 아래의 어느 것인가를 나타낸다:

- 같은 쪽 목뿔아래근육의 긴장항진
- 반대쪽 목뿔위근육의 긴장항진

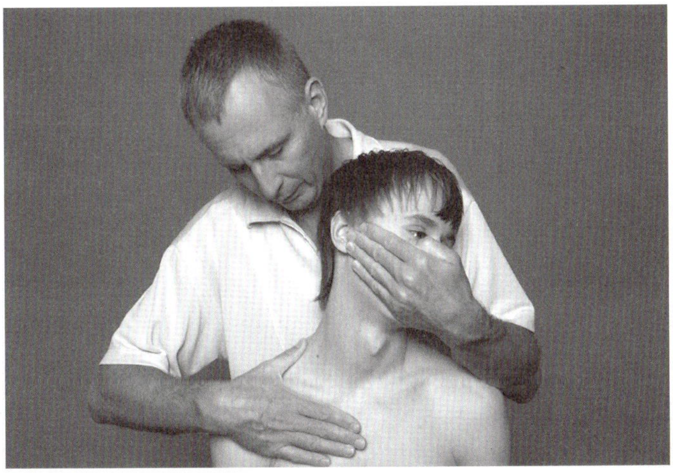

그림 11.14 방향성을 결정하는 검사에서 목 근막을 긴장시킨다. "비스듬한 뒤굽힘".[K325]

"비스듬한 뒤굽힘" — 방향성을 결정하는 목근육 근막검사

▶ **그림 11.14** : 환자는 치료사에게 기대도록 하여 치료대에 앉는다. 오른쪽 검사에는 치료사는 오른쪽 다리를 치료대에 올려놓는다. 환자는 오른팔을 30° 정도 벌림(외전)을 시켜서 치료사의 다리에 놓는다. 치료사의 오른손은 빗장뼈의 바로 아래쪽에서 오른쪽 흉부에 댄다. 엄지손가락으로 빗장뼈를 지지한다. 왼팔은 머리를 껴안는다. 네 손가락을 귀의 주변에서 오른쪽 얼굴에 대고 위팔로 이마를 지지한다.

검사에는 머리를 왼쪽으로 회전, 옆굽힘을 시키고 유연하게 등쪽으로 유도한다(비스듬한 뒤굽힘"). 흉부에 댄 오른손에 평면의 긴장이 느껴질 때까지 가져간다(▶ **그림 11.14**). 양손으로 목 근막에 접촉하면서 긴장을 장벽까지 유도하고 탄력성을 가하여 최종 긴장의 유연성을 검사한다.

최종 긴장이 유연하고 탄력성이 있는 것이 좋다. 탄력성이 있을 때 장벽 긴장이 높아지고 신장성이 저하할 때는 근막장애를 나타내고 있다.

임상적인 조언

최종 긴장이 딱딱하고 탄력성으로 신장시킬 때 휨이 관찰되지 않을 때는 얕은 목 근막에 탄력성이 없다는 것을 나타낸다.

11.6.2 목표로 한 반듯이 누운 자세에서 기관앞 근막 검사

먼저 얕은 층의 구조(얕은 목 근막과 넓은목근)의 검사 · 치료를 시행한 다음에(▶ 10.7.3항) 그것에 의해서 깊은 층의 근막 구조를 검사 · 치료하면 좋다.

▶ **그림 11.15**, ▶ **그림 11.16**, ▶ **그림 11.17** : 환자는 반듯이 누운 자세가 되고 치료사는 머리 쪽에 앉거나 선다. 왼손의 집게손가락과 가운데손가락을 펴서 꼬리 쪽에서부터 목뿔뼈에 댄다.

오른쪽의 검사에는 오른손을 차례로 접촉시켜간다.

- 복장뼈부위에서는 손목 노쪽을 복장뼈 상단에 댄다 (▶ **그림 11.15**).
- 빗장뼈부위에서는 엄지손가락과 엄지두덩을 빗장뼈에 댄다 (▶ **그림 11.16**).
- 어깨뼈부위에서는 집게손가락 · 엄지손가락의 곡선을 어깨뼈가시(견갑극)와 봉우리(견봉)에 댄다(▶ **그림 11.17**).

손으로 근막과 접촉하면 꼬리 쪽으로 밀어서 간격을 늘리도록 장벽으로 가져간다. 최종 긴장이 유연하고 최종 탄력 때 휘는 것이 좋다.

임상적인 조언

최종 긴장이 높아지고 신장성이 낮거나 또는 없다(최종 탄력성 때 휨이 관찰되지 않는다).

- 목뿔뼈와 복장뼈 사이 → 복장뼈부위의 장애
- 목뿔뼈와 빗장뼈 사이 → 빗장뼈부위의 장애
- 목뿔뼈와 어깨뼈 사이 → 어깨뼈부위의 장애

11.6.3 반듯이 누운 자세에서 기관앞 근막의 치료

적응

아래의 것에 의해서 기관앞 근막에 탄력성이 없고 단축하여 있다.

- 목뼈 정역학의 협응운동 장애
- 구강안면계의 기능장애
- 팔이음뼈 · 팔의 동역학의 협응운동 장애
- 흉곽상구의 기능성 충돌증후군
- 호흡기능의 장애
- 수술이나 외상에 의한 근막 긴장이나 흉터

치료과정

▶ **그림 11.18**, ▶ **그림 11.19**, ▶ **그림 11.20** : 환자는 반듯이 누운 자세가 되고 오른쪽의 장애를 치료하려면 머리를 약간 왼쪽으로 돌려둔다. 치료사는 머리 쪽에 앉거나 선다. 왼손의 집게손가락과 가운데손가락으로 꼬리 쪽에서부터 목뿔뼈를 지지하고 오른손으로 복장뼈(복장뼈부위 ▶ **그림 11.18**), 빗장뼈(빗장뼈부위 ▶ **그림 11.19**), 봉우리(어깨뼈부위 ▶ **그림 11.20**)에 접촉한다.

11

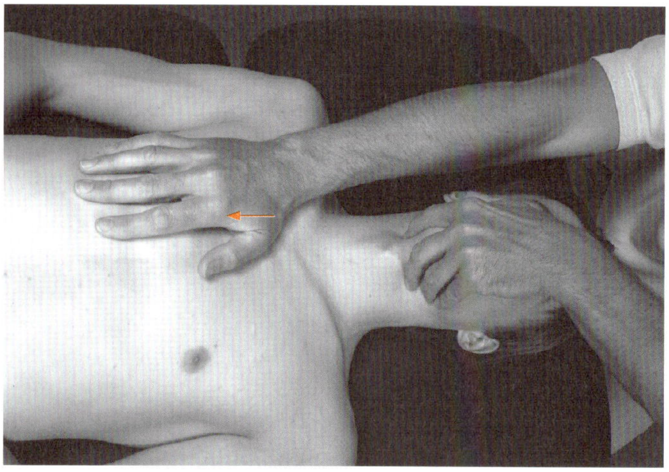

그림 11.15 기관앞 근막의 복장뼈부위 검사. [K325]

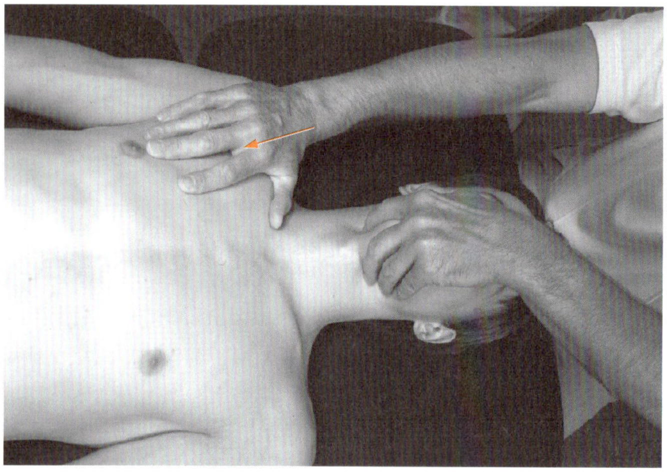

그림 11.16 기관앞 근막의 빗장뼈부위 검사. [K325]

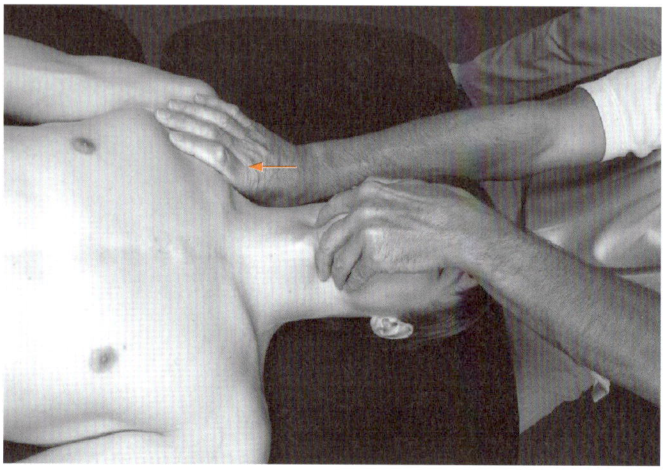

그림 11.17 기관앞 근막의 어깨뼈부위 검사. [K325]

이것은 검사 때와 마찬가지이다.

환자에게 조용히 약간 깊숙이 호흡을 하게 한다. 복장뼈, 빗장뼈, 어깨에 댄 손은 날숨 중의 흉곽이 가라앉는 움직임에 맞추고 능동적으로 밀지 않는다. 들숨 중의 흉곽 올림에는 매우 약간의 저항을 가한다. 이것은 대개 놓은 손의 부하로 충분하다. 몇 호흡을 하였으면 치료사는 천천히 긴장을 이완시킨다. 들숨의 시작에서 갑자기 풀어도 된다. **마지막**은 목덜미 아래쪽의 양쪽을 잡고 약간 축을 압박하면서 작게 흔드는 것처럼 움직여, 굽힘/폄, 좌·우의 옆굽힘, 좌·우 회전의 운동시작으로 유도한다. 이것에 의해서 새로운 긴장조건 하에서 **운동 패턴**을 신체에 **기억시킨다**. 혀, 눈, 아래턱, 머리, 목의 복합적인 운동연쇄를 사용하여 활성화시키면 더욱 효과적이다.

11.7 근골격계 전체적인 장애의 일부로서 구강안면 장애

Orofaziale Störungen als Teil globaler Störungen im Bewegungssystem

근골격계는 모든 부위가 신경계나 연속하는 결합조직을 통해 깊이 연관성이 있기 때문에, 얼핏 보기에 괴리된 의료분야의 추가의 협응이 요구되고 있다. 턱관절 정형외과에 의한 처치와 수술 판단은 도수치료적 치료와 병행해서 시행되는 경우가 많다. 근골격계의 기능장애가 재발하는 경우, 교합구조의 문제가 원인인 경우가 있다(▶ 11.2.1항). 이때는 환자를 치과사에게 의뢰한다.

여러 진료과에 걸친 진단이 필요한 증상에는 두통(목신경·삼차신경의 수렴), 현기증(목신경·안뜰신경의 수렴), 이명, 목이 쉼, 인후두의 이상감각, 삼킴 통증, 기능성 흉통 등이 있다. 이상의 문제는 어느 것도 기능장애 연쇄가 원인일 가능성이 있고 머리나 턱관절 등에서 시작되고 보상으로서 다양한 기능으로 확산된다. 이와는 반대로 턱관절과 그 근육은 꼬리 쪽에서부터 만들어진 긴 보상 연쇄의 종점으로도 될 수 있다. 시스템의 보상부전을 일으키고 있는 부위에 따라서 임상 통증상황은 다르다. 그 복잡성과 역동성에 입각하여 환자의 심리상황이나 이미 아는 만성/급성 내장질환도 고려한 다음에 현 시점의 기능진단을 내린다.

구조진단을 가정하여 만성 통증상황의 기능치료를 시행하는 흐름을 아래의 임상 예에서 보여주고 있다.

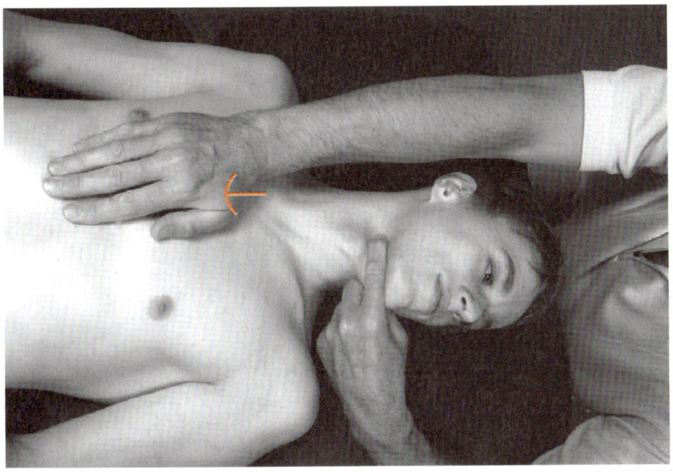

그림 11.18 신장한 시작 자세에서부터 기관앞 근막의 복장뼈부위를 이완 치료한다. [K325]

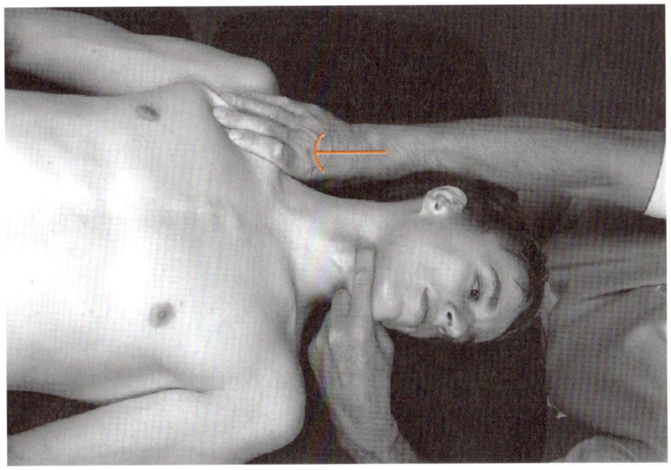

그림 11.20 신장한 시작 자세에서부터 기관앞 근막의 어깨뼈부위를 이완 치료한다. [K325]

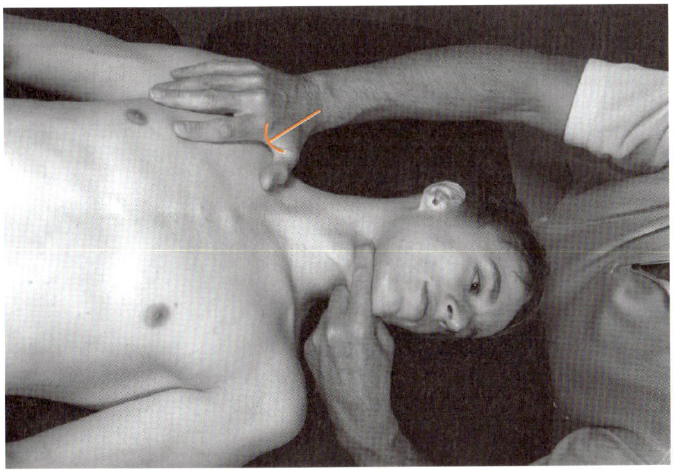

그림 11.19 신장한 시작 자세에서부터 기관앞 근막의 빗장뼈부위를 이완 치료한다. [K325]

임 상 사 례

만성통증상태에서 도수의학적 처치 (결정적인 구조병리학적 소견이 없는 구조 진단)

I. 초진

문진

38세 여성. 다양한 신체영역에 통증이 이동한다. 재발은 항상 머리뼈 · 목뼈 이행부에서부터 시작되고 가장 통증이 심하다. 대부분은 턱관절 위의 통증, 귀의 통증, 얼굴통증이 동반하고, 이어서 요통이 발생하는 경우도 있다. 출산 2회, 외상은 없다. 개인용 컴퓨터를 사용한 책상에서 하는 업무가 많다. 소아기와 청년기에 체조경기와 수영을 하고 있었다. 현재는 시간이 없어 하고 있지 않다.

이비인후과로부터 의뢰되었다. 신경과, 정형외과, 내과, 비뇨기과와 협진은 끝나있다. 결정적인 구조병리학적 소견은 없다. 심리치료사의 진찰일은 아직 결정되어 있지 않다.

방향성을 결정하는 포괄적 검사, 소견의 분포 패턴 :

- 척추의 핵심영역 모두에서 긴장현상이 비대칭
- 근육근막 10단계 검사에서 머리뼈 · 목뼈 이행부와 허리뼈 · 엉치뼈 이행부에 보상부전 징후
- 호흡 상동성(몸통 안정성의 협응)에 이상이 있다.
- 목뼈가 과다전만이지만 정역학의 보상부전은 없다.

→ 문진의 내용과 방향성을 결정하는 포괄적 검사의 소견을 기초로 평가하여 **제1 잠정가설**을 세운다: **머리뼈 · 목뼈 이행부, 머리턱계가 불균형이고 머리꼬리 쪽의 연쇄가 있다.**

방향성을 결정하는 영역검사에서는 아래의 검사에서 머리관절, 목뼈, 머리뼈아래턱 · 구강안면계가 비대칭이다:

- 비튼 옆굽힘
- 중부목뼈의 옆굽힘

11

임 상 사 례

(계속) 만성통증상태에서 도수의학적 처치 (결정적인 구조병리학적 소견이 없는 구조 진단)

- 비스듬한 앞굽힘
- 비스듬한 뒤굽힘
- 목뿔뼈 촉진
- 능동적으로 입을 벌릴 때 협응운동 장애

→ 제1 잠정진단(기능진단) — 현시점의 병원성 진단 :

- 목뼈, 머리관절, 목뼈 · 등뼈 이행부, 상부갈비뼈의 기능장애
- 근육근막이 불균형이고 목뼈 정역학에 협응운동 장애, 구강안면계(목 근막)에 보상이 관찰된다.

목표로 하는 검사와 치료 → 머리관절, 목뼈 · 등뼈 이행부, 상부갈비뼈 효과 체크 → 어느 긴장현상도 변화하지 않고 제1 잠정진단이 증명되었다: 관절기능장애는 2차적이고 목뼈 정역학의 협응운동장애의 일부이다.

거듭 목표로 한 검사

넓은목근, 목 근막에 소견. 목 근육에 경직은 있으나 통증유발점은 없다. 아래의 검사에서 불균형이 관찰된다.

- 목뼈(반듯이 누운 자세에서부터의 머리 올림 상동성의 협응)
- 팔 운동 시 목뼈 · 등뼈 이행부, 상부 등뼈(팔의 벌림 상동성의 협응)

얕은 층에서부터 깊은 층으로 거듭 치료

- 넓은목근과 목 근막의 이완
- 목갈비근, 목빗근의 이완

효과 체크

- 영역의 긴장현상이 모두 대칭으로 되었다
- 입을 벌릴 때 협응운동 장애가 남아있다

제2 잠정 가설: 기능진단이 도수치료의 즉효성에 의해서 대략 증명되어 있다. 목뼈 정역학에는 별도로 치료가 필요하다(보상의 목 근막 소견은 반사성 이완반응을 보이지 않았다).

재진은 약 2주 후. 시스템의 자기조정력도 판단하기 위해 그 이상 빨리 하지 않는다.

II. 제2 진찰

경과보고: 치료의 2일 후에 요통, 두통이나 얼굴통증은 없으나 때때로 관자놀이에 뻗는 것 같은 통증이 있다.

재소견

방향성을 결정하는 검사의 필수항목에서부터 :

- 허리뼈 · 골반의 긴장현상이 비대칭
- 골반 비틀림의 징후가 모두 관찰된다. 호흡파동에서는 중부등뼈에 굽힘 장애. 가로막의 긴장이 비대칭.
- 목뼈의 긴장현상(3)이 비대칭

목표로 하는 검사: 머리관절과 목뼈 · 등뼈 이행부의 관절 장애가 재발하여 있다(갈비뼈는 없다)

→ 제2 잠정 진다(기능진단) — 현시점의 병원성 진단

- 구강안면계를 포함하는 관절 · 근육의 기능장애가 재발하여 있다.
- 그 원인으로서 근육 불균형이고 몸통 · 골반의 정역학, 목뼈 정역학이 통합되지 않다.

거듭 목표로 하는 검사(먼저 머리관절과 목뼈 · 등뼈 이행부의 재발을 치료해둔다): 중부등뼈, T/L, 허리뼈 · 엉치뼈 이행부, 엉치엉덩관절에 소견.

치료

- T6/7의 굽힘 장애
- T/L의 회전 장애
- 가로막 이완술
- 다리이음뼈 이완술

긴장현상의 효과 체크

- 선행이 음성, 선행현상이 음성
- Patrick/Kubis 검사와 굽힘 · 모음이 대칭으로 되었다
- 10단계가 대칭

제3 잠정 가설

- 반사성 긴장현상은 완화할 수 있다. 정역학 장애를 동반하는 불균형으로부터 재발 경향이 있다.
- 운동치료와 자가 운동이 적응된다.

설명과 지도: 목뼈 · 팔이음뼈의 근육 불균형에 대해서 자가 운동을 지도한다.

- 깊은 층의 목덜미 폄근의 이완
- "Sachse법" (하부 어깨뼈 고정근을 활성화하고 상부 어깨뼈 고정근을 억제한다)

재진은 4~6주 후.

III. 제3 진찰

경과보고: 급성 통증은 4주일 정도 없다. 따라서 자가 운동을 정기적으로 시행하지 않았다.

재소견

방향성을 결정하는 포괄적 검사: 모든 핵심영역에서 지발(late-onset)을 나타내는 긴장현상.

목표로 하는 검사: 척추의 핵심 영역과 상부갈비뼈에서 관절기능장애의 재발. 목 근막의 경직.

제4 잠정 가설

- 분절이나 근육근막의 기능장애 재발의 병원성, 및 상동성 운동과정의 협응에서 병원성은 몸통 안정의 협응운동장애에 있다. 즉, 호흡의 자세성 기능 시스템에서 각 요소의 붕괴(disintegration)이다.
- 의사나 물리치료사에 의한 체크와 지도 하에서 효율적인 운동 · 훈련 프로그램이 장기적으로 필요하다.

목표로 하는 검사: 핵심영역, 목 근막, 몸통 안정성의 협응(호흡의 자세성 기능의 상동성)

→ 제3 잠정 진단(기능진단) — 현시점의 병원성 진단

- 몸통 · 골반의 정역학이 붕괴되고 근육근막과 척추 관절의 기능장애가 재발하여 호흡의 자세성 기능이 협응하여 있지 않다.

11

- 목뼈의 정역학이 붕괴되고 구강안면계(목 근막)에 보상반응이 있다.

치료

- 가로막. 핵심영역의 재발 소견(등뼈, 머리관절, 목뼈 · 등뼈 이행부, 상부갈비뼈)
- 척추의 안정 · 고정 시스템을 활성화
- 자가 운동의 설명과 지도: 깊은 층 안정근의 시스템을 활성화 (가로막이나 골반바닥근육과 협응하는 배가로근(복횡근)과 깊은 층의 척추안정근육).

효과 체크: 호흡 상동성 및 머리 · 몸통 올림 상동성의 협응검사.

경과 평가: 목뼈 · 등뼈 이행부, 머리턱계를 주된 병원성이라 생각한 초기 진단은 도입으로서 옳았다(현시점의 병원성 진단). 진찰을 계속하는 동안에 몸통 안정성의 부족이 기능장애 재발의 모든 주된 원인이라 생각되는 것이 명확해졌다.

처방: 운동치료에서 몸통과 목뼈의 정역학을 안정시키고 도수치료로 관절과 근육의 각 소견의 재발을 치료한다.

IV 장기 치료계획

의사와 물리치료사가 협동하여 감각운동을 재통합하는 기법으로 복합적으로 치료하여 운동 협응(정형화)의 개선을 지향한다.

의사에 의한 관리

- 약 3개월마다의 재진으로 경과를 판단한다.
- 방향성을 결정하는 포괄적 검사를 반복하여 소견으로부터 판단을 내린다
- 관련되는 재발 소견의 치료와 함께 목표로 하는 검사를 시행하고 능동적 프로그램의 최적화를 지향한다.

의사와 물리치료사에 의한 관리

- 환자도 참여시켜 정기적으로 재소견을 평가한다.
- 병원성, 치료계획, 환자 본인의 역할의 중요성에 대해서 설명을 되풀이한다.

성과에 가장 필요한 조건

- 일관된 환자의 순종
- 치료사에 의한 끈기 있는 대처

제 **V** 부

도수의학검사의 임상징후 – 진단의 기준, 치료 · 재활 · 예방의 계획

Klinische Zeichen der manualmedizinischen Untersuchung – objektive Kriterien für Diagnostik, Behandlungs-, Rehabilitations- und Präventionsplanung

도수의학에서는 손으로 얻어지는 다양한 소견에 의해서 진단에 도달한다. 이러한 질환징후는 구심성 신경, 원심성 운동신경, 원심성 자율신경과 같은 신경계의 기능, 그리고 그 사이의 문턱값이나 신호변환이 변화하여 일어난다. 원래 신경의 기능이 변화하는 것은 국소적인 질환이나 기능장애가 신경계의 수용기에 병리학적 영향을 주기 때문이다. 징후의 대부분은 환자의 협동 없이 통증유발의 문턱값 이하에서 검사할 수 있다. 따라서 반사성 질환징후가 있으면 신경계를 통해 연결되는 영역에 침해수용성 자극이 존재한다는 것을 나타내는 객관적 기준이 된다.

12 척추의 기능장애와 관련되는 반사성 질환징후

Refl ektorische Krankheitszeichen in Beziehung zu Funktionsstörungen der Wirbelsäule

반사성 질환징후는 체표와 근골격계에서 가장 접근할 수 있다. 당초는 이러한 조직에 관해서 서술되고 신경활동의 장애에 의한 반사로서 설명되었다. 통증을 동반하는 일이 많기 때문에 반사성 통증성질환징후라 이름붙이고 있다. 이전에는 좁은 의미에서는 내장질환에서 반사성통증성질환징후를 가리키고 있었으나 반사성의 조직 변화는 근골격계 자체의 질환에서도 볼 수 있다. 이 설명으로서는 장애가 있는 분절이 영향을 받는 근육군과 분절에서 접속하고 있다는 것, 또한(특히 팔다리에서는) 관절의 기능단위(Arthron) 내에서 관절과 근육군의 기능이 관련되어 있다는 것을 생각할 수 있다. 몸통 깊은 층의 근육 · 골막 구조를 자극해도 분절반응의 위치 특정이 어렵지만, 팔다리의 근육과 관절을 자극하면 반응의 위치를 잘 특정할 수 있다는 것이 실험으로 확인되어 있다.

1차 질환과 반사성 2차 질환의 감별은 어려운 경우가 있다. 그 중에서도 척추부위의 관절기능장애에서 그 부위의 근육군이 반사적으로 경직하여 있는 경우는 곤란하고 이 경직이 다시 척추의 기능에 영향을 준다. 척추기능장애 때 근육군의 반사작용은 근전도에 의해서 증명되어 있다. 전기생리학을 비롯하는 생리학적 기법으로 추가의 식견을 모으는 것이 임상 면에서도 크게 기대된다.

임상적인 조언

반사성통증성질환징후에 의해서 아래의 힌트를 얻을 수 있다:

- 그때까지 인식하지 않았던 장애의 위치 특정
- 신경계의 반응성
- 사용한 치료법은 타당하였는가?
- 그렇지 않으면 질환 경과에 영향을 주지 않았는가?
- 질환 과정이 진행되고 진단에 오류가 생길 가능성이 있는가?

12.1 진료에서 임상소견으로서 반사성 질환징후

Refl ektorische Krankheitszeichen als klinische Befunde in der medizinischen Praxis

진료에서는 3개 그룹의 반사성통증성질환징후를 이용할 수 있다. 이것에는 기구는 필요가 없고 치료사의 서술만이 요구된다.

- 특별한 운동검사에 의해서 파악할 수 있는 반사성 경직(긴장징후)
- 촉진 가능한 반사성통증성질환징후(피부와 근육의 경직)
- 다른 기법으로 얻을 수 있는 자율현상

12.1.1 반사성 질환징후로서 각 근육의 긴장완화

하나의 근육 내의 **국한적인 긴장항진**은 매우 확인하기 쉽다. 이것에는 몇 가지의 현상이 있으며 진단이나 치료에 이용할 수 있다.

- 가장 많은 소견은 이완된 근육 내의 작은 영역에서 촉진할 수 있는 긴장항진이다(근육경직, 근육경화증, 근섬유증, 경화, 근육통증점, 통증유발점).
- 근육을 수동적으로 신장하면 경직된 영역에 있는 근육다발이 먼저 수축한다. 이것은 다발로서 촉진할 수 있다(딱딱한 띠).
- 이 근육다발은 흥분성이 높아져 있다. 예로, 활동 문턱값이 낮다. **따라서 장애가 있는 근육(분절)에서는 단시냅스 반사가 일어나기 쉽다.** 환자의 협동이 양호하다면 가벼운 수의적인 긴장으로 해당하는 근육다발만을 활동시키고 이완시킬 수 있다. 이것은 치료에서 효과적이다.
- 국한적인 경직은 경우에 따라서 매우 강하고 능동 · 수동 운동 시에 **근육의 신장성**이 제한되어 관절의 가동범위에 도달하지 않는 경우가 있다(반사성 또는 기능성의 수축).

척추의 관절기능장애에서는 반사성 긴장항진이 근육 전체에 미치는 경우도 있다. 이것은 Sherrington에 의한 대항근의 상반신경 지배로 설명된다. 척수의 균형이 잡혀있지 않으면 한쪽의 대항근은 억제되고 짝을 이루는 근육은 전체적으로 긴장이 항진한다. 이리하여 경직된 근육은 대부분의 경우에서 신장성이 제한되고 해당하는 관절이나 몸통부위의 가동성이 저하한다. 경직은 촉진 가능하며 검사에서는 수동운동의 끝이 빨리 딱딱한 것으로 확인할 수 있다. Patrick–Kubis 징후, 엉덩관절의 굽힘 모음, Lasègue test 등의 효과적인 검사로부터 근골격계의 기능장애에 대해서 방향성을 구할 수 있다. 방향성을 결정하는 앞굽힘 위치의 머리회전 검사는 근육긴장으로 제한될 수 있다. 목갈비근군의 옆굽힘 검사, 어깨뼈를 촉진하면서 하는 어깨올림근 단축검사에서는 하부목뼈의 병리결과를 나타내는 경우가 있다.

진단에서는 긴장항진이 중요시되고 촉진하기 쉬워지기도 하지만, 각 근육의 **반사로 일어나는 긴장저하**를 간과해서는 안 된다. 긴장저하는 국한적인 항진보다도 촉진에 의한 파악이 훨씬 어렵다. 영양장애를 동반해서 근육량이 감소하여(위축하여) 있으면 어느 정도 파악하기 쉽다. 다만 병리학적 경과가 현저하고 강한 침해자극이 발생하고 있는 경우에 한정된다. 잘 알려진 예는 무릎관절 손상 시 안쪽넓은근위축증, 어깨관절질환 시 어깨세모근 위축증이 있다.

각 근육 또는 섬유다발의 반사성 긴장저하는 이제까지 알려져 있던 것보다도 많이 발생한다는 것을 인식해둘 필요가 있다. 장애가 있는 분절의 **외수용 반사의 약화**(복부 피부반사 등)는 이것에 의해서 설명할 수 있을 가능성이 있다.

12.1.2 촉진 가능한 반사성 질환징후

체표나 근육군의 다양한 층에서는 압박, 견인, 이동에 대한 저항, 집히지 않는 피부, 조직이 두꺼워짐을 촉진할 수 있다. 긴장항진의 촉진 소견은 반대쪽과 비교하거나 같은 조직 층의 근린영역과 비교하는 것이 중요하다. 이러한 소견은 **조직 긴장**이라는 큰 묶음으로 평가한다. 문서화에는 해당하는 해부학적 구조와 신체영역을 기록하면 좋다. 병명("편두통 구역")이나 질환 내장("방광 구역")에까지 확대하여 분류하는 것은 마사지 관계의 문헌에서는 현재도 볼 수 있지만, 이 현상의 본질에는 적합하지 않다.

긴장(tonus), **피부긴장도(turgor)**, **팽화(swelling)** 등의 말로 촉진 가능한 긴장을 구별하는 것은 용어의 해석이 다양하기 때문에 곤란하다. 따라서 용어는 이해하는 데 도움이 되지 않고 필요가 없다. 이 책에서는 **긴장** 및 **긴장 증대나 긴장 항진**과 같은 중립적인 표현을 사용하고 있다. 검사자는 촉진하는 손가락에 대한 조직의 저항을 느끼고 평가한다. 하나의 근육 내의 국한적인 긴장 증대에는 흔히 있는 **경직**이라는 용어를 사용하고 있다. 촉진 가능한 병리학적 긴장항진은 "조직 소견"으로서 적절한 마사지법을 결정하는 기준이 되고 기계적 작용에 의해서 치료에 직접적인 영향을 주는 것이 가능하다(▶ 12.4항).

12.1.3 기타의 진단방법에 의해서 진찰시간 내에 파악 가능한 질환징후

모든 침해자극은 교감신경도 자극한다. 예로, 반사성 징후가 현저한 경우, 자율신경은 중요한 역할을 수행한다(▶ 표 12.1). 원심성 자율신경이 분절에서 변화하여 자율현상이 국소에서 발생하면 촉진 가능한 원심성 운동신경의 변화와 마찬가지로 원인이 되는 질환의 위치 특정(분절 할당)에 도움이 된다.

입모반사는 한랭자극(옷을 벗음)이나 기계적 자극, 막대 등에 의한 자극검사로 일으킬 수 있다. 이 반사는 분절의 절반이나 반신(half of body)에 국소적으로 일어난다. 이때, 환자는 잠깐 동안 한기를 느끼는 일이 있다.

문지르면 분절에 나타나는 **적색 피부묘기증(red dermatographism)**은 등(back)에서 상 · 하를 비교하면 해당 부위에서는 선을 분명히 인식할 수 있다. 문지른 흔적은 장애가 있는 영역에서는 폭이 넓고 가까이의 영역과 경계는 희미해진다.

정상적인 피부에서도 음압을 잘 살리면(흡인 컵) 점 모양 출혈이 일어난다. 장애가 심한 영역에서는 마사지 등 단순한 기계적 자극으로도 일어나는 경우가 있다. 정상적인 피부영역보다도 작은 음압수치로 점 모양 출혈이나 합류피하출혈을 일으킬 수 있다. 부항(cupping)에서는 이것을 치료에 이용한다.

피부온도의 변화는 손가락의 등으로 가장 잘 식별할 수 있다. 통증이 있는 피부영역에서는 대개 피부온도가 낮아져 있고 환자 본인에게도 느껴진다(궁둥뼈는 다른 것과 비교하여 온도가 낮다).

피부온도의 증가는 마찬가지로 손가락의 등이나 쓰다듬어 조사할 때는 손가락의 바닥으로 확인한다. 통증이 있는 피부영역에서는 가까이의 영역보다도 손가락이 달라붙는다.

반사성 장애에서는 해당하는 피부분절에서 **피부자극의 감지**가 변화한다. 감각검사를 시행하면 환자의 감각이 **양적으로 강화**되고(감각장애처럼 저하하지는 않는다), **질적으로는 통증으로 변화**한다. 국소적인 한랭자극은 "불쾌"하다고 느껴지고 손가락의 바닥이나 신경과용 기구(apparatus)의 두꺼운 끝으로 피부를 문지르면 가려움이나 찌르는 것 같은 자극이 느껴진다. 마사지에서 손톱으로 세게 긁혔다고 불평이 나오는 것은 이때문이다. 날카로운 자극을 가볍게 주면(작은 톱니바퀴), 불쾌한 콕콕 찌르는 아픔이 강화되어 느껴지고 실룩실룩 움직이는 회피운동으로 응답한다. 피부의 국소가 이와 같이 민감한 경우, 신체에 밀착하는 옷은 입을 수 없다. 진단평가를 위해 여기서도 반드시 반대쪽이나 가까이의 피부와 비교한다.

12.2 반사성통증성질환징후 진단의 중요성과 평가

Diagnostische Bedeutung und Wertung der refl ektorisch-algetischen Krankheitszeichen

반사성통증성질환징후가 있을 때는 신경계를 통해 연결되는 영역에 침해수용 자극이 존재한다는 것을 나타내고 있다.

수용기가 내장질환을 유해한 자극으로서 받아들이고 있는 동안, 예로, 질환이 활동성인 동안은 반사성통증성질환징후는 지속되고 치료에 의해 개선이 관찰된 후에도 재발한다.

반사성통증성질환징후가 어느 정도 강하게 나타나는가는 원인이 되는 질환의 진행 상태에 따른다.

척추에 기능장애가 있는 경우, 내부의 운동조절과 마찬가지로 자세 · 운동습관 등의 외적 요인도 장애의 재발이나 반사성통증성질환징후에 영향을 준다. 장기간의 개선을 지향하려면 조합된 원인을 분석하고 목표로 하여 치료하는 것이 필수적이다.

12.3 척추와 내장의 중재로서 반사성통증성질환징후

Refl ektorisch-algetische Krankheitszeichen als Bindeglied zwischen Wirbelsäule und inneren Organen

내장질환과 근골격계 장애의 관계는 오랜 동안 연구되어 있고 각 장기에 관해서 정리되어 있다.

근골격계와 내장계를 **중재**하는 것은 양자를 지배하는 신경계이다. 척수뿌리가 다발로 되어 있음으로써 각 척수뿌리의 지배를 받는 조직과 구조는 각각 하나의 **분절**로 정리되고 척수결합에서도 들어오는 구심로와 나가는 원심로가 결부되어 있다. 침해자극이 도달하면 그 자극과 같은 분절 내에서 근육경직이나 자율현상이라는 반사성 징후가 일어난다. 징후의 위치로부터 알게 되는 것은 분절의 연관성뿐이고 근골격계와 내장의 어느 쪽에 질환이 있는가는 구별할 수 없다.

마찬가지의 것이 환자가 진찰을 받는 계기가 되는 통증에 대해서도 성립한다. 통증이 내장(내장통증)과 척추(체성통증)의 어느 쪽인지 또는 양쪽에 의한 것인지, 이것은 목표로 한 충분한 문

표 12.1 반사성통증성질환징후에 대한 척추의 기능장애. 일부의 진단결과를 예시.

소견		소견으로부터 얻은 힌트		
가동범위 제한	반사성 징후	발생하고 있는 장애	신경계의 반응성	국소의 가동화 치료에 대한 예후
단분절, 중증(딱딱함)	국소적, 약하다~중간정도	굳이 말하면 근골격계	안정~낮다 (감쇠)	양호
단분절, 경증	국소적, 중간 정도~강하다	굳이 말하면 근골격계	활발하다.	성과가 나타나지 않는 일이 비교적 많다.(물리치료적) 일반 치료의 적응
단분절	다분절에 확산된다~반신, 강하다~과잉	구조질환, 근골격계 또는 내장	매우 활발하다.	나쁘다, 우선 진단에 의한 해명이 필요하다.
여러 단분절, 경증	반신 전체, 강하다.	일정하지 않다.	매우 활발하다, 자율신경계 장애	적응되지 않는다, 자율신경 조절의 진단
(없다~) 다분절 경증~중증	다분절에 확산된다, 현저하다~강하다.	굳이 말하면 내장	추정할 수 없다.	적응되지 않는다, 우선 진단으로 해명한다.
다분절	다분절, 약하다	만성 내장질환 후에 근골격계가 비교적 많다.	안정~낮다.	양호

12

진과 검사로 밖에는 밝혀지지 않는다. 다만, 반사성통증성질환징후가 다분절에서 나타나 매우 활발한 경우, 그리고 이른바 반신징후가 증명 가능한 경우는 내장을 나타내는 힌트가 된다(▶ 표 12.1). 게다가 반사성 징후(와 통증)가 한쪽의 몸통과 그 같은 쪽의 어깨에서 관찰되는 경우는 항상 내장질환을 나타내기 때문에 진단으로 규명한다.

반사성의 변화는 주로 근골격계에서 나타난다. 따라서 양자의 상호관계에 대해서는 내장에서부터 근골격계라는 방향이 당초부터 상정되어 실험에서 증명되어 왔다. 경험이 풍부한 임상의들은 자세와 운동의 특이점을 내장질환의 힌트라 생각하였다. 이것에는 흉부의 호흡 가동범위의 비대칭, 둥글게 하여 잠자는 자세, 한쪽으로 기우는 상체, "질환 내장의 주변에서 일어나는 척추측만증", 복부근육 경직, 근골격계의 통증점 등이 있다.

만성 내장질환에서 반사성의 근육경직이 오래 계속되면, 움직임이 억제된 척추분절에서 관절성의 운동기능 장애(가동범위 제한)가 발생할 수 있다. 이것은 처음에는 반사성통증성질환징후의 일부이다. 내장질환이 몇 주일 이상 계속되면 이러한 가동범위 제한은 척추분절 검사에서 항상 발견되는 통상적인 소견이 된다. 문제가 있는 내장마다에 본유의 패턴이 만들어지는 것이 다수의 검사에서 조사되어 있다. 질환이 치유된 후도 가동범위 제한은 남는다. 대부분은 잠재성이고 검사 시에 단순한 우연으로부터 "과거의 가동범위 제한"으로서 발견된다. 그 후도 환자가 같은 위치에 유사한 통증을 호소하는 일도 있다. 다만, 유발조건은 대개 일정하지 않다. 이 경우, 통증의 원인은 척추장애에 있다. 척추의 가동성이 회복되어 비로소 통증은 소실한다.

근골격계에서부터 내장으로 영향에 대해서는 좋은 의미로도 나쁜 의미로도 분명하게 알지 못하고 있다. 그러나 척추분절의 기능장애의 치료 등에 의해서 분절로 향하는 침해수용에 플러스의 작용을 하고 신경조절을 받는 내장의 기능장애(맥박에서는 빈맥, 원활한 동역학에서는 경련, 혈류에서는 혈관 협착)에 영향을 줄 가능성을 보여주고 있다. 이 영향에 의해서 질환이 유발 또는 개선되는가, 그렇다면 어느 정도인가, 그곳에 어떠한 규칙이 있는가에 대해서는 아직 광범위한 검사, 그리고 비판적인 검사가 필요하다.

12

12.4 치료와 예후에 대한 반사성통증성질환징후의 중요성

Bedeutung der refl ektorisch-algetischen Krankheitszeichen für die Behandlung und Prognose

반사성통증성질환징후는 병적 장애와 주관적인 통각의 중재이다. 이것은 척추의 기능장애, 그리고 어느 정도는 내장질환에도 관찰된다(▶ 표12.1).

따라서 대증요법으로서 반사성통증성질환징후만을 치료하는 것은 환자의 통증에는 매우 효과적이다. 습윤 온열치료, 마사지, 부항(흡인 컵), 유통성 전기자극, 치료적 국소마취, 건침(dry needling) 등 국소에 사용하는 많은 치료법은 대증요법이나 적절한 적응 판단 때 빨리 효과적으로 작용한다. 반사성 현상은 이러한 치료에서 통증과 함께 임상적 잠재로 후퇴한다.

내장질환이 한동안 계속되면 반사성통증성질환징후에 의해서 같은 분절에 속하는 척추부위가 고정하여 관절기능장애로 발전한다. 이것은 반사성 징후의 일부이고 질환의 원인은 아니다. 기초질환의 증상이 현저한 동안은 대증요법을 시행해도 반사성통증성질환징후와 마찬가지로 척추의 기능장애도 재발한다.

임상적인 조언

(대증요법에 의한) 치료를 시행한 후에 반사성통증성질환징후나 같은 분절에 속하는 척추의 가동범위 제한이 바로 재발할 때는 기초질환이 존속하고 있다는 것을 나타낸다. 치료를 계속하지 않고 먼저 진단으로 해명할 필요가 있다.

실행적인 조언

한 사람의 환자에서 반사성통증성질환징후와 현시점의 가동범위 제한 소견에 대해서 위치나 표출정도를 대조하면 아래에 대한 힌트를 얻을 수 있다.

- 추가의 진단이 필요하고 척추와 내장의 감별진단을 해야 하는가?
- 어떻게 치료하는가?
- 사용하는 치료법은 효과가 있는가?

▶ 표 12.1에 임상소견의 조합에 대해서 몇 가지 예를 열거하고 의학적 결과를 시사하는 것과 함께 요약하고 있다. 강제 자세의 유무에 관계없이 하나의 척추영역에 근육고정이 있을 때는 반드시 상세한 해명이 필요하지만 이것은 표에는 포함되어 있지 않다.

근골격계의 기능장애 치료는 기본적으로 우선 관절장애를 교정하고 다음으로 근육장애를 치료한다. 통증유발점이 존재하여 통증이 있는 근육군은 관절기능의 회복 후에도 소견이 남는 경우, 또는 처음부터 관절운동장애가 없었던 경우에 대처한다. 관절과 통증이 있는 근육군의 쌍방에 효과를 발휘하는 것이 근육의 이완기법의 이점이다. 물리치료적인 억제 · 촉진(facilitation)을 사용하는 가동화법의 대부분은 우선 근육경직을 이완시킨 다음에 관절이나 운동 분절을 가동화한다.

12.5 통증과 통증 확산에 관련되는 반사성통증성질환징후

Refl ektorisch-algetische Krankheitszeichen in Beziehung zu Schmerz und Schmerzausbreitung

반사성 질환징후의 말초 소견과 환자의 **자발통증**은 반드시 일치하는 것은 아니다. 통증을 일으킬 가능성이 있는 자극 패턴은 변화할 수 있다. 침해자극의 강도는 몇 개의 "문턱값"을 넘어설 필요가 있다. 이 여러 필터를 통과하여 비로소 침해수용 자극 패턴의 매우 일부가 신체로부터 의식으로 전달되어 불쾌감이나 통증으로서 해석된다. 이리하여 근골격계나 내장의 수용영역으로부터 도달하는 침해수용 자극은 척수의 반응 문턱값을 넘어 반사성 징후를 발생시키지만, 중추계의 통증 문턱값은 초과하지 않는 일이 있다. 이때, 환자는 장애를 인식하지 못한다. 예로, 장애는 잠재성이지만 진단에서는 파악할 수 있다.

반사성통증성질환징후의 표출 정도와 척추의 기능장애의 통증 정도는 상당히 **유사하다**. 이 관계는 발생하고 있는 관절기능장애의 표출 정도와 주관적 통증감각의 관계보다도 밀접하다. 여기서부터 반사성통증성질환징후를 직접 다루는 대증요법이, 환자의 통증을 경감하는 효과가 설명되어 있다. ▶ 12.4항의 상황에서는 관절기능장애의 가동화 치료도 또한 대증요법이라 할 수 있다. 이러한 예에서 가동화 치료는 통증의 경감만을 목적으로 하고 근골격계의 계속적인 기능 수복은 지향하고 있지 않다.

척추의 구조질환이나 기능장애에서는 매우 국소적인 등의 통증(back pain)이 환자에게 자각된다. 거기서부터 통증이 연속해서 약간 확산되어 "방산(radiation)"하는 경우가 있다. 멀리 떨어진 팔다리의 말단까지 전달되는 일도 있다. 통증 부위에는 2차적 반사성통증성질환징후가 인지된다.

환자는 매우 국소적인 통증을 하나의 손가락으로 팔다리에 전달되는 광범위한 통증은 손으로 대충 나타내는 일이 많다. 내장에서부터 오는 1차적 통증은 근골격계처럼 예리하게 얕은 층에는 느껴지지 않는다. 깊은 층의 국소에 둔하게 느껴지고 환자는 몸통을 양손으로 껴안거나 그 부위를 쥐는 것처럼 하는 제스처로 나타낸다.

근골격계에서는 통증은 머리관절에서부터 팔이음뼈 등 머리꼬리 쪽으로 전달되는 경우도 있는가 하면 엉치뼈에서부터 하부 등뼈, 등뼈에서부터 목덜미처럼 꼬리 머리 쪽으로 향하는 일도 있다. 가장 많은 것은 "수평방향"의 확산이다. 대부분은 분절의 경계를 넘지 않고 "갈비사이", 하부목뼈에서부터 팔, 허리뼈 · 엉치뼈 이행부에서부터 다리 등 몸통을 돌아서 도달한다. 가장 통증이 심한 영역은 대개 1개의 손가락으로 추적할 수 있다.

분절의 통증이 확산될 때 신경탈락 징후가 인지되는 경우는(감도 저하, 반사의 약화, 분절의 같은 근육 약화), 거의 확실하게 척수뿌리 손상이라 진단할 수 있다. 이것은 신경뿌리증후군이라고도 부른다. 많은 경우, 신경뿌리증후군은 중대한 병의 증세이고 몇 개월이나 계속하고 반사성 질환징후를 나타낸다. 목뼈에서도 허리뼈 · 엉치뼈 이행부에서도 병리형태학을 원인으로 하는 질환이다. 그러나 증상이 어떻게 나타나는가는 척수의 문턱값, 척추나 팔다리의 반사성통증성질환징후 및 기능장애에 좌 · 우된다. 따라서 신경탈락이 있어도 실질적인 주관적 통증은 없는 신경뿌리증후군이 존재한다. 이 경우, 반사성통증성질환징후도 거의 두드러지지 않는다. 환자가 진찰을 받게 되는 일이 적기 때문에 이 질환은 무엇인가의 기회에 우연히 발견된다.

실행적인 조언

신경뿌리증후군의 치료(보존요법)와 재활에서는 근골격계의 기능 수복이 중심이 된다. 이것에 의해서 치료의 경과와 근골격계의 후의 결과가 크게 변화한다. 치료 자극은 최소한으로 하고 구조질환이 있는 척추분절을 손상시키지 않도록 한다.

신경뿌리증후군에서 통증은 신경뿌리집(주로 경질막집)의 수용기에 손상 자극(압박)이 가해짐으로써 발생하고 분절의 피부영역(피부분절)에 전달된다. 이 통증의 전달은 깊은 층의 체성 구조나 내장질환에 의한 침해수용 자극의 경우와 마찬가지이다(다만 경질막 자극에서는 매우 강하다). 이러한 분절의 반사현상에 대해서는 이미 설명하였다. 체성 구조나 내장질환에 의한 자극에는 물론 신경탈락은 없다. 따라서 신경뿌리를 나타내는 징후는 관찰되지 않는다.

신경탈락이 없는 분절의 통증이나 반사성 질환징후(분절의 침해반응)를 나타내기 위해 Brügger는 "가성신경뿌리증후군"이라는 개념을 권장하고 있다. 이 명칭은 세련된 표현이라고는 말할 수 없으나 실정에 입각하고 있다. 적어도 진단을 혼란시키는 표현은 아니다.

내장이나 깊은 층의 체성 구조로부터의 통증이 분절의 연결통로를 통해 같은 피부분절 내의 투사영역에 반사적으로 전달되는 것에 대해서는 반복해서 서술해왔다. 시험적으로 일으킨 연관통은 자극 부위나 연관통 영역에 국소마취를 시행함으로써 완화된다. 내장에 의해서 발생하는 통증과 깊은 층의 체성 구조(가시사이인대, 근육)에서 시험적으로 유발하는 통증이 유사하다는 것은 이미 설명하였다. 고장성 NaCl 용액 주입 후의 근육의 연관통은 분절에서 중재된다고 간주되어 왔으나 Travell과 Simons는 자연 발생한 통증유발점에서는 통증의 전달은 분절과 관계가 없다고 생각되고 있다.

근육 협응의 중추계 장애(운동조절)는 척추와 팔다리의 관절 기능장애가 발생하는 원인으로서 중요하다. 그러나 관절기능장애는 없으나 부하에 약한 근골격계에 근육 불균형이 발생하고 있는 경우, 운동조절 장애에 의해서 부하에 상응한 통증이 즉각 유발되는 경우가 있다. 이때는 처음부터 운동치료를 첫째로 적응한다.

제 VI 부 부록
Anhang

용어해설

ㄱ

가동범위 제한(관절)	관절놀이가 하나 이상의 방향에서 제한된, 또는 일체 없는 가역성 가동성 관절기능부전. 운동제한에는 치료를 시행할 수 있다. 통증이 없는 방향으로 수동운동을 시행하여 임상소견을 얻는다. Stolddard는 충돌감각의 정도에 따라서 2개의 그룹으로 나눌 것을 권장하고 있다.
가동범위 제한의 기준	최종 긴장, 최종 탄력성, 가동범위(각 항목을 참조).
가동범위 제한의 소견(문서화)	장애가 있는 관절과 운동방향, 침해반응의 강도(최종 긴장, 동반하는 반사성 질환징후)를 기록한다.
가동 정도	관절/척추분절 가동성의 질에 대한 Stoddard에 의한 지표 : 등급 4(자유로이 움직이게 한다)~등급 0(강직). 가동범위 제한은 등급 2(경증)와 등급 1(중증)
가동화(mobilization)	• 넓은 의미에서는 관절 가동성의 제한을 개선하는 치료 모두. • 좁은 의미에서는 장벽을 배려한 낮은 가동성 관절장애의 치료. 이 기법은 능동 · 수동의 반복, 능동 · 수동의 촉진(facilitation) 등 다양한 것이 있고 적용범위가 넓다.
가동화 자세잡기	• 환자가 이완하여 있으면 관절 장벽에 설정하여 잠시 둔다. 보통의 상태라면 이것으로 가동범위는 확대한다. • 낮은 가동성 관절기능장애의 경우, 우선 근육군을 적절하게 이완시키고 그 다음에 관절을 장애가 있는 운동방향의 장벽에 설정한다.
감각운동의 붕괴	침해수용성 구심로 지속에 의해서 보상성 운동 패턴이 자동화한 운동조절의 상태. 침해수용성 구심로가 소실해도 효율적인 운동 패턴 에는 용이하게 되돌아오지 않고 구심로를 강화하는 특별한 훈련기법이 필요하다.
감각운동 촉진(facilitation)	팔 · 다리 말단에서부터의 구심로를 강화하여(관련사항을 참조) 운동치료에 의한 운동교정의 자동화를 촉진하는 치료기법.
견인	적절한 방향으로 외부로부터 당김으로써 관절면에 걸리는 압력을 줄이는 기법. 치료에서 견인에서는 관절면을 신연할 수 있다(distraction).
경로 확대	이완으로 얻어지는 근육군의 긴장 저하(이완의 달성). 가동범위가 확대된다. 가동화(mobilization)에 이용한다.
고정	1. 진단용어. 통증에 의한 강제 자세를 동반하는 운동제한을 나타낸다. 2. 검사와 가동화 치료의 방법. 관절의 한쪽을 촉진하면서 움직이지 않고 지지하고 또 한쪽을 그것에 대해서 움직인다.
공동운동	동반운동, coupled pattern. 척추는 대개 회전과 옆굽힘의 움직임이 세트가 된다.
과다 가동성	가동성이 표준보다 높다. • 보상성 : 관절, 특히 척추운동 분절의 가동성이 증대함으로써 가까이의 움직임 부족을 보완하고 있다. • 체질성 : 같은 성별, 같은 연령의 건강한 몸의 평균과 비교하여 거의 모든 신체부위에서 가동성이 높다. • 국소성 : 좌 · 우 비교나 상 · 하 비교로 볼 수 있다. 하나 이상의 방향에서 관절의 가동성이 특히 높은 상태이다. 거의 병적이다.
과다 전만	목뼈와 허리뼈의 평균적인 전만이 강화되어 있다. 체질이나 방어 자세에 의한 경우, 안정근육의 협응운동 장애를 나타내는 경우가 있다.

관절(articulation) 관절의 기능단위. 능동 · 수동 운동의 구조 모두와 그 신경세포 조절, 결국 감각 · 운동 · 자율의 원심성 신경섬유 및 신경계와 결합을 포함한다.

관절놀이 능동 · 수동의 각운동(병진운동, 신연)의 한 중간에 관절면의 접촉이 느슨해지는 움직임. 수동적으로 재현할 수 있다.

관절주머니 패턴 관절의 장애에 흔히 관찰되는 몇 가지 운동방향 제한의 조합.

관절 파트너 윤활액성 관절에서 조합되는 뼈.

구심로 말초에서부터 중추신경계로 흘러들어가는 감각정보. 아래의 것이 있다.

- 내수용성 : 내장의 수용기에서부터 척수 신경절세포를 통해 보내진다.
- 침해수용성 : 침해자극이 있을 때 침해수용기나 신체의 온갖 수용기로부터 보내진다.
- 고유수용성 : 특히 근골격계의 현 상태에 관해서 체내에서부터 보내지는 체성감각정보.

구조병리학 임상적 유의성이 있는 신체 구조 요소의 변화. 골절, 염증, 신생물 등.

구조 질환 임상적 유의성이 있는 구조 · 병리형태학적인 변화 또는 손상. 외상성 병변, 염증, 형성부전 등에 의한 육안 병변.

근육경직 근섬유다발에서 촉진 가능한 국한성의 긴장 항진. 대개 압통영역을 동반한다.

통증유발점 근육의 특정 영역에서 매우 감수성이 높아져 있는 부위. 촉진 가능한 근육다발 경직의 내부에 국한성 결절을 나타낸다. 근육의 종판 구역에 있다. 통증유발점을 손가락으로 튕기는 것처럼 촉진하면 국소 단수축반응이 일어난다. 연관통 영역과 일정한 관계가 있다. 근육경직의 모두가 통증유발점은 아니다. 통증유발점은 근육부착부 에도 나타난다.

근육 또는 근섬유다발 단위의 경직 촉진으로 얻어지는 소견이고 근육 또는 근육의 일부가 통상적인 환경에서 긴장 항진을 나타낸다. 근육군 전체의 경직(방어)은 근경화증(myogelosis)이라 불린다. 체표의 결합조직의 분절 경직영역도 촉진에 의해서 파악된다.

근육의 단축 운동검사에 의해서 얻어지는 신장성 저하의 소견. 그 근육에 대항(길항)하는 관절운동을 완전히 시행할 수 없다.

- 수축성 또는 반사성. 경직에 의한 것. 이완으로 치료한다.
- 가역성 구조적 단축. 단축하기 쉬운 특정 근육만. 근육의 구조변화에 의한 것. 준비 후의 수동적 신장으로 치료한다.
- 불가역성 구조적 단축. 정형외과에서는 구축(contracture)이라 한다.

근방호

1. 방어긴장으로서 근육의 긴장이 항진하고 통증이 적은 강제 자세를 만든다.
2. 관절 주변의 긴장이 항진하고 가동범위를 제한한다. 수동운동에서 명백히 긴장이 항진하는 경우는 구조병리학적 소견의 가능성이 있다.
3. dfense musculaire. 내장질환에서부터의 침해자극으로 일어나는 근육군의 방어긴장.

기능운동 각운동. 능동과 수동.

기능장애 기관(organ)이나 기관계의 기능, 또는 근골격계의 일부 기능이 표준과 다르다. 증명 가능한 병리학적 현상을 동반한다. 구조변화는 파악할 수 없다. 통증은 있는 경우와 없는 경우가 있다.

기능질환 기능장애에 의한 질환. 하나의 병명으로 할당할 수는 있으나 증명 가능한 구조장애는 없다.

기왕력 질환과 사회 환경에 대한 환자의 내력.

- 도수의학에서는 : 기왕력을 폭넓게 파악하여 특정의 기능에서 통증이 발생하는지 질문한다. 또한 외상 기왕력을 중요시한다.

기저 수직선 양발의 발배뼈(주상골)의 중간을 지나는 수직선.

긴장의 추이 촉진하는 조직에서 긴장의 변화를 나타내는 촉진 소견. 초기 긴장, 접촉 시 긴장 변화, 최종 긴장, 운동장벽에서 긴장. 호흡단계에 의한 긴장 변화가 있다.

긴장 저항의 상위 개념. 조직이 촉진하는 손가락 또는 신장(elongation)의 움직임에 대항한다.

긴장징후 방향성을 결정하는 수동운동 또는 촉진에 의해서 얻어지는 검사소견. 지각되는 긴장항진을 관절장애의 힌트로서 평가한다.

끄떡임(nutation) 엉치뼈가 굽힘 방향으로 향하는 움직임.

ㄷ

도수의학 (manual medicine) 아래의 모든 전문적 수법의 학문분야에 대한 유럽에서 상위개념. 근골격계의 기능장애에 대한 소견 취득, 진단학, 치료법, 재활, 예방. 또한 이 분야에서 감별진단, 적응진단, 연구, 의사 · 물리치료사의 교육 · 육성 · 연수도 포함한다. 내용적으로 가깝지만, 엄밀하게는 같은 의미가 아닌 것으로서 근골격계의 기능병리학, 근골격 의학, 기능신경외과학, 정골요법(osteopathy), 지압요법(chiropractic), 도수치료(물리치료사에 의한 Manuelle Therapie)가 있다.

도수조작(manipulation) 관절 가동화 치료의 하나이다. 고속으로 진폭이 작은 치료자극에 의해서 장벽에서 근육군의 저항을 억제한다. 강한 반사작용을 유발한다. 영어의 "manipulation"은 모든 치료법의 상위개념이다.

도수치료(manual therapy) 독일에서는 물리치료사가 근골격계의 기능장애에 대해서 시행한다. 치료에 직접 관련된 소견 취득이나 목표로 한 치료를 나타낸다. 도수의학의 계속 연수를 수료하면 건강보험에서 물리치료의 특별 처치의 범위 확대가 인정된다.

뒤굽힘 관절, 운동 분절, 몸통을 가로축을 중심으로 뒤쪽으로 움직인다. 동의어 : 폄

등척성 수축 후 이완 작게 움직일 수 있는 정도의 저항을 가하여(대개 최소로) 수축시킨 후 수의적으로 이완시킨다.

ㅁ

머리 수직선 머리의 중력중심을 기점으로 하는 수직선. 뒤통수 중앙 또는 바깥귀길 (외이도)에서부터 똑바로 내린다.

모래시계 모델 검사와 치료의 진행방법을 나타낸다. 치료할 때마다 소견을 확인하면 현 상황의 효과 체크에 도움이 될 뿐만 아니라 다음 치료의 토대가 된다. 동적으로 소견을 파악함으로써 새로운 잠정 진단(기능진단)이 자주 얻어지고 이것이 금후의 치료계획의 기본이 된다.

문서화 소견, 진단의 결정, 감별진단의 고찰, 치료법의 결정, 환자에 대한 설명, 질환 그때마다의 경과를 기록한다.

ㅂ

반대방향으로 끄떡임 (counternution) 엉치뼈가 폄 방향으로 향하는 움직임

반사성통증성질환징후 침해반응이라고도 불린다. 침해수용기의 자극으로 일어나는 체표와 근골격계의 반사현상. 운동신경과 자율신경의 원심로가 해당하고 주관적으로 느껴지는 통증 강도와 상관관계는 없다.

반사요법 생리적 자극으로 수용기에 접속하고 치료 작용이 있는 반응을 일으키는 치료기법 모두.

병진운동 관절면을 수동적으로 수평으로 움직인다. 동의어 : 관절놀이.

분절의 설정 가동화를 위해 운동 분절의 긴장을 특정 운동방향으로 설정하는 기법.

분절의 호흡 거동 들숨 · 날숨 사이에서 분절에 촉진할 수 있는 긴장 변화.
날숨 때 약화된다 : "in-out" 분절 · 날숨 때 긴장이 강화되고
들숨 때 약화된다 : "out-in"분절.

분절 하나의 척수신경이 지배하고 있고 계통발생학적으로 같은 체절에 유래하는 모든 조직. 기능적으로 중요한 것은 침해자극의 유입 처리이고 분절 내의 운동 · 자율신경의 원심로가 반응적으로 활동 항진하는 일이 있다.

불안정성 지지나 운동의 안정을 담당하는 구조의 질환에 의해서 부하내성이나 운동 안정성이 저하.

ㅅ

소견 취득 의사나 물리치료사의 검사로부터 통상의 질환징후 또는 표준과 다른 질환징후를 찾는다.

소견 평가 하나 또는 모든 소견의 판단을 평가한다. 의사에게는 진단의 기본이 된다. 물리치료사는 이것을 기초로 하여 치료계획을 세운다.

수렴 삼차신경(수막 [meninges])의 구심로, 척수 뒷뿔에서 목뼈의 구심로가 해부 · 기능적으로 수렴하는 것에 대해서는 신경생리학에서 잘 규명되어 있다. 또한 중추신경계의 침해수용 신경세포가 과민화된다. 중추성 민감화(감작)에 의해서 다른 수렴입력이 강화될 수 있다.

수축기
- 등척성 수축 후 이완(PIR)으로 근육경직과 통증유발점을 치료할 때 제1단계
- 가동화의 준비로서 시행한다. 무통 방향으로 수축.

순서 검사(sequence test) 척추에서 일정한 운동방향을 검사한다. 분절마다의 가동범위와 최종 긴장을 비교한다. 상 · 하의 척추와 비교하여 움직임이 나쁜 경우는 낮은 가동성 기능장애의 소견이 된다.

시선 유도 방향 · 목표를 전달하여 시선을 유도하고(언어 또는 집게손가락으로) 반사적 시선추종운동을 촉구하여 가동화 대상의 분절을 움직인다.

시선 추종운동 머리와 신체가 반사적으로 안구의 움직임에 따라서 시선방향을 쫓는다.

신경뿌리증후군 척수신경뿌리의 손상으로 밖에는 일어나지 않는 질환징후에 의한 진단.
요건 : 분절의 신경탈락증상. 감각(통각둔마), 운동(불완전마비), 반사(감쇠)

ㅇ

안구운동 가동화 치료의 한 중간에 치료사가 지시를 내려 시선방향을 바꾼다.

앞굽힘 관절, 운동 분절 또는 몸통이 가로축을 중심으로 앞쪽으로 향하는 움직임. 굽힘.

억제 1. 대항근(길항근)의 활성화(대항근 억제)나 근육의 촉진(facilitation) 후 억제 등에 의해서 운동신경세포의 과다 활동을 억제한다. 2. 건강한 운동신경세포군이 거의 활동할 수 없는 상황. 통증성의 손상이 있는 관절 등에서 일어난다(무릎 손상에서는 안쪽넓은근, 등의 통증 에서는 깊은 층의 짧은 등의 폄근).

연관통 referred pain. 멀리 떨어진 부위 등에서 일어난 침해수용기로부터 통증이 전달되어 체표 영역에서 느껴진다. 연관통은 아무것도 하지 않아도 일어나는 경우와 유발되면 일어나는 경우가 있다. 머리 구역은 내장으로부터의 통증이 전달되는 영역이다. 연관통 영역과 근본적인 침해수용기의 부위에 연속성이 있는 경우, 방사통(radiating pain)이라 한다. 통증유발점은 연관통 영역과 밀접하게 관계하고 있다.

연쇄 근골격계에서 특정 위치에 있는 장애의 조합. 임상에서 흔히 관찰되기 때문에 하나의 장애가 판명되면 또 다른 장애도 상정하여 체크하여 재발을 예방할 필요가 있다. 연쇄는 꼬리머리 쪽으로도 향한다. 내장과 근골격계의 사이에도 반사성 연쇄가 발생할 수 있다.

연쇄증후군	2개의 장애 증상이 규칙적으로 조합되는 임상증상. 예 : 내장질환과 그 같은 분절에 속하는 척추의 기능장애.
옆굽힘	몸통이나 운동 분절이 시상축(sagittal axis)을 중심으로 좌 · 우로 움직인다.
예비 긴장	관절의 장벽에 접한 부위에서 일어나는 조직 긴장. 가동화 전에 치료방향에서 찾는다.
요철의 법칙	대상자의 관절의 미끄럼운동에서 관찰된다. 먼쪽의 볼록 면은 각운동과 반대로 미끄러지고 먼쪽의 오목 면은 각운동과 같은 방향으로 미끄러진다.
운동 분절	Junghanns에 의한 짝을 이루는 척추 사이를 연결하는 모든 구조 : 척추사이원반, 관절, 척추사이구멍.
운동 유도	도수의학에서는 수동적으로 움직인다. 그때, 고유수용 자극을 강화하지 않도록 접촉의 자극을 주지 않을 것, 그리고 각도의 변화와 속도를 일정하게 하는 것에 주의한다.
운동의 조화	방향성을 결정하는 관찰에 의한 검사검사에서 운동 패턴을 평가하는 주관적 기준.
운동 패턴	복합적인 행위를 만드는 운동을 일괄한 것. 습관에 의해서 진행하는 자동화 패턴을 상동성(stereotype)이라 한다.
원인치료	동반증상만이 아니라 질환의 원인을 대상으로 하는 치료법.
이완(relaxation)	근육, 근육군 또는 환자 자신을 이완시키는 기법.
이완기	PIR에서 근육경직과 통증유발점을 치료할 때 제2 단계.
이행부	서로 다른 기능 패턴이 연속해 있는 척추분절. 가동성이 있는 척추부위나 기타 부위 사이의 해부학적 경계를 가리키는 경우도 많다.

ㅈ

자가 운동(자기 가동화)	치료나 예방을 위해 환자가 자택에서 시행하는 훈련 모두.
자동화한 운동	구심로를 기반으로 중추신경계가 시행하는 자세와 운동의 협응 프로그램
자세성 근육긴장	편안한 누운 자세와 비교하여 직립자세에서 근육군의 긴장이 높아진다.
자세잡기(positioning)	관절 또는 조직을 다차원적으로 설정한다. 이때, 호흡 거동도 고려하여 하나의 면의 장벽 사이에서 가장 조직 긴장이 작은 상태로 한다.
자소적 등쪽근육	뒤가지가 관리하는 등쪽근육근
장벽(barrier)	능동 · 수동운동의 마지막을 나타내는 긴장. 수동운동에서 최초로 촉진할 수 있는 저항.
재통합	척추 전체를 움직이거나 일상의 움직임을 시행하거나 하여 분절을 대상으로 한 가동화 치료를 완료시킨다.
적응	의학적 처치에 대한 "지침" • 검사에서는 환자의 기왕력과 증상, 의심이 가는 질환, 감별진단적인 고찰에 의해서 결정된다. • 치료에서는 환자의 현재의 부하내성, 금기를 제외한 치료법의 적합성을 판단하고 진단에 의해서 결정된다.
정상 가동성	• 관절 : 낮은 가동성이나 과다 가동성의 기능장애 구별을 위해 좌 · 우 비교나 상 · 하 비교로 구하는 개인의 정상 거동. • 전반 : 관절과 척추부위의 운동범위를 구하여 연령 · 성별로 통계를 잡은 것. 분포의 상위 · 하위에 있는 극값(extreme value)(5% 또는 10%)을 제외하고 있다.

정지(standstill) **자세**	안정하여 근육을 활성화시키지 않고 이완시키는 관절의 위치.
조직 균형	조직 긴장의 구성. 관절을 다차원으로 설정하고 호흡 거동을 포함하여 가장 긴장이 작을 때 만져서 알 수 있다.
조직 순응성(compliance)	조직 긴장의 구성을 최적화하는 능력.
중립구역(neutral zone)	관절 위치에서 근육긴장이 가장 작아지는 각도범위.
진단	여러 증상과 소견을 하나의 이미 아는 병의 증상에 적응시킨다. 병의 증상은 그 질환을 단적으로 나타내는 것으로서 이미 아는 원인과 함께 정의되어 있다.
진단학	의사의 정신노동. 검사를 어떻게 진행시켜갈지를 계획하고 얻어진 소견과 증상을 감별진단에 의해서 평가하여 의학적 진단 패턴으로 분류한다. 목적은 병명을 이끌어 내는 것.
진동 견인	진동자극을 주어 견인하면서 척추를 가동화하고 근육 이완을 가져오는 치료기법.

ㅊ

척추부위	해부학적으로 정의한 척추의 부위. 목뼈, 등뼈, 허리뼈, 엉치뼈, 꼬리뼈.
척추영역	기능적으로 관련되는 척추의 범위. 작은 범위를 말하는 경우가 있는가 하면 약간 큰 경우도 있다. 해부학적인 정의는 없다.
척추운동 분절(Vertebron)	척추분절의 기능단위. 능동적 · 수동적 구조와 그 신경세포 조절을 포함한다. (관절[Arthron]을 참조).
체성 기능부전 (somatic dysfunction)	가역성의 관절기능장애나 근육기능 장애, 또는 양자의 구별이 되지 않는 기능장애에 대한 정골요법(osteopathy)의 명칭.
체절(metameric)	중배엽에 유래하는 조직이 체내에서 분절화하는 것. 배아 발생의 초기에 만들어지는 체절이 이 패턴을 만든다. 이와 같이 하여 만들어지는 신체의 분절적 분화는 피부분절, 뼈분절(sclerotome), 근육마디(myomere) 및 분절을 넘어 성장하는 내장분절의 신경지배(신경분절)로 나타나 있다. 침해수용기나 치료의 자극에 대한 반사반응은 분절에 속하는 조직 모두에서 일어날 수 있다.
초기 긴장	생리학적으로 작은 수동운동의 초기에 일어나는 촉진 가능한 긴장 항진.
촉진기법 (facilitation technique)	1. 가동화의 준비를 위해 사전에 근육을 이완시킨다. 안구운동과 호흡으로 근육을 억제하고 시선 고정과 자세 잡기(positioning)로 결합조직을 이완한다. 2. 원인이 되는 침해자극을 제거하고 구심로를 강화하여 억제된 운동신경세포를 활성화한다. PNF, SMF 등.
촉진상	촉진(palpation)에 의해서 감지하는 긴장 또는 긴장 변화의 모습 : 초기 긴장, 최종 긴장, 운동 시 긴장경과, 안정 시 긴장과정(release), 다차원의 긴장 유도(조직 균형). 시스템 전체에서 긴장의 대략적인 구성(10단계의 근육근막 검사).
최대 통증점	경직된 조직에서 일어나는 국한성의 압통에 대한 검사소견(진단은 아니다)을 나타내는 기술적 개념. 통증은 자연발생적으로 느껴지는 경우도 있다. 유의어로서 근경화증, 근육통점, 근육조직에서 통증유발점, "압통점(tender point)", 다른 조직의 통증유발점이 있다.
최소의 힘	근육경직의 치료에서 수축기에 가하는 힘. 경직된 섬유에 선택적으로 접근한다.
최종 긴장	능동이나 수동 운동의 마지막에 촉진 · 측정할 수 있는 긴장.
최종범위 감각	수동최종 운동의 긴장이 촉진(palpation)으로 느껴진다.

최종 탄력성 수동운동의 마지막에 운동의 작은 놀이가 있는 관절에서 주로 사용하는 검사법. 충분히 긴장한 조직은 탄력성과 약간의 유연함을 동반하면서 휘어 반응한다. 이 성질이 없는 경우, 가동범위 제한을 나타내고 있다.

축 기관 척추와 같다.

침해반응 침해자극으로 일어나는 모든 반응. 특히, 반사성통증성질환징후.

ㅋ

카이로치료(Chirotherapie) 전문의의 인정을 받은 의사에 의한 도수치료의 정식 명칭. 현재의 명칭은 도수의학/도수치료(Menuelle Medizin/Chirotherapie).

ㅌ

탄력성 수동운동의 마지막에 탄력성과 다소의 유연성을 동반하면서 휜다. 관절이나 분절에 따라서는 수동적 검사를 할 수 있는 운동범위로서 탄력성 밖에 없는 것도 있다(운동이 5°미만).

통증 관절과 근육의 기능장애 모두에서 관찰되는 주된 증상. 위치를 특정할 수 있는 경우는 침해수용기에 기인하는 "수용기 통증". 강도는 척수의 문턱값(반응성)과 중추계의 통각 문턱값에 좌우된다. 이때 정신적 스트레스는 기분의 상태와 과거 통증의 경험("학습")에 좌우된다.

통증유발점(trigger point) 조직 내의 국한적인 결절모양의 부위이고 주변과 비교하여 긴장이 항진하여 있는 것을 촉진할 수 있고 압통이 있다. 결절을 누르면 본유의 연관통이 유발된다. 통증유발점은 피부, 결합조직, 인대에 존재하고 통증유발점(관련 항을 참조)에서는 근육군의 경직다발, 근막, 부착부에 있다.

ㅎ

항중력 이완 중력 저항에 대한 등척성 수축 후의 근육의 이완.

핵심영역 원격작용, 병원성 연쇄, 치료효과가 특히 잘 관찰되는 척추영역. 그 중에서도 척추부위의 이행부. 중요성의 수준에서 발의 구심로도 핵심영역이라 불리는 경우가 있다.

현시점의 병원성 진단 도수의학에서, 잠정 진단(기능전단)을 내리기 위한 진단개념. 방향성을 결정하는 검사와 목표로 한 검사에서 얻어지는 증상과 소견을 모두 평가하고 타당성에 따라서 소견의 조합(증후군)을 이끌어낸다. 치료사는 어느 소견이 시스템의 보상부전 또는 재발 경향에 가장 관여하는지 판단한다. 거기서부터 현시점의 병원성 진단을 내리고 치료계획을 발전시켜 예측평가를 시행한다.

협응운동 장애 운동과정에서 근육의 비효율적인 활성화. 근육과 관절에 불량한 부하가 걸린다.

회전 관절, 운동 분절, 몸통을 세로축을 중심으로 움직인다(회전운동).

흔들림(느슨해짐) 관절의 가동성이 하나 이상의 방향에서 후천적으로 높아진 상태. 외상성 또는 파괴성(염증성)의 것, 지지 구조의 장기적 신장부하에 의해서 일어난 것이 있다.

기타

"in · out" 분절 분절의 호흡거동 참조.

기초문헌

Baumgartner H et al. (Hrsg. 1993) Grundbegriffe der Manuellen Medizin. Terminologie, Diagnostik, Therapie. Springer, Berlin Heidelberg New York London Paris Tokyo Hong Kong Barcelona Budapest

Berger M, Gerstenbrand F, Lewit K (Hrsg. 1984) Schmerz und Bewegungssystem. Fischer, Stuttgart

Bischoff H.P., Moll H (2011) Lehrbuch der Manuellen Medizin. 6. Aufl. Spitta, Balingen

Böhni U, Lauper M, Locher H (2015) Manuelle Medizin 1. Fehlfunktion und Schmerz am Bewegungsorgan verstehen und behandeln. Thieme, Stuttgart New York

Bourdillon JF, Day EA, Bookhout MR (1992) Spinal Manipulation, 5th Ed. Butterworth-Heinemann, Oxford

Brügger A (1977) Die Erkrankungen des Bewegungsapparates und seines Nervensystems. Fischer, Stuttgart New York

Costen JB (1934) A syndrome of ear and sinus symptom dependent upon disturbed function of the temporomandibular joint. Ann Otol Rhinol Laryngol 43: 1–15

Cramer A, Doering J, Gutmann G (1990) Geschichte der manuellen Medizin. Springer, Heidelberg

Cyriax J (1975) Textbook of Orthopaedic Medicine, Vol. I: Diagnosis of Soft Tissue Lesions, 6th Ed. Bailliere Tindall, London

Dejung B (2009) Triggerpunkttherapie. 2. Aufl., Huber, Bern Göttingen Toronto Seattle

Derbolowski U (1976) Medizinisch-orthopädische Propädeutik für manuelle Medizin und Chirotherapie. Fischer, Heidelberg

Frisch H (2009) Programmierte Untersuchung des Bewegungsapparates. 9. Aufl. Springer, Heidelberg

Fryette HH (1954) Principles of osteopathic technic. Acad. Appl. Osteopathy, Carmerl

Gautschi R (2013) Manuelle Triggerpunkttherapie: Myofasziale Schmerzen und Funktionsstörungen erkennen, verstehen und behandeln. 2. Aufl. Thieme, Stuttgart

Gaymans F (1973) Neue Mobilisations-Prinzipien und -Techniken an der WS. Man Med 11: 35–39

Gaymans F (1980) Die Bedeutung der Atemtypen für die Mobilisation der Wirbelsäule. Man Med 21: 2–14

Graf M, Harke G, Moll H, Beyer W, Beyer L (2010) Die reversible hypomobile artikuläre Dysfunktion. Man Med 48, Themenheft 6 Blockierung

Graf-Baumann T, Ringelstein EB (2004) Qualitätssicherung, Aufklärung und Dokumentation in der Manuellen Medizin an der Wirbelsäule. Man Med 42: 141–148

Greenman PH (2003) Principles of Manual Medicine. 3rd edition, Lippincott Williams & Wilkins, Philadelphia

Gutmann G (1960) Die Wirbelblockierung und ihr röntgenologischer Nachweis. In: Junghanns H (Hrsg.) Die Wirbelsäule in Forschung und Praxis, Bd. XV. Hippokrates, Stuttgart, S. 15–23

Gutmann G (1975) Die pathogenetische Aktualitäts-Diagnostik. Ein Versuch zur Analyse der diagnostischen Leitlinien in der Manuellen Medizin. In: Lewit K, Gutmann G (Hrsg.) Funktionelle Pathologie des Bewegungssystems. Rehabilitacia VIII Suppl. 10/11, Obzor, Bratislava, S. 15–24

Gutzeit K (1956) Der vertebrale Faktor im Krankheitsgeschehen. In: Junghanns H (Hrsg.) Die Wirbelsäule in Forschung und Praxis, Bd. 1. Hippokrates, Stuttgart, S. 11–21. (Nachdruck in Man Med 19: 66–73)

Hansen K, Schliack H (1962) Segmentale Innervation – Ihre Bedeutung für Klinik und Praxis. Thieme, Stuttgart

Head H (1898) Die Sensibilitätsstörungen der Haut bei Visceralerkrankungen. Hirschwald, Berlin

Janda V (2009) Manuelle Muskelfunktionsdiagnostik, 4. Aufl. Urban & Fischer, München

Jirout J (1966) Neuroradiologie. Volk und Gesundheit, Berlin

Jirout J (1969) Röntgenbewegungsdiagnostik der Halswirbelsäule und der Kopfgelenke. Man Med 7: 121–128

Johnston L, Friedman HD (1994) Functional Methods. William L. Johnston, Indianapolis

Kaltenborn FM (1992) Wirbelsäule. Manuelle Untersuchung und Mobilisation im Rahmen der orthopädischen Manuellen Therapie. Olaf Norlis Bokhandel, Oslo

Kapandji IA (2009) Funktionelle Anatomie der Gelenke. 5. Aufl. Band 1–3, Thieme Stuttgart New York

Keitel W (1989) Differentialdiagnostik der Gelenkerkrankungen. Fischer, Jena

Kibler M (1958) Das Störungsfeld bei Gelenkerkrankungen und inneren Krankheiten. 3. Aufl. Hippokrates, Stuttgart

Kimberly PE (1980) Bewegung, Bewegungseinschränkung und Anschlag. Man Med 18: 53–56

Klein P (2007) Biomechanik der Wirbelsäule: Grundlagen, Erkenntnisse und Fragestellungen. Urban & Fischer, München

Kos J, Wolf J (1972) Die „Menisci" der Zwischenwirbelgelenke und ihre mögliche Rolle bei Wirbelblockierung. Man Med 10: 105–114

Kubis E (1969) Iliosakralverschiebung und Muskelfunktion im Beckenbereich als Diagnostikum. Man Med 7: 52–54

Lewit K (1981) Muskelfazilitations- und Inhibitionstechniken in der Manuellen Medizin, Teil II und III. Postisometrische Muskelrelaxation. Man Med 19: 12–23, 40–43

Lewit K (2007) Manuelle Medizin bei Funktionsstörungen des Bewegungsapparates. 8. Aufl. , Urban & Fischer, München

Lewit K, Gaymans F (1980) Muskelfazilitations- und Inhibitionstechniken in der Manuellen Medizin, Teil I: Mobilisation. Man Med 18: 102–110

Mackenzie J (1917) Krankheitszeichen und ihre Auslegung. 3. Aufl. Kabitsch, Würzburg

Maigne R (1970) Wirbelsäulenbedingte Schmerzen und ihre Behandlungen durch Manipulation. Hippokrates, Stuttgart

Mennell J McM (1964) Joint pain. Little Brown, Boston

Mense S (1999) Neurobiologische Grundlagen von Muskelschmerz. Schmerz 13: 3–17

Mense S (2005) Neurobiologie des unspezifischen Rückenschmerzes. In. Hildebrand J, Müller G, Pfingsten M Lendenwirbelsäule. Ursachen, Diagnose und Therapie von Rückenschmerzen. Kap.3.4, Elsevier, München

Metz E-G (1986) Rücken- und Kreuzschmerzen – Bewegungssystem oder Nieren? Springer, Berlin Heidelberg New York London Paris Tokyo

Mitchell F jr., Moran PS, Pruzzo NA (1979) An evaluation of osteopathic muscle energy procedures. Pruzzo, Valley Park

Moll H, Bischoff P, Graf M, Beyer WF, Harke G, Beyer L (2010) Die reversible hypomobile artikuläre Dysfunktion – die Blockierung. Man Med 48: 426–434

Morsier G de (1957) Les discopathies intervertebrales. Histoire, semiologie, pathogénie, medicine social. Psychiatr Neurol (Basel) 153 I: 178–195; II: 244–279

Mumenthaler M, Schliack H (1998) Läsionen peripherer Nerven. Diagnostik und Therapie. 7. Aufl. Thieme, Stuttgart

Neumann HD (2003) Manuelle Medizin, 6. Aufl. Springer, Heidelberg

Niemier K, Seidel W (2009) Funktionelle Schmerztherapie des Bewegungssystems. Springer, Heidelberg

Panjabi MM (1992) The stabilising system of the spine. Part I. Function, dysfunction, adaption and enhancement. J Spinal Disord 5 (4): 383–389

Panjabi MM (1992) The stabilising system of the spine. Part II. Neutral zone and instability. J Spine Disord 5 (4): 390–396

Peper W (1953) Technik der Chiropraktik. 1. Aufl. Haug, Ulm

Putz R (1981) Funktionelle Anatomie der Wirbelgelenke. Normale und pathologische Anatomie, Bd. XLIII. Thieme, Stuttgart

Ringelstein EB (1997) Dissektionen der A. vertebralis durch chirotherapeutische Behandlung Man Med 35: 240–245

Ringelstein EB (2003) Epidemiologie und pathogenes von Dissektionen hirnversorgender Gefäße aus neurologischer Sicht. Vortrag Workshop zur Qualitätssicherung in der Manuellen Medizin, Frankfurt

Sachse J (1969) Die Hypermobilität des Bewegungsapparates als potentieller Krankheitsfaktor. Man Med 7 (4): 77–84

Sachse J (1998) Differentialdiagnostik der reversibel hypomobilen „artikulären Dysfunktion". Das muskulär gehemmte Bewegungssegment. Man Med 36: 176–181

Sachse J, Berger M (1991) Zervikale Rotationsmobilisation durch Blickfolgebewegungen. Man Med 29: 47–50

Sachse J, Harke G, Linz W (2012) Extremitätengelenke. Manuelle Untersuchung und Mobilisationsbehandlung für Ärzte und Physiotherapeuten. 8. Aufl. Elsevier Urban & Fischer, München

Sandkühler J (2007) Endogenous analgesic mechanism: new concepts from functional neuroanatomy, neurophysiology, neurobiology and chaos research. Man Med 45: 227–231

Schildt-Rudloff K (Hrsg. 1994) Thoraxschmerz. Innere Erkrankung oder Funktionsstörung des Bewegungssystems. Ullstein Mosby, Berlin

Schleip R (2003) Fascial plasticity – A new neurobiological explanation – Part 2. Journal of Bodyworkout an Movement Therapies 7 (2): 104–16

Schmorl G, Junghanns H (1953) Die gesunde und die kranke Wirbelsäule in Röntgenbild und Klinik, 3 Aufl. Thieme, Stuttgart

Schumacher G-H (1995) Anatomie des Kiefer-Gesichts-Bereiches. 4. Aufl. Ullstein Mosby, Berlin

Smolenski UC, Bocker R, Best N (2011) Diagnostisches und therapeutisches Konzept bei CMD aus manualmedizinischer Sicht. Phys Med Rehab Kur Med 21: 93–98

Stoddard A (1961) Lehrbuch der osteopathischen Technik an Wirbelsäule und Becken. Hippokrates, Stuttgart

Swinnen S, Schmidt RA et al (1990) Information feedback for skill acquisitione. Instantaneous knowledge of results degrades. Journal of Experimental Psychology 16: 706–716

Terrier JC (1958) Manipulativmassage im Rahmen der physikalischen Therapie. Hippokrates, Stuttgart

Tilscher H, Eder M (2008) Manuelle Medizin – Konservative Orthopädie; 5. Aufl. Facultas Verlag, Wien

Travell JG, Simons DG (1998) Handbuch der Triggerpunkte. Obere Extremität, Kopf, Thorax. Fischer, Stuttgart

Travell JG, Simons DG (2000) Handbuch der Triggerpunkte. Untere Extremität. Urban & Fischer, München

Von Heymann W, Smolenski UC (2011) Die kraniomandibuläre Dysfunktion (CMD) – Zertifizierte Fortbildung. Man Med 49: 347–360

Wolf J (1970) Die Chondorsynovialmembran als einheitliche Auskleidungshaut der Gelenkhöhle mit Gleit- und Barrierefunktion. In: Wolff HD (Hrsg.) Manuelle Medizin und ihre wissenschaftlichen Grundlagen. Verlag für physikalische Medizin, Heidelberg; S. 16–36

Wolf J (1975) The reversible deformation of the joint cartilage surface and its possible role in joint blockage. In: Lewit K, Gutmann G (Hrsg.) Funktionelle Pathologie des Bewegungssystems. Rehabilitacia VIII, Suppl. 10/11, Obzor, Bratislava, S. 30–35

Wolff H-D (1988) Die Sonderstellung des Kopfgelenkbereichs: Grundlagen, Klinik, Begutachtung. Springer, Berlin Heidelberg New York London Paris Tokyo

Wolff H-D (1996) Neurophysiologische Aspekte des Bewegungssystems. 3. Aufl., Springer, Berlin Heidelberg New York

Wulf G, Raupach M, Pfeiffer F (2005) Self-controlled-observational poractice enhances learning. Res Q Exerc Sport 76: 107–111

Zukschwerdt L, Biedermann F, Emminger E, Zettel H (1960) Wirbelgelenk und Bandscheibe, 2. Aufl. Hippokrates, Stuttgart

심화학습을 위한 문헌

Berg M (1984) Neuroorthopädische Diagnostik und Therapieeffekte bei cervicalen Rotationsstörungen. In: Berger M, Gerstenbrand F, Lewit K (Hrsg.) Schmerz und Bewegungssystem. Fischer, Stuttgart New York. S. 163–172

Böhni U, Lauper M, Locher H (2011) Manuelle Medizin 2: Diagnostische und therapeutische Techniken praktisch anwenden. Thieme, Stuttgart

Buchmann J (1980) Motorische Entwicklung und Wirbelsäulenfunktionsstörungen. Man Med 18: 37–39

Buchmann J, Arens U, Harke G, Smolenski U (2006) Manualmedizinische Differentialdiagnose der Kopf- und Gesichtsschmerzsyndrome. Phys Med Rehab Kur Med 17 (6): 334–337

Buchmann J, Arens U, Harke G, Smolenski U, Kayser R (2009) Manualmedizinische Differentialdiagnose des Schwindels und des Tinnitus unter Einbeziehung osteopathischer Anschauungen. Man Med. 47: 23–32

Buchmann J, Arens U, Harke G, Smolenski U, Kayser R (2012) Manualmedizinische Syndrome bei unteren Rückenschmerzen: Teil I. Differenzialdiagnostik und Therapie unter Einbeziehung osteopathischer Verfahren. Man Med 50: 374–386

Buchmann J, Arens U, Harke G, Smolenski U, Kayser R (2012) Manualmedizinische Syndrome bei unteren Rückenschmerzen: Teil II. Differenzialdiagnostik und Therapie unter Einbeziehung osteopathischer Verfahren. Man Med 50: 475–484

Buchmann J, Bülow B (1983) Funktionelle Kopfgelenkstörungen bei Neugeborenen im Zusammenhang mit Lagereaktionsverhalten und Tonusasymmetrie. Man Med 21: 59–62

Buchmann J, Harke G, Kayser R, Smolenski U (2010) Differenzialdiagnostik manualmedizinischer Syndrome der oberen Extremität: Einbeziehung osteopathischer Verfahren. Man Med 48: 179–191

Buchmann J, Wende K, Ihracky D, Kundt F, Hassler F (1998) Gezielte Manualmedizinische Untersuchung der Kopfgelenke vor, während und nach einer Intubationsnarkose mit vollständiger neuromuskulärer Blockade. Man Med 36: 32–36

Butler DS (1995) Die Mobilisation des Nervensystems. Springer, Berlin Heidelberg New York London Paris Tokyo Hong Kong Barcelona Budapest

Fischer H (1971) Beckenschiefstand und Oberbauchbeschwerden. Z Physiother 23: 151–57

Froriep R (1943) Die rheumatische Schwiele. Ein Beitrag zu Pathologie und Therapie des Rheumatismus. Verlag des Lands-Industrie-Comptoirs, Weimar

Gläser O, Dalicho AW (1962) Segmentmassage reflektorischer Zonen. 3. Aufl. Thieme, Leipzig

Greenman PE (1984) Schichtweise Palpation. Man Med 22: 46–48

Gutmann G, Véle F (1978) Das aufrechte Stehen. Westdeutscher Verlag, Opladen

Gutzeit K (1957) Die Wirbelsäule aus der Sicht des Internisten. Z ärztl Fortbild 51: 1.064–1.069

Hamilton C (2002) Segmentale Stabilisation. Fisioactive 11: 17–26

Hinzmann JL (1989) Untersuchung der Beweglichkeit an jungen Erwachsenen von 18 bis 20 Jahren – Messungen von Gelenk- und Wirbelsäulenbewegungen mit Lot- bzw. Kompaßwinkelmesser. Diss. Med. Humboldt-Universität Berlin

Hirthe L, Möller C (2012) Evidence für die Effekte von Feedbackmethoden beim Erlernen von manuellen Behandlungstechniken. Man Med 50: 180–196

Hülse M, Hölzl M (2004) Effektivität der manuellen Medizin in der HNO. Springer-Verlag, Heft 3

Janda V (1975) Muscle and joint correlations. In: Lewit K, Gutmann G (Hrsg.) Funktionelle Pathologie des Bewegungssystems. Rehabilitacia VIII Suppl. 10/11, Obzor, Bratislava, S. 154–158

Janda V (1978) Muscles, Central Nervous Motor Regulation and Back Problems. In: Korr IM (1978) (Ed.) The Neurobiologic Mechanisms in Manipulative Therapy. Plenum Press, New York London, S. 27–41

Janda V (1979) Der Prozeß des motorischen Lernens als Basis einer Behandlung unvollkommen ausgebildeter oder gestörter Bewegungsfertigkeiten. Z Physiother 32: 317–323

Janda V (1988) Muscles and Cervicogenic Pain Syndromes. In: Grant R (Ed.): Physical Therapy of the Cervical and Thoracic Spine. Churchill Livingstone, New York Edinburgh London Melbourne, S. 154–166

Janda V, Vávrová M (1996) Sensory Motor Stimulation. In: Liebenson C (Ed.) Rehabilitation of the Spine. Williams and Wilkins Baltimore, S. 319–328

Jänig W, Fischer L, Peuker E (Hrsg. 2011) Lehrbuch der integrativen Schmerztherapie, Haug, Stuttgart

Kayser R (2010) Manuelle Medizin. Orthopäde 39: 217–228

Kayser R, Heyde C-E (2007) Die konservative Therapie von akuten und chronischen posttraumatisch-funktionellen Erkrankungen im Thoraxbereich. In: Gahr R G (Hrsg.), Handbuch der Thorax-Traumatologie, Einhorn-Presse Verlag

Kellgren JH (1938) Observations on Referred Pain Arising from Muscle. Clin Science 3: 175–90

Kellgren JH (1939) On the Distribution of Pain Arising from Deep Somatic Structures with Charts of Segmental Pain Areas. Clin Science 4: 35–46

Klawunde G, Zeller HU (1975) Elektromyografische Untersuchungen zum Hartspann des M. iliacus (sagittale Blockierungen im lumboiliosakralen Bereich). Beitr Orthop Traumatol 22: 420–24

Kopp S (2008) Kraniomandibuläre Dysfunktion. Man Med. 46: 389–392

Krämer J, Nentwig CG (1999) Orthopädische Schmerztherapie. Thieme, Stuttgart

Krauß H (1986) Periostbehandlung – Kolonbehandlung. Zwei reflextherapeutische Methoden (nach Vogler). 6. Aufl. Georg Thieme, Leipzig

Kunert W (1975) Wirbelsäule und innere Medizin. 2. Aufl. Georg Thieme, Leipzig

Lauche G, Börner H (1993) Manuelle Therapie in der Komplextherapie von Infarktpatienten. Man Med 31: 115–17

Lewis T, Kellgren JH (1939) Observations relating to referred Pain, visceromotor reflexes and other associated phenomena. Clin Sci 4: 47–71

Lewit K (1968) Beitrag zur reversiblen Gelenksblockierung. Z Orthop Grenzgeb 105 (2): S. 150–158

Lewit K (1970) Blockierung von Atlas-Axis und Atlas-Okziput in Röntgenbild und Klinik. Z Orthop. 108: 43–50

Lewit K (1971) Der „Repositionseffekt" – ein prognostisch ungünstiges Zeichen. Man Med 9: 2–8

Lewit K (1972) Wirbelsäule und innere Organe. Man Med 10: 37–41

Lewit K (1994) Changes in locomotor function, complementary medicine and the general practitioner. J Royal Soc Med 87: 36–39

Lewit K, Abrahamovic M (1976) Kopfgelenkblockierungen und chronische Tonsillitis. Man Med 14: 106–09

Lewit K, Berger M (1983) Zervikales Störungsmuster bei Schwindelpatienten. Man Med 21: 15–19

Lewit K, Janda V (1964) Die Entwicklung von Gefügestörungen der Wirbelsäule im Kindesalter und die Grundlagen einer Prävention vertebragener Beschwerden. In: Müller D (Hrsg.) Neurologie der Wirbelsäule und des Rückenmarkes im Kindesalter. Gustav Fischer, Jena, S. 371–389

Liem T (2013) Praxis der kraniosakralen Osteopathie: Ein Lehrbuch. 3. Aufl. Thieme, Stuttgart

Locher H, Boehni U, Habring M, von Heymann W (2013) Rezeptive Felder und Neuroplastizität. Wie werden Indikation und Differenzialindikation für manuelle und andere Therapiemaßnahmen beeinflusst? Man Med 51: 194–202

Locher H, Casser HR, Strohmeier M, Grifka J (2011) Spezielle Schmerztherapie der Halte- und Bewegungsorgane. Thieme, Stuttgart

Mense S (1999) Neue Entwicklungen im Verständnis von Triggerpunkten. Man Med 37: 115–120

Mense S (2004) Mechanismen der Chronifizierung von Muskelschmerz. Orthopäde 33: 525–32

Mitchell FL, Galen PK (2005) Handbuch der MuskelEnergieTechniken. Bd. 3 Diagnostik und Therapie: Becken und Sakrum. Hippokrates Stuttgart

Müller D (1964 Hrsg.) Neurologie der Wirbelsäule und des Rückenmarkes im Kindesalter. Gustav Fischer, Jena

Müller S, Grunwald M (2013) Haptische Wahrnehmungsleistungen. Effekte bei erfahrenen und unerfahrenen Physiotherapeuten. Man Med 51: 473–478

Naser J, Ohlendorf D, Kopp S (2013) Korrelation von Beinlängendifferenzen, Oberkörperstatik und Kondylenposition. Effekte bei Patienten mit kraniomandibulären Dysfunktionen. Man Med 51: 159–165

Neuhuber W (2005) Funktionelle Neuroanatomie des kraniozervikalen Übergangs. In. Hülse M, Neuhuber W, Wolff HD (Hrsg.) Die obere Halswirbelsäule. Springer, Heidelberg, S. 55–71

Niemier K, Ritz W, Seidel W (2007) The influence of somatic dysfunction on chronic muscular skaletal pain syndromes. Schmerz; 21 (2): 139–45

Penning L, Töndury G (1963) Entstehung, Bau und Funktion der meniskoiden Strukturen in den Halswirbelgelenken. Z Orthop 98: 1–14

Peterson Kendall F, Kendall McCreary E (1998) Muskeln, Funktionen und Test, 3. Aufl. G Fischer, Stuttgart New York

Ruhm B (1993) Normbeweglichkeit und Hypermobilität bei 10jährigen Kindern. Phys Med Rehab Kur Med. 3: 100–104

Sachse J (1983) Die konstitutionelle Hypermobilität des Bewegungsapparates als potentieller Krankheitsfaktor. Man Med 7 (4): 77–84

Sachse J (2004) Die Formen der Hypermobilität und ihre klinische Einordnung. Man Med 42: 27–32

Sange S (2013) Einfluss von Achtsamkeitsübungen und Meditation auf die haptische Wahrnehmung. Veränderung des haptischen Schwellenwertes bei Therapeuten. Man Med 51: 479–483

Schildt K (1975) Untersuchungen zum Entwicklungsstand der Motorik bei Kindergartenkindern. In: Lewit K, Gutmann G (Hrsg.) Funktionelle Pathologie des Bewegungssystems. Rehabilitacia VIII, Suppl. 10/11, Obzor, Bratislava, S. 166–170

Schildt K (1987) Funktionsstörungen der Muskulatur und der Wirbelsäule in Verlaufsuntersuchungen von Kindern im 1. und 2. Gestaltwandel. Man Med 25: 20–22

Schilling F, Stofft E (2003) Das Hypermobilitätssyndrom. Osteologie 12: 205–232

Schindler J, Türp J C (2011) Neue Entwicklungen in Diagnostik und Therapie. Myogene kraniomandibuläre Dysfunktionen. Der Freie Zahnarzt 55 (1): 48–57

Schwarz E (1970) Internistische Indikationen der Manipulativen Therapie. Man Med 8: 25–30

Schwarz E (1977) Innere Medizin und Wirbelsäule. Man Med 15: 90–97

Schwarz E (1996) Der Thoraxschmerz aus der Sicht des Internisten. Man Med 34: 18–22

Tilscher H (2007) Die Wirbelsäule der Frau. 2. Aufl. Verlagshaus der Ärzte, Wien

Tilscher H, Eder M (1993) Klinik der Wirbelsäule. Befunderhebung – Therapieplanung. Hippokrates, Stuttgart

Voss DE, Ionta MK, Myers BI (1988) Propriozeptive Neuromuskuläre Fazilitation, 4. Aufl. G Fischer, Stuttgart New York

Wolf J (1975) The reversible deformation of the joint cartilage surface and its possible role in joint blockage. In: Lewit K, Gutmann G (Hrsg.) Funktionelle Pathologie des Bewegungssystems. Rehabilitacia VIII, Suppl. 10/11, Obzor, Bratislava, S. 30–35

Wührer W (1999) Was ist Nozireaktion? Man Med 37: 200–206

Zeller HJ, Klawunde G (1974) Zur Objektivierung der Manualtherapie als Reflextherapie und ihre Beziehungen zu vegetativen und zentralnervösen Regulationsvorgängen. Z Physiother 26: 333–339

Zeller HJ, Klawunde G (1979) Beitrag zum Einfluß der Manuellen Therapie auf die neuromuskuläre Balance. (Eine neuroelektrophysiologische Studie). Z Physiother 31: 263–267

찾아보기